焦虑和抑郁障碍中西医诊疗研究

主编 卢立明 李猛 曲晓英 谭乐富

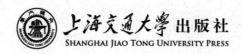

上海交通大学出版社

SHANGHAI JIAO TONG UNIVERSITY PRESS

内容提要

本书从焦虑和抑郁障碍临床诊疗的实际需求出发，介绍了焦虑和抑郁障碍的定义、分类标准、不良影响和防治现状等基础知识；基于焦虑和抑郁障碍的病因、病机、分类、诊断、鉴别诊断，对焦虑和抑郁障碍的中西医治疗及其研究进展进行了详细地阐述；重点介绍了精神疾病、躯体疾病和特殊人群焦虑和抑郁障碍诊疗的内容；从不同年龄段的预防、生活起居、膳食调养等方面强调了焦虑和抑郁障碍健康教育的重要性。本书汇集了宝贵的临床经验和科研成果，适合各级医疗机构从事相关方向的医师及其他专业人员参考使用。

图书在版编目（CIP）数据

焦虑和抑郁障碍中西医诊疗研究 / 卢立明等主编
. --上海 ： 上海交通大学出版社，2023.12
ISBN 978-7-313-29363-3

Ⅰ．①焦… Ⅱ．①卢… Ⅲ．①焦虑－中西医结合－诊疗②抑郁症－中西医结合－诊疗 Ⅳ．①R749.705②R749.405

中国国家版本馆CIP数据核字（2023）第169951号

焦虑和抑郁障碍中西医诊疗研究
JIAOLÜ HE YIYU ZHANG'AI ZHONGXIYI ZHENLIAO YANJIU

主　　编：卢立明　李　猛　曲晓英　谭乐富
出版发行：上海交通大学出版社　　　　　　　地　　址：上海市番禺路951号
邮政编码：200030　　　　　　　　　　　　　电　　话：021-64071208
印　　制：广东虎彩云印刷有限公司
开　　本：787mm×1092mm　1/16　　　　　经　　销：全国新华书店
字　　数：530千字　　　　　　　　　　　　印　　张：20.75
版　　次：2023年12月第1版　　　　　　　　插　　页：2
书　　号：ISBN 978-7-313-29363-3　　　　　印　　次：2023年12月第1次印刷
定　　价：198.00元

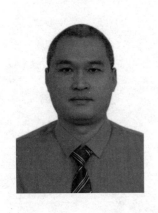

卢立明

　　男，毕业于潍坊医学院临床医学专业，现就职于山东省潍坊市精神卫生中心。擅长精神心理科疾病的诊治。曾多次获潍坊市"优秀医师""先进个人"等荣誉称号。发表论文6篇，出版著作2部，承担科研课题2项。

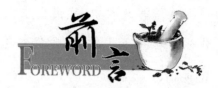

前言 FOREWORD

随着社会经济发展和生活节奏加快,工作、学业、经济、观念、社会期望等压力迫使人们面临不确定的未来,人们的焦虑感显著增加。社交媒体的普及使人们更容易比较自己和他人的生活,同时与社会的联系变得更加松散。面对种种问题时,人们往往缺乏家庭、朋友和社会的支持,感到孤立和无助,增加了焦虑和抑郁的风险。此外,人们对于心理健康的认识和关注不足,缺乏相应的心理健康教育和支持体系,出现焦虑和抑郁时常得不到及时帮助,这些因素就导致焦虑和抑郁障碍的发病率逐年上升。

针对焦虑和抑郁障碍,西医注重利用药物治疗和心理治疗来调节机体神经递质紊乱和心理行为异常,中医则强调辨证论治和整体调理,通过针灸、中药和按摩等手段来平衡身体的气血阴阳。采用中西医结合诊疗的方法能够结合两种医学的优势,为患者提供个体化的治疗方案,提高焦虑和抑郁障碍患者的康复率。因此,为了系统总结临床焦虑和抑郁障碍中西医诊疗的研究进展,我们特组织有丰富临床经验的精神科专家,参考了大量国内外文献,编写了《焦虑和抑郁障碍中西医诊疗研究》一书。

本书首先介绍了焦虑和抑郁障碍的概述、中西医认识、不良影响和防治现状;其次从病因学与病机学、分类、诊断、鉴别诊断、治疗等方面全面讲解了焦虑和抑郁障碍的中西医诊疗新进展,强调了精神疾病、躯体疾病和特殊人群焦虑和抑郁障碍的诊疗;最后从家属和患者两方面分别就预防、生活起居、膳食调养、自我调节等健康教育内容进行了阐述。本书从中西医结合的角度出发,探讨了焦虑和抑郁障碍诊疗的方法和时机,对开展焦虑和抑郁障碍临床和科研工作有一定的帮助,适合各级医疗机构从事相关方向的医师及其他专业人员参考使用。

在编写过程中,我们力求做到写作方式和文笔风格的一致,但由于编者较多,写作水平参差不齐,书中难免有疏漏和不足之处,希望广大读者予以指正,以便再版修正。

《焦虑和抑郁障碍中西医诊疗研究》编委会

2023 年 7 月

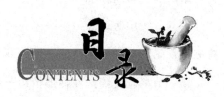

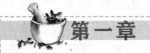

第一章

绪　　论

第一节　焦虑和抑郁障碍概述

一、焦虑障碍概述

(一)焦虑障碍

焦虑障碍是一组以病理性焦虑情绪为主要临床表现的精神障碍,又称焦虑症或焦虑性疾病。临床上表现为精神性焦虑和躯体性焦虑。精神性焦虑是指一种提心吊胆、恐惧和忧虑的内心体验,伴有紧张不安。躯体性焦虑是指在精神性焦虑基础上伴发的自主神经功能亢进的系列症状,如心悸、胸闷、气短、出汗、紧张性震颤、口干及颜面潮红、苍白等。焦虑障碍属于最常见的精神障碍之一,其患病率高,疾病负担较重,而且焦虑障碍常与其他精神障碍,比如抑郁障碍、酒精滥用或依赖等合并存在,各种焦虑障碍也可能同时存在,使本病的诊断更为困难。

(二)分类标准

我国精神疾病使用的分类标准多为世界卫生组织制定的国际疾病分类(international classification of diseases,ICD)、美国精神医学学会制定的精神障碍诊断和统计手册(diagnostic and statistical manual of mental disorders,DSM)和中国精神疾病分类与诊断标准(Chinese classification and diagnostic criteria of mental disorders,CCMD)。

目前,关于焦虑障碍常用的诊断标准主要有 ICD-11、ICD-10、DSM-5、CCMD-3。

1.ICD-11

广泛性焦虑障碍、惊恐障碍、广场恐惧症、特定的恐怖、社交焦虑障碍、分离焦虑障碍、选择性缄默症、其他特指或未特指的焦虑或恐惧相关性障碍。

2.ICD-10

恐怖性焦虑障碍和其他焦虑障碍。

3.DSM-5

分离焦虑障碍、选择性缄默症、特定恐惧症、社交焦虑障碍(社交恐惧症)、惊恐障碍、广场恐惧症、广泛性焦虑障碍、物质/药物所致的焦虑障碍、由于其他躯体疾病所致的焦虑障碍、其他特定的或未特定的焦虑障碍。

4.CCMD-3

焦虑障碍分为恐惧症障碍和其他焦虑障碍,每一种障碍又进一步分为 3 个亚组。恐惧症障碍分为场所恐惧症、社交恐惧症、特定恐惧症。其他焦虑障碍分为惊恐障碍、广泛性焦虑障碍。

根据 ICD-11 和 DSM-5 的疾病分类,目前的焦虑障碍包括以下几种:①广泛性焦虑障碍;②惊恐障碍;③场所恐惧症;④社交焦虑障碍;⑤特定恐惧障碍;⑥分离焦虑障碍;⑦选择性缄默;⑧其他药物或躯体疾病所致焦虑障碍。

(三)流行病学

2019 年发布的中国精神卫生调查结果显示,焦虑障碍是我国最常见的精神障碍,年患病率为 5.0%,终生患病率为 7.6%。焦虑障碍可发生于各个年龄,通常起病于儿童期或少年期,到成年期就诊。焦虑障碍有性别差异,女性患者是男性的 2 倍。随着人口老龄化,老年人的焦虑症状越来越常见,并常与抑郁症状共存。研究发现,焦虑障碍的共病率很高,可以同时共病一种或多种精神障碍。

2020 年以来,全球新增超过 7 000 万抑郁障碍患者,9 000 万焦虑障碍患者,数亿人出现失眠障碍问题。据统计,抑郁障碍在中国的发病率是 7% 左右,在欧美国家超过 10%。焦虑障碍的发病率 7% 左右,在很多国家达到 15%。2022 年世界精神卫生报告显示,全球焦虑和抑郁人数大幅增加了 25%。

(四)病程及预后

焦虑障碍是一类慢性疾病,患病时间长、复发率高,对患者日常生活质量影响大。焦虑障碍的治疗原则强调全病程、综合治疗。全病程治疗包括急性期治疗、巩固期治疗和维持期治疗 3 个时期。在临床症状缓解后需要巩固治疗,世界各国指南推荐焦虑障碍的药物维持治疗至少 1 年。维持治疗中需要加强心理治疗,以便患者有良好的心理素质,减少复发。

治疗上主要以苯二氮䓬类抗焦虑药物为主,同时可应用抗抑郁药,少量的应用抗精神病药物对于焦虑情绪的稳定具有很好的作用。中医药治疗本病具有肯定的疗效,对于消除焦虑情绪,尤其是躯体性焦虑症状的缓解具有显著的疗效,还可避免复发。心理治疗对于预防焦虑发作具有积极的意义。

焦虑障碍的预后与患者的个体素质和临床类型有密切的关系。如果治疗得当,大多数患者可以在半年以内明显好转。但受各种因素的影响而反复发作,影响患者生活质量和社会功能。病情的轻重、病程的长短、性格特征、社会适应能力、有无刺激因素等均可以作为本病预后的参考因素。

近年来焦虑障碍的研究取得了一定的进展。基础研究主要从神经递质、细胞信号转导、神经解剖学、神经影像学等多个角度出发,探讨焦虑障碍的发病机制及药物的作用靶位和途径。临床研究主要以抗焦虑药、抗抑郁药及中药的临床疗效观察和评价为主,探索焦虑障碍的诊疗方案。新的研究方法如网络病理学、网络药理学,新的研究技术如功能磁共振影像技术、磁共振波谱技术、蛋白组学、分子组学、基因组学等都得到了广泛的应用,中医药的研究也越来越受到广泛的关注。

二、抑郁障碍概述

(一)抑郁障碍

抑郁障碍是最常见的精神障碍之一,是指由各种原因引起的以显著而持久的心境低落为主要临床特征的一类心境障碍,伴有不同程度的认知和行为改变,部分患者存在自伤、自杀行为,甚至因此死亡。抑郁障碍是一种高发病率、高复发率及高致残率的慢性精神疾病。

抑郁症是抑郁障碍最常见的类型,表现为单次发作或反复发作,具有较高的复发风险。发作期存在显著的情感、认知和躯体症状,发作间期症状缓解。通常所说的抑郁障碍包括抑郁发作和复发性抑郁障碍。

抑郁障碍单次发作至少持续2周以上,有反复发作的可能。经过规范治疗多数患者的病情可以缓解,部分可有残留症状或趋向慢性化,造成病程迁延。患者可存在严重的社会功能损害。在整个临床相中,不应出现符合躁狂、轻躁狂发作诊断标准的症状群,一旦出现,应诊断为双相障碍。

(二)分类标准

目前,关于抑郁障碍常用的诊断标准主要有ICD-11、ICD-10、DSM-5、CCMD-3。目前,临床上常用ICD-10分类标准。

1.ICD-11

单次发作抑郁障碍、复发性抑郁障碍、恶劣心境障碍、混合性抑郁焦虑障碍、其他特指或未特指的抑郁障碍。

2.ICD-10

抑郁发作、复发性抑郁障碍、持续性心境障碍、其他心境障碍、未特定的心境障碍。

3.DSM-5

破坏性心境失调障碍、重性抑郁障碍、持续性抑郁障碍(恶劣心境)、经前期烦躁障碍、物质/药物所致的抑郁障碍、由于其他躯体疾病所致的抑郁障碍、其他特定的或未特定的抑郁障碍。

4.CCMD-3

抑郁发作(轻性抑郁症、无精神病性症状的抑郁症、有精神病性症状的抑郁症、复发性抑郁症)、持续性心境障碍(环性心境障碍、恶劣心境)。

(三)流行病学

世界卫生组织统计,全球约10亿人正在遭受精神障碍困扰,每40秒就有一人因自杀而失去生命,低收入和中等收入国家的自杀人数占全球自杀人数的77%。近年来,全球精神障碍疾病负担更加沉重,重度抑郁障碍和焦虑障碍的病例分别增加了28%和26%,抑郁障碍患者激增5 300万,增幅高达27.6%,给抑郁障碍的诊断及治疗带来了更大的挑战。

2019年中国精神卫生调查的数据提示,大陆地区抑郁障碍的终生患病率为6.8%,其中抑郁障碍为2.1%,心境恶劣障碍为1.0%,未特定型抑郁障碍为1.4%。抑郁障碍多数为急性或亚急性起病,平均发病年龄为20~30岁,几乎每个年龄段都有罹患抑郁障碍的可能,女性多于男性。此外,家庭主妇、退休、失业人员的抑郁障碍终生患病率高于有工作者;分居、丧偶或离婚者的抑郁障碍患病率明显高于已婚或同居者。抑郁障碍患者社会功能受损明显,得到充分治疗不足1%。研究表明,抑郁障碍患者社会功能受损明显,但卫生服务利用率却很低,很少获得充分治疗。2022年中国精神卫生调查显示,我国成人抑郁障碍终生患病率为6.8%,其中抑郁障碍为3.4%,我国患抑郁障碍人数9 500万,每年大约有28万人自杀,其中40%患有抑郁障碍。

抑郁障碍在躯体疾病患者中很常见,22%~33%的躯体疾病住院患者、15%~30%的急性冠心病患者、20%的冠心病和充血性心力衰竭患者及9%~27%的糖尿病患者患有抑郁障碍。而积极治疗抑郁症状对改善躯体疾病有效。

（四）病程及预后

抑郁障碍从起病到接受系统治疗的时间平均为 3 年。抑郁发作的平均病程为 16 周（中位数为 24.3 周），多数患者的抑郁障碍程度为中度或重度，严重影响其日常功能活动。抑郁发作治疗后痊愈平均需要时间约为 20 周，若不治疗，病程一般会持续 6 个月或更久。

经过抗抑郁治疗，大部分患者的抑郁症状会缓解或显著减轻，但仍有约 15％ 未达临床治愈，复发率约为 35％。首次抑郁发作缓解后约半数患者不再复发，但 3 次发作、未接受维持治疗的患者，今后的复发风险几乎是 100％。影响复发的因素主要有维持治疗的抗抑郁药剂量及使用时间不足、生活应激事件、社会适应不良、慢性躯体疾病、家庭社会支持缺乏、阳性心境障碍家族史等。抑郁症状缓解后，患者一般可恢复到病前的功能水平，但有 20％～35％ 的患者会有残留症状及社会功能或职业能力受到影响。如果患者持续存在抑郁症状，但达不到抑郁发作的诊断标准，应考虑为部分缓解。抑郁症状残留会增加复燃和复发的风险，其中焦虑和躯体症状是最为突出的抑郁障碍残留症状。

（卢立明）

第二节　中西医对焦虑和抑郁障碍的认识

一、中西医对焦虑障碍的认识

（一）中医对焦虑障碍的认识

1.秦汉

先秦时期的《黄帝内经》就已经对本病的临床症状和病因病机做了初步的描述。《灵枢·经脉》说："肾足少阴之脉……是动则病饥不欲食……心如悬若饥状，气不足则善恐，心惕惕如人将捕之"，《灵枢·四时气》说："善呕，呕有苦，长太息，心中憺憺，恐人捕之。邪在胆，逆在胃。"《素问·金匮真言论》说："藏精于肝，其病发惊骇"，描述了担忧、恐惧、心悸、气短、食欲不振、恶心呕吐等多种临床表现，并认为本病与肾、胆、肝等脏腑有关。《素问·举痛论》说："惊则心无所倚，神无所归，虑无所定"，《灵枢·本神》说："心怵惕思虑则伤神，神伤则恐惧自失"，又指出了本病的病因与惊、恐、思等情志因素密切相关。

汉代张仲景在《金匮要略·惊悸吐衄下血胸满瘀血病脉证治》中指出了惊悸的脉象："寸口脉动而弱，动即为惊，弱则为悸"，并首次制订了相应的方药进行论治。《金匮要略》还对百合病的临床表现和证治方药进行了论述，提出用百合地黄汤等进行治疗。张仲景从六经辨证的角度对本病的治疗进行了论述，为后世辨证论治奠定了基础。

秦汉时期是本病理论的奠基时期，初步提出了本病的理论基础和辨证论治方案。

2.晋隋唐

晋代王叔和在《脉经·平人迎神门气口前后脉》中对本病的脉象进一步做了详细的描述："左手寸口人迎以前脉阴虚者，手厥阴经也。病苦悸恐，不乐""左手关上脉阴阳俱虚者，足厥阴与少阳经俱虚也。病苦恍惚……少气不能言，时时自惊"。他在《脉经·平惊悸衄吐下血胸满瘀血脉证》中提出了"恐惧之脉":"趺阳脉微而浮,浮则胃气虚,微则不能食,此恐惧之脉,忧迫所作也。惊生病者,其脉止而复来",认为本病与七情中的惊及忧有密切关系,并分别阐述了相应的脉象,对本病的诊断做了补充。

隋代巢元方的《诸病源候论》认为本病由内外因相合而为病,"体虚心气不足"是本病发病的内在因素,而"风邪外乘""伤其经,入舍于心"则是发病的外来因素。他主张心虚致悸:"心气不足……惊悸恍惚,少颜色,善忧悲""为邪气所乘,则使惊而悸动不定""血虚则心守不安,心守不安则喜惊悸",提出心气不足和心血亏虚是本病的主要病机,对本病的病因学和病机学都做了详尽的论述。

唐代孙思邈在前代医家从心虚论治的基础上,提出了"心实热"的观点。他在《备急千金要方·心藏》中说:"心实热,惊梦喜笑恐畏,悸惧不安",并用竹沥汤进行治疗。他还论述了"肾脏精极"的观点,认为肾虚亦可以引起"时惊惕,心中悸动"等焦虑症状。他在《备急千金要方》和《千金翼方》中搜集了补心汤、镇心汤、大定心汤、小定心汤、枣仁汤、远志汤、茯神汤等二十余首方剂,丰富了本病的治疗方法。

晋唐时期是本病理论的萌芽时期,在这一时期,本病的病因病机、诊断及治疗方法得到了一定程度丰富和补充,但此时完整的理论框架尚未形成。

3.宋代

宋代王怀隐编纂的《太平圣惠方》对宋代以前的文献进行了梳理,其中对本病的病机也进行了深入的整理和论述,他系统地总结了前代医家提出的心虚、心实热、胆虚冷、胆实热、肝实热的观点,并提出相应的治疗方药:"心气虚,苦悲恐,惊悸恍惚,谬忘,心中烦闷,面目或赤、或黄,羸瘦,宜服紫石英散方""心实热……心神烦乱,面赤身热,喜笑恐悸……心神不安。泄热安心,沙参散方""胆虚冷,恒多恐畏,不能独卧,心下澹澹,如人将捕,头目不利,胸中满闷。宜服人参散方""胆实热……热则精神惊悸不安,起卧不定,胸中冒闷,身体习习……心烦咽干。宜服人参散方""肝实热,梦怒惊恐,宜服泻肝防风散方"。该书还提出了躯体疾病并发焦虑的观点,认为中风、伤寒、虚劳、产后等病均可导致心胆等脏腑虚损、邪气内乘而出现惊悸不安、恒常忧怕、神思昏乱、志意不定、烦闷、眠卧不安、健忘等焦虑症状。

宋代的陈无择在《三因极一病证方论·惊悸证治》中始将本病分为惊悸、怔悸(即"怔忡"),认为前者多由"事有所大惊,或闻虚响,或见异相……惊忤心神"所致,病在心胆经,属不内外因;后者多由"汲汲富贵,戚戚贫贱,久思所爱,遽失所重,触事不意"所致,病在心脾经,属内所因。宋代的严用和继承了这一观点,他在《济生方·惊悸怔忡健忘门》中明确提出"夫惊悸者,心虚胆怯之所致也""怔忡者,此心血不足所致也",并指出本病长期不愈,可以引起全身各个系统的症状:"变生诸证,或短气悸乏,体倦自汗,四肢浮肿,饮食无味,心虚烦闷,坐卧不安""舌强恍惚,善忧悲,少颜色"等。

此后的宋代医家不断对此论述进行补充,整理了大量的方药,比较著名的有许叔微的真珠丸,《鸡峰普济方》的补心汤和山药地黄丸,《太平惠民和剂局方》的牛黄清心丸、定志丸、人参养荣汤、逍遥散、温胆汤等。

宋代是本病理论的发展时期,经过对于宋代以前医学文献的整理,对于本病的认识达到了一个高峰,他们不仅全面地总结了前代医家的理论和治疗经验,还提出了躯体疾病引发焦虑的新观点,描述了本病的病情演变规律和预后情况,补充了大量的治疗方法。

4.金元明清

金元至明清时期,是中医学理论蓬勃发展的时期。金代刘完素将烦躁称为"躁扰",并有专门的论述,如在《河间六书·躁扰》中说:"躁扰将动,烦热扰乱而不宁,热甚于外则肢体躁扰,热甚于内则神志躁动",指出了躁扰之证皆因火热之邪作祟,充实内外之故。烦躁已经不再仅仅是伤寒病的一个症状,而是成为了杂病研究的一部分。

元代李杲对于烦躁的阐述更加完善,认为烦躁之疾,其病变主要在心,次在肺、肾、脾胃,脏腑之间经络贯通,五脏六腑之疾,皆可影响到心而致病。如《东垣十书》说:"火入于脾则烦,入于肾则躁,俱在于肾者,以道路通于肺母也。大抵烦躁者,皆心火为病。心者,君火也,火旺则金烁水亏,惟火独存,故肺肾合而为烦躁。又脾经络于心中,心经起于脾中,二经相搏,湿热生烦。"李杲还对治疗烦躁的代表方剂栀子豉汤做了专门论述,《东垣十书·论栀子豉汤》中说:"烦者气也,躁者血也,气主肺,血主肾,故用栀子以治肺烦,用香豉以治肾躁。烦躁者,懊不得眠也。少气虚满者,加甘草;如若呕哕者,加生姜橘皮;下后腹满而烦者,栀子厚朴枳实汤;下后身热微烦者,栀子甘草干姜汤。"

元代另一位医家朱丹溪对烦躁的各种变证提出了具体的用药和方剂,如《丹溪心法》中说:"胸中烦热,须用栀子仁。有实热而烦躁者,亦用栀子仁;有虚热而烦躁者,宜参、芪、麦门冬、白茯苓、竹茹、白芍药。若脉实数有实热者,神芎丸。"又如《丹溪治法心要》说:"治烦躁不得眠者,六一散加牛黄服之。"他力主从"血虚"或"痰饮"论治本病,他说:"惊悸者,血虚""怔忡者,血虚""瘦人多是血少,肥人属痰",主张养血安神化痰,后世医家多尊之者。

明代的戴思恭用温胆汤加酸枣仁、莲肉治疗惊悸,用导痰汤加炒酸枣仁治疗怔忡。明代的汪机、虞抟、方贤等医家始将惊悸、怔忡、健忘三者合称,认为前人析为三证,"名异病同",尽管病情各异,"惊则恐怖,悸则动摇,怔忡惕然,如人将捕,至于健忘,因思过度",但病机则一,"率为血虚,亦或有痰",并提出了治法,"虚则宜补,痰则宜芟,补血养心,宁神定志,无虚证者,兼理痰气"。明代的龚廷贤则对"一切健忘、惊悸、怔忡、不寐",用"六味丸加远志、石菖蒲、人参、白茯苓、当归、酸枣仁(炒)",是这一治法的代表方剂。明代的张景岳则从肾虚立论,他认为本病惟"阴虚劳损之人乃有之""虽有心脾肝肾之分",然而"阳统乎于阴,心本乎肾",主张心病从肾治,"所以上不宁者,未有不由乎下,心气虚者,未有不因乎精""凡治此者,速宜养气养精,滋培根本",方药用七福饮、大补元煎、左归饮、右归饮等补肾益精为主,并提出要节欲护精:"凡患此者,速宜节欲节劳,切戒酒色。"他的这种思想对后世医家影响巨大。

清代的程履新认为"心主神,肾主志,水火既济,须在阴精上奉,则其神安,阳气下藏,则其志定"。清代的陈士铎也持同样的观点,他在《辨证录·怔忡门》一书中指出:"人有得怔忡之症……人以为心虚之极也,谁知是肾气之乏乎",治法"大补其肾中之精……补肾之中仍益以补心之剂"。清代的高鼓峰在《医家心法·怔忡》中也主张从肾论治:"怔忡,心血少也,其源起于肾水不足,不能上升,以致心火不能下降"。清代的吴澄在《不居集·怔忡惊悸健忘善怒善恐不眠》中也指出:"阴亏于下,元海无根,气浮于上,撼振胸臆,是心不能下交于肾,肾不能上交于心,则筑筑心动,惕惕恐畏,为怔忡惊悸"。

也有一些医家主张从肝论治。清代的罗国纲在《罗氏会约医镜·论惊悸怔忡恐惧健忘》中提出:"惊悸者,肝胆怯也""经曰:东方青色,入通于肝,发为惊骇。由是子令母虚,而心血不足。又或遇事繁冗,心阴耗损,治宜安养心神,滋培肝胆为主。"清代的何梦瑶也在《医碥·惊》中说:"肝主动,胆虚则善惊。心肝赖血以养,血虚则心之神无所根据,肝之魂亦不藏。五脏之热,皆得乘心而致惊。""肝胆之气旺则上升,虚则下降,今恐而气下,是肝胆之气不足也。"清代的叶天士则从肝火论治,《临证指南医案·肝风》中记载了多例这样的患者,如"曹肝胆阳气挟内风上腾不息,心中热,惊怖多恐""夜不得寐,胸脐间时时闪烁欲动",叶氏均从肝治之,或"缓肝之急以熄风",或"滋肾之液以驱热",总之使肝之"刚劲之质得为柔和之体,遂其条达畅茂之性,何病之有"。此后的费伯雄、凌晓五、陈莲舫等医家均持此论。

清代的沈金鳌等主张从脾论治,《杂病源流犀烛·惊悸悲恐喜怒忧思源流》中说:"思者,脾与心病也。脾之神为意,意者,心之所发也""有劳心思虑,损伤精神,致头眩目昏,心虚气短,惊悸烦热者,宜清心补血汤;有忧思过度,令人惕然心跳动而不自安者,宜静神丹;有思虑太甚,至心气不足,忽忽善忘,恐怯不安,梦寐不祥者,宜定志丸",认为思虑伤脾,继而引起心气不足、心血亏虚是本病的病机之一。清代的刘仕廉则用补中益气汤、归脾汤来治疗本病。

清代的王清任独从血瘀论治本病,他在《医林改错·血府逐瘀汤所治症目》中阐述了自己的临床经验:"心跳心忙,用归脾、安神不效,用此方(血府逐瘀汤)百发百中""心里热,身外凉,名曰灯笼病,内有瘀血",并记载了由焦虑引发的多个系统的躯体症状。他所提倡的活血化瘀的治疗方法,对后世产生了巨大的影响。

金元明清时期是本病理论的完善时期,这一时期内,对于本病的认识形成了多种观点,有从血虚痰饮论治者,有从肾虚论治者,有从肝论治者,有从脾论治者,有从血瘀论治者,极大地丰富了本病的理论。

总之,对于焦虑障碍中医病因病机的认识,奠基于秦汉,萌芽于晋隋唐,发展于宋,完善于金元明清,中医学对焦虑障碍的认识源远流长,已经具备了丰富的经验和有效的手段。

(二)西医对焦虑障碍的认识

西医对焦虑障碍的认识始于 1850 年,在此之前,医学界将焦虑症状归属于抑郁障碍的临床表现之一。直到 20 世纪之后,才将焦虑障碍与抑郁障碍分开。

最早对焦虑障碍的描述主要以恐怖性焦虑为主。古希腊的希波克拉底被誉为西方医学之父,在他的著作中曾多次提及各种焦虑症状,尤其是恐怖性焦虑。英格兰作家伯顿在其著作《抑郁障碍的剖析》一书中提及了广场恐惧症的相关症状。Benedikt 于 1870 年发表文章第一次系统描述了广场恐惧症,该文中提及他观察到了患者在广场中继发于头晕之后的焦虑和恐惧,并由此对广场产生的畏惧。1872 年,Westphal 正式将广场恐惧症作为一种疾病的诊断,他认为广场恐惧症中焦虑症状的产生并非来源于广场中产生的头晕,而是对焦虑本身感到恐惧。

19 世纪后期开始,对于焦虑障碍的研究产生了许多类似的概念,并逐渐发展为一类疾病。1871 年,美国的 Da Costa 观察了 300 多例患者,提出了"Da Costa 综合征"的概念,他将临床上常见的心悸和心前区疼痛归结为心脏自主神经高激惹状态所致,开启了焦虑障碍躯体性焦虑症状研究的先河。此后的研究者先后提出了"战士心脏""神经循环无力""战争神经症"等多个概念,进一步研究发现,这些躯体症状主要来源于焦虑情绪,是焦虑性神经症的伴发症状。19 世纪末,美国的 Beard 提出了"神经衰弱"的概念,这一疾病表现为神经系统、消化系统、生殖系统的躯体症状,同时伴有病态的恐惧,这一概念随后引起医学界的重视。1893 年,Hecker 提出许多神经衰弱患者中有焦虑发作的症状,很多没有主观焦虑感的神经衰弱患者体验到了焦虑发作,其症状类似于现今的惊恐发作。而 1895 年,著名心理学家 Freud 明确将以焦虑症状为主要临床表现的神经衰弱从神经衰弱中分离出来,重新命名为"焦虑障碍神经症",包括了恐怖和惊恐发作在内,之后他又将焦虑性神经症分为两类:一类以焦虑情绪为主,仍然称为焦虑性神经症;一类以躯体性焦虑为主,另称为焦虑性癔症,包括广场恐惧症。他认为这种焦虑与现实焦虑的机制有所不同,前者是对内部威胁的反应,后者是对感知到的外部威胁的反应。他的这一观点对后来的焦虑障碍研究影响很大。

20世纪中期以后,随着苯二氮䓬类药物的出现,焦虑障碍的研究又有了新的发展。医学家提出了两个最初的诊断标准:Feighner标准和研究用诊断标准。这两个标准奠定了DSM-Ⅲ的基础。1980年,DSM-Ⅲ对焦虑障碍的含义进行了重新界定,取消了神经症和神经衰弱的概念,将原来的焦虑性神经症、恐怖性神经症和强迫性神经症、创伤后应激障碍全部归于焦虑障碍,而焦虑性神经症分化为惊恐障碍和广泛性焦虑障碍两种类型,恐怖性神经症分为场景恐惧症、特定恐惧症和社交恐惧症。这一标准的影响较大,此后的精神病学研究均未脱离该诊断框架,焦虑障碍的含义也基本确定,未再有大的变动。此后的DSM-Ⅲ-R、DSM-IV及DSM-IV-R基本沿用这一标准,并在此基础上进行了一定的修订。世界卫生组织制定的ICD-10也基本上沿用了DSM系统的诊断体系,但将广泛性焦虑障碍归属于"神经症性障碍"的范畴。中国制定的CCMD-3汲取了国外的研究成果,结合本国的医疗实际,保留了"神经症"的概念,仍然将焦虑障碍归属于神经症的范畴。

二、中西医对抑郁障碍的认识

(一)中医对抑郁障碍的认识

抑郁障碍属中医学"郁证"范畴。中医对郁证的认识有着悠久的历史。但应该看到,无论是在现在还是古代,"郁"在中医学文献用法中的含义都不是单一的。传统意义上的郁证是各种因素引起的结而不舒、闭塞不通,从而出现蕴积、闭结症状,不单指情志致郁。在现代中医学文献中,人们使用郁证或郁病和癫病来形容涵盖我们所说的抑郁障碍及本书所说的见于各种不同类型疾病的抑郁状态,使用起来非常不规范,亟待统一。实际上,抑郁障碍除了涉及郁证,还可能包括中医的若干情志病如善悲、善忧思、烦躁、卑惵甚至癫病等。所以,考察中医对抑郁障碍的认识,要从中医学的郁证学说和情志病学说这两个相关而不相同的学说的发展源流去考察。

中医学对抑郁的认识较早,在古代文献中虽然没有抑郁障碍病名,但是与抑郁障碍的病因、症状、治疗等方面相关的记载却相当丰富。在中医学中,主要将其归类于情志疾病的范畴。

1.春秋战国时期

早在春秋战国时期,古人就已经注意到人的内心抑郁、情绪低落等表现,并有相关记载,如《楚辞·九章·惜诵》中"心郁悒余侘傺兮"。《左传·襄公三年》中,还记载了楚国子重讨伐吴国,因丧失了军队、土地和大夫,楚国人怪罪子重,使子重内心忧患,抑郁而病,患"心疾"而亡的事情。《左传·昭公三年》中又提出哀乐思虑不节制可导致疾病的观点。《史记·扁鹊仓公列传》载淳于意诊齐王之子病,谓:"此悲心之所生也,病得之忧也"。在《管子·内业》中明确提出"忧郁生疾,疾困乃死"的观点。由此可见,早在公元前3至4世纪,古人就已经注意到环境中的不良事件可引发情绪波动,而情绪的忧郁悲闷对人体的身心健康十分有害,重则可导致死亡。

2.秦汉时期

在秦汉时期成书的《黄帝内经》奠定了中医理论的基础,并将情志理论进一步总结和升华,把情志因素看作是导致人体患病的重要原因,有怒伤肝、喜伤心、思伤脾、忧伤肺、恐伤肾等大量情志致病的记载。并提出心神为人体情志活动的中枢,如《素问·灵兰秘典论》:"心者君主之官,神明出焉。"而如果过于忧愁思虑,忧郁不解则会损及心神,如《素问·本病论》:"人忧愁思虑即伤心",《素问·举痛论》:"思则心有所存,神有所归,正气留而不行,故气结矣",心神受损,则主神明功能不调,从而可出现一系列精神、躯体症状,如《灵枢·口问》:"悲哀愁忧则心动,心动则五脏六腑皆摇",《灵枢·本神》:"因悲哀动中者,竭绝而失……心怵惕思虑则伤神,神伤则恐惧自失,破䐃脱肉,毛悴色夭"。并指出遭受社会不良事件刺激可以导致情志、躯体疾病,如《素问·疏五过论》:"尝贵后贱,虽不中邪,病从内生,名曰脱营。尝富后贫,名曰失精……暴乐暴苦,始乐后苦,皆伤精气,精气竭绝,形体毁沮……故贵脱势,虽不中邪,精神内伤,身必败亡";另外,《灵枢·癫狂》还有"喜怒,善忘,善恐者,得之忧饥"的记载。这些都与抑郁障碍的病因学、发病学和症状学都有一定的相似之处。并且,在《灵枢·癫狂》中有这样的记载:"狂始生,先自悲也",说明医者已经注意到躁狂患者可以在一个时期内有抑郁的表现,这可能是双相障碍的最早记载。《黄帝内经》还首次将"郁"的概念引入医学,《素问·六元正纪大论》云:"郁极乃发,待时而作",提出了五运之气太过与不及可导致木郁、火郁、土郁、金郁、水郁的"五郁"概念。

汉代张仲景所著的《伤寒杂病论》为中医学传世经典,其中《金匮要略·百合狐惑阴阳毒脉证并治》提到百合病的症状"意欲食复不能食,常默默,欲卧不能卧,欲行不能行,欲饮食,或有美食,或有不闻食臭时,如寒无寒,如热无热",概括了百合病的主要症状是精神、饮食、睡眠、行为语言、感觉的失调,与西医学抑郁障碍的主要症状有相似之处,并创立了百合地黄汤治疗百合病。另外,还提出了"脏躁""梅核气"等情志疾病,并创立甘麦大枣汤和半夏厚朴汤进行治疗,《金匮要略·妇人杂病脉证并治》曰:"妇人咽中如有炙脔,半夏厚朴汤主之""妇人脏躁,喜悲伤欲哭,象如神灵所作,数欠伸,甘麦大枣汤主之"。这三个方剂在今天仍被众多医家采用来治疗抑郁障碍,经临床验证,确实有较好的疗效。除了中药治疗外,以针灸治疗抑郁障碍等情志疾病在汉代也有了长足的发展,在皇甫谧所著《针灸甲乙经》中就记载了太冲穴治"腹中悒悒""易恐惧";劳宫穴治"中心喜悲,思慕歔欷,善笑不休"等相关治疗内容。

3.唐宋时期

此后,多数医家沿袭经旨,认为郁证的根本乃是"五脏血气不和"。直至唐宋,多数医家把郁看作涉及脏腑等疾病的一类病机总括,多从气痞、痰湿、积食、情志失调等气机阻滞之病患中体现出来,如《诸病源候论》《备急千金要方》《外台秘要》《圣济总录》等医籍,都在五脏杂病中反映出郁证的病机和证候,但并未另行单列郁证病名或篇章。《诸病源候论·气病诸候·结气候》说:"结气病者,忧思所生也,心有所存,神有所止,气留而不行,故结于内。"指出忧思会导致气机郁结,继承了《黄帝内经》的传统,对后世影响很大。《备急千金要方》描述了妇女产后的精神障碍症状并给出了治疗方法。《备急千金要方·卷三·妇人方中》竹叶汤"治产后心中烦闷不解",淡竹茹汤"治产后虚烦,头痛短气,心中烦乱不解",应是对妇女产后抑郁的描述与治疗,其清虚热滋养气血的治则治法对我们今天辨治妇女产后抑郁及抑郁障碍的认识不无启发。而《备急千金要方·卷十二·胆腑》中"胆病者,善太息,口苦,呕宿汁,心澹澹恐如人将捕之,咽中介介然,数唾,疾在足少阳"的描述,则更似焦虑和抑郁症状。其认为病"邪在胆,逆在胃",而给出的"治虚烦不得眠方""治烦闷不得眠方""酸枣汤治虚劳烦扰搅,奔气在胸中,不得眠方",都值得深入研究。

4.金元时期

进入金元时期,在各种文化思想交流、碰撞的背景下,医学界也出现各家争鸣的局面,学术上的百家争鸣,大大促进了中医学的发展。此时各医家对于抑郁障碍的认识不仅仅局限在"失眠"和"健忘"等方面,而是有了更大的扩展,那就是以"郁证"辨治抑郁障碍。在金元时期并没有明确提出"郁证"这个病名,但是各医家有关"郁"的论述已经相当系统。此时提出的"郁证"主要是指的一个病机概念,指因七情不调外感邪气等引起的一切人体气血津液等郁滞不通而生的疾病,因气血津液郁滞不通可产生诸多症状,变化多端,与抑郁障碍有关的情志症状也是其中之一。张元素、张子和都依据《黄帝内经》的五郁对"郁证"的病因病机做了相关论述,并强调情志在"郁证"发病中的重要地位。张子和推崇以汗吐下三法治郁,如《儒门事亲》:"柏亭王论夫,本因丧子忧抑,不思饮食,医者不查。以为胃冷,温燥之剂尽用之,病变呕吐而瘦",张子和予以涌泄剂,升提开郁而愈。对于有关"郁证"的论述中,集大成者是医家朱丹溪,他综合了六淫、七情等内、外病因论,首倡了"六郁"学说,将郁证分为气郁、血郁、痰郁、火郁、湿郁、食郁。《丹溪心法·六郁》:"气血冲和,万病不生。一有怫郁,诸病生焉。故人生诸病,多生于郁",并制越鞠丸专治郁,使"郁"证理、法、方、药更加系统化。但是,这一类论述是对此类症状病因病机的总括,并非专指某病。至于以郁证专指情志疾病则是明清以后的事情了。另外,朱丹溪非常重视心理治疗的作用,《丹溪心法》中提出:"五志之火,因七情而生……宜以人事制之"这里所谓"人事制之"即指心理治疗。

5.明清时期

明清时期,对于抑郁障碍的相关病证则有了更细致深入的论述,出现了许多历史上有影响的医学文献,载有许多情志疾病的内容。明清时期可以说是郁证研究的鼎盛发展时期。明代虞抟在《医学正传·郁证》中首先提出了"郁证"病名,随着各医家对抑郁障碍等相关情志疾病越来越关注,一些医家开始用"郁证"专指以情绪抑郁、忧郁烦闷为主要表现的疾病,使抑郁障碍与中医"郁证"的关系更近了一步。如《张氏医通》:"郁证多缘于志虑不伸,而气受病""思想无穷,所愿不得,皆能致病",《古今医统大全·郁证门》:"郁为七情不舒,遂成郁结,既郁之久,变病多端",对其病因病机作了相关论述。而张景岳对于郁证的病因病机则作了更加详细系统的论述。他认为《黄帝内经》的五行之郁与情志之郁是两个概念。如《景岳全书·郁证》曰:"凡五气之郁则诸病皆有,此因病而郁也。至若情志之郁,则总由乎心,此因郁而病也。"他认为,五气之郁是由于各种病因致使脏腑功能失调,而导致的人体气血津液等郁滞不通,所谓因病而郁(瘀)。而情志之郁则是因为情志的抑郁忧郁,而导致一些躯体症状的出现,所谓因郁而病。其中"因郁而病"与抑郁障碍的发病特点是比较符合的。此外,张景岳将情志之郁概括为"一曰怒郁,二曰思郁,三曰忧郁",认为怒郁和思郁为大怒及积虑所致,属于实证,而忧郁属于虚证。"又若忧郁病者,则全属大虚,本无邪实,此多以衣食之累,利害之牵,及悲忧惊恐而致郁……其戚戚悠悠,精气但有消索,神志不振,心脾日以耗伤。"根据张景岳对3种情志之郁的症状及发病特点的描述,忧郁与抑郁障碍的病因及主症符合点较多。清代医家持此种认识的也不乏其人。如清代顾锡的《银海指南》指出:"气血不顺,脉不平和,即是郁证,乃因病而郁者也。至若情志之郁,则有三焉:一曰怒郁。方其盛气凌人,面赤声厉……一曰思郁。……心有所忆而生意,意有所属而生思,思有未遂而成郁……一曰忧郁。或因衣食之累,或因利害之牵,终日攒眉而致郁者,志意乖违,神情萧索""然五气之郁,因病而郁者也;情志之郁,因郁而病者也。"至此,已将情志之郁从气血津液等郁滞所致的"郁证"病机概念中完全分离出来,成为一个独立的病名。而且从顾锡所描述忧郁的症状来看,因生活压力而导致情绪低落、兴趣减退、主动性降低、表情悲哀等症状与抑郁障碍也是十分符合的。而且清代张石顽还注意到"郁病多患妇人",这与抑郁障碍的发病女性多于男性也是十分符合的。清代王清任还从血瘀的角度出发,认为情绪障碍如瞀闷、急躁等应以活血化瘀法治之,《医林改错》中记载以血府逐瘀汤治疗,"瞀闷,即小事不能开展,即是血瘀,三副可好",从而奠定了后世以活血化瘀法治疗抑郁障碍的理论基础。在明清时期,各医家除了对抑郁障碍的药物治疗研究更加深入外,还逐渐注重心理治疗的作用,如叶天士《临证医案指南》:"郁病全在病者能移情易性"。

清代吴尚先著作中有言:"七情之病,看花解闷,听曲消愁,有胜于服药者也。"吴尚先还指出,对于较复杂的情志疾病,还应灵活运用情志相胜等疗法,精心制订治疗方案,才能取得较好的疗效:"按此中医理甚微,立确有据,非只如'看花解闷、听曲消愁'之常谈也。精于医者,应推之。"

此外,明清时期对于癫证、失眠、健忘等与抑郁障碍相关的病证也有了更深入的论述。癫证的名称,始见于《五十二病方》,但是各代医家多将癫证与癫痫相混,而且从理法方药方面也没有大的突破和进展。直至明清时期,在总结前人理论的基础上,王肯堂将癫证归为情志疾病,并进一步论述了情志为患的发病机制,如《证治准绳》:"癫者,俗谓之失心风。多因抑郁不遂……精神恍惚,言语错乱,喜怒不常",认为癫由情志抑郁得之。《证治要诀》:"癫狂由七情所郁,遂生痰涎,迷塞心窍",提出了痰迷心窍的病机。由此可以看出癫证与重度伴精神症状的抑郁障碍有一定符合之处。临床上,抑郁障碍可出现睡眠障碍的表现,明清时期有多位医家对于因情绪抑郁而导致失眠的病因病机作了相关探讨和论述,如《景岳全书》:"思虑太过者,必致血液耗亡……所以不眠",提出心脾两虚而致失眠的病机,说明忧思抑郁的情志改变损伤了心脾的生理功能,从而气血不足,神明受扰,导致不寐。这对于现代医家对抑郁障碍所导致的失眠进行辨治仍有重要指导意义。另外《医林改错》还提出:"不眠,夜不能睡,用安神养血药治之不效者",可使用血府逐瘀汤,其效若神。健忘,是以记忆力下降障碍为主要表现的一类病证,在抑郁障碍患者中亦不少见。健忘的发病与情绪波动有密切关系,如明代龚廷贤《寿世保元》:"此由思虑过度伤于心则血耗散,神不守舍,伤于脾则胃气衰惫而疾愈深;二者皆主人事,则卒然而忘也"。至清代王清任《医林改错》提出:"灵机记性,不在心在脑",为中医理论的一大进步。唐容川对健忘的认识有独具匠心之处,《中西医汇通医经精义》中有"脾阳不足,则思虑短少,脾阴不足,则记忆多忘",辨证论治,虚则养心安神,实则豁痰开窍,祛瘀宁神,成为后世治疗健忘的辨治大法。

由上可以看出,中医学对于抑郁障碍的认识,起源于秦汉,发展于唐宋,完善于金元,而鼎盛于明清。中医学对于抑郁障碍的认识源远流长,对于治疗抑郁障碍已经有了十分丰富的经验和有效的手段。

(二)西医对抑郁障碍的认识

古埃及时期认为精神疾病是破产或身份地位下降导致的,曾使用麻醉剂和睡眠疗法,尝试通过对梦境的解释来发现疾病的缘由,是目前已知的第一个将精神健康看护作为重要组成部分的社会。

目前人们发现抑郁障碍最早的书面记载,源于两千年前的古希腊。当时的抑郁障碍被认为是一种精神状况而不是躯体疾病。抑郁障碍被认为是恶魔附身,和其他精神障碍一样,抑郁障碍患者通常会被送到寺庙或者教堂由牧师或者僧侣进行驱魔治疗。

随着伯里克利医师,被后世尊称为"西方医学之父"的希波克拉底的研究,已经让一些医师能认识到抑郁障碍等精神障碍并非是魔鬼附身,而是生理上的一种疾病。希波克拉底认为人体内有黄胆汁、黑胆汁、血液、黏液4种液体构成,并以此发明了体液学说,他认为抑郁障碍是人体内部的4种体液——血液、黏液、黄胆汁、黑胆汁不平衡所导致的,因此他主张放出体内的血液来治疗抑郁障碍。

血液偏多的人乐观开朗,于是"乐观、开朗的"性格也称作血液质;黏液偏多的人生性冷淡、迟钝,也称为黏液质;黄胆汁过多的人暴躁易怒,所以"性格暴躁、易怒的"也称为黄胆汁质;黑胆汁偏多的人生性忧郁、善感,于是"忧郁、感伤的"也称为黑胆汁质。

体液论学说和中医的阴阳五行论有许多相似之处,传统西医的基本理论是四体液说,分别对应"冷、热、湿、干"4种本质；中医则主张世间万物由"气、火、水、土"4种元素组成，四体液与四本质是构成宏观宇宙的四元素之反映。体液维持平衡则人能保持健康，体液失调则会生病。

在很长一段时间内，对于抑郁障碍的治疗是通过饥饿、放血、殴打等手段，直到公元800年左右，一名波斯医师认为抑郁障碍的病因是因为大脑相关疾病所引起的，并开始使用早期的行为治疗方法。值得注意的是，适时奖励理论就是在这个时期出现，而这种奖励机制改变行为的疗法直到1 000年后的巴甫洛夫知名的狗与铃铛的实验，才被证明是科学有效的。

不过也有一些医师开始重新探究精神障碍的原因，但并未获得民众的广泛认可，1621年，一本名为《抑郁障碍解剖学》的书中，描述了抑郁障碍的社会原因和心理原因。该书作者认为抑郁障碍主要是因为不良的环境影响所致，并提出了运动、旅行、泻药、放血、音乐疗法等治疗抑郁障碍。

中世纪时将抑郁障碍道德化，文艺复兴时代则将其浪漫化。抑郁障碍迎来了属于它的高光时代。这段时期，抑郁障碍被添加上了各种光环，被视为创造力的象征。"抑郁"代表着深刻、复杂甚至天赋的观念席卷欧洲。

17世纪是欧洲的理性时代，对抑郁障碍的解释被科学所取代，生理学与解剖学领域不断涌现出的重大成果为人们对精神疾病的理解提供了唯物的依据。社会对抑郁障碍也产生了很多科学解释，如认为抑郁障碍是纤维失去弹性所引起的，或是归因于大脑特定部位的血液供应量减少等。当时治疗抑郁障碍的方法主张用身体痛苦来分散对内心痛苦的注意。同期，精神医院开始运营。后来偶然间注意到治疗结核的药物对于一部分人的抑郁障碍有较好的疗效，从此，药物治疗抑郁障碍才进入了大家的视野。除此之外，一些新的心理治疗流派也逐渐兴起，如认知行为疗法（cognitive behavioral therapy，CBT）、家庭治疗等，新的治疗方法相比精神动力学疗法更加易于学习和操作，逐渐成为了主流的心理治疗手段。

身处现代的抑郁障碍患者已经可以得到正确对待和治疗。抑郁障碍被认为是多种原因作用的疾病，包括心理因素、生理因素、社会因素等。对待抑郁障碍的治疗目标也已经改变从单纯的疾病治疗变为了恢复社会功能，治疗方法也从单一的药物治疗或者心理治疗变为了整体的治疗方案。而且社会对于抑郁障碍的接纳度也越来越高。

（孙俊晓）

第三节　焦虑和抑郁障碍的不良影响

一、焦虑障碍的不良影响

（一）对个人的影响

1.导致失眠

失眠是最常见的焦虑情绪现象，根据相关的研究显示，如果长时间的处于焦虑情绪的状态中，患者的个人睡眠也会受到严重的影响。而焦虑情绪本身会对患者的身心造成不同程度影响，会和失眠现象形成恶性循环。

2.影响工作、生活能力

焦虑障碍会产生恐惧等负面心情,不同程度地影响了患者的工作、生活能力。焦虑障碍经常与患者日常社会功能、职业能力受损及生活质量的下降密切相关,而且焦虑障碍的患者往往也会伴有其他精神障碍或躯体疾病,这些进一步加重了焦虑障碍的严重程度和功能损伤,往往带来沉重的经济负担。

3.诱发心脑血管慢性病

焦虑障碍会影响神经系统,如使交感神经兴奋,引起血管收缩、血压升高、心率升高,从而诱发患者的心脑血管慢性病,如高血压、冠心病、脑卒中、心力衰竭等急性加重。焦虑障碍常伴有睡眠障碍和自主神经紊乱,如入睡困难、做噩梦、易醒、面色苍白或潮红、易出汗、四肢麻木、肌肉跳动、头晕、心悸、胸闷或窒息、失落、食欲不振、口干、腹胀灼痛、便秘或腹泻、尿频、月经不调、性欲减退等。

4.诱发抑郁障碍

焦虑障碍严重时甚至可能会诱发抑郁障碍,最终可导致患者自伤甚至自杀,产生严重的后果。当焦虑症状最严重时,个体甚至可能出现自杀念头、持续性头晕或暂时性记忆丧失、直肠出血、脉搏加速、背痛、剧烈头痛、全身颤抖和经常失眠等生理表现。

5.增加癌症发病率

致癌因素非常复杂,精神因素在癌症的发生发展中起着重要作用。现代医学发现,长期处于焦虑、精神压抑、抑郁、恐惧、悲伤等情绪压力的人,更容易患癌症。精神和心理因素还能直接导致癌症,但往往通过慢性、持续的刺激来影响和降低机体免疫力,增加癌症的发病率。

6.影响生长发育

如果是青少年时期出现焦虑障碍,可能会影响生长发育,出现身材矮小、发育不良等情况。这主要原因是焦虑障碍会影响人体内激素的分泌,使得发育跟不上。

(二)对家庭的影响

1.影响家人

长时间处于焦虑情绪中,患者的个人情绪会变得飘忽不定,进而使得交际能力也会受到影响。很多患者会因为自己的不良情绪影响家人的情绪,让他们的情绪也会变得紧张。

患上焦虑障碍后,患者身体会有多种不适,会到处求医,因此会造成一定消费增加,再加上本身患者无法赚取收入,导致经济负担加重。

2.影响孩子

(1)遭到孩子厌烦:如果父母长期处于焦虑的情绪下,举止方面无法得到自控,经常出现催促孩子的行为,并且语气非常的急躁,孩子的内心肯定是非常抵触的,也就不会把父母的话放在心上,孩子也会对家长有厌恶的行为,如果家长被孩子讨厌之后,此时家长的心理会更加的焦虑,所以在教育孩子的方面就会也对孩子的伤害更大。

(2)孩子产生自我怀疑:对于孩子的未来,每一位家长都是焦虑的,父母和孩子生活在一起如果父母长期的处于焦虑,孩子会觉得是因为自己的表现没有做好,从而引起父母的焦虑、急躁,使孩子变得不自信、胆小,得不到认可,会从最初的自卑变到自闭。孩子无法自主选择,同时又无法获得来自焦虑家长的及时肯定,也就失去了获得独立能力的机会和对自己内心的自信。这样的孩子长大之后不仅会容易自卑,总觉得自己做不好,遇事也会优柔寡断,无法做出合适的抉择。

(3)影响到孩子的情绪稳定:每一个孩子,对于家长的情绪,尤其是妈妈的情绪变化都是特别敏感的。一旦孩子发现自己的家人长期处于一种焦虑的状态,他会迅速感受到压抑、不安和担忧,让孩子变得心态不稳,脾气急躁,这种状态迅速转变为自我情绪的压力。

二、抑郁障碍的不良影响

抑郁障碍是目前困扰人类的一大精神类疾病,严重影响人体健康。由于影响抑郁障碍发生、发展的因素和相关神经生理机制十分复杂,因此每名患者的临床症状表现出巨大的差异。除此之外,抑郁障碍还会对患者及其家庭带来许多不良影响。

(一)对个人的影响

1.影响生命安全

抑郁障碍患者会出现情绪低落、兴趣丧失、意志力减退,以及自我评价降低的情况,还会有严重的负罪感和自卑感。部分患者甚至会出现自杀和自残的想法,严重时会导致死亡。抑郁障碍患者的自杀率、自残率都非常高,甚至已经成为世界上危害人类健康最大的疾病,这会造成严重的残疾和经济负担。目前抑郁障碍患者自杀的概率高达总人口的 1/7 左右,即大约有 1/7 的人最终会死于自杀,这是抑郁障碍产生的最大危害。

2.损害认知功能

患者主要表现为记忆力下降、注意力下降,因此会造成工作能力下降。早醒甚至彻夜未眠是抑郁障碍特征性表现,也是患者出现认知功能损害的重要影响因素,长期的睡眠不足,再加上白天的工作、学习压力,身体一直处于向外耗散能量的状态,久而久之,记忆力会日渐下降,注意力越来越难集中,同时使工作、学习能力也会下降。

3.影响身体健康

除了主症外,患者还可伴见许多体症状,比如心慌、手抖,甚至不明诱因出现身体上的各种不适、免疫力下降,甚至引起躯体疾病,包括高血压、甲状腺功能紊乱、哮喘、皮肤过敏等。抑郁障碍患者由于神经系统功能紊乱,会出现胸闷气短、头痛、头晕、恶心、食欲不振或大增,以及体重下降或增加等症状。这些症状持续存在,可能会使患者的身体抵抗力下降,容易发生感染性疾病。另外,由于抑郁障碍患者需要长期服用抗抑郁药治疗,可能会对肝、肾功能造成损害,导致肝、肾功能障碍。

4.影响社会功能

如果抑郁障碍患者不能得到及时有效治疗,病情持续加重,可能会出现社会功能受损。比如生活自理能力下降,社会交往能力及学习能力明显减退等,可导致生活无法自理,与社会脱轨。

(二)对家庭的影响

1.影响家人

由于抑郁障碍患者需要长期坚持服用药物进行治疗,会对家庭造成沉重的经济负担。另外,部分抑郁障碍患者的社会功能受损,不能参加正常的工作和社会交往,会对家庭成员造成严重的心理负担。

2.影响孩子

(1)影响身高、体重增长:由于父母情绪低落、抑郁,会出现食欲不振,进而严重影响乳汁分泌。乳汁分泌减少会导致孩子喂养量不足,长此以往会影响身高、体重增长。

(2)发育落后:父母的抑郁障碍导致性格出现突然间的变化,言语相对较少,也会影响孩子的语言发育,比如父母不陪伴孩子说话,不跟孩子进行交流。长此以往,孩子的语言发育或者社会交往能力明显比其他同龄孩子落后,长期这样对孩子的智力、阅读能力、计算能力、语言表达能力都会产生不同程度的影响。

(3)影响性格:由于父母存在抑郁,这时对孩子的关心和照顾可能会减少,或者会将负面情绪带给孩子,从而导致其长时间处于紧张、压抑环境下,长此以往也会影响其性格发育,导致孩子性格内向、容易抑郁。

(王茂荣)

第四节　焦虑和抑郁障碍的防治现状

一、我国精神卫生工作防治情况

随着工作节奏的加快,生活方式的转变,人们的工作压力、生活压力、人际交往压力等不断增大,精神疾病发病率不断攀升。精神疾病可能导致患者社会功能降低或丧失,也可能导致患者被社会边缘化,还有可能导致患者遭受不公平,甚至不人道的待遇。同时全球范围内的人力资源、财力资源、物力资源等投入不足,导致精神疾病得不到全面防治,因而精神卫生问题已成为严重的公共卫生问题和社会问题。

《全国精神卫生工作规划(2015—2020年)》指出我国精神卫生服务资源严重短缺且分布不均。全国共有精神卫生专业机构1 650家;精神科床位22.8万张,平均1.71张/万人,远低于全球平均水平4.36张/万人;精神科医师2万多名,平均1.49名/10万人,低于全球中高收入国家平均水平且主要分布在省级和地市级城市。精神障碍社区康复体系尚未建立。部分地区严重精神障碍患者发现、治疗、随访、管理工作不到位。家庭监护责任难以落实,贫困患者得不到及时有效的救治。

公众对焦虑障碍、抑郁障碍等常见精神障碍和心理行为问题的认知率低,社会偏见和歧视广泛存在讳疾忌医多,科学就诊少的问题。

目前,我国精神科护理的现状特征表现为"四高三低"的特点,即发病率高、致残率高、复发率高、自杀率高的"四高特征",以及知晓率低、治疗率低、预防药物使用率低的"三低特征"。

总之,现有精神卫生服务能力远远不能满足人民的健康需求,与国家经济建设和社会管理的需要有较大的差距。

二、我国精神卫生工作的具体目标

《健康中国行动(2019—2030)》中的行动目标:到2022年和2030年,居民心理健康素养水平提升到20%和30%;失眠现患率、焦虑障碍患病率、抑郁障碍患病率上升趋势减缓;每10万人口精神科执业(助理)医师达到3.3名和4.5名;抑郁障碍治疗率在现有基础上提高30%和80%;登记在册的精神分裂症治疗率达到80%和85%;登记在册的严重精神障碍患者规范管理率达到80%和85%;建立精神卫生医疗机构、社区康复机构及社会组织、家庭相互衔接的精神障碍社区康复服务体系,建立和完善心理健康教育、心理热线服务、心理评估、心理咨询、心理治疗、精神科治疗等衔接合作的心理危机干预和心理援助服务模式。

提倡成人每日平均睡眠时间为7~8小时；鼓励个人正确认识抑郁和焦虑症状，掌握基本的情绪管理、压力管理等自我心理调适方法；各类临床医务人员主动掌握心理健康知识和技能，应用于临床诊疗活动中。

倡导个人和家庭维护心理健康的行动措施：提高心理健康意识；使用科学的方法缓解压力；重视睡眠健康；培养科学的运动习惯；正确认识常见情绪问题；精神疾病治疗要遵医嘱；关怀理解精神疾病患者；关注家庭成员心理状况。

出现心情压抑、愉悦感缺乏、兴趣丧失，伴有精力下降、食欲下降、睡眠障碍、自我评价下降、对未来感到悲观失望等表现，甚至有自伤、自杀的念头或行为，持续存在2周以上，可能患有抑郁障碍；突然或经常莫名其妙地感到紧张、害怕、恐惧，常伴有明显的心慌、出汗、头晕、口干、呼吸急促等躯体症状，严重时有濒死感、失控感，如频繁发生，可能患有焦虑障碍。一过性的或短期的抑郁、焦虑情绪，可通过自我调适或心理咨询予以缓解和消除，不用过分担心。抑郁障碍、焦虑障碍可以通过药物、心理干预或两者相结合的方式治疗。

社会和政府促进心理健康的措施：加强心理健康知识普及；构建心理服务网络；完善心理健康工作人员培养与使用机制；强化严重精神障碍患者综合管理服务；规范发展心理危机干预和心理救助；医疗机构提升服务能力；强化精神卫生医疗机构职责；各行各业开展心理健康服务；开展重点人群心理健康服务。

三、焦虑和抑郁障碍的现状分析

(一)焦虑障碍防治现状

焦虑障碍可以导致患者在健康、社会关系、职业、家庭生活等多维度中受损。生存质量下降是导致焦虑障碍高复发的一个危险因素，不同的焦虑障碍亚型对生存质量功能造成的影响不同，对患者整体生存质量的影响也不同。此外，焦虑障碍患者的社会支持功能往往严重受损，这也是导致焦虑障碍易共病其他精神障碍的重要原因之一。焦虑障碍具有症状重、病程慢性化、社会功能损害较重、需要更多的医疗服务等特点，是医疗资源的沉重负担。由于焦虑障碍患者常因各种情绪相关性躯体症状，反复求诊于临床各科室而成为基层医疗资源的高频率使用者。

焦虑障碍中的广泛性焦虑障碍、社交焦虑障碍是目前初级预防的重点。由于大多数焦虑障碍首发于儿童及青少年期，因而这些年龄段的人群成为初级预防的重点。高危人群包括父母患有焦虑障碍的儿童，遭受过虐待的儿童，意外事故、暴力行为、战争、灾难或其他创伤性事件的受害者、难民，以及从事易遭受抢劫等危险性较大的职业和从事治疗灾难性创伤受害者的职业人群。有循证证据显示，预防措施随靶人群的不同而不同，有的着眼于焦虑障碍本身，有的着眼于危险因素及保护因素的类型，有的则注重对灾难性事故的预测和反应或干预方法的应用。

减少灾难性事件的发生或减少暴露于灾难性事件中的时间可通过以下手段来实现：采取有效的交通安全措施和工地安全措施；改善治安状况；有效的学校干预方案可通过减少攻击性行为、违法行为及欺凌弱小的行为以减少灾难性事件的发生；有效地减少儿童受虐也有助于减少灾难性事件的发生。从循证的观点看，暴露于灾难性事件中的时间长短也是决定是否发生精神病性反应的重要因素，因此应减少在灾难情境中体验的时间。当暴力和虐待事件发生时，应及时识别和给予干预，因为防止暴露于灾难性情境和减少暴露时间同样重要。

焦虑障碍患病率高，复发率高，易形成慢性病程，严重损害患者的社会功能，给家庭和社会带来负担。如何控制焦虑障碍的发病率及致残率是全社会面临的紧急问题，国内外经验表明，控制人群中焦虑障碍的最有效方法是社区防治。目前,对焦虑障碍人群的防治能力及精神卫生服务的总体提供能力均不能满足人们的需求。具体表现如下。

1.提供能力的绝对不足

提供能力的绝对不足表现在全国每1万人口只有1.2张病床,平均每10万人口只有1名精神科医师,而且分布不均衡,东西部差异大,机构和人员也相对集中于城市,精神卫生资源匮乏成为近年来一个突出的问题。

2.人们对焦虑障碍的认识不足

人们认为焦虑障碍等精神卫生疾病是一种不体面、不光彩的疾病,羞于去精神病专科医院或综合医院精神科就诊,尤其在一些贫困地区,常常求助于迷信。社会对精神障碍的歧视普遍存在,这使人们害怕被诊断为精神障碍后对自己的前途有影响,不敢去精神心理科看病。

3.综合医院非精神专科医师对焦虑障碍的了解不够

有很大一部分焦虑障碍患者主要表现为躯体症状,这就使焦虑障碍的识别率很低。许多焦虑障碍患者辗转于神经内科、心血管内科、消化内科数年后才到精神科就诊,这不仅延误了疾病的诊治,而且也造成了资源的极大浪费。

4.医疗负担大

调查发现,焦虑障碍所花费的医疗费用大约是一般人口医疗费用的9倍。在医疗资源利用率高的人群中,抑郁障碍占40%,广泛性焦虑障碍占21.8%,惊恐障碍占12%,焦虑障碍仅次于抑郁障碍,给社会造成了巨大的医疗负担。由于焦虑障碍患者往往在确诊前已经进行了大量不必要的检查和治疗,同样也造成了巨大的医疗资源浪费。焦虑的程度越高,患者的就诊意识越强,如果合并有躯体疾病(如胃肠性疾病)或者某些精神疾病(如抑郁障碍),则患者可能反复就诊于各个科室而均不能得到有效地解决。

(二)抑郁障碍防治现状

世界卫生组织有关健康的最新概念是不仅在躯体上没有疾病或衰弱,而是生理上、心理上、社会适应上都处于完全良好的状态。换言之,一个人的躯体功能、心理功能、社会功能都达到完好的水平方能称为健康,同样这也是抑郁障碍的最终治疗目标。

1.减少并最终消除抑郁障碍的各种症状和体征

充分动用现有医疗手段,提高临床治疗的显效率和治愈率,最大限度减少自杀率和病残率。

2.恢复心理、社会和职业功能,提高抑郁障碍患者的生存质量

参照指标是达到病前状态或接近所处文化群体中多数健康人的状态,不论是客观标准还是主观满意程度。

3.尽可能减少抑郁障碍的复发和再发

长期随访发现,症状完全缓解者的复发率为13%,部分缓解者的复发率为34%。因此,要有效预防复发,理应提供长期治疗的策略。

当今医学科学发展的总趋势是从单纯的生物医学模式转变为生物-心理-社会学模式。这种发展至少体现在以下几个方面。①病因认识的转变:即由单纯生物因素转向生物-心理-社会因素,三者均可致病,又互有联系。②诊断概念的转变:对疾病表现的认识,从注重病理形态变化和实验室指标,转为关注躯体、心理及社会三方面的功能缺陷(障碍),将其与传统的生物学标准予以有机整合。③治疗手段的转变:由从单纯注重生物学干预,转为将病因治疗、对症治疗和功能治疗融为一体的生物-心理-社会综合干预。毫无疑问,新的医学模式必然成为抑郁障碍治疗的

理论基础。正是通过此类转变,期望最终能达到有效控制疾病、消除症状和恢复功能的目的。

四、焦虑和抑郁障碍的防治措施

基于目前现况,做好焦虑和抑郁障碍人群的防治,应从以下几方面着手。

(一)健全社会保障制度,建立健全社会卫生服务体系

对焦虑障碍的人群防治及相关的研究和服务,需要得到包括卫生部门在内的各级地方行政部门的支持和领导,教育、民政、福利、保障及公安司法等部门的协调支持对焦虑障碍人群的有效防治有至关重要的作用。我国应尽快建立全国精神卫生工作领导协作机制,各级政府和卫生、教育、医疗福利保障等部门应通力合作,对焦虑障碍人群采取及时防治措施。各地政府应加大精神卫生工作的投入,建立完善的投入机制,将精神卫生工作经费纳入财政制度,保证精神卫生工作的落实,加大监督力度。各地应依据当地的具体情况建立完善的精神卫生网络,使人人都能享受到精神卫生服务。改变精神卫生机构服务机制,发展社区服务体系,提高社区精神卫生服务能力,使精神卫生服务真正进入社区,进入家庭。完善医疗社会福利保障体系,提高精神疾病患者的基本医疗保障,进一步加大对弱势群体的保障,提高精神障碍患者的就诊率、治疗率,使精神障碍患者及早康复。

(二)做好精神卫生医疗服务人员的培训工作,提高基层精神卫生服务水平

做好人员培训工作对焦虑障碍的人群防治举足轻重,可使焦虑障碍患者得到早诊断、早治疗。各级卫生主管部门应把人员培训作为一项长期任务。培训对象主要包括综合医院、乡镇卫生院、社区卫生院中的非精神科医师及其他从事医疗工作的人员,具体培训内容应包括什么是焦虑障碍、焦虑障碍的临床表现、如何早期发现患有焦虑障碍的人群、焦虑障碍的防治、如何预防焦虑障碍合并抑郁障碍人群的自杀、抗焦虑药物的疗效与不良反应、焦虑障碍患者躯体化症状的特点等。各地卫生主管部门应加大精神卫生服务人员的培养力度,加强非精神科医师对焦虑障碍知识的了解,加快培养精神卫生专业人员的步伐,改变我国精神卫生专业人员结构不合理的局面,尽快改变和改善我国精神卫生服务的落后面貌。此外,从事精神卫生专业的工作人员也要不断更新知识,及时掌握焦虑障碍诊治的最新知识和最新进展。

(三)综合医院开设精神科或心理卫生科

焦虑障碍患者常常就诊于各综合医院,这就要求各综合医院加强卫生人员的培训,配备相应的专业技术人员,以便早期诊断、早期治疗焦虑障碍患者。加强医务人员的继续教育,提高对焦虑障碍的诊疗水平。例如,精神科与心血管内科联合主办"双心门诊",互帮互助,提高对焦虑障碍的识别率,联手治疗躯体疾病伴发的焦虑障碍,就是一个有效的方式。各综合医院应该成立联络会诊精神医学部,由各方面知识较全面的,尤其是精神心理方面的专家,及时会诊各个专科当中存在的非躯体疾病的患者,尽早诊断与治疗。各医院之间应加强合作及学术交流,建立电子病历,实行资源共享,制定切实可行的治疗规范。

(四)加强精神卫生知识的健康普及教育

流行病学资料表明,焦虑障碍是一种常见的精神障碍,发病率高,但人们对焦虑障碍的防治知识了解很少,从而导致焦虑障碍的治疗率低。如何提高人群对焦虑障碍防治知识的理解、提高社区人群对焦虑障碍的识别率及提高焦虑障碍的治疗率和治愈率是一个迫在眉睫的问题。

焦虑障碍防治知识的宣传教育对象包括所有社会人群,是一种普及性教育,应对不同人群开展不同的教育:对患者及家属应强调焦虑障碍的早期表现,如何早期发现、早期治疗、减少刺激因

素,提高患者对焦虑障碍的认知,使患者尽快摆脱患者角色,尽早回归社会;对广大人民群众应普及人们对精神障碍的认识,消除人们对精神障碍患者的歧视,并尽可能多地给予他们帮助,从而动员全社会共同参与焦虑障碍的防治。

为更好地开展宣传教育工作,应动员广大媒体的积极参与,采用口头宣教、文字宣传、文娱活动宣传等各种形式。

(五)加强心理社会干预

心理社会干预是焦虑障碍人群综合防治的重要方式之一。流行病学资料提示,焦虑障碍和抑郁障碍的共病率高(约40%),这使焦虑障碍的病情变得更加复杂。对焦虑障碍患者家属传授焦虑障碍防治知识,可使其家属能更好地帮助患者。给焦虑障碍患者提供心理咨询,减轻或消除焦虑障碍患者(尤其是合并抑郁障碍的患者)出现的消极自杀观念和行为。

由于焦虑障碍患者的认知模式发生了改变。患者常常感到自己的躯体或心理将受到威胁,灾难化地解释自己的躯体或心理体验,因此帮助患者改正认知模式对预防焦虑障碍的复发有明显效果。

(李　猛)

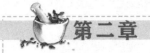
第二章

焦虑和抑郁障碍的病因学与病机学

第一节 遗传因素

一、焦虑性人格研究

人类在长期的进化过程中产生了独特的遗传结构,这种遗传结构使人类具有独特的代谢方式,正常情况下,人类遗传结构所控制的代谢方式与社会环境保持平衡,但当遗传结构出现缺陷或者社会环境出现变化时,就会打破这种平衡导致疾病。焦虑障碍的发病与遗传因素及社会环境因素有关,其中遗传是焦虑障碍的一个重要易感因素。目前对于焦虑障碍的临床与基础研究多集中于诊断和治疗方面,对于其病因及发病机制的研究,尤其是遗传因素的研究相对较少,但已有一些学者通过研究证实了焦虑障碍及焦虑性人格的遗传易感性。

多数焦虑障碍的患者在发病前即具有焦虑倾向,也可以说具有焦虑性人格,约1/3广泛性焦虑障碍患者伴有人格障碍,一个人是否患神经症至少一半取决于其人格,具有焦虑人格的人在不良社会环境影响下或应激状态下,较易产生病理性焦虑,尽管引起焦虑的直接原因是社会环境因素,但其潜在原因是遗传,观察过3对在不同环境中生活成长的单卵双生子到晚年都出现了焦虑倾向,很难以环境因素解释,而且,有学者认为,焦虑性人格也有部分因素是由遗传决定的。有学者认为焦虑障碍是环境因素和遗传因素共同作用的结果,环境因素确实存在,但只对有"易感性"的人起作用,而这种"易感性"是由遗传决定的。

二、谱系研究

目前关于焦虑障碍谱系研究的报告多来源于国外,有报告显示,焦虑障碍一级亲属的发病危险率为15%,而一般人群是男性为3%,女性为6%,调查在某大学就诊的112名焦虑障碍患者的家族史,其一级亲属的发病危险率是18%,而对照组仅为3%,有学者对美国圣路易斯人群调查,焦虑障碍一级亲属中焦虑障碍的患病危险率是8%~14%。研究急性焦虑(或称惊恐发作)先证者和对照组各41例的一级亲属其发病危险率分别为17.3%和1.8%,另一些学者报道为16%~31%和1%~4%,先证者近亲中明显为高。有研究表明,慢性焦虑(或称广泛性焦虑)患者的亲属中本病的患病风险率为19.5%,而正常对照组的亲属广泛性焦虑障碍患病风险率为3.5%。

三、双生子研究

广泛性焦虑障碍的双生子研究发现,在同卵双生子中,该病的共患率明显高于异卵双生子。研究发现广泛性焦虑障碍的一组女性双生子,本病的遗传度约为 30%。有学者研究发现焦虑障碍双生子 45 对,其同病一致率单卵双生子为 41%(7/17 对),异卵双生子为 4%(1/28 对)。大量研究表明,如果一级亲属中有患惊恐发作者,那么实质上惊恐发作的患病机会要比普通人群高。目前至少有 3 项研究检验了双生子间惊恐障碍的患病一致率,都发现同卵双生比异卵双生子具有更高的患病一致率,但没有一项同卵双生子惊恐障碍的患病一致率接近 50%(范围为 14%～31%),这意味着惊恐障碍的发病虽与基因有关,但并不是问题的全部。儿童分离焦虑障碍可能具有遗传性。在 6 岁双胞胎的社区样本中,遗传性被评估为 73%,女孩更高一些。有分离焦虑障碍的儿童对使用富含二氧化碳空气的呼吸刺激尤其敏感。

四、遗传方式的研究

(一)常染色体单基因不完全外显遗传方式学说

情感障碍致病基因在常染色体上,是单基因,等位基因正常,致病基因对等位基因来说,是显性基因,个体中常染色体上只要带上一个致病显性基因,本应表现出疾病,但由于显性不完全,故不一定显出疾病。其学说的依据:①患者家族中连续几代遗传,代代出现患者。②患者父母、同胞、子女患病率几乎相近。③男性、女性均可患病。④近亲婚配家庭的子女患病率不比群体患病率高。⑤子女患病率低于 50%。上述最后两条不符合常染色体单基因显性遗传特点,这是因为不完全外显所致。

(二)X 连锁显性遗传方式学说

X 连锁显性遗传方式学说是 Rosanoff 提出的,认为致病基因位于 X 性染色体上,为显性。他根据群体调查中女性患者是男性患者 2 倍而提出此学说。有学者研究 14 例情感障碍患者的父亲和 35 例情感障碍患者的母亲,结果发现 14 例情感障碍患者的父亲,其子女中,仅 1 例儿子患病,而 13 名女儿均患病,显示父病多传女而少传子特点;35 例患者的母亲,其子女中,21 个女儿和 14 个儿子都患病,显示母病传女、传子特点。

(三)多基因遗传方式学说

多基因遗传学说是尼尔松·埃勒提出的。致病基因是 2 对或 2 对以上的多基因,除了等位基因相互作用外,还有非等位基因之间的相对作用(不同对基因在不同等位置上的相互作用)。它们控制的性状往往只是程度上的差别,而无性质上的不同。每对基因或不同对基因之间按经典的遗传规律进行分离、自由组合、连锁互换。多基因遗传的易患病性属数量遗传,病态和正常之间呈连续性状态。多基因遗传方式的基因积累效应,表现在病情严重程度上。病情严重患者的父母携带有更多的有关基因,患者的易患病性也更接近患病阈值,所以复发风险也相应增高。如果一对夫妇生育了两个情感障碍患儿,则提示这对夫妇携带有更多有关致病基因,易患病性更接近患病阈值,复发风险率也相应高。而单基因遗传方式中的显性遗传,无论生了几个孩子,无论病情如何,其子女只有 1/2 发病,隐性遗传其子女只有 1/4 发病。

根据遗传方式研究,可排除 X 连锁隐性遗传,其根据:①情感性障碍女性多于男性,而 X 连锁隐性遗传则应男性患者多于女性,女性正常,为携带隐性基因者。②情感障碍可连续几代遗传,而 X 连锁隐性遗传则不是代代有患者。③遗传方式研究,双亲为情感障碍患者,子女不是

100%为患者,而 X 连锁隐性遗传双亲为患者,则其子女 100%为患者。

根据遗传方式研究,亦可排除 Y 连锁遗传。根据是情感障碍不仅见于男性,而且见于女性,女性多于男性。

(四)异质性遗传方式学说

1981 年,类焕明、赵亚忠等提出异质性遗传假说。遗传学研究,发现不同的基因型可以表现出同一或近似的表现型,即遗传的异源性。认为单、双相障碍各有不同遗传基因和不同遗传方式,单相型遗传方式可能是多基因遗传,而双相型情感障碍可能是常染色体显性遗传和X 连锁显性遗传。

一些研究显示情感障碍具有遗传异质性问题。多数学者认为单相抑郁可能是多基因遗传,双相障碍遗传方式则不一,显示异质性。有些研究家族遗传史,显示双相为常染色体单基因显性不完全外显遗传方式。有些研究显示属多基因遗传方式。有些研究显示属 X 连锁遗传方式。还有的研究显示无家族遗传史,可能无遗传因素。这些研究体现了遗传方式的多样化和遗传的异质性。

(五)基因突变遗传方式学说

研究表明,一种可遗传的不稳定的遗传基因 DNA 发生突变,可以引起三核苷酸序列的重复,这种重复序列可以扩张,呈现出多态性,能相对稳定地遗传下去。

迄今为止共发现 4 种类型的三核苷酸重复序列扩张,其中短三核苷酸胞嘧啶-腺嘌呤-鸟嘌呤(cytosine adenine guanine,CAG)重复序列扩张与多种疾病有关。能从上一代传到下一代,发病年龄越来越早,病情越来越严重,严重性、发作年龄与突变的序列重复数有关。目前研究表明,CAG 在雄激素受体基因中的重复序列多态性可能与抑郁有关。有学者发现,中老年男性雄激素受体基因区域中CAG 重复序列的重复单位与死亡愿望、抑郁心境、焦虑、幸福感下降等抑郁表现呈显著性正相关。研究发现,在控制年龄、激素基础水平和体形后,CAG 重复长度与血浆总睾酮、蛋白结合睾酮、游离睾酮呈现出显著性相关,前瞻性研究发现,CAG 重复数每下降一个,总睾酮水平下降(0.74 ± 0.36)%,游离睾酮下降(0.93 ± 0.31)%;蛋白结合睾酮下降(0.71 ± 0.32)%。显示雄激素血浆水平受雄激素受体表型的调节。但以后一些研究不支持,健康老人雄激素受体基因CAG 重复序列多态性与性激素水平不存在相关性;血浆睾酮总水平及 CAG 重复长度与抑郁不存在相关性。在抑郁患者中,21.6%属于睾酮总体水平最低的亚群,4.2%属于最高亚群。抑郁只与短 CAG 重复片段长度、患者中的睾酮总体水平呈显著负相关,与长、中重复片段无关。

有的研究表明,雌激素有可能参与双相障碍及产褥期精神障碍的发生。激素改变是重要因素,雌激素 α 受体基因多态性可能与部分产褥期精神障碍有关。雌雄激素受体基因多态性可影响受体对性激素的敏感性、作用性质、性激素细胞内功能的发挥,反过来影响性激素的在血液中的浓度,性激素在血液中浓度的差异又影响肾上腺皮质激素的释放。

首发抑郁障碍之所以在青春期和成年期存在差异,可能是因为三方面原因:①性激素受体的多态性使性激素受体在感受青春期性激素变化方面,个体差异性变大;②部分个体因基因各种原因而成为易感群体,青春期性激素的剧烈变化,使基因的个体差异性表现出来;③除产后、经前期、经后期外,成年期首次抑郁障碍发生的作用因素,更大可能是神经-内分泌-免疫因素和/或社会心理因素综合作用因素。

(李　猛)

第二节　分子生物学因素

一、基因表达调控

(一)5-羟色胺系统

5-羟色胺(5-hydroxytryptamine,5-HT)系统相关候选基因主要包括 5-HT 转运体基因、5-HT$_{1A}$受体基因、5-HT$_{2A}$受体基因、色氨酸羟化酶(tryptophan hydroxylase,TPH)基因。

1.5-HT 转运体基因

5-HT 转运体在焦虑障碍发病中是一个重要的候选基因,其与焦虑障碍的相关性研究相对较多。有学者探讨了广泛性焦虑障碍与 5-HT 转运体基因启动子区和内含子 2 两种多态性的相关性,结果显示患者组 5-HT 转运体基因的 SS 基因型和 S 等位基因频率分别为 72％和 83％,对照组 SS 基因型和 S 等位基因频率分别为 49％和 71％,两组间有显著性差异。

2.5-HT$_{1A}$受体基因

有研究显示 5-HT$_{1A}$受体基因与焦虑及相应人格特征相关,帕金森病患者中,在艾司西酞普兰治疗 2 周时,rs1364043 基因位点的 G 等位基因携带者、rs6295 基因位点的 G 等位基因携带者的焦虑症状的改善更显著。

3.5-HT$_{2A}$受体基因

研究显示,在 375 例俄罗斯重性精神疾病患者和 157 名对照研究中,1/1 基因型和 2/2 基因型人群之间神经质分差异显著,提示 5-HT$_{2A}$受体基因 102T/C 多态性与神经质人格相关联。

4.TPH 基因

TPH 基因是 5-HT 的代谢酶基因,对 5-HT 起重要的调节作用。有研究显示,TPH2 基因 Arg448Lys 多态性与成人焦虑相关联。

(二)去甲肾上腺素系统

去甲肾上腺素系统候选基因主要包括去甲肾上腺素转运体基因、儿茶酚-O-甲基转移酶(catechol-O-methyl transferase,COMT)基因、单胺氧化酶 A(monoamine oxidase A,MAOA)基因。

1.去甲肾上腺素转运体基因

有学者研究提出在等位、共显性、隐性 3 种遗传模式下 T182C 位点多态性与抑郁障碍易感性的关系具有统计学意义,且等位基因 C 或基因型 CC 增加抑郁障碍发病风险。去甲肾上腺素转运体 T182C 基因多态性与抑郁障碍的发生有关,等位基因 C 是导致抑郁障碍发生的一个潜在危险因素。

2.COMT 基因

基因功能研究表明 Val158Met 位点错义突变,可导致 COMT4 号外显子的 158 号密码子上的 Val 被 Met 替换,使 COMT 活性降低 3～4 倍。有研究报道,携带低活性 COMT 的人群可能会增加患抑郁病的风险,而抗抑郁药物可作用于 COMT,调节单胺类神经递质传递通路从而改善抑郁障碍症状。近来大量研究表明,COMT 基因 Val158Met 多态性可能与抑郁障碍易感性及抗抑郁药物疗效存在相关性。有学者研究显示，COMT 纯合子 Met/Met 或 Val/Val 基因型为抑郁障碍的保护因素；在抑郁障碍患者中，COMT 纯合子 Met/Met 或 Val/Val 基因型携带者对抗抑郁障碍药物的治疗反应较差，*COMT* 基因 Val158Met 多态性与抑郁障碍及抗抑郁药物临床疗效存在显著的遗传关联性。

3.*MAOA* 基因

该基因有很多版本，活性越低，产生的单胺氧化酶 A 越少，神经递质被降解得越慢。携带低活性*MAOA* 基因的人，更容易出现暴力和攻击行为。

(三)多巴胺系统

多巴胺系统候选基因主要包括多巴胺转运体基因、多巴胺 D_2 受体基因。

1.多巴胺转运体基因

有研究表明，多巴胺转运体基因可变数目串联重复序列多态性可能从转录水平影响了多巴胺转运体基因的表达，从而影响多巴胺转运体水平的变化，而多巴胺转运体又通过调节多巴胺的途径参与了抑郁障碍的发生和发展，480 bp/440 bp 基因型个体发展为抑郁障碍的风险增加。

2.多巴胺 D_2 受体基因

有研究发现 A2 等位基因与 12～16 岁儿童抑郁障碍的严重程度高度相关，却与成年抑郁障碍的相关性不明显。还发现携带有 A1 等位基因人群的脑多巴胺能奖赏系统缩小。从而能较好地缓解生活压力事件的负面影响，维持情绪平衡。有学者发现 C9S7T 多态性与抑郁障碍的严重程度相关。多巴胺 D_2 受体基因 Ncol C/T 多态性位于外显子 6，研究发现与 T/T 基因型的个体相比，Ncol C/C 基因型的个体患抑郁障碍的比率明显增高。

(四)γ-氨基丁酸系统

1.γ-氨基丁酸

γ-氨基丁酸(γ-aminobutyric acid,GABA)能神经元广泛分布于中枢神经系统，其中目前发现 GABAA 受体最重要的调控结合位点有苯二氮䓬结合位点、巴比妥类结合位点、神经类固醇结合位点和麻醉药结合位点。近年来，在焦虑障碍的发病机制研究中最为关注的是 α、β 两个亚型、苯二氮䓬结合位点及神经类固醇结合位点。

通过旷场、明暗箱等测试发现有攻击性的 NC900 小鼠表现出焦虑样行为。其前额叶及杏仁核中的 α_2 亚单位蛋白水平明显降低，而 α_1、γ_2 的亚单位蛋白水平没有明显变化，这说明部分大脑区域的 α_2 亚单位蛋白水平的降低可能是 NC900 小鼠焦虑的基础，这也为焦虑机制的探讨提供了新的思路。有学者利用基因操控的方法，发现焦虑行为与以 α_2 亚型 GABAA 受体表达为特征的神经元回路有关。

GABAB 受体激动剂表现出抗焦虑的活性，但是目前研究发现 GABAB 受体拮抗剂也有抗焦虑的作用。如 CGP36742 是一种有效的 GABAB 受体拮抗剂，通过十字高架迷宫实验、饮水冲突、四板实验等实验，显示其有抗焦虑的作用。另外一种 GABAB 受体拮抗剂 CGP44532 也同样表现出抗焦虑的作用。这有可能与 GABAB 受体分布于神经末梢有关，突触后 GABAB 受体表现出抑制，突触前 GABAB 受体表现出兴奋，作为异体受体或者自身受体发挥着激动或者拮抗的作用。

2.GABA 受体

GABA 是中枢神经系统主要的抑制性神经递质。GABA 能神经广泛分布于中枢神经，GABA 受体可分为 GABAA 和 GABAB 两型，其中 GABAA 受体在焦虑的发生中起重要作用，该受体可能是通过不同的结合位点而发挥作用。GABAA 由一个 GABA 结合位点,一个苯二氮䓬类结合位点及一个氯离子通道构成。GABA 和苯二氮䓬在结构和功能上具有密切联系,故被称为 GABA/BZ 复合体。

刺激 GABAA 受体,直接激活内部的阴离子通道,导致氯离子内流,产生抑制性突触后电位,抑制神经元放电。苯二氮䓬类药物通过 GABA 受体复合物上的结合位点,引起细胞膜的超极化。两者的复合体结合,导致 GABA 受体的亲和力进一步增加,使氯离子更多流向细胞内,产生抑制作用,有效的减慢了神经传递。BZ 受体作为 GABA 受体复合物的一部分,苯二氮䓬类药物的抗焦虑作用提示 GABA 在焦虑的病理生理中起了重要的作用,苯二氮䓬类药物结合位点存在于各个脑区的 GABA 神经元,特别是在海马结构、前额叶皮质、杏仁核、下丘脑及丘脑,推测人类存在苯二氮䓬类结合位点的内源性配体。

GABAA 受体功能障碍与神经和精神紊乱症如抑郁障碍、失眠、焦虑障碍、癫痫等密切相关。同时,GABAA 受体也是临床上广泛使用的神经药物靶标。这些药物与 GABAA 受体上的相应位点结合,通过改变受体的构象来调节 GABA 对受体的作用,因此,药物的临床疗效与其对 GABAA 受体的亲和力之间具有极大的相关性。

(五)多肽类神经活性物质

神经肽在细胞信号转导中具有许多重要作用,并参与控制的焦虑、抑郁、疼痛、奖赏途径与许多其他相关的精神障碍。神经肽 S 与焦虑、恐慌等疾病的发生有关。脑内目标靶点和神经肽 S 的影响尚不太确切,但实验显示神经肽 S 的功能与海马具有一定关联,它在 CA1 调节突触传递和可塑性,神经肽 S 差异表达蛋白同时影响谷氨酸能系统。Nesfatin-1 为近来发现的一种神经肽,分布在下丘脑调控食物摄入量和能量代谢中发挥重要作用。其免疫细胞分布于弓状核、室旁核和视上核。研究发现它参与重要的脑功能活动,如睡眠、认知和焦虑或胁迫相关反应方面的证据,同时具有神经保护作用和抗细胞凋亡特性。认为未来可应用于抗焦虑障碍、抗抑郁障碍等临床治疗。

1.P 物质

P 物质是速激肽家族中一种由 11 个氨基酸组成的神经肽,通过 NK1 受体调节其生物活性,P 物质和 NK1 受体广泛表达于下丘脑、杏仁体、海马、中脑导水管周围灰质等。

2.CCK

CCK 是哺乳动物中枢神经系统中与焦虑和抑郁密切相关的一类神经肽,主要分布在杏仁核、海马和大脑皮质,在中枢起神经递质或调质的作用。目前发现分布于中枢的 CCK2 受体介导神经元放电。有资料显示,动物模型的焦虑反应和人类的病理性焦虑均涉及 CCK 系统。CCKB 受体拮抗剂的抗焦虑作用已在临床上得到证实。此外,内源性 CCK 对学习记忆过程具有促进作用,主要是通过 CCKA 受体实现的。

3.神经肽 Y

神经肽 Y 是由 36 个氨基酸组成的多肽,广泛分布于中枢及外周很多组织器官中,以下丘脑弓状核神经元含量最丰富,其次是室旁核、背内侧核等,并相互投射形成神经环路。神经肽 Y 可有效地阻止条件性恐惧引起的听觉惊醒反应,而不影响基础的、非条件性的惊醒,且研究资料提示,神经肽 Y 的抗焦虑作用最有可能是通过激活杏仁核内中央神经核中的 Y 受体亚型,而产生类似现有的抗焦虑剂作用。另外,神经肽 Y 在学习记忆中也可能起重要作用。

目前越来越多的动物实验及临床研究资料显示神经肽 Y 与焦虑和抑郁有关。已知的 3 个神经肽 Y 亚型 Y1、Y2、Y5 有不同的中枢调节作用,而神经肽 Y 的抗焦虑作用最有可能是通过激活杏仁核内 Y1 受体产生。神经肽 Y 通过其受体介导对神经系统产生影响。有学者提出神经肽 Y 可对抗促皮质释放素的作用以维持情绪状态的平衡。神经肽 Y 也可完全阻断 DSP24(NA 神经元毒剂)的致焦虑作用,提示神经肽 Y 和去甲肾上腺素、促肾上腺皮质激素释放激素(corti-cotropin-releasing hormone,CRH)等神经机制之间存在相互联系。也有研究者对周围神经肽 Y 与焦虑的关系进行了探讨,发现焦虑状态下血浆神经肽 Y 的浓度升高,认为神经肽 Y 浓度的升高加强了对交感神经过度兴奋的抑制作用,降低儿茶酚胺等递质的释放,这种机体的自身保护机制有利于焦虑症状的缓解。

4.CRH

CRH 具有 41 个氨基酸残基,由下丘脑室旁核的小细胞性神经元产生和分泌。CRH 受体高表达于大脑皮质,嗅球,杏仁体和海马,在多个动物模型如高架十字迷宫试验等中枢注射 CRH,可致焦虑和抑郁作用,其可能通过 CRH1 受体调控。CRH2 受体的作用机制仍不清楚,可能同时参与应激诱导和自发性焦虑和抑郁行为。

CRH 具有致焦虑和抑郁作用,可能同时参与应激诱导和自发性焦虑和抑郁行为。CCK 具有诱导动物恐惧反应和攻击行为等病理性焦虑状态的作用,研究认为 CCK 直接参与了广泛性焦虑障碍的发病。另外,有研究认为 CCK 还可能通过与 5-HT 和去甲肾上腺素等其他神经递质的相互作用而引发广泛性焦虑障碍。

(六)其他

其他系统候选基因包括胆囊收缩素(cholecystokinin,CCK)相关基因、脑源性神经营养因子(brain derived neurotrophic factor,BDNF)、cAMP 反应元件结合蛋白(cAMP response element binding protein,CREB)、G 蛋白因子调节剂 2。

1.CCK 相关基因

动物实验研究显示,正常的焦虑反应和人类病理性焦虑与神经肽有关,有研究已经证实惊恐障碍组静脉注射 CCK-B 拮抗剂 CCK4 和五肽促胃酸激素,与对照组比较有产生恐惧的作用。另一项研究表明,与年龄、性别匹配的对照组相比较,静脉注射胃酸激素可导致广泛性焦虑障碍患者产生更强的恐惧感,由此推测 CCK 基因可能与焦虑障碍存在一定的关系。本研究结果未显示 CCK-AR 基因多态性与焦虑障碍之间有关联;CCK-AR 基因不同基因型与临床变量间亦未见明显相关性。然而,这并非意味着本结果否定了 CCK-AR 基因在焦虑障碍中的作用,因为可能有一些功能变异体与这一多态性存在着或强或弱的连锁不均衡性。

2.BDNF

脑肠轴功能紊乱是肠易激综合征腹痛或腹部不适等症状产生的重要机制之一,某些精神疾病,尤其是焦虑,可影响肠易激综合征内脏高敏感。研究表明,焦虑可加重内脏高敏感。中央区停留时间越短,焦虑水平越高,表明焦虑对内脏高敏感有促进作用。BDNF 作为一种神经营养因子,在中枢神经系统海马区的过度表达与焦虑的产生密切相关。

研究发现,肠易激综合征患者肠黏膜中 BDNF 表达增高,与患者腹痛症状的严重程度呈正相关,表明 BDNF 参与肠易激综合征患者内脏高敏感的发生。有学者认为,中枢神经系统中的 BDNF 参与调节痛觉的传导,尤其海马 CA1 区过度表达的 BDNF 与疼痛密切相关。

3.CREB

有学者发现 CREB 的数个单核苷酸多态性均与抑郁障碍相关,并在 2q33-q34 包含 CREBI

基因在内的 451 kb 区域内,找到了与女性抑郁障碍连锁的证据。这种差异出现的原因可能与实验对象是不同的人种、所选的样本量及取标记等多种因素有关。

有研究发现,许多精神疾病患者 CREB 基因启动子区域存在多态性,尤以 −413 至 −983 区域为多。其中,−851C→G、−933T→C 多态性与典型精神症状相关;−834C→A、−932C→T、−970C→A 多态性与情感性精神疾病相关。

4.G 蛋白因子调节剂 2

G 蛋白即鸟嘌呤核甘酸结合调节蛋白。大约 80% 的已知激素、神经递质、神经调质是通过与 G 蛋白耦联的介导而实现细胞外信号向细胞内传递,引起细胞效应的,G 蛋白在信息传递通路中起重要的整合、调节、放大的作用。G 蛋白是由 α、β、γ 3 个不同亚基非共价结合组成的不均一三聚体蛋白,这 3 个亚单位合在一起时,G 蛋白无活性。

当神经递质、激素第一信使与受体结合时,受体被活化发生变构,活化的受体与 G 蛋白发生相互作用,形成短暂的高亲和力的神经递质(激素)-受体-G 蛋白三元复合体。原先 G 蛋白的 α 亚基结合鸟苷二磷酸并与 β 及 γ 亚基构成无活性的三聚体,此时 α 亚基产生变构,释放鸟苷二磷酸,并与鸟苷三磷酸结合成 α-鸟苷三磷酸,结合鸟苷三磷酸后,G 蛋白便与神经递质受体复合体解离,并降低神经递质(激素)与受体的亲和力使两者解离。解离后的受体可以再循环,在一个 G 蛋白保持活性的同时,再活化几个 G 蛋白,起放大作用。α 亚基与鸟苷三磷酸结合后,其内含的鸟苷三磷酸酶将鸟苷三磷酸水解为鸟苷二磷酸与磷酸后,α-鸟苷三磷酸直接对效应蛋白起调节作用也就停止,与效应蛋白解离。解离后的效应蛋白再受其他 α-鸟苷三磷酸调节,起信息放大作用。游离的 β、γ 亚基除影响 α 亚基,间接调节效应蛋白外,还可直接与部分效应蛋白发生作用,可以直接抑制 I 型 AC,在刺激性 G 蛋白 α 亚基存在条件下直接活化 II 型和 IV 型 AC。值得注意的是某些 G 蛋白的 α 亚基上具有特异性的氨基酸残基,可以被某些细菌毒素共价修饰,其活性被这些毒素调节。

由于 Gs 值与症状严重程度负相关,提示可能将其作为抑郁症状是否存在、抑郁严重程度、是否要给予抗抑郁治疗的生化标记。有学者认为单相与双相障碍是不同的疾病单元,且发现 10 例抑郁障碍接受治疗后,其血小板上增高的抑制性 G 蛋白 α 亚基-2 几乎降至正常水平,提示抗抑郁药对抑制性 G 蛋白 α 亚基-2 有下调作用。研究发现抗抑郁药可调节 G 蛋白 α 亚基表达水平。

二、细胞信号转导的研究

焦虑和抑郁障碍是受多基因、多环境因素调控的,其临床表现多样。目前发现其可能存在一系列信号转导级联反应才最终起到调控作用。细胞信号转导通路系统是一个错综复杂的网络系统,对这一系统的认识,或许可帮助我们进一步了解焦虑和抑郁障碍的发病机制。

(一)细胞信号转导的意义

生物体的发生、发展及内外环境的统一等一切生命现象,都是机体内细胞对胞外信息的转导,并最终在胞内产生特定效应的一系列复杂的信息转导和调控的过程。所谓信息,同物质、能量一样,属于生命的基本要素,在生命体的新陈代谢中,存在着信息流,信息流是生命活动的主导,起着调控物质和能量代谢的作用。

细胞信号转导通常指细胞通过细胞表面或胞内受体接受外界信号,通过系统级联传递机制,将胞外信号转导为胞内信号(第二信使),最终引起细胞生理反应或诱导特定基因的表达,引起细胞的应答反应的过程。从各种信号刺激所导致的细胞行为及功能的实现,信号转导参与细胞代谢、分裂、分化、生长、功能活动及死亡等所有的细胞生命活动。细胞随时接受多种信号,需要对其进行汇合、分析、整理、归纳等,并及时作出反应,使细胞与周围环境间保持高度的协调和统一,对生命过程进行有效调控,以使各种生命现象呈现多样化。

(二)细胞信号的组分

1.第一信使

第一信使是指生物体内结合并激活受体的细胞外配体,包括激素、神经递质、细胞因子、淋巴因子、生长因子和化学诱导剂等物质,也称为细胞外因子。

2.第二信使

第二信使一般指一些受体与配体结合被激活后,导致胞内浓度短暂变化的一类小分子物质,包括环磷酸腺苷(cyclic adenosine monophosphate,cAMP)、环磷酸鸟苷(cyclic guanosine monophosphate,cGMP)、甘油二酯、肌醇三磷酸(inositol triphosphate,IP3)、Ca^{2+}、NO 等。

3.细胞表面受体

细胞表面受体是离子通道型受体、G 蛋白耦联受体、酪氨酸蛋白激酶活性受体。其中 G 蛋白耦联受体是受体中十分重要的一类,需要与 G 蛋白耦合才能产生胞内信使如 cAMP、cGMP、DG、IP3 等,将信号传到胞内。

4.蛋白激酶

蛋白质的可逆磷酸化是信号转导的重要调节机制之一,蛋白质的磷酸化是在蛋白激酶的催化作用下发生的。细胞内的激酶大多属于丝氨酸/苏氨酸蛋白激酶,包括 cAMP 依赖性蛋白激酶(cAMP-dependent protein kinase,PKA)、cGMP 依赖性蛋白激酶、蛋白激酶 C(protein kinase C,PKC)、Ca^{2+}-CaM 依赖的蛋白激酶等。另一类为酪氨酸的蛋白激酶。

5.连接蛋白

连接蛋白在信号转导通路中起重要的桥梁作用。不直接激活效应蛋白,能使各信号转导通路有机地整合为一个信号网络,以整体形式对特定的信号刺激做出反应。连接蛋白与信号转导密切相关的蛋白结合区域主要有 SH2 区、SH3 区、PTB 区、PH 区等。

6.G 蛋白

G 蛋白主要有 2 类。一类是与膜受体耦联的异三聚体蛋白,一般称之为经典 G 蛋白或大 G 蛋白,由 α、β、γ 三个亚单位组成。另一类是小分子量 G 蛋白,即小 G 蛋白。

(三)细胞信号转导的特征

1.信号传递途径的级联放大作用

信号分子及其一系列传递成分组成信号传递途径,它形成一个级联反应将原初信号放大。通过级联反应,一个原初信号可在下游引起上千个酶蛋白活化。当然这种级联放大作用也受到严格控制。

2.信号传递途径是一个网络系统

为了直观地表达某一信号途径,似乎看到的每一种信号都是线性地向下游传递,相互间缺少联系,但这只是简化了的模型。实际上,信号传递途径是一个网络系统,多数信号分子都可激活几种不同的细胞信号途径,信号途径中的一个组分也可以激活其他途径,形成一个分支。相反,几个不同途径也可在某一点激活同一种酶,使它们相互汇合。

(四)细胞信号转导机制

1.G 蛋白跨膜信号转导

(1)G 蛋白:由 3 个不同的亚单位组成,α 亚基具有多个活化位点,具有鸟苷三磷酸酶活性。β 和 γ 亚基形成紧密结合的二聚体,只有在蛋白变性条件下方可解离,因此可认为它们是功能上的单体。

(2)第二信使系统:胞外第一信使与特异性受体结合后,被激活的受体通过刺激相应的效应酶或离子通道,产生能将信息传递到特定效应部位而起作用的胞内信号分子,即第二信使,如 cAMP、cGMP、甘油二酯、IP3 和 Ca^{2+} 等。胞内信使具有以下特点:①多为小分子,且不位于能量代谢途径的中心;②在细胞中的浓度或分布可以迅速改变;③作为变构效应剂可作用于相应的靶分子,已知的靶分子主要是各种蛋白激酶,如蛋白激酶 A、蛋白激酶 G、蛋白激酶 C 等。

(3)蛋白激酶系统:①cAMP 通过激活 PKA 系统来实现其生物学效应的。PKA 通过使 Ser/Thr 残疾磷酸化起作用:对代谢的调节作用,如肾上腺素调节糖原分解;对基因表达的调节作用,PKA 的催化亚基进入细胞后使 CREB 特定的 Ser/Thr 磷酸化,形成同源二聚体,后者结合 DNA 分子上特定区段,如 cAMP 应答元件基因调控区,CREB 作为反式作用因子,激活转录。②PKC 的激活机制比较复杂。在细胞培养和体外实验条件下已证明 PKC 存在于细胞膜和细胞质中,胞质中的呈钝化状态,在细胞质中 Ca^{2+} 浓度升高可使 PKC 从胞质转移到胞膜上呈"待激活态",PKC 在膜上的激活需要各种因子如 Ca^{2+}、PS 和 DG 与酶分子的结合。实验证明,PKC 与这些分子形成活化的复合物为 PKC-PS4-DG-Ca^{2+}。激活的 PKC 则对其底物蛋白进行磷酸化,最后导致一定的生理效应。当胞外刺激信号消失后,DG 首先从复合物上解离而使酶钝化,而 PKC 继续存在于膜上或进入细胞质而钝化。因此,PKC 的激活过程是一个动态过程。PKC 调节的细胞效应极为广泛,既涉及许多细胞的"短期生理效应",如分泌作用、肌肉收缩等,也参与细胞的 DNA 和蛋白质合成、细胞的生长分化等与基因表达相关的"长期效应"。

2.酶活性受体跨胞质信号转导

促分裂原活化的蛋白激酶(mitogen-activated protein kinase,MAPK)属于蛋白丝氨酸/苏氨酸激酶,是接受膜受体转换与传递的信号并将其带入细胞核内的一类重要分子,在多种受体信号传递途径中均具有关键作用。在未受刺激的细胞内,MAPK 为静止型,当接受上游分子 MAPKK 的磷酸化调控信号后,MAPK 中相邻的苏氨酸和酪氨酸均被磷酸化,从而成为活化形式的 MAPK。在 MAPK 的上游存在着一个由蛋白激酶构成的 MAPK 逐级激活系统。

(五)与焦虑和抑郁障碍相关的信号转导通路

1.Gs/cAMP 传导通路

早期研究发现在焦虑和抑郁障碍患者的 G 蛋白变化,以及相关的信号传导通路即 cAMP 通路。蛋白激酶 A 是 cAMP 传导通路中的一个重要组成蛋白。

2.NMDA 通路的研究

研究证明,NR1 型受体的激活在神经系统发育过程中的突触形成、兴奋性神经信息传递及突触传递的效率改变等方面具有决定性作用。NR1 亚单位蛋白的改变实质上代表了 NMDA 受体量的变化,而 NR2B 参与 NMDA 受体的组成并修饰其功能。NMDA 受体是广泛分布于中枢神经系统的谷氨酸敏感离子通道受体,它通过调节钙离子内流而保持神经元正常的生理功能,同时与中枢神经系统的发育密切相关。NMDAR 数量和结构组成的改变会严重损害中枢神经系统学习记忆在内的功能。NMDA 表达的改变,可能使脑血管及神经元损伤,复合慢性应激作用于生物体的神经系统,引起神经活动变化,神经末梢释放神经递质发生相应改变,从而诱导 NMDA 受体表达升高。

3.磷脂酰肌醇信号转导通路研究

磷脂酰肌醇(phosphatidyl inositol,PI)信号转导通路中磷脂酰肌醇的代谢十分活跃,在 IP3-Ca^{2+}/CAM 途径中,第二信使 IP3 进入胞浆与内质网膜表面的 IP3 受体结合,使胞浆 Ca^{2+} 库中的 Ca^{2+} 通道开放,升高胞内的 Ca^{2+} 浓度,由 Ca^{2+} 激发各种细胞内的活动。甘油二酯-PKC 途径为甘油二酯激活 PKC,促进多种蛋白分子中的丝氨酸或苏氨酸残基磷酸化,从而引发细胞效应。有关 PKC 与抑郁障碍的研究较多。研究提示 PI 传导通路在单相和双相障碍患者中有异常,PI 介导的信号传导通路与情感障碍的病理生理学有关。PKC 是 PI 信号传导通路的重要组成部分,近来的研究表明它参与多种生理功能,如神经递质的合成、释放、再摄取、神经发育、基因转录、长时程增强和行为反应,可能与情感障碍的发病机制有关。而有关焦虑与 IP3/PKC 通路的研究较局限。去甲肾上腺素载运体激活及表达也由 PKC 调节,故 PKC 与抗焦虑药物关系密切。

4.MAPK 信号传导通路

细胞外信号调节蛋白激酶(extracellular signal-regulated kinase,ERK)信号转导通路对调节神经细胞的生长、增殖、分化和存活起关键作用,对脑内突触可塑性和学习记忆有重要影响,与情绪障碍的发生密切相关。ERK 信号传导通路的下调参与了应激所致情绪障碍的机制,这种下调受多种因素的影响,并可能通过降低突触可塑性和神经元的保护作用发挥病理作用。中枢神经系统 ERK1/2-RSK1 信号传导通路活性下调、转录因子 CREB 活性下降可能与焦虑和抑郁障碍的发病有关。MAPK 级联通路与神经营养因子、神经细胞表面受体(如 G 蛋白偶联受体、蛋白酪氨酸激酶受体)、神经递质(如乙酰胆碱)等作用有关,参与脑发育、脑细胞凋亡、脑损伤及脑损伤后的保护等多种病理生理机制。MAPK 通路在调节长时程突触可塑性的基因表达上具有重要作用,同时,在中枢神经系统,MAPK 信号传导通路对脑内突触可塑性和学习记忆的形成也起重要作用。近年研究发现,PI3K 信号途径也参与了神经系统的发育、保护、记忆等多种生理功能。蛋白激酶 B 是一种 PKC 相关的丝氨酸/苏氨酸激酶,有连接酪氨酸磷酸化和丝氨酸/苏氨酸激酶磷酸化的作用,是 PI3K 的主要下游靶目标,其激酶结构域与 PKA 和 PKC 都有约 70% 的同源性。它可以被许多生长因子激活,参与多条信号转导途径。

(曲晓英)

第三节　神经生物学因素

一、神经递质研究

(一)概述

神经递质作为大脑神经细胞信息传递的主要媒介,通过在神经突触部位与受体结合,将兴奋/抑制性冲动或信息从上一个神经元传递至下一个神经元。因此,一旦这些神经递质的合成、储存、释放或降解的某个环节受到干扰,或受体功能发生变化,均可导致相应的神经、精神功能异常。此外,神经递质系统在脑的不同部位和不同水平可相互作用,这种复杂的细胞间信号的相互作用,借助于第二信使,如环磷酸腺苷和 Ca^{2+} 在亚细胞水平加以整合,在脑和身体各部位引起不同的变化,形成焦虑和抑郁障碍的各种临床表现。现有的假说认为,去甲肾上腺素、5-HT、GABA 等与焦虑障碍的发病有关。脑内神经递质分为生物原胺类、氨基酸类、肽类及其他类。

(二)生物原胺类神经递质

生物原胺类神经递质是最先发现的一类,包括儿茶酚胺(多巴胺、去甲肾上腺素、肾上腺素)、5-HT。

1.儿茶酚胺

体内具有生物活性的儿茶酚胺包括多巴胺、去甲肾上腺素和肾上腺素。去甲肾上腺素和肾上腺素既是肾上腺髓质所分泌的激素,又是交感和中枢神经系统中去甲肾上腺素能纤维的神经递质。去甲肾上腺素在中枢内分布广泛,含量较多。多巴胺则主要集中在锥体外系,也是一种神经递质。

神经组织中儿茶酚胺的合成原料来自血液中的酪氨酸,其合成过程如(图 2-1)。

酪氨酸 --脱羟,羧化--> 多巴胺 --羟化--> 去甲肾上腺素 --酶化--> 肾上腺素

图 2-1　儿茶酚胺类的生物合成

(1)去甲肾上腺素的分布与功能:去甲肾上腺素系统比较集中,绝大多数的去甲肾上腺素能神经元位于低位脑干,如中脑网状结构、脑桥的蓝斑及延髓网状结构的腹外侧部分。按其纤维投射途径的不同,可分为上行部分、下行部分和支配低位脑干部分。上行部分的纤维投射到大脑皮质,边缘前脑和下丘脑。下行部分的纤维投射到脊髓背角的胶质区、侧角和前角。支配低位脑干部分的纤维,分布在低位脑干内部。

在正常情况下去甲肾上腺素能神经系统可使人体保持一定的警觉水平,过度兴奋则引起明显的恐惧和焦虑反应,而能抑制脑干的蓝斑核发放的药物如可乐定、普萘洛尔、抗抑郁剂等则有抗焦虑和抗抑郁作用。总之,脑内去甲肾上腺素的功能可能和体温、摄食行为、镇痛和精神状态的调节有密切关系。

(2)多巴胺的分布与功能:多巴胺递质系统主要包括黑质-纹状体部分、中脑边缘系统部分和结节、漏斗部分。黑质-纹状体部分的多巴胺能神经元位于中脑黑质,其神经纤维投射到纹状体。脑内的多巴胺主要由黑质制造,沿黑质-纹状体投射系统分布,在纹状体部位贮存,以尾核含量最多。破坏黑质或切断黑质-纹状体束,纹状体中多巴胺的含量降低。实验显示将多巴胺作用于纹状体神经元,主要起抑制反应。中脑边缘部分的多巴胺能神经元位于中脑脚间核头端的背侧部位,其神经纤维投射到边缘前脑。结节-漏斗部分的多巴胺能神经元位于下丘脑弓状核,其神经纤维投射到正中隆起。

在儿茶酚胺类递质的生物合成过程中,多巴胺既是去甲肾上腺素的前体,又是独立的神经递质。脑内多巴胺的作用是多方面的,它可能和躯体运动功能的加强,垂体内分泌功能的加强及精神活动、心理应激的调节都有关系。多巴胺可广泛参与心理应激活动,研究表明,中脑腹侧被盖区多巴胺神经元投射到大脑皮质的前额叶和扣带回,这些脑区参与认知过程,因此,人们发现在多巴胺的作用下,可使脑组织兴奋和保持一定的警觉性。

2.5-HT

5-HT 神经元主要集中在脑桥的中缝核群中,一般是抑制性的,但也有兴奋性的。研究认为5-HT 不能透过血-脑屏障,所以中枢的 5-HT 在脑内合成,与外周的 5-HT 来源不同。5-HT 神经元主要来自低位脑干近中线区的中缝核内,破坏中缝核上部可使脑内 5-HT 含量明显降低。按其纤维投射途径的不同,也可分为上行部分、下行部分和支配低位脑干部分。上行部分的神经元位于中缝核上部,其神经纤维投射到纹状体、丘脑、下丘脑、边缘前脑和大脑皮质。下行部分的神经元位于中缝核下部,其神经纤维下达脊髓背角的胶质区、侧角和前角。支配低位脑干部分的纤维,分布在低位脑干内部。其末梢则广泛分布在脑和脊髓中。

5-HT 的前体是色氨酸。色氨酸经两步酶促反应,即羟化和脱羧,生成 5-HT(图 2-2)。

$$\boxed{\text{色氨酸}} \xrightarrow{\text{羟化}} \boxed{\text{5-羟色氨酸}} \xrightarrow{\text{脱羧}} \boxed{\text{5-HT}}$$

图 2-2 5-HT 的生成

5-HT 对多数交感节前神经元具有兴奋作用,而使副交感节前神经元抑制。破坏动物的中缝核或用药物阻断 5-HT 合成,可使脑内 5-HT 含量明显降低,同时引起动物睡眠障碍,痛阈降低,对吗啡的镇痛作用减弱甚至消失。电刺激大鼠的中缝核,可促使其体温升高。这些现象揭示脑内 5-HT 与睡眠、镇痛、体温调节都有关系。5-HT 广泛存在于与焦虑和抑郁相关的脑区,特别是下丘脑隔区和杏仁核。最近有研究提出 5-HT 能药物的作用机制可能对大脑恐惧网络脱敏,通过从脊神经核到蓝斑的突触抑制去甲肾上腺素能激活。从背缝核发出止于杏仁核和额叶皮质的 5-HT 能神经通路,已被公认参与条件性恐惧,背侧中缝核能抑制焦虑和抑郁特有的适应行为。5-HT 能神经元的破坏是导致精神性疾病出现幻觉的原因。可见精神活动也与 5-HT 有一定的关系。

(三)氨基酸类神经递质

近年的研究逐渐观察到某些氨基酸在中枢的突触传递中起着递质的作用,已经确定的氨基酸类神经递质有谷氨酸、天冬氨酸、GABA 和甘氨酸。经研究证明,中性氨基酸,如 GABA、甘氨酸等对中枢神经元表现抑制作用,是中枢的抑制递质;而酸性氨基酸如谷氨酸、门冬氨酸则表现为中枢兴奋作用。在脑、脊髓内谷氨酸含量多、分布广,其中,大脑半球和脊髓背侧部分含量较高。

GABA 由谷氨酸经酶化脱羧而成,广泛分布于脑组织,在大脑皮质的浅层和小脑皮质的浦肯野细胞层含量较高。游离的 GABA 被储存在神经末梢的囊泡中,在适当的刺激下,以 Ca^{2+} 依赖性方式释放出来,在与相应的受体结合后,方能发挥作用,其受体分布与内源性 GABA 水平相平行。GABA 是中枢神经系统中重要的抑制性神经递质之一,在脑内以突触后抑制为主。已知精神疾病和神经疾病如焦虑、惊厥发作、精神分裂症和癫痫等均有中枢谷氨酸和 GABA 能系统的异常,GABA 同时也被证明参与苯二氮䓬类药物和其他相关中枢神经系统药物的药理作用。

(四)多肽类神经活性物质

肽类神经递质一般有内源性阿片肽、P 物质、神经升压素、CCK、血管升压素、缩宫素、神经肽 Y、神经肽 S 等。近年来发现多种分子较小的肽具有神经活性,神经元中含有一些小肽,虽然还不能肯定它们是递质,但在消化道中存在的胰岛素、胰高血糖素和 CCK 等都被证明也含于中枢神经元中。CCK 可与多巴胺、催产素、促肾上腺皮质激素(adrenocorticotropic hormone,ACTH)、神经降压素等神经递质或激素共存于神经细胞中。有研究者提出,外周 CCK 可能通过位于迷走传入纤维上的 CCKA 受体介导引起中枢 CRH 的释放,继而激活下丘脑-垂体-肾上腺 (hyporthalamic-pituitary-adrenal,HPA)轴的功能;中枢 CCK 可能部分引起下丘脑室旁核 CRH 的直接释放,提示 CCK 致焦虑和抑郁的作用至少可通过 CRH 实现。

(五)神经递质及递质受体研究

与焦虑和抑郁障碍关系密切的神经递质系统主要包括去甲肾上腺素、GABA、5-HT。脑干脑桥背侧的蓝斑核含有 90% 的去甲肾上腺素的神经元,这些神经元的纤维投射到大脑皮质、边缘系统、脑干。蓝斑核接受具有潜在危险的刺激并投射到各个脑区,导致在应激和诱发焦虑和抑郁的情境中的逃跑反应,在猴的动物实验,刺激蓝斑核可产生害怕反应。去甲肾上腺素虽然与人类的焦虑和抑郁反应有关,但在人类的病理性焦虑中的作用观点不完全一致。影响去甲肾上腺素能神经的药物在治疗焦虑和抑郁中有效,育亨宾为 α2 肾上腺素能受体拮抗药,可导致人类的焦虑和抑郁,而可乐定 α2 属肾上腺素能受体激动药可减轻焦虑和抑郁。

1.5-HT 及其受体

焦虑和抑郁障碍的患者大多伴有自主神经系统的症状,这也与 5-HT、去甲肾上腺素等神经递质的含量异常有关。5-HT 对躯体的各个系统都能产生广泛的影响,如呼吸、体温调节、各种行为功能、食欲等,也可引起各种精神障碍性疾病。

2.去甲肾上腺素

大脑去甲肾上腺素能神经系统与应激行为焦虑和抑郁等具有密切关系。位于脑干的去甲肾上腺素神经元在个体受到天敌的威胁时释放去甲肾上腺素,导致人类的害怕反应。蓝斑也被包含于惊恐发作的发病机制中。这一神经核位于脑桥,包括了整个中枢神经系统 50% 以上的去甲肾上腺素能神经元。它向大脑广泛的区域发送传入突触,包括下丘脑、扁桃体、边缘叶和大脑皮质,能增加动物蓝斑释放的药物可引发人类焦虑和抑郁,而减少蓝斑触发和中枢去甲肾上腺素再利用的药物多属于抗焦虑剂。

多巴胺能系统与焦虑和抑郁障碍的关系目前还不太明确,对于正常人暴露于新应激的研究特别显示了血浆儿茶酚胺水平的升高,而研究发现升高的血浆肾上腺素水平却并不是实验室诱发惊恐发作的一个常规伴随现象。

3.谷氨酸

谷氨酸作为脑内重要的兴奋性递质,广泛分布于全脑,与多巴胺系统相互作用,维持脑内兴奋性和抑制性状态的平衡,引起唤醒和焦虑反应。慢性应激时,海马内过多谷氨酸释放及其受体激活,最终引起神经元过度兴奋致死,导致抑郁、焦虑发生。另外,DPAG 区域和厌恶、防御行为的表达相关。运用高架十字迷宫试验模型试验发现,在 DPAG 区域微注射 N-甲基-D-天冬氨酸 (N-methyl-D-aspartate,NMDA)受体拮抗剂,可表现出选择性的抗焦虑作用,还发现 DPAG 区域在焦虑发生中起重要作用。

二、神经营养因子研究

神经发生假说是目前精神科病因学研究的热点,涵盖了多种神经营养因子,主要包括 BDNF、成纤维细胞生长因子、睫状神经营养因子,广泛影响了 G 蛋白、蛋白激酶等多条受体后信号转导途径的改变,其相关的发生机制涉及包括焦虑和抑郁障碍在内的多种精神障碍疾病。糖皮质激素的明显增多、糖皮质激素调节器失控、FK506 结合蛋白、转录激活因子 5B 重组蛋白等被证明与焦虑和抑郁发生有关。另外,蛋白激酶 B、NF-κB、MKP-1 和 p11 属于 G 蛋白耦联受体通路分子,可以增强或预防慢性重度焦虑和抑郁状态等。

(一)BDNF

BDNF 是 20 世纪 80 年代初从猪脑中发现的一种碱性蛋白质,由于可维持游离种植鸡胚的感觉神经元的存活并促使其发芽,故被命名为 BDNF。BDNF 主要在脑组织合成,其靶组织位于中枢和外周神经系统中。在大脑皮质和海马等部位含量最为丰富,主要分布于海马 CA1~CA3 区域的锥体细胞层及齿状回的颗粒细胞层。其次,在中枢神经系统的背索与上丘含量也较高。部分初级感觉神经元也可合成 BDNF,并在周围靶组织和脊髓背角释放。BDNF 是一种重要的运动神经元和感觉神经元营养因子,也是脑内含量最多的神经营养因子,主要起保护中枢和外周神经细胞及促进其损伤后再生,调节细胞增殖分化,在神经元的生长、发育、分化、存活等方面起着十分重要的作用。神经损伤后,神经远端 BDNF 含量增高。BDNF 主要通过酪氨酸激酶受体 B 发挥生物学功能。大量研究证实,BDNF 不仅具有长时程营养性调节功能,还能够急性调控神经元的突触传递活动,参与海马长时程增强效应形成及神经元可塑性调节,并与其他神经递质相互调节而发挥作用。

海马和皮质细胞培养证实 BDNF 可以诱导钙结合蛋白表达,防止大量 Ca^{2+} 内流,稳定细胞内 Ca^{2+} 浓度;减少 N-甲基-D-天冬氨酸受体(N-methyl-D-aspartate receptor,NMDAR)亚基合成,降低 NMDAR 活性;对抗 NO 供体的细胞毒性作用,从而防止谷氨酸的兴奋毒性作用,保护神经元免受损伤。海马结构是与学习记忆密切相关的重要脑区,并且又是胆碱能系统学习记忆环路上 BDNF 及其受体的主要表达区。BDNF 在靶组织大脑皮质、海马神经元或神经胶质细胞内合成、分泌,经逆行运输至基底前脑胆碱能神经元胞体,然后作用于这些胞体投射纤维终末的大脑皮质和海马神经元受体酪氨酸激酶受体 B,进而发挥神经元的营养功能。

基因的转录表达通常遵循 DNA-mRNA-蛋白质,从 DNA 至蛋白质的基因转录及表达过程中,任何一个环节的障碍均将导致基因的表达异常。研究发现新生期大鼠缺乏母体及其他同伴给予的正常刺激,可能会改变成年后大鼠 BDNF 的动态调节及影响大脑发育的可塑性。

长期接受皮质酮注射和慢性束缚应激的大鼠海马 BDNF 表达减少,并出现海马萎缩,海马水平的降低与应激引起的情绪障碍和行为障碍有关。向大鼠脑室内注射外源性 BDNF,能够对海马缺血损伤后的神经元起保护作用。这些研究结果表明慢性应激引起的 BDNF 下调可能参与了海马结构和功能的改变,加重了海马神经元对伤害性刺激的敏感性,降低神经元可塑性而促进神经元的凋亡。

应激能够导致海马神经元的丢失,在动物实验和人类应激相关障碍的研究中均有报道,而 BDNF 是调节海马神经元功能和结构可塑性的重要分子,其在应激相关障碍的发病和治疗中都起着关键的作用。严重的应激能减少海马 BDNF 水平,而 BDNF 减少会导致海马的萎缩,包括过量的神经细胞凋亡、改变神经营养调节过程,从而导致中枢神经系统的空间执行能力和情绪控制的损害。其他研究发现 BDNF 的下调与焦虑、抑郁状态有关,并可能导致突触中神经递质释放减少;更多的研究报道,当动物对应激适应失败,海马中 BDNF 的表达明显的下调,而且这种海马 BDNF 的下调与 5-HT 耗竭有关。血浆 BDNF 水平可能为焦虑和抑郁障碍疾病状态的生物学标志之一,但其水平高低与疾病严重程度、病程及患者自觉焦虑的程度无关。药物治疗 10 周并不足以改变血浆 BDNF 的质量浓度,但治疗前血浆 BDNF 的质量浓度可能与强迫症患者药物疗效相关。

鉴于 BDNF 特有的生物学功能,精神障碍患者中普遍存在的脑结构影像学和功能影像学改变可能与 BDNF 的改变相关。此外,BDNF 与 5-HT 关系密切,5-HT 可促进 BDNF 的表达,BDNF 可促进 5-HT 神经元生长和存活。而 5-HT 与焦虑和抑郁障碍密切相关,故焦虑和抑郁障碍患者 BDNF 与 5-HT 相互关系的研究有必要进一步的探讨。

(二)其他因子

其他与焦虑和抑郁障碍有关的细胞因子研究也正在进行。在中枢神经系统,神经生长因子(nerve growth factor,NGF)主要分布于海马、大脑皮质、中隔、Broca 斜角带、迈内特氏核、嗅球及纹状体中间神经元的胆碱能神经元。NGF mRNA 则存在于上述神经元所支配的区域,其中海马齿状回的颗粒细胞层及 CA1~CA3 区的锥体细胞层及大脑皮质中含量较高。NGF 能够维持和促进发育中的交感和感觉神经细胞的存活、分化、成熟和功能的执行,还可以影响非神经系统,如免疫、造血、内分泌和生殖等系统的功能,因此,NGF 是一个多功能的生长因子。而焦虑和抑郁症状的精神病理状态表现为神经系统形态学的变化,以及内分泌、免疫等变化,焦虑和抑郁障碍在分子生物学方面表现为 NGF 含量减少和 NGF mRNA 的表达水平下降。

睫状神经营养因子(ciliary neurotrophic factor,CNTF)保护海马神经元免受谷氨酸伤害,其信号转导途径:CNTF 通过 G 蛋白抑制谷氨酸诱发的全细胞膜电流,同时通过 G 蛋白抑制谷氨酸引起的细胞内游离 Ca^{2+} 浓度升高,并激活内质网膜 Ca^{2+} 依赖 ATP 酶,促进胞质内游离 Ca^{2+} 进入内质网。胞质内游离 Ca^{2+} 的减少,使谷氨酸诱导的细胞核内 P53 蛋白表达显著减弱,从而使谷氨酸引起海马神经细胞损伤的作用减弱。

三、神经内分泌研究

神经系统和内分泌系统相互独立又密切相关,通过神经-体液调节维持内环境的稳定。神经内分泌系统是由下丘脑-垂体-内分泌靶腺构成的功能轴,包括 HPA 轴、下丘脑-垂体-甲状腺(hypothalamic-pituitary-thyroid, HPT)轴及下丘脑-垂体-性腺(hypothalamic-pituitary-gonadal, HPG)轴。焦虑和抑郁障碍患者存在神经内分泌功能的紊乱,但是不同亚型之间可能具有不同的病理机制。

(一)HPA 轴

正常情况下,下丘脑通过分泌 CRH 到垂体门脉系统,作用于腺垂体,使腺垂体细胞分泌 ACTH。血液中的 ACTH 作用于肾上腺皮质,引起皮质激素分泌,后者进一步产生生理功能,如血糖升高、心跳加快等。HPA 是应激反应的关键系统,其作用是使人体对外界刺激做出相应的心理生理反应,以保护机体并适应环境变化。应激时 HPA 轴功能增强,生理状态下,当应激性生活事件和焦虑、抑郁情绪等心理社会因素作为应激源时,刺激由感觉系统传至大脑皮质和边缘系统,进而激活 HPA 轴和交感神经-肾上腺髓质系统,导致交感神经过度兴奋,使交感神经与迷走神经平衡失调,促使儿茶酚胺和皮质类固醇的分泌增多,导致焦虑和抑郁障碍的躯体化症状。尽管研究结果有所差异,甚或存在矛盾之处,但多数研究者倾向于认为 HPA 轴在焦虑和抑郁障碍的发病中发挥了重要作用。

(二)HPT 轴

生理状态下,下丘脑释放促甲状腺激素释放激素,促进垂体分泌促甲状腺激素,促甲状腺激素通过三条途径增加甲状腺激素的合成,包括促进甲状腺对碘的摄取,促进无机碘化物氧化合成 I_2,促进酪氨酸残基碘化与 T_3、T_4 的综合,但促甲状腺激素主要是促进甲状腺激素的释放,甲状腺激素的释放又可负反馈性地调节 HPT 轴。此外,神经递质去甲肾上腺素和多巴胺能兴奋促甲状腺激素释放激素的释放,而 5-HT 则产生抑制作用。

关于 HPT 轴与焦虑和抑郁障碍之间关系的研究尚不多见。促甲状腺素对促甲状腺素释放激素激发试验出现迟钝反应的比例高,而且经 4 周地昔帕明治疗后迟钝反应无明显改变。

(三) HPG 轴

HPG 轴调节人体性激素的分泌,严重的躯体和心理应激均能抑制或损伤 HPG 轴系统,导致性激素释放失衡。女性性激素,尤其是雌激素和孕激素,对主要的 3 个神经递质系统(蓝斑-去甲肾上腺素系统、5-HT 系统、GABA/BZ 受体复合体)发挥着很大的调节作用。女性对焦虑和抑郁障碍具有易感性。在生殖周期中,雌激素和孕激素水平的周期性波动可能提高焦虑和抑郁的易感性,并明显影响焦虑和抑郁障碍患者的症状和临床过程。此外,黄体酮也被证实有抗焦虑作用。

(卢立明)

第四节　社会心理理论

一、精神分析理论

精神分析理论是 19 世纪末 20 世纪初的心理学家弗洛伊德创立的,是西方最早的心理治疗理论,也是最早研究焦虑的心理学流派。其中潜意识理论、性心理理论、人格结构理论构成了精神分析理论的 3 个主要方面。

(一)潜意识理论

弗洛伊德将人的意识结构分为 3 个层面,包括意识、前意识及潜意识。意识是指人们在清醒的状态下能够觉察到的各种有目的的心理活动。前意识是指平时并不为人所知,但集中注意或加以提醒可进入意识。潜意识是指不为人们所意识到,却暗暗地影响着人们的外部行为,其内容是在意识层面上不能接受、不能承认的各种本能冲动、需求和欲望,即常常被意识所排斥,主要是与性和攻击性有关的内容,但经常以梦的形式、神经症的形式得到宣泄或满足,焦虑的发生就是起源于幼年时被压抑在潜意识里的与性或攻击冲动有关的心理冲突。

(二)性心理理论

弗洛伊德认为神经症的各种症状包括焦虑,主要是压抑在潜意识中未能得到满足的欲望(性欲)借症状得到幼稚的满足,此处性的含义极为广泛,机体的某些器官或组织也能因刺激而产生性的快感,而且,一切快感都直接或间接地与性有关,在性的后面有一种潜力,这种潜力常驱使人去追求快感,这种潜力被叫作力比多,又称性力,焦虑障碍旨在不惜一切代价压抑躯体性的冲动。人们性心理的发展主要是性力的投注和转移,需要经历以下几个时期,即口欲期、肛欲期、性器欲期、潜伏期、生殖期。这几个时期,对于一个人的人格发展极为重要,在口欲期婴儿是通过吸吮、哭喊等方式获取营养及口腔满足,此阶段没有很好得到满足或者过度满足都会产生不良的人格特征,在肛欲期幼儿是在排泄过程中获得快感,此阶段没有得到很好满足会出现固执、吝啬等性格特征,在性器欲期儿童开始关注自身的性器官,并开始爱恋异性父母,会出现"恋母情结",这种情结是神经症及其他心理障碍的根源之一。潜伏期和生殖期是一个相对平静的阶段,并在此阶段逐渐形成独立的人格,但处理不好也会形成个性弱点。

(三)人格结构理论

弗洛伊德认为人格是由本我、自我和超我3个层次组成。本我处于人格结构最底层,包括各种原始欲望的冲动和本能,这种本能主要是性本能和攻击本能,它不知善恶美丑,没有道德观念和价值观念,追求快乐原则,不受现实原则支配。自我处在本我和外部之间,遵循现实原则,根据外部世界的需要来活动,在现实需要与本我的非理性需要之间起调节作用,帮助本我避免与现实原则公开冲突,但这种协调的同时会出现左右为难,导致心理冲突。超我处于人格结构最高层,最理想中的自我,遵循道德原则,代表的是社会道德和良心,主要职能在于指导自我去限制本我的冲动。

在正常情况下,本我、自我和超我是处于一种相对平衡状态中的,当这种平衡关系遭到破坏,就会产生焦虑,很多时候,超我与本我之间经常会有矛盾和冲突,这时人就会感到痛苦和焦虑,这时自我可以在不知不觉之中,以某种方式,调整冲突双方的关系,使超我的监察可以接受,同时本我的欲望又可以得到某种形式的满足,从而缓和焦虑,消除痛苦。这就是自我的心理防御机制。

人类在正常和病态情况下都在不自觉地运用自我的心理防御机制,运用得当,可减轻痛苦,帮助渡过心理难关,防止精神崩溃,运用过度就会向焦虑抑郁等病态心理发展。防御过程是一个复杂的过程,是一个不断变化,失衡又平衡的动态的过程。当失衡持续存在或者说难以恢复时,机体便会表现出情感方面的障碍。

弗洛伊德认为,焦虑的根源在于自我,只有自我才能产生和感受焦虑,并且焦虑的发展有两个决定性的阶段,即原始焦虑和后续焦虑,原始焦虑是由于力比多大量涌现,要求满足,而自我却相对弱小,无法进行识别,也没有足够的防御机制来压抑这些本能,从而使个体产生强烈的痛苦和焦虑。当原始焦虑的情景再次出现时,自我便会产生焦虑,出现回避,或者自我主动发出信号以动员其内部防御机制来抵御本能,这种信号就是后续焦虑。

二、行为主义理论

行为主义理论是20世纪20年代创立的,代表人物是美国心理学家华生和斯金纳。

(一)行为主义发展概况

行为主义的发展分为早期的行为主义和新行为主义。

1.早期的行为主义

早期的行为主义认为行为是个体活动中可以直接观察的部分,只有行为才是可以直接观察,并成为进行科学研究的对象,而人的心理和所谓隐藏在内心的欲望、驱动力,以及主观体验、意识、心理冲突,都无法直接进行观察和了解,是不能应用科学的方法来研究的,主张心理学应该摒弃主观的东西,只研究所观察到的并能客观地加以测量的刺激和反应。

2.新行为主义

新行为主义扩大了对行为含义的理解,认为行为是个体内在的外在的各种形式的运动,也包括主观体验、意识等心理活动和内脏活动。并认为学习是支配人的行为和影响身心健康的一个重要因素,人类的行为都是后天习得的,环境决定了一个人的行为模式,无论是正常的行为还是病态的行为都是经过学习而获得的,也可以通过学习而更改、增加或消除。

(二)行为主义理论模式

行为主义理论分为2种相关的模式,即条件反射理论和操作反射理论。

1.条件反射理论

经典的条件发射是在某一中性刺激反复与非条件刺激相结合的强化过程中,最终成为条件刺激,引起了原本只有非条件刺激才能引起的行为反应。比如巴甫洛夫实验,用食物作为非条件刺激,用铃声作为条件刺激(无关刺激),条件刺激与非条件刺激反复结合,使狗产生唾液分泌反应。经典条件反射理论强调环境刺激对行为反应的影响,任何环境刺激都可通过经典条件作用机制影响行为(包括内脏活动、心理活动和社会行为),许多正常或异常行为可以通过经典条件作用获得。

2.操作反射理论

操作反射理论认为如果当行为反应出现后总能获得某种结果,个体就可以逐渐学会这一行为,比如斯金纳的实验,在实验箱内装一特殊装置,压一次杠杆就会出现食物,将一饥饿的老鼠放入箱内,它会在里面乱跑乱碰,自由探索,偶然一次压杠杆就得到食物,此后老鼠压杠杆的频率越来越多,即学会了通过压杠杆来得到食物的方法,食物即是强化物,运用强化物来增加某种反应(即行为)频率的过程叫作强化,斯金纳认为强化训练是解释机体学习过程的主要机制。这种理论重视一种行为的结果对行为本身的作用,任何与个人需要相联系的环境刺激,只要反复出现在某一行为之后,都可能对这种行为产生影响,人类许多正常或者异常的行为反应、各种习惯和症状,都可由于操作条件反射而形成或者改变。

(三)行为主义机制

焦虑和抑郁障碍患者的焦虑、恐惧行为就是源于外界的刺激,后天学习与环境决定的,通过条件反射习得的。条件刺激经过几次与无条件刺激(有害的或导致痛苦的)结合可以产生条件反应,这个条件反应就是恐惧或焦虑,也被看做是经过经典条件过程出现的次级或习得冲动,冲动的减少会导致了反应的发生,强化它,就可以增加反应出现的可能性,原始的冲动或过度的刺激含有有害的成分,都可能导致焦虑的产生,一旦焦虑形成,它就会作为次级冲动发挥作用,或者是通过减少冲动而形成新的行为方式。恐惧是一种重要的习得的或次级的冲动,有学者认为焦虑是恐惧的一种特殊形式,当恐惧源是模糊的或是受到压抑时,就表现为焦虑。艾森克对焦虑的阐述源于他的人格理论,认为焦虑部分遗传,部分习得,习得的部分首先依赖于条件性恐惧,其次依赖于神经系统的状态。有学者认为,在焦虑的基础上有一个中心的情绪反应,并且令人厌恶的刺激或更多的符号化的语言可以导致焦虑的产生,从而创立了多水平的焦虑行为理论,将条件理论和认知理论相结合。

三、认知心理学理论

认知心理学是20世纪50年代中期创立的,其代表人物有皮亚杰、埃里斯和贝克。

(一)认知心理学理论概况

认知理论认为,人的情绪和行为的发生一定要通过认知的中介作用,而不是通过环境刺激直接产生,认知因素在焦虑的形成中起着主导作用。事物本身的意义在于人们对它的认知和评价,认知的角度和立场不同,事物的意义也不同,每个人都有自己独特的评价和理解事物的方式,这种方式来自个体长期的经历而形成的经验系统,称之为认知结构和图式,人们倾向于用自己的图式去解释事物,这就形成了对同一事物产生不同评价和理解的基础。

(二)认知心理学机制

目前已有许多心理学家对焦虑的认知因素做了深入的研究。关于焦虑个体线索的注意与解释,有许多证据表明,威胁性信息确实能吸引焦虑个体的注意,并且他们倾向于将模糊的、意义不明确的刺激解释为威胁性线索。另外即使面对相反的证据,焦虑个体仍倾向于保持那种有关自身及外部世界的一些绝对性、强制性的观念及想法,这一特点在焦虑个体对某些事情进行归因时表现得尤为明显。有研究表明,高焦虑个体对自己在某种情境中的行为反应具有比低焦虑个体更多的消极评价,但在积极的评价方面则没有差异。

焦虑与恐惧情绪的存在与患者对躯体症状或情境因素的非理性观念有关。埃里斯认为,在外部刺激或者事件与其引起的情绪结果之间有一个重要的中介,即信念或者信息系统,人们的情绪或行为反应不是决定于刺激,而是决定于个体的信念和信念系统。人在认识事物的过程中总不会完全符合客观现实,总会带有偏见,但人也有能力按照理性不断校正自己的偏见,患者的病理性情绪,比如焦虑,不是凭空产生的,其病理基础在于歪曲的认知,进而导致了负性的情绪。认知的过程是产生情绪、情感的前提和基础。贝克认为,情绪和行为不是由事件直接引起的,是由个体接受、评价、赋予事件的意义产生的。

焦虑和抑郁的产生和稳定维持与不同形式的认知偏差有关,如对自身成就的消极评价、对自身成就是消极方面的选择性记忆、对自身能力与成就的低期望和社会互动过程中的消极的自我描述。当机体遇到冲突时,认知评价能力起着非常重要的作用,对冲突或事件威胁性质的评价与判断,受到个人特点的影响,一个对个体构成威胁刺激的事件,对他人不一定就会有威胁,在某一事件某种条件下构成的威胁,并不一定在另一事件另一条件下构成威胁。

奥曼提出焦虑的信息处理理论,即被加工的信息激发了生物防御,结果导致了焦虑的产生。他认为焦虑有两种类型,一是当有意识地避开或逃避危险源受到阻碍时产生的焦虑,人们之所以陷入情感障碍难以理解,是由于他的认知停留在一种思维模式下,不能从一种思维模式转到另一种思维模式,从而使情感障碍(如焦虑)得以维持。另外一种焦虑类型是间接焦虑,这种焦虑来自重要性评估器和唤醒系统并输入到意识知觉系统的潜意识信息。

此外,有学者将认知理论与行为理论相结合,认知-行为理论强调机体本身的各种因素,如期望、人格和认识等在行为学习过程中的作用,认为当时发生环境刺激时,个体总是根据自己的认知评价等活动作出不同的反应,而行为反应结果又能控制或改变环境刺激。这种认知-学习理论也是目前心理治疗的主导理论之一。

总之,认知心理学强调了意识(理性)在行为上的重要作用,强调了人的主动性,重视了各心理过程的联系、制约,认知心理学机制主要就是取决于人们意识层面里歪曲的认知。

四、人本主义理论

人本主义理论创立于20世纪50年代,代表人物是美国心理学家马斯洛和罗杰斯。

(一)人本主义理论概况

人本主义理论主张研究对人类进步富有意义的问题,关心人的价值和尊严。马斯洛认为人类行为的心理驱力不是性本能,而是人的需要,他将其分为两大类、七个层次,由下而上依次是生理需要、安全需要,归属与爱的需要,尊重的需要,认识需要,审美需要、自我实现需要。人在满足高一层次的需要之前,至少必须先部分满足低一层次的需要。满足了这种需要个体才能进入心理的自由状态,体现人的本质和价值,产生深刻的幸福感,马斯洛称之为"顶峰体验"。马斯洛认为人类共有真、善、美等内在本性,即人性本善,具有共同的价值观和道德标准,都有与生俱来的积极的、乐观的人生观。人的潜能有建设性地成长和实现的倾向,达到人的自我实现关键在于改善人的自我意识,使人认识到自我的内在潜能或价值,人本主义心理学就是促进人的自我实现。

(二)人本主义机制

人本主义理论把人的意识经验看作行为的基础,认为各种心理疾病产生的机制都是由于不良的社会环境,阻碍了个体实现自我,使理想的自我和现实的自我差距扩大,发生冲动所导致的。自我是罗杰斯人格心理学的基本理论,罗杰斯认为,自我是人格形成、发展和改变的基础,是人格能否正常发展的标志,在自我发展的过程中,个体应遵循有机的价值过程,即个体的经验是用实现的倾向作为参照标准进行评估的,经验是指一切正在发生于有机体的环境中并且在特定时刻可能意识到的东西,当经验被歪曲和否认时,个体就会出现失调现象,自我失调可导致防御、焦虑不安和自我混乱。

一个人被拒绝的经验越多,就提示自我与现实之间的差距越大,个体感觉到的焦虑就越严重。刚出生的婴儿并没有自我的概念,随着他与他人、环境的相互作用,开始慢慢地把自己与非自己区分开来。当最初的自我概念形成之后,人的自我实现趋向开始激活,在自我实现这一股动力的驱动下,儿童在环境中进行各种尝试活动并产生出大量的经验。通过机体自动的估价过程,有些经验会使他感到满足、愉快,有些则相反,满足愉快的经验会使儿童寻求保持、再现,不满足、不愉快的经验会使儿童尽力回避。在孩子寻求积极的经验中,有一种是受他人的关怀而产生的体验,还有一种是受到他人尊重而产生的体验,不幸的是儿童这种受关怀尊重需要的满足完全取决于他人,他人(包括父母)是根据儿童的行为是否符合其价值标准,行为标准来决定是否给予关怀和尊重,所以说他人的关怀与尊重是有条件的,这些条件体现着父母和社会的价值观,统称为价值条件,儿童不断通过自己的行为体验到这些价值条件,会不自觉地将这些本属于父母或他人的价值观念内化,变成自我结构的一部分,渐渐地儿童被迫放弃按自身机体估价过程去评价经验,变成用自我中内化了的社会的价值规范去评价经验,这样儿童的自我和经验之间就发生了异化,当经验与自我之间存在冲突时,个体就会预感到自我受到威胁,因而产生焦虑。

克尔凯戈尔也认为焦虑的产生与人的自我意识形成和发展有关,人的自我并不是意识和思维,而是内在性和激情,自我实际上是人的心理体验,是心境,是情绪、情感和意志,自我不是固定的实体和本质,人的存在是一个生成的过程,焦虑是人面对虚无和自由时产生的一种眩晕,他认为,所有人如果没有宗教信仰的支撑让精神升华,那么其本质都是焦虑和绝望的,也就是说,所有人的自我从本质上来说都是焦虑的。

总之,人本主义理论机制就是人们预感到经验与自我不一致时,个体运用防御机制(歪曲、否认、选择性知觉)来对经验进行加工,使之在意识水平上达到与自我相一致。如果防御成功,个体就不会出现适应障碍,若防御失败就会出现心理适应障碍,即导致焦虑或抑郁。

五、焦虑和抑郁障碍发病相关的心理学模型

(一)元认知模型

早在 1956 年,哲学家塔斯基引入了一个新概念"元",他认为"元层次在某种意义上独立于概念本身所代表的客体层次"。因为借用客体层次和元层次可将一单独过程分解为两个或更多的同时性过程。在客体层次上,认知(或称意识)注重的是外部客体。在元认知的基本层次,认知则注重对外部客体的加工过程本身,而处于第二层的元认知活动的关注对象则是基本层次上的元认知加工。依据元的概念,Wells 提出了焦虑和抑郁障碍的元认知模型。

1.元担忧

Wells将忧虑区分为两种不同类型，Ⅰ型担忧和Ⅱ型担忧。

（1）Ⅰ型担忧：关注的是外部问题和内部的非认知性问题，比如社会问题和健康问题，是健康、正常的担忧，是人类普遍存在的一种思维现象，它能够使个体产生动力及必要的生理激活。

（2）Ⅱ型担忧：即元担忧，关注的是对自身认知问题的消极性评价，是个体对自身认知事件和认知过程的担忧，其本质是对担忧的担忧。

2.元认知模型

元认知模型指出，焦虑和抑郁障碍患者处于一种认知失调状态，在此种状态下，有关担忧的积极和消极信念同时存在。Ⅰ型担忧可以使焦虑和抑郁障碍患者缓解他们的焦虑和抑郁，帮助他们对预期危险或威胁性的事件做准备，激励他们尽快完成工作任务。元担忧会使焦虑患者在概念中、在口头或语言上都努力逃避所厌恶的负性事件和图像，且每次的担忧又会强化下一次担忧的产生，使其长期体验着负性情绪和主观失控感。当刺激情境出现后，焦虑患者首先产生积极信念，认为担忧可以避免焦虑等不良情绪，因此他们不会主动去阻断担忧。

使用Ⅰ型担忧的效果能强化这种应对策略的使用，患者会因此从中受益，在目标完成之前很少尝试去阻断担忧，这样担忧作为一种应对策略就一直被保持下来并达到一种自动化思维的程度，如此这样阻碍了消极信念的发展，结果导致了对担忧持积极信念的个体就倾向于用担忧作为处理问题的策略，在刺激情境再次出现时，他们就会立即担忧。而当他们这样做的时候，却害怕关注担忧的过程。所以对于他们来说，最好的策略就是避免对担忧的需要。久而久之，他们越发相信自己不能控制这种担忧，担忧会给其带来更大的危险。当产生这种消极评价的时候，元担忧便产生了。在整个过程中，很少有焦虑患者能成功地消除担忧，他们经常害怕产生担忧的消极后果，不断强化担忧是危险及无法控制这个信念，进而不断地巩固这种病态的担忧除了情绪，行为及思维控制在形成并发展元担忧过程中也共同起作用。

Wells认为一旦消极性信念和元担忧建立起来，就会促使个体去逃避对担忧的消极性后果进行评价，他们往往会通过压抑或逃避担忧的方式来完成，患者会用一些行为来消除他们的担忧，个体可以选择很多种行为来逃避担忧，由于这种行为会暂时缓解患者的焦虑和抑郁，他们便会不断地做出回避行为。但是患者之所以选择回避是因为他们评价担忧是具有威胁性的，因此，他们很少有可能尝试去正确地评价担忧，选择合适的应对策略。这样，元担忧和消极信念就被保持下来。

此外，患者想尽办法避免担忧及其带来的后果，他们会用分心、压抑或自言自语等方式企图控制思维的内容。通常这些办法是没有用的，反而会使患者低估其对自己控制能力的水平。当试图避免担忧的时候，患者会立即有意识地控制自己不去担忧。因此，患者很少会意识到他们其实有能力控制不去担忧，结果这种失控感会一直维持元担忧和消极信念的存在。

总之，行为反应、思维控制和情绪因素与元担忧相互作用，元担忧不断地被巩固加深，使得焦虑和抑郁障碍持久的维持下来。元担忧是导致患者产生病理性担忧的原因。

（二）贝克模型

贝克继发展抑郁障碍认知模式之后，经修正和调整，将认知模式用于解释焦虑障碍的心理过程，贝克强调了焦虑障碍中常被忽视的认知或思维部分。提出焦虑障碍的认知部分是患者对危险及对危险的反应过程的过度焦虑，正是这种与危险相关的过度焦虑过程构成了焦虑障碍的核心特征。焦虑障碍的核心是脆弱性。个人认为自己对所面对的内在或外在的危险的控制能力缺乏或不足,因而不能为自己提供安全感。脆弱的人认为自己能力不足,缺乏自信,没有信心去开始或完成任务,造成低效率。在临床上,认知歪曲如否定积极、夸大消极等又可以增强脆弱性。贝克关于情绪障碍的认知模型包含两个层次,即浅层的负性自动思维和深层的功能失调性假设或图式。负性自动思维是指在遇到一些生活事件时自动的、不经逻辑推理突现于脑内的一些自我否定、消极的想法,常伴随不良情绪,它貌似真实,蕴含认知曲解,而患者却信以为真,不认识它正是情绪痛苦的原因。负性自动思维存在于意识边缘,是可以被感知到的、浅层的想法,它是由潜在功能失调性假设或图式派生而来。人们从童年期开始就借助生活经验建立起认知结构,用于指导人们对新信息的感知和对旧信息回忆,并借助图式进行判断和推理,支配和评估行为。人们评价事件、处理事件时,总是采用适合自己认知假设的方法,但有些假设是僵硬的、极端的、消极的,从而表现为功能失调性态度。功能失调性假设是存在于人的潜意识内,不被人感知的,但是却以负性自动思维的形式表现出来,从而支配人们的日常行为、处理事情的方式和对外界及自身的看法。不同的心理障碍中,负性自动思维有特殊的认知内容,焦虑障碍是以危险或威胁为其认知内容,而这种认知偏差导致了焦虑的产生。贝克的认知模式在焦虑障碍的发生发展中起着重要作用,也是认知心理疗法的理论基础。

(孙俊晓)

第五节　中医病因病机

一、焦虑障碍的病因病机

(一)中医病因

1.肾阴虚等特定的心身素质是焦虑发病的基础性因素

对于外感病中医讲究"正气存内,邪不可干",同样对于焦虑障碍等情志疾病,也与人体的特定心身素质有关系。肾阴虚体质,往往伴有阴虚火旺,火性炎上,主升主散,鼓噪气机,神机失宁,可直接导致肾藏志功能的虚性亢奋,患者容易"恐",在多数患者体现为胆小害怕。由于肾阴不足,全身脏腑各器官阴津失于充养,如容易导致心阴不足,则心火上炎;肝阴不足,则肝阳上亢。"阴在内,阳之守也;阳在外,阴之使也",人体阴津不足,容易阳气虚浮即阳气虚性亢奋,扰动神机,容易导致阴虚火旺,神机不宁,脑神不静;由此脑神易于受到干扰,故对内外各种变故敏感,人体偏于警觉;各种外界刺激容易随虚亢阳气化热入里,继续消耗阴津,形成恶性循环,终致神机失和,气机紊乱。肾阴不足导致人体阴津不足,阴虚易阳亢,火热上扰易乱神,神乱而不静,是为焦虑的背景和基础,成为焦虑发作的易感因素,每当遇到情志波动或遇有事端,就容易发病为不同表现的焦虑。

肾阴虚或肝肾阴虚、心肾阴虚、肺肾阴虚的形成,有先天因素,也与长期的肝郁久郁的体质背景有关,肝郁日久,内生伏火郁热,暗耗阴津,以致肝肾阴虚。临床看到的是患者生活经历沧桑,或一生悲苦,或屡遭不幸,但性格坚强,坚持多年,到晚年却因小事或无明显原因而突显担忧、紧张、害怕、失眠。其焦虑的形成往往与久郁背景有关,但发病的时候已是老年,多呈现为体质的阴虚。可见,阴虚与肝郁内在相关。

与焦虑等情志疾病关系密切的心身素质有关的，还有肝郁体质。素体肝郁之人，易遇事不解，心情郁闷，肝气不疏是其基本的病势。稍有情志不遂，则肝郁难解，气机不行，气滞为患，肝郁抑脾，饮食渐减，生化乏源，气血不足，心脾失养，或脾虚生痰，痰阻气滞，脑气不爽，或脑神被遏，即可发为情志病。有的以抑郁为主，有的以焦虑为主，但往往焦虑抑郁交织出现。

2.突遇惊恐或长久情志不遂等心理因素

《素问·六元正纪大论》指出"人有五脏化五气，以生喜、怒、思、忧、恐"，表明喜、怒、忧、思、恐五志与五脏密切相关。七情活动的产生、维持有赖于内在的脏腑功能活动，以脏腑精气阴阳为物质基础。正常的情志活动，是脑神和五脏神接受外界刺激后产生的恰当反应，在脑神、五脏神及脏腑气血阴阳的调节范围内，神活动于内，情表现于外，并与环境和所接受的刺激相协调。

正常的情志活动不会引起疾病，且会催动人体脏腑气血，使人更好地适应自然和人文环境，对环境刺激做出最有利于自己生存的反应，具有适应功能，有利于人体健康。只有当情志过激时，超出了脑神的承受范围，造成神机大乱，气机失和，气血运行乖戾，伤及人体脏腑，破坏了气血阴阳的平衡，才会导致人体的各种疾病。焦虑即是这样的一种在不同人体体质背景下对环境刺激的情绪反应。在适度的范围内，可以提高人的适应功能，对人有适应和保护意义。但如果情志刺激过于强烈，七情过极，尤以突然惊恐最为突出，也常见于悲伤过度等；就可损伤各相关脏腑，伤及人体正常的神机和气机出入升降，致神机不宁，气机乖戾，五神内乱，或惊或恐，或忧或思，发为焦虑。根据脏腑气血经络受影响不同，在不同心身素质和背景下的患者，还可以伴有不同的躯体症状，甚至患者主要感受到的就是这些躯体症状。还可见，个体承受长期的负性情志，机体长期承受生活重负，人由于具有意志力的作用，短期内并不发病。但如果久久不得释怀，情绪不佳，心情抑郁，气机长久不得舒畅，则会导致神机失和，脑神为之紊乱，终发为症状复杂的情志疾病。且多焦虑与抑郁并发，所以慢性焦虑患者常并发抑郁障碍。

3.躯体疾病与虑自内生

很多躯体疾病会引发焦虑，这是因为很多躯体疾病是人体脏腑经络的病变，会导致气血失和，气机不畅，一方面直接影响关系密切的相应脏腑的五脏神，导致"五志""七情"的异常功能；另一方面，这些躯体疾病，导致或气血不足，或血脉不畅，而致脑络受损或不通，从而影响脑神功能，出现神机乖戾，神志不宁而焦虑。还有的则是躯体疾病产生热毒、痰湿、瘀血影响了人体的气机、神机，从而产生焦虑。

外感六淫出现热病之后，可以在疾病后期或外感治愈后，残留焦虑综合征或引发焦虑。外感六淫本身令患者恐惧、担忧，引起气机紊乱，神机失和；随着疾病的发展，六淫邪气在传变过程中与人体正气，正邪相争，伤及人体阴阳气血津液，而邪气残留，虚热内扰，热扰脑神而导致气机紊乱，神机失和，脑神不宁而出现焦虑。

潜在的疾病也会以不同方式影响情志。很多潜在性疾病，并没有被临床发现，但人体气血已经失和，人体已经出现气血阴阳的偏倚，且在出现明显的与病变对应的临床症状和体征之前，已被人体神机感受到。因而人体会出现各种各样的气机失常的躯体症状，和烦躁、失眠、噩梦等情志症状，往往符合情志病的焦虑抑郁状态。患者可能会以不明确的"上火""失眠""烦躁""坐卧不安"或多个查不到器质性基础的临床症状就诊，又没有相应可以解释的心理情志原因。

4.家庭、社会因素

《素问·疏五过论》说："尝贵后贱，虽不中邪，病从内生，名曰脱营。尝富后贫，名曰失精，五气留连，病有所并"。可见，早在《黄帝内经》时期，中医学就已经认识到家庭和社会因素与人体健康和疾病的密切关系。现代中医学认识到,生活条件的改变,竞争的加剧,节奏的加快,给每个人都提出了更高的要求,传统生活方式的解体、育儿和养老方式的改变、单亲和单身的增多、个性化等都使社会中的个体的精神压力陡增,每个人实际上都更需要心理、家庭和社会的支持,而这往往难以兼得。中医学认为人与自然,与家庭,与生活,与工作环境,与社会是一个整体,上述变化使这种整体性遭到了破坏。人们生活的变动不居,心灵难以适应生活的节奏,对自己未来的生活越来越难以把握和预测,所以人们的安全感降低,而引发焦虑。当下社会,焦虑发病较以前明显增多,与人们处于文化变迁、人口流动、离土离乡、移居大城市、养老模式转变、文化伦理认同困难、价值观多元与冲突关系密切。这些社会因素,在不同个体生活学习工作的适应成长过程中,必然会有所体现,在临床上,往往就表现为焦虑抑郁相关疾病的发生。

5.其他因素

药物因素、基础疾病因素、年龄因素、性别因素、自然环境及其他因素等。

(二)中医病机

1.肾阴不足,脑神失养

肾阴不足,脑神失养是焦虑障碍的基本病机。由于肾为先天之本,主藏五脏六腑之精;肾主骨生髓,脑为髓海,肾脑相通;肾阴为一身阴津之元,阴虚则火旺;故肾阴不足会影响脑神和全身脏腑功能。肾阴不足,则阴虚火旺,肾藏志功能亢进,而出现善惊善恐等症;或肾阴不足,脑髓失养,脑神易扰,遇刺激则神机失和,脑神不宁而发为焦虑。这是肾阴不足导致焦虑的基本病机。

肾阴不足,或导致全身营阴不足,从而影响其他脏腑的功能。其中对脾(阴)的影响在焦虑障碍发病中最有意义。我们知道焦虑障碍的另一核心症状为担忧,忧思根据《黄帝内经》神志理论定位在"脾"。《素问·宣明五气》曰:"脾藏意。"《灵枢·本神》中指出:"脾藏营,营舍意。"《素问·阴阳应象大论》指出脾:"在志为思"。因此,忧思与以脾营为基础的脾意有关。当脾营不足时,脾在志为思的功能虚亢,会表现为过分的担忧、忧思。脾不但有主运化的脾气和脾阳,同时有作为脾气和脾阳基础的脾阴。《灵枢·本神》所说的脾营即属于脾阴的范畴。由于肾阴是全身五脏阴精的基础,肾阴不足会导致脾营不足,因此过分的忧思虽定位在脾营不足,但实质来源于肾阴亏损。

肾阴不足,可导致阴虚火旺,在不同体质患者,可呈现肝阳上亢,虚风内动等各种复杂临床表现,这也是焦虑障碍症状复杂、变动不一的病机基础之一。肾阴不足,不能上济心阴而表现为心阴血不足,心脏失养,因而表现为心慌、胸闷,或心前区不适、疼痛。肾阴虚则肾水不能上承,心火不能下移,心肾二脏共病较为复杂,其中心肾不交,最为典型。

由于肝肾同源,肾阴不足会导致肝阴血不足。肝阴血不足,筋脉有失濡润,表现为手抖、手指震颤或麻木感。肝阴血不足,肝魂夜不能入阴,因而表现为入睡困难、易做噩梦、易惊醒。由于肝肾阴虚,脏腑不得濡润滋养,容易引起肝主疏泄的功能失常,进而引发全身的气机失常,导致进一步的气郁性病机。

由于金水相生,肾阴不足,会导致肺阴不足。肺阴不足,会导致包括气短乏力、呼吸困难等在内的各种肺部不适的肺系症状。此时,单纯用补肺或宣肺的方法往往无效,甚至会加重病情。肾阴不足,虚热内生,热迫膀胱,会出现尿频、尿急。肾阴不足,性功能受到影响,表现为月经不调、性欲缺乏。肾阴不足,阴血不能上荣于脑,兼加长期虚热煎熬阴血,可导致血瘀,因而出现头晕、头疼,及头部各种不适。肾阴不足,虚热迫使阴液外出而表现为易出汗。肾阴不足,久必及阳。肾阳虚,全身气机鼓动无力,可见四末不温,或小腹怕凉,或下肢寒冷。最为关键的是,阳虚鼓动无力,可见一身气机不畅,神机郁遏,脑神不得舒展,而发为抑郁,而见情绪低落等症。所以肾之阴损及阳,阳损及阴也是焦虑抑郁共病的病机之一。

2.肝气郁滞及各种气机升降失常

肝气郁滞及各种气机升降失常是焦虑障碍的常见病机。按照一般的中医理论,焦虑这类情志病,在临床多归属于郁证,其多起于情志不遂,肝郁气滞,进而引发全身的气机升降失常,如肝气横逆、肝郁脾虚、肝胃不和、肝郁化火、心肝热盛、肺胃气逆、脾胃不和。其与气机理论、五行学说和人们相关症状谱较为契合,较好地解释了临床现象,有着一套病因病机理论和对应的治则治法方药,以及养生康复理念手段。这是中医理论中较为突出的部分,自有其合理性和自洽性,临床实践也部分证明了其有效性。但在焦虑障碍的临床中,以肝郁气滞等病机为代表的这个理论只能解释部分症状,并不能完全解释相应的纷繁症状。而且,疏肝理气法即使对于表现为"肝郁"的患者也往往疗效不佳,这就是因为肾阴不足才是焦虑病机之本。气机不畅、气机紊乱等,虽然确实存在,但往往是继发性病机。也就是说,常常是因为肝肾阴虚基础上出现的肝郁气滞。所以,在焦虑障碍的病机中气郁性病机虽然占有非常重要的位置,但毕竟是继发于肾阴不足基础上的,相对于肾阴不足,脑神失养、气机紊乱导致的神机不宁是继发的、次要的。尽管如此,也并不能说明,肝郁气滞、气机紊乱的不重要,恰恰是气机的郁滞与紊乱,才体现了焦虑病机的层次性,并得以解释焦虑障碍症状的繁杂与多变的性质。

焦虑的气郁性病机是指在焦虑的发生、形成、加重,或减轻、缓解、向愈的过程中,人体气机出入升降的变化及其对脑、五脏六腑、气血阴阳,特别是对脑神与五脏神变化的影响。我们知道焦虑的最基本病机是人体的肾阴不足,肾阴不足导致人体脏腑经络失于濡润,容易发生脏腑气化功能的失常,从而引起人体的气机升降出入的紊乱。其中,气机郁滞、气逆、气陷、气结、气脱为常见,分别可以在焦虑障碍的不同症状中体现。

气郁即气滞,是指气的流通不畅,郁滞不通的病理状态。人的生理活动,以气为动力,推动脏腑气化,输布津液,宣畅血脉,消化水谷。若情志过激,忧思郁怒,首先就会伤害人体的气机。《诸病源候论·气病诸候·结气候》说:"结气病者,忧思所生也,心有所存,神有所止,气留而不行,故结于内",指出忧思会导致气机郁结。肝在志为怒,郁怒伤肝致肝司疏泄之功不行,成肝气郁结之证。肝失疏泄,可使全身气机的畅达受到影响,五脏气机得不到畅达,脑气得不到舒展。可见,气郁性病机的基础与核心是情志郁结。

一般情况下,气滞始于肝气郁结。但应该看到,人体生理病理活动的复杂性,人作为一个整体,脏腑气血功能之间相互影响,也可由于其他脏腑气血功能失常而导致气机郁滞,如气虚、痰郁、湿阻、热郁、火郁、食滞、血瘀的阻滞影响到气的流通引起气滞,为气郁性病机形成的重要途径。焦虑的气郁自有其特点,往往继发于肝肾阴虚,肝的疏泄功能失常,常常伴随阴虚火旺,神机失宁,使焦虑的病机和临床表现更加复杂。

气郁的临床表现与气郁的部位和程度有直接关系。郁于何处何脏何经何腑,就出现该处气机不畅、气血不通的症状。郁滞的程度与症状的程度及疾病的发展转归相关。

气郁主要源于肝气郁结、肝失疏泄。如果是郁于肝经本身,则出现胁肋胀满,甚则涉及腰背肩胛,出现胸闷、咽部有异物感、胃腹胀满、嗳气泛恶、纳食减少、少腹胀痛、乳房胀痛有核、女子经血和男子排精不畅诸症。气郁滞不通,如果影响到脾胃则可见纳少、脘腹胀痛、休作有时、大便秘结等。郁滞在肺则可见胸闷、咳喘。若郁滞影响到脑,使脑气不舒、脑神不爽、脑神被遏,则出现情绪低落、意志低沉,并使全身气机郁滞更深,出现如筋脉不伸、食欲全无、二便失司的症状。如果是七情以外的其他原因引起的气滞,则会在原有疾病症状基础上出现气滞的症状,但是这种气滞会带有原来疾病的性质,如气虚引起的气滞,除了闷、胀、痛不如实证明显以外,还带有气虚的症状。

人体的正气即脏腑的生理功能,可以调节气机的升降出入使之恢复正常。如果气机的升降出入失常,超出了自身的调节范围,疾病就会发生、发展、传变。依疾病的轻重、郁滞的浅深、体质的强弱,以及治疗方药的不同,气郁性病机会有不同的转归。

气郁性病机的转归之一,是经过人体脏腑气血阴阳自身的调整,或脑神的调摄,获得自然之气相助,正气来复。或经过心理及药物的治疗,调整气机升降出入,以致恢复正常,郁滞得化,疏泄得司,气机得畅,脑气及五脏之气得以舒展,则脑神及五脏神自爽,神机得宁,气机和顺,情志恢复正常,疾病得愈。

气郁性病机的转归之二是气机升降失常,如气滞渐深,引起血行不利;或津液输布失常,导致阳气不敷,阴津不布,局部气虚气滞,形成瘀血或痰饮水湿等病理产物。这些病理产物可以进一步阻滞气机或互相影响,导致焦虑向复杂与严重发展。阳气不敷,产生寒证,如四末不温,畏寒或局部怕冷,貌似阳虚;阴津不布,可以导致局部干燥,口干、舌干、咽喉干燥、眼干;或痰饮内生,甚至水肿;或肝郁可以化火,不一而足。可见气机不畅、升降失常在焦虑障碍病因病机中占有很大比例,可以解释很多躯体化症状和隐匿性抑郁。进而,气机郁滞,肝气不舒,肝气不能升于左,肺气不能降于右,脾气不得升,胃气不得降,心火不能下移,肾水不能上乘,清浊不分,清不能升,浊不能降,则会分别出现肝郁脾虚、肝胃不和、心肾不交、脾失健运、肺失宣肃、痰饮内停、火热内郁、炼津为痰、痰火互结、痰迷心窍、肝郁痰结、气滞血瘀、肝火上炎、肝阳上亢、心火亢盛、肝肾阴虚、痰浊蒙闭等证。气机郁滞及这些病证和病理产物的形成,如果影响到脑神,就有可能导致焦虑的发生或进一步发展。就焦虑这种神志病而言,气郁性病机转化为热郁、痰郁、火郁、痰火共患、气血瘀滞等,在焦虑的临床上最有意义。

3.火热性病机

传统中医学认为,火热才是焦虑之类神志疾病的根本性病机,如"病机十九条"就有"诸躁狂越,皆属于火""诸热瞀瘛,皆属于火""诸病胕肿,疼酸惊骇,皆属于火"。对于烦躁不安、独语、多语、惊骇、不寐,应责之于火热,如心火上炎、心肝热盛、肝阳上亢、肺胃热盛、心肾不交、阴虚火旺等。这在我们现代治疗精神疾病的中医实践中有很大影响。

阴虚阳亢是肾阴虚常见的病理转化之一。在很多阳热亢盛之体,阴虚阳亢之热和实热很难简单区分。另一方面,气郁化火也是临床常见病机之一,这是因为气属阳,其体热,气郁不解,久郁易从热化,郁未解而热内升,而痰、湿、食、血诸郁也易壅滞化热化火,而成热郁。热郁的形成,还与机体的体质、宿疾、潜病有关。既往阳盛者、阴虚者易于从化成热。

焦虑的热郁性病机,可由热郁为患,上扰脑神,脑神为热邪所扰,以致脑神不宁。这样的临床表现经常见于急性焦虑和焦虑障碍的早期。由肝郁化热者多见;亦有心肾阴虚,虚火内盛者;还有气郁化热,横犯脾胃者;有与痰邪共见痰火(热)为患者;有与血瘀共见郁热为患者。火热之邪形成后,可导致郁病渐深,火热之邪伤及正气,致虚实夹杂。

焦虑的火热病机还多见于服用抗抑郁、抗焦虑西药的病例之中,药毒化热,热耗阴津,也在焦虑障碍临床中具有一定意义。一般来讲,焦虑的火热性病机多兼阴虚、气火上逆、热毒、食积、药毒等表现。

4.血瘀性病机

脑主神明,脑为髓海,但脑之生理时刻离不开脑络血脉的通畅。脑主神明学说强调肾脑相通的同时,也强调血脉通畅对脑髓脑络及脑神正常生理的关键作用。就临床现实来讲,各种影响脑络通畅,血脉供应的病理病机改变,都可能引发脑神的改变,在特定的心身素质背景之下,经常表现为焦虑综合征。所以在很多情况之下,活血通脉是治疗焦虑不可缺少的手段。

血液当循行于脉中,濡养周身,如若血行不畅,甚或瘀阻于脉道、体腔之内,或溢出脉外,可产生血郁,或称血瘀。如果血瘀影响到脑神,导致脑神失养,或脑神不宁,就会引起脑神失常,如果是脑神失宁为主,就有可能发为焦虑。临床上常可见精神不安、善惊善恐、性情急躁、失眠、健忘等精神症状。气行则血行,气滞则血瘀,若情志不畅,导致气机郁滞,或痰饮等积滞于体内阻遏脉络,造成血液运行不畅,进而导致血液在体内某些部位瘀积不行,形成瘀血。或气虚则运血无力,阳虚则脉道失于温通而滞涩,阴虚则脉道失于柔润而僵化,津血同源互化,津液亏虚,无以充血则血脉不利也会导致瘀血的形成;或寒凝则血滞,天气寒冷或阳虚寒自内生,均可导致脉道挛缩或血液凝涩而形成血瘀;或外伤,或由于脾不统血、肝不藏血、血热出血、肝阳上亢,血管暴涨等,也可导致出血,而离经之血阻塞血络,特别是阻塞脑络导致的瘀血,终成血瘀,致脑络受阻,正常的气血不能周流,脑髓失养、脑神不畅,或脑神为血瘀所遏,即可发为神志病之焦虑。

中医学认为瘀血形成之后,停积体内不散,不仅不能濡养机体,且阻滞气机,形成气滞血瘀的恶性循环,导致血脉运行的不畅,影响新血的形成,其病位多涉及脑、心、肝、肺、脾等脏。病久多瘀,怪病多瘀,且郁瘀可互为因果,瘀久还可导致郁热内生,或与痰浊互缠,使焦虑的病机更加复杂,病位更深,病症更杂更重,虚实难分,寒热难辨,方药难效,预后难料。所以认识和治疗焦虑,绝不可忽视血瘀性病机在焦虑发生发展转归中的地位。

5.痰湿与痰火病机

焦虑的痰湿性病机是指在焦虑过程中,由于肾虚不足、肝郁气滞、肝郁脾虚等因素,导致人体水液代谢失常,水谷不能化生为精微物质、元阴元阳、人体正气,而是变为痰湿,阻遏气机,致使神机不畅,脑神不宁。常出现失眠、面色不华、胆小害怕、坐卧不宁、不思饮食、情绪不安、无精打采、善思善虑、神疲倦怠、呕恶痞闷、呕吐痰涎等病理过程和临床表现。这常见于焦虑日久的患者。

焦虑的痰火性病机是指在焦虑过程中出现的阴虚火旺、肝郁化火,火热炼津为痰,痰火并见的情形。患者常有烦躁、坐卧不安、急躁易怒,甚至出现激越症状。

二、抑郁障碍的病因病机

(一)中医病因

1.情志失调

(1)恼怒伤肝:肝失条达,气失疏泄,可致肝气郁结,气机不利,脑气被阻,脑神不舒,发为情绪抑郁,并见胸部满闷,痛无定处,不思饮食等症。气郁日久化火,则为火郁;气滞血瘀则为血郁。临床上急性、重型抑郁障碍多因与此。

(2)谋虑不遂或忧思过度:久则伤及脾与肺,脾气受伤则脾意不行,脾失健运,肺气受伤则肺魄不行,肺之宣发肃降暗损,食滞、湿蕴、生痰、化热,则又为食郁、湿郁、痰郁。诸郁可单独出现,也可夹杂共见,影响人体脏腑气血功能,特别是影响人体气机的升降与出入,导致脑神和五脏神的被阻、被遏,脑神不舒、不爽,发为郁病。临床上慢性抑郁、顽固性抑郁、隐匿性抑郁大多如此。

（3）惊恐：惊恐直伤或耗泄肾气，或影响到肾气的鼓动作用，使人体气机不利，脑神由此被遏，引发郁病。

（4）数情交织：多伤人心、肝、脾。如过惊过喜，即可损伤心，又可累及肾；郁怒太过，即可伤肝，又可影响心脾；忧思内伤，即可伤脾，又可影响心肺。数情交织，伤及心肝脾，影响到脑神，致脑神不舒，即发为郁病，证见心、肝、脾等多脏失调症状，为难治之症。

2.体质因素及郁自内生

一般认为，体质是生物个体在生命过程中，由先天的遗传性和后天的获得性因素所决定的，表现在形态结构、生理功能和心理活动方面的相对稳定的特性。体质在生理上表现为功能代谢及对外界刺激反应等方面的个体差异，在病理上表现为对某些病因和疾病的易感性，以及产生病变的类型与疾病传变转归中的某种倾向性。脏腑经络和精、气、血的功能是体质的生理学基础。影响体质的因素有先天禀赋、生存的地理环境、年龄因素、性别差异、饮食因素、劳逸所伤、情志因素及针药和其他医疗因素。中医学在《黄帝内经》时代就对体质有了深刻的认识，以后代有发展。古代中医学对体质类型的划分有《黄帝内经》的阴阳含量划分法、五行归属划分法、形态与功能特征划分法、刚柔划分法、勇怯划分法、形态苦乐划分法等，张景岳等采用藏象阴阳分类法，叶桂以阴阳属性分类法，章楠则以阴阳虚实分类法，其价值各具千秋。从中医精神病学和郁病防治的角度看，下列体质与罹患郁病的关系较为密切。

（1）心虚质：心志为喜，心虚则心志不行，"心气虚则悲，实则笑不休"。因为素体心虚的个体，往往或心气不足，鼓动力弱，遇情志刺激，稍有郁滞，则不易纾解，积久不化，转为郁病，或心脏阴血不足，子盗母气，致肝血不足，肝失濡养，稍有情志刺激，则易气滞不舒，质化为郁病。

（2）肝郁质：素体肝郁之人，易遇事不解，心情郁闷，肝气不疏是其基本的病势，稍有情志不遂，则肝郁难解，气机不行，气滞为患，肝郁抑脾，饮食渐减，生化乏源，气血不足，心脾失养，或脾虚生痰，痰阻气滞，脑气不爽，或脑神被遏，质化为郁病。

（3）肾阴虚质：一方面，肝肾同源，肾阴虚则肝失濡养，易于郁滞，肾阴虚则心易于生火，郁滞更易化火，往往性格急躁，易于郁火共患，扰乱脑神，从而抑郁为病；另一方面，肾阴虚则人体真源不足，生精乏源，如导致心血不足，则心神失养，易于悲忧，甚或脑髓失养，脑气不足，脑气不爽。

（4）脾气虚质：脾胃为人体的气机枢纽，脾升胃降是人体气机活动的关键，脾气不足则升降不行，一方面易为肝气所横逆，另一方面也可加重肝郁。所谓木壅土滞，因果交织，是为恶性循环，容易发为抑郁之病，气机不畅，遏阻脑神。临床上抑郁患者消化系统脾胃症状多见，许多以消化系统脾胃症状为主诉的患者治疗时往往须配伍以舒肝解郁或抗抑郁的治法也在一定程度上说明了这个问题。

3.家庭、社会因素

《素问·疏五述论》说："尝贵后贱，虽不中邪，病从内生，名曰脱营。尝富后贫，名曰失精，五气留连，病有所并。"可见，早在《黄帝内经》时代，中医学就已经认识到家庭和社会因素与人体健康和疾病的密切关系。现代中医学认识到，生活条件的改变，竞争的加剧，节奏的加快，给每个人都提出了更高的要求，传统生活方式的解体、育儿和养老方式的改变、单亲和单身的增多、个性化等都使社会中的个体精神压力陡增，每个人实际上都更需要心理、家庭和社会的支持，而这往往难以兼得。中医学认为人与自然，与家庭，与生活工作环境，与社会是一个整体，上述变化使这种整体性遭到了破坏,所以郁病发病较以前明显增多。所有个体都需要相应的社会支持和关心,如果人遇到较大的情志刺激,又得不到适宜的支持关心和及时的疏导以化解郁滞和郁闷,就有可能发生郁病。

4.其他因素

药物因素、基础疾病因素、年龄因素、性别因素及其他自然环境因素等。

(二)中医病机

1.气郁性病机

郁病的气郁性病机是直接导致脑神不舒、脑气不爽,引起人的意志低沉、情绪低落的核心病机。大多数郁病,特别是由情志不遂引起者,其初始病机多与肝气不舒、肝郁气滞有关。而其他形式的郁病在其形成的某一环节往往也与气郁性病机有关。郁病的其他病机往往由气郁性病机转化发展传变而来。所以,认识郁病的气郁性病机是认识郁病的关键。

郁病的气郁性病机是指在郁病的发生形成加重或减轻、缓解、治疗向愈过程中,人体气机出入升降的变化及其对脑和五脏六腑、精气血、阴阳,特别是对脑神与五脏神变化的影响。

气郁的临床表现与气郁的部位和程度有直接关系。郁于何处何脏何经何腑,就出现该处气机不畅、气血不通的症状。郁滞的程度与症状的程度及疾病的发展转归相关。气郁主要源于肝气郁结、肝失疏泄。如果是郁于肝经本身,则出现胁肋胀满,甚则涉及腰背肩胛,胸闷,咽部有异物感,腹胀食欲缺乏,嗳气泛恶,纳食减少,少腹胀痛,乳房胀痛有核,女子经血和男子排精不畅之症。气郁滞不通如果影响到脾胃则可见纳少、脘腹胀痛、休作有时、大便秘结等。郁滞在肺则可见胸闷咳喘。若郁滞影响到脑,使脑气不舒、脑神不爽、脑神被遏,则出现情绪低落、意志低沉,并使全身气机郁滞更深,出现如筋脉不伸、食欲全无、二便失司的症状。如果是七情以外的其他原因引起的气滞,则会在原有疾病症状基础上出现气滞的症状,但是这种气滞会带有原来疾病的性质,如气虚引起的气滞,除了闷胀痛不如实证明显以外,还带有气虚的症状。

人体的正气即脏腑的生理功能可以调节气机的升降出入使之恢复正常。如果气机的升降出入失常超出了自身的调节范围,疾病就会发生、发展、传变,依疾病的轻重、郁滞的浅深、体质的强弱及治疗方药的不同,气郁性病机会有不同的转归。

气机郁滞及这些病证和病理产物的形成如果影响到脑神,或致脑神失养,或致脑神被遏,就有可能导致郁病的发生或进一步发展。就郁病而言,气郁性病机转化为热郁、痰郁、火郁、痰火共患、气血痰滞为最有临床意义。

2.热性病机

郁病的热性病机往往是在气郁性病机的基础上形成。气属阳,其体热,气郁不解,久郁易从热化,郁未解而热内升,而痰、湿、食、血诸郁也易壅滞化热化火,而成热郁。热郁的形成,还与机体的体质、宿疾、潜病有关。既往阳盛者、阴虚者易于从化成热。郁病的热郁性病机可由热郁为患,上扰脑神,脑神为热邪所遏,情绪低落,意志消沉,优柔寡断。由肝郁化热者多见;亦有心肾阴虚,虚火内盛者;还有气郁化热,横犯脾胃者;有与痰邪共见痰火(热)为患者;有与血瘀共见郁热为患者。火热之邪形成后,可导致郁病渐深,火热之邪伤及正气,致虚实夹杂。

3.痰郁性病机

郁病的痰郁性病机是指在郁病过程中,由于郁痰共见,阻遏气机,脑神被遏,出现情绪低落消沉、无精打采、神疲倦怠、呕恶痞闷的病理过程。痰郁性病机既是郁病的常见病机,又是郁病由气郁性病机转变成为其他性质的病机的一个重要环节,还是郁病病机走向症状复杂,虚实共见,渐成难治之症的开始。

导致郁病痰郁的因素主要由气郁和气阳不足。由于气郁,气滞不畅,气化受阻,津液不能正常输布,痰郁内成。由于多食肥甘厚味,湿浊内生,饮食不化,还可由于脾气虚不能升清降浊,脾肾阳虚不能蒸化水湿,兼之气郁不能输布,痰浊与郁滞共为贼患,阻塞气机,妨碍气血的运行,蒙闭脑神和心神,导致脑神的不能伸展,影响脑神的清灵,而成郁病。痰本为水谷精微不能正常化生的病理产物,消耗水谷精微,久之必伤正气。或已有脾虚或脾肾两虚之证,气阳不足,脾失健运,肾不蒸腾,清不得升,浊不得降,故水湿内停,酿而为痰,兼之气机被郁,遂成痰郁。痰郁为患的另一个转归就是久则郁滞积热化火,痰、郁、火共患,痰火内结,或痰火上扰,甚则痰、风、火并见,影响到脑神致脑神被扰,遂成郁病难治之症。

4.血瘀性病机

血液当循行于脉中濡养周身,如若血行不畅,甚或瘀阻于脉道、体腔之内,或溢出脉外,可产生血郁,或称血瘀。脑髓一刻也离不开血液的滋养,更是血气化生于脑髓的表现,正所谓"血气者,人之神""血脉和利,精神乃居",如果血瘀影响到脑神,导致脑神失养,或脑神不能伸展,出现脑神失灵,脑神被遏,即可发为郁证。临床上常可见精神抑郁、性情急躁、失眠、健忘等精神症状。气行则血行,气滞则血瘀,若情志不畅,导致气机郁滞,或痰饮等积滞于体内阻遏脉络,造成血液运行不畅,进而导致血液在体内某些部位瘀积不行,形成瘀血;气虚则运血无力,阳虚则脉道失于温通而滞涩,阴虚则脉道失于柔润而僵化,津血同源互化,津液亏虚,无以充血则血脉不利也会导致瘀血的形成;寒凝则血滞,天气寒冷或阳虚寒自内生均可导致脉道挛缩或血液凝涩而形成血瘀;外伤或由于脾不统血、肝不藏血、血热出血、肝阳上亢,血管暴涨等也可导致出血,离经之血阻塞血络,特别是阻塞脑络导致的瘀血,终成血瘀,脑络受阻,正常的气血不能周流,致脑髓失养、脑神不畅或为血瘀所遏,即可发为郁病。

5.痰火性病机

郁病的痰火病机是指见于郁病的痰邪与火热之邪共见,且互为因果相互纠缠合而为患的病理过程。痰火病机的郁病多症状重、病情急,为郁病临床常见之证。痰是体内津液代谢失常停滞不得输布,凝聚而成的病理产物。气机郁滞,三焦不通,津停饮聚;阳气受损,气滞不化;阳气亏损,蒸化无力则痰自内生。火为阳气之亢,为体内阳气失于正化的产物。实火起于脏腑功能亢盛,邪热内扰;虚火可见阴虚火旺、虚火上浮、阴火内炽等。痰火病邪多源于痰因火生,气郁化火,阳气变为火邪,火为阳邪,煎熬津液,炼液为痰,火烁生痰,痰火凝滞,其阴必亏,阴愈亏则火益炽,痰结越甚,而成痰火互结之患。亦有火从痰生,由于津液输布失常,停滞生痰,痰饮停滞体内,阻碍脏腑气机,妨碍气化,久则从热从火,而形成痰火内扰。痰与火互为其因,又常兼见同病,痰火互结,无处不至,若蒙蔽清窍,阻闭脑神,出现脑神被遏,情绪低落、失眠、健忘、烦躁,冲动,易激惹,即为郁病之患。痰火之邪,还多与风邪交互危害,临证不可不知。

6.气血痰滞性病机

郁病的气血痰滞性病机是指郁病发生发展过程中气滞、血瘀、痰阻共见,三邪为患,相互交织,共同影响郁病进展转归的病理过程。或因气滞导致血瘀和痰阻的形成;或血瘀在先,气滞、痰阻在后;还可因痰阻影响气机和血脉的运行导致气滞和血瘀的形成。可以是在郁病已成时见到上述3种病邪的相互交织,导致郁病的进一步发展和导致其他疾病的出现;也可以是其他疾病过程中3种病邪合邪而导致疾病的发展,气滞血瘀痰阻为患影响脑神使郁病伴发而生。不管是郁病在先还是在后,三邪共患是气血痰滞性病机的关键。三邪共患相互影响,互为因果,但仍需仔细分辨,找出三者的关键,区别对待,抓住重点,纲举目张,全面考虑,打破三邪交互的恶性循环,使疾病向气畅、血行、痰消的方向发展,从而促进郁病的痊愈。

7.虚性病机

郁病的虚性病机指郁病在发生发展过程中正虚成为疾病进退转归和治疗关键的病理过程。虚性病机可以是因虚致郁,如气虚导致气机郁滞、气血不足、脑神心神的失养,致使脑神不能伸展或无力伸展;阴虚导致虚火内生,暗耗心血,心肾不交,心神先乱再进而扰乱脑神;血虚导致心血不足,心脑失养,肝血不足导致肝脏失于濡润而疏泄不行,进而郁滞内生或因虚导致血瘀的形成进而阻滞气机;阳气不足特别是肾阳的不足,一方面是气机失于温煦鼓动,容易出现气机郁滞,神明不得伸展,另一方面气阳不足容易导致痰湿内生,虚与痰共患,最终影响脑神;精亏不足导致脑髓失充,脑神失去根基。种种虚性病机发展到影响脑髓和脑神,如果出现脑神无力伸展或脑神被遏即可发为郁病。

由郁致虚亦是郁病的常见病机,气机郁滞则脾胃升降失常,清气不得升,浊气不得降,气化难司,水谷精微不得输布,遂成正虚;痰郁与血瘀的生成本身就是正气不得正化的结果,久之必然消耗正气,势成内虚之证,如兼有食郁则生化乏源,必致气血阴阳的不足。先有脑神被遏,进而出现脑神因正虚而出现失于充养,伸展无力。郁病的虚性病机可见于以虚为主,而更多见于虚实夹杂。

（王亚男）

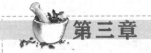

第三章

焦虑和抑郁障碍的分类

第一节 以年龄为标准分类

一、焦虑障碍

(一)儿童青少年焦虑障碍

儿童青少年焦虑障碍为儿童青少年期最常见的心理障碍之一,患病率为 10%～20%,以过分焦虑、担心、害怕为主要体验,伴有相应的认知、行为改变和躯体症状,包括儿童分离焦虑障碍、广泛性焦虑障碍、惊恐障碍、社交焦虑障碍、选择性缄默症、特殊恐惧症等。其紧张惊恐的程度与现实情况很不相符,常伴有头晕、胸闷、心悸、口干、尿频、出汗、震颤和运动性不安等症状。这类患儿情绪不稳、注意力涣散、学习效率低,人格发展受影响;成年后还会出现社交能力削弱,容易患各类心理障碍。近年儿童期焦虑障碍不仅有持续的趋势,而且有逐渐恶化的倾向。早期有焦虑病史者在青少年和成年期发生抑郁障碍的风险增高。一个儿童可能在童年早期诊断为分离性焦虑,学龄期患广泛性焦虑障碍,而在青少年期患抑郁障碍。儿童时期最常见的焦虑障碍是分离焦虑障碍、广泛性焦虑障碍和特定恐惧症。

1.分离焦虑障碍

分离焦虑障碍特发于童年,其核心症状是当患儿与主要依恋人或家庭分离时出现明显的焦虑。即患者担心与依恋对象分离,由此产生一系列过度的情绪反应和躯体症状,如烦躁不安、哭闹、发脾气、头痛、恶心、呕吐等。5～8 岁的儿童常不切实际地担心父母或主要依恋者被伤害,拒绝上学;9～12 岁在分离时表现过分的苦恼;而在青少年,最常见的是躯体主诉和拒绝上学。年幼儿的症状比年长儿多,男孩和女孩症状相似,大约 3/4 的社交焦虑障碍表现为拒绝上学,常合并广泛性焦虑障碍,长大后易于出现抑郁障碍、惊恐障碍。分离焦虑障碍的儿童起病年龄最早,平均为 7.5 岁,在性别方面无差异,常来自单亲、经济状况差的家庭。

2.广泛性焦虑障碍

儿童青少年广泛性焦虑障碍以过分地、广泛地担心自己的社交、学业,需要家人一再地安慰和保证,儿童这种内心的焦虑不安不易被其养育者察觉,他们往往通过头痛、胃痛、失眠、心悸、口干等躯体症状表达出这种情绪。合并其他障碍的概率较高,在儿童期合并分离焦虑障碍,青少年期合并抑郁障碍。病程呈慢性,常持续到成年。由于儿童所表现的主诉不如成人那么丰富,自主神经症状也不突出。

3.惊恐障碍

惊恐障碍指一段时间内出现强烈的害怕或不适,必须至少有13条躯体症状和心理症状中的4条,不能摆脱惊恐发作的情节或惊恐发作时给予任何帮助都无效。常出现在青春期或成人初期,最高发病年龄为15～19岁。

4.社交焦虑障碍

儿童正常发展过程中存在的对新环境或陌生人恐惧的突出化,特发于童年,是一种显著地持续地对社交或一些自我表现的恐惧。其基本特征为十分害怕成为注意的焦点,并表现出明显的回避。在儿童时期,应有明显的与熟悉的人交往的能力,而焦虑必须出现在与同龄人交往时,而不是与成人交往时。大多数起病于青春期的早、中段,男女患病率无差异,常常与其他焦虑障碍和情感障碍共病。

5.特殊恐惧症

特殊恐惧症特征为对某些特定物体或情境出现明显的害怕,如动物、暴风雨、巨响等,出现惊恐、哭叫、发脾气、呆住或依赖他人,并出现回避,这种回避行为妨碍了儿童的正常功能。儿童不像成人那样能意识到他们的害怕是过分的、不合情理的。两三岁前的儿童主要害怕陌生人、陌生物体、高度和黑暗,学前儿童恐惧的对象主要是幽灵、怪物、强盗等不确定性事物,而中小学儿童恐惧的对象则主要与学校和社会关系有关。

6.选择性缄默症

该病特征是患儿在某一个或许多社会场合下(如学校或陌生环境中)拒绝说话,但父母反映该患儿在家很能说话,常发生于3～6岁的儿童,女孩多于男孩,患儿年幼在家时并未引人注意,但初到托幼机构便暴露有问题,该患儿不听话,有违抗性,或顺从,然而典型的表现是焦虑和害羞。

青春期出现的焦虑症状要比青春期前多,如恐高、害怕当众讲话、脸红、过分担心过去的行为及自我意识过强。青少年除出现与儿童期一样的焦虑障碍外,在青春期开始后,易患其他焦虑障碍,如惊恐障碍、广场恐怖性障碍。

(二)老年焦虑障碍

老年焦虑障碍有自身特点:①老年焦虑障碍存在客观的诱发因素,如身体日渐衰老虚弱、死亡临近的恐惧、现实环境的改变与困难等。②老年患者存在"述情障碍",即对自身情感体验的表述困难,通常不会说"我很紧张,我很担心",而是说"我身体很难受""我睡不好,吃不下""我大小便不好"等。患者往往对声音、光线很敏感,或格外关注每天大小便次数与顺畅情况,为自己的心烦不安找到借口。③老年患者常伴有各种慢性躯体疾病,如高血压、冠心病、糖尿病等,合并服用多种药物。慢性躯体疾病与长期合并药物均可影响焦虑症状的发生与治疗,甚至许多疾病与药物本身就可引起焦虑。

研究发现,4%～10%的老年人存在焦虑障碍,有焦虑症状但未达到诊断标准的有15%～20%。社区初级医疗机构处调查患病率为4%～7%和3%～11%。这些调查数字显然低于实际患病率,因有一部分老年患者强调躯体主诉而否认有心理问题。老年焦虑障碍高危人群为伴有躯体疾病者、居住在私人疗养院或伴有慢性疾病者。40%有残疾或慢性疾病的老年患者存在焦虑症状。躯体症状差与焦虑密切相关,其中包括体力下降、健康感减退、记忆困难及依赖性增加。焦虑还会增加冠状动脉疾病患病风险一级病死率。焦虑也常见于老年痴呆患者。8%～71%的痴呆患者存在焦虑症状,5%～21%达到DSM诊断系统中某种焦虑障碍的诊断标准。在痴呆患者中,焦虑和行为问题增多、社会功能减退及依赖性增加有关。

老年人可能存在的焦虑和担心主要表现在以下几个方面:躯体健康(疾病、听觉或视觉减退)、认知障碍、财政和社会地位改变(丧偶、照顾责任、退休)。临床医师需意识到老年人可能焦虑的心理症状(如恐惧、焦虑),但能接受用担心、苦恼等其他词语来代替表达。而且,老年人会更多地强调躯体症状而不是心理症状。

1.老年广泛性焦虑障碍

(1)以缺乏明确对象和具体内容的提心吊胆和紧张不安及对现实生活中的某些事情或亲人表现过分担心或烦恼为特征。患者常表现为心烦意乱,感到有祸事降临的恐慌感,难以忍受又无法解脱。

患者常伴有自主神经症状,如心慌、心跳加速、胸闷、气急、头晕、多汗、面部潮红或苍白、口干、吞咽梗塞感、胃部不适、恶心、腹痛、腹胀、腹泻、尿频等。伴有易惊吓、易激惹、注意力集中困难、睡眠障碍等症状。患者表现为运动性不安,如搓手顿足、来回走动、不能静坐,表现为运动性焦虑。

(2)病程与预后:老年广泛性焦虑障碍起病缓慢,常无明显的诱因,也有患者起病于生活事件以后,但所担心的内容远超过生活事件本身,病程可迁延数年。追踪研究发现约1/3患者的病程在0.5～2.0年,另2/3患者的病程在2年以上。41%～59%的患者可痊愈或好转,少数患者预后欠佳。女性、病程短而病前性格良好者预后好,伴躯体疾病、社会关系不良、经济窘迫者则预后不良,病史中有晕厥、激动、人格解体等癔症性格倾向且有轻生念头者预后欠佳。需要注意的是老年广泛性焦虑障碍患者自杀成功率高。

总之,在老年患者中,广泛性焦虑障碍表现为认知症状(如担忧或恐惧)、行为症状(如运动过度或恐惧)和躯体症状(如食欲减退、脸红、躯体疼痛、尿频、发汗、腹泻、恶心、头昏、心悸、呼吸困难、头疼、呕吐)等。

2.惊恐障碍

老年人群中比较常见的焦虑障碍为惊恐发作,表现为突然出现的胸闷、气短、心悸或心前区疼痛,反复拨打急救电话,或多次到医院看心内科及呼吸科急诊,检查血压、脉搏和心电图均在正常范围,超声心动图、动态心电图、冠状动脉造影均未能发现患者存在心脏的器质性病变,甚至有的患者在安放了冠状动脉支架后仍然继续发作。国内外有关的临床研究证实:反复以胸闷或胸痛为主诉到心内科就诊的患者中有50%符合焦虑障碍的诊断标准。典型惊恐障碍的惊恐发作症状在老年期不突出。部分老年患者有对躯体的关注和疑病倾向,因此老年期惊恐发作时躯体不适的主诉较多,并可能对症状作出合理性的解释。随首次发病年龄的增加,惊恐障碍的症状数量和严重程度都有下降趋势。发作期间的预期性焦虑、恐惧性回避及继发抑郁障碍症状则较多见,有的患者有自杀倾向。

3.社交焦虑障碍

一般来说,随着年龄的增加、社会交往的减少,部分社交焦虑障碍患者的症状会逐渐减轻、痛苦程度也会明显减轻。在临床上很难遇到老年的社交焦虑障碍患者,目前也缺乏老年社交焦虑障碍流行病学的资料。若遇到此类患者,也应考虑老年人的特点及其社会生活的实际需要,选择适宜的治疗方案。一般而言尽可能选择心理治疗。

二、抑郁障碍

(一)儿童青少年抑郁障碍

儿童青少年抑郁障碍并不仅仅是一个阶段性的问题,在对成年人抑郁障碍的回顾性调查中,发现大多数患者的首发抑郁是在青少年期。据国外的研究报道,青少年重度抑郁障碍患病率在4%～8%。在中国,平均有6%～7%的青少年被诊断为抑郁障碍。33%以上被诊断为抑郁障碍的在之后20年内曾尝试自杀。有关研究资料的再分析表明,患抑郁障碍的儿童青少年中,存在物质滥用的为20%～30%,破坏性行为的发生率约为非抑郁障碍儿童青少年的6倍左右。

儿童的抑郁情绪不一定通过言语表露出来,有时可能突出地表现为发脾气或某些行为问题。他们若出现精神病性症状,以"幻想性或听觉性"的幻听多见,不像青少年和成年人那样容易出现妄想,此点可能与儿童认知功能发育不成熟有关。青少年患者比儿童更容易出现睡眠及食欲紊乱,与成年人相比,他们较多出现行为问题,自主神经躯体不适症状则相对少见。有学者调查青少年抑郁障碍的攻击行为,在74例样本中,将近50%在多个场合表现出明显的攻击、破坏甚至暴力行为。在女孩和男孩比较中发现无论是攻击行为的发生率,还是表现形式都没有明显差别。

除品行和违抗障碍之外,攻击行为的严重程度与其他共患障碍没有关系。此外,以睡眠过多、食欲增强、体重增加、疯狂购物等为特征的所谓"不典型抑郁障碍",也常见于青少年时期。由于受年龄因素影响,儿童抑郁障碍的临床症状不如成人抑郁障碍典型,早期表现为激越、旷课,并伴有躯体不适、紧张、恐惧、性格改变、孤僻、情绪不稳、好哭闹等行为问题,幻觉较成人明显,可能与儿童的思维不成熟、情感体验不深刻,表达较简单、幼稚有关,抑郁症状常被掩盖,但一些基本症状与成人一致。情绪低落是抑郁障碍的核心症状,需要从患者的主观体验和面部表情两方面加以考虑。儿童的情感体验比较肤浅,加之表达能力欠缺,他们的情绪低落症状有时很难通过言谈得出明确结论,这种情况下,面部表情(悲伤或缺乏笑容)成为主要判断依据。另一方面,有些病期较长(数月至数年)的青少年,他们的抑郁或悲伤不一定经常能从面部表情上看出来,可能只在言谈中才偶尔有所流露。躯体症状在儿童青少年抑郁障碍中相当突出。对162名8～18岁儿童青少年抑郁障碍患者的临床研究发现,近七成患儿至少有一种导致功能损害的体症状,以头痛最常见,其他如胸痛、胃痛、腹痛、腹泻、尿频、震颤、眩晕及视物模糊等也很常见。

20%～40%的儿童青少年抑郁障碍在起病后5年内会出现躁狂发作,因而演变为双相障碍。对72例抑郁障碍儿童(平均年龄10.3±1.5岁)的10年随访研究发现,发生各型双相障碍的共有35例,远远高于正常对照组。发病早、有精神运动性迟滞或精神病性症状及有双相障碍或精神病性抑郁家族史者,容易由抑郁障碍转为双相障碍。

研究报道的儿童青少年抑郁障碍自杀死亡率存在较大差别,低者约2.5%,高者达7.7%,其原因可能与随访年限及患者所处的时代和文化背景不同有关。调查表明,在自杀死亡的儿童青少年中,至少90%患有精神障碍,其中以抑郁障碍的危险性最高。与青少年抑郁障碍发病率升高相应的是,自20世纪中期以来,青少年自杀率翻了4倍,由215/10万上升到1 112/10万。在目前青少年的各种死亡原因中,12%是由自杀所致。研究发现,青少年抑郁障碍在首次发病后的15年内,有5%～10%会实施自杀。

(二)老年抑郁障碍

广义的老年抑郁障碍指发生于老年期(≥60岁)的抑郁障碍,包括原发性(含青年或成年期发病,老年期复发)和见之于老年期的各种继发性抑郁。狭义的老年抑郁障碍特指≥60岁首次发病的原发性抑郁。有时也称为晚发性抑郁。

老年抑郁障碍与其他年龄段抑郁障碍临床表现存在差异,其情绪障碍和行为异常方面具有一定的特点,表现一些不同程度的非典型抑郁症状。有研究发现老年抑郁障碍阳性家族史较少见,躯体疾病所占比重大,认知损害多,主诉躯体不适多,疑病观念强烈。老年抑郁障碍患者失眠、食欲减退明显,情绪脆弱、波动性大,往往不能很好地表达忧伤的情绪,自杀观念常常不会清楚地表露。一般情况下,老年抑郁障碍特点:①抑郁障碍典型的表现较少见;②以焦虑、激越、疑病观念等情绪、行为障碍为特征多见;③亚急性起病多;④促发因素多;⑤焦虑发作比率高;⑥躯体合并症多;⑦症状的波动性大;⑧预后并不较非老年差;⑨自杀并非罕见或少见。

老年抑郁障碍常发生于明显的应激性生活事件之后,且与共病的躯体疾病、认知损害或共病痴呆(认知障碍)和严重的焦虑障碍有关,因此老年抑郁障碍的诊断和鉴别诊断比较困难。据估计约 1/3 老人以躯体不适和疑病为抑郁的首发症状。老年抑郁障碍呈典型的抑郁障碍核心症状者仅少数,临床表现错综复杂,干扰因素多,因此应仔细、全面考虑有些诊断,以免误诊。

其具体的诊治要点:①疾病的早期,症状较轻,情绪障碍不一定占突出地位,可能以自主神经系统紊乱较为明显,即表现食欲不振、便秘、失眠、疲乏无力。有人称之为类神经症综合征,这时不一定引起人们注意,以老年人一般性不适对待,因而易误诊误治。②在情绪障碍和行为异常等方面,老年抑郁障碍也有一定的特点,即出现焦虑、抑郁或自怨自艾的混合状态。有的患者面无表情,似乎毫无情感体验;有的患者在焦虑抑郁同时,伴有激动不安、来回踱步,似有难言的苦楚或不幸的遭遇。有人认为这种激越性抑郁的临床相,为老年抑郁障碍的特征表现,有诊断意义。③近年来发现部分老年抑郁障碍,其情绪障碍甚轻微,而被某些躯体性主诉所掩盖,如各种疼痛、心悸、胸闷、局部麻木感等,很像器质性症状,这类患者往往首先到神经科和内科,经反复检查未发现阳性体征和实验室异常指征,而常以功能性疾病转到精神科会诊,对这种无抑郁情绪的抑郁障碍,可纳入隐匿性抑郁障碍的范围。④妄想在抑郁障碍中并非少见,一般多为自责、自罪妄想。而老年抑郁障碍的妄想多为被害、被窃、贫穷、罪恶妄想,并可在自主神经系统紊乱、躯体不适的基础上出现疑病或虚无妄想,在妄想影响和绝望情绪下,可导致自杀行为。因此,妄想明显的老年抑郁障碍,应高度重视。⑤部分老年抑郁障碍可出现欣快、情感脆弱、言语啰嗦、记忆力下降,甚至锥体系等脑器质性症状和体征,病情缓解时,这些症状大多随之消失,因此,临床工作中应详细检查,以防误诊。⑥少数老年抑郁障碍伴有分裂症样症状,他们以幻觉、妄想为主,易被诊为精神分裂症,但这些幻觉、妄想内容大部分与患者感觉降低有关,并随情绪的好转而逐渐消失,应予以重视。⑦一些老年期患者在发病时有明显的诱因,且这些诱因在临床症状也反映出来,故易误诊为反应性精神病,对这一点也应重视。⑧有些轻度和中度的老年性痴呆,可出现不典型的抑郁状态,即器质性抑郁,有的有哭笑无常表现,有时难与老年抑郁障碍鉴别。痴呆患者起病缓而隐渐,病程可持续发展,首先是近记忆力下降,然后是远记忆力。有些老年性抑郁障碍可出现假性痴呆症状,但是在抑郁性假性痴呆中,常可发现他们情绪障碍的出现要比其他症状早的多。在精神检查中,可发现他们往往不是不能回答,而是不愿意回答问题,这一点应与痴呆相区别。另外也可采取诊断性治疗的方法,往往通过抗抑郁治疗,痴呆症状而随之消失。⑨部分老年抑郁障碍以心烦、情绪不佳为主,但常有饮酒、吸烟的习惯,注意其掩盖抑郁症状而被误诊。⑩部分老年抑郁障碍患者突出表现为失眠,应注意滥用镇静剂掩盖抑郁症状而被误诊。

(王亚男)

第二节　以发作形式分类

一、复发性焦虑和抑郁障碍

复发性焦虑和抑郁障碍早在 1889 年 Kraepelin 定义躁狂抑郁障碍,代表一组情感性疾病,包括短暂多发性精神障碍,涉及自杀率及寻求治疗。最早有学者描述复发性焦虑和抑郁障碍持续几小时到几天。1980 年,有学者对短暂性焦虑和抑郁称之为"很短的焦虑和抑郁",且认为短暂时间的情绪波动是相当严重的,涉及急性自杀,故再次作为科学家探讨的焦虑。快速眼动睡眠行为障碍诊断前必须排除心理因素,且有不规则的间歇期,复发性短暂性焦虑和抑郁障碍是一种新的诊断范畴。有学者认为,需要具有焦虑和抑郁情绪及失去兴趣,然而快速眼动睡眠行为障碍的诊断是根据时间因素和焦虑和抑郁症状范畴所决定的。诊断至少 9 项焦虑和抑郁症状(即焦虑和抑郁情绪、失去兴趣、差的食欲、体重下降、失眠或轻度失眠、疲劳感、精神运动性迟滞或激惹、无价值感、罪恶感、思维能力下降及注意力集中困难、自杀观念)中 5 项类似重症焦虑和抑郁,病程少于 2 周(90%一般在 1～3 天),复发至少 1 年 12 次,有工作能力损伤,一年患病率在一般人群中大约为 5%,终身患病率为 16%,涉及相当高的自杀率、有意义的职业功能损伤、社会功能减退及寻求治疗,女性较为多见。快速眼动睡眠行为障碍中约 50%的人没有治疗,50%主动寻求治疗,其中去一般医疗机构占 25%～35%、心理医师 20%～30%,精神科医师占 50%～60%,快速眼动睡眠行为障碍已为 ICD-10 接受,列于 F38.1"其他复发性心境障碍"项中。

复发性短暂性焦虑和抑郁障碍可能发展成重症焦虑和抑郁障碍,反过来也成立。在瑞典一项纵向流行病学团体研究中,发现快速眼动睡眠行为障碍焦虑和抑郁症状超过 10 年的病程,仅 45%诊断重症焦虑和抑郁、3%为神经性焦虑和抑郁,52%焦虑和抑郁不能再被归纳为其他类型。有学者对 56 例快速眼动睡眠行为障碍经过 7 年随访,53%不能再诊断。

二、持续性焦虑和抑郁障碍

在持续性焦虑和抑郁障碍中,心境恶劣是其中主要的表现类型。"心境恶劣"这个概念起源于希腊语,意思是"情绪不好的",可追溯到希波克拉底对忧郁气质的描述。1863 年,对它进了第一次临床描述,认为它是一种慢性形式的忧郁,以与"环性心境障碍",一种心境周期性波动为特征的障碍相区别。ICD-9 列出了"抑郁性神经症",与 DSM-II 一样,这是个深受精神分析学派影响的诊断性概念。DSM-I 把所有超过 2 年的慢性抑郁定义为"心境恶劣障碍";ICD-10 中恶劣心境包括了抑郁性神经症、抑郁性人格障碍、神经症性抑郁及持续性焦虑抑郁等诊断性概念。"心境恶劣"这个概念经历了上述各期的变迁,然而自从这个概念被 DSM-I 引入,其与重性抑郁及人格障碍的关系就一直是精神病学界一个争论的问题。

大多数典型心境恶劣起病年龄较早,进展隐袭,表现为一种波动性或进行性病程,且经常符合抑郁障碍的诊断标准,长期的人际关系障碍导致对挫折的耐受差,刻板僵化,还有忧郁、退缩、自责、精力下降、缺乏自信、回避。"心境恶劣"被 ICD-10 描述为一种慢性抑郁心境,其抑郁心境从抑郁发作的严重性和病程来看都不符合复发性重性抑郁障碍的诊断标准。其主要特征:①不是重性抑郁障碍的残留症状；②超过 2 年的慢性持续性或间歇性病程；③症状较轻；④缓慢发展；⑤合并病态人格；⑥社会功能保持相对较好。

DSM-Ⅱ把慢性抑郁定义为一种人格障碍。之后把它归入心境障碍，DSM-Ⅲ中所有超过 2 年的慢性抑郁都被定义为心境恶劣，DSM-Ⅲ-R 把心境障碍与环性心境障碍归入情感障碍类别，ICD-10 虽包括许多类别，但它是一种伴有抑郁特质的慢性抑郁，可能包括了抑郁人格。这里有以下 3 种情形。①人格基础：心境恶劣的发生与患者的人格基础是不可分割的，患者的性格特征常为自卑、压抑、胆小、依赖、被动、敏感、软弱，而抑郁障碍的病前性格就不一定如此：有些是循环型性格，也有的似乎不存在特殊的病前性格基础。有学者研究发现心境恶劣患者艾森克人格问卷神经质评分明显高于抑郁障碍组，提示心境恶劣患者更多具有焦虑、紧张、易，对各种刺激反应过于强烈等神经质特征。抑郁障碍患者艾森克人格问卷精神质评分高于心境恶劣组，提示抑郁障碍患者更多具有孤僻、好独处、感觉迟钝，对人抱有敌意等特征。②与人格障碍的家系性联系：有学者研究心境恶劣与发作性抑郁障碍家系中早发性心境恶劣、心境障碍与人格障碍的情况，发现心境恶劣及发作性抑郁障碍先证者中人格障碍高于对照组，提示心境恶劣、发作性抑郁障碍看起来与人格障碍有家族性联系，心境恶劣可能更强些。有学者调查具有 B 族人格障碍及不具有 B 族人格障碍的心境恶劣及正常对照的亲属 B 族人格障碍的情况，发现具有或不具有 B 族人格障碍的心境恶劣亲属中，心境恶劣伴有 B 族人格障碍的患者明显高于正常对照。此外，合并 B 族人格障碍的心境恶劣亲属中，没有心境恶劣的 B 族人格障碍明显高于不合并 B 族人格障碍的心境恶劣亲属数，最后结论：心境恶劣与 B 族人格障碍共存，因为有共同的病因学因素。③与人格障碍的共病：研究发现 50%的抑郁障碍、52%心境恶劣至少合并有一种人格障碍，而最常见的是回避型和依赖型人格障碍。但后来的研究多支持心境恶劣比抑郁障碍更多的合并有人格障碍：有学者使用定式诊断性检查研究发现心境恶劣中符合人格障碍的比率（60%）比发作性抑郁障碍（18%）高得多，心境恶劣的轴Ⅱ诊断主要是边缘型、表演型、回避型人格障碍的研究发现心境恶劣，尤其是早发心境恶劣比抑郁障碍更多的伴有人格障碍，且以 B 组和 C 组人格障碍为主，主要包括边缘型、表演型、回避型、依赖型和自我挫败型等。

三、双重抑郁

在美国国立精神卫生研究所一项协作研究论文中将双重抑郁障碍定义为"在心境恶劣障碍基础上伴有重性抑郁障碍"，并且就其临床相、病程于 1982 年首先给以报道。由于基础性心境恶劣障碍，恢复至完全缓解者只占 31%，而 58%为部分缓解。尽管抑郁相恢复，但心境恶劣障碍这一基础性疾病大多仍残存。

从心境恶劣障碍看双重抑郁的患病率高达 90%，而从重性抑郁障碍看相比之下却明显较低，有报告为 25%左右。关于一般群体样本中双重抑郁的患病率，在以瑞士苏黎世进行的截止 30 岁的一般青年为对象纵断面调查发现，双重抑郁的患病率为 1%；而在美国俄勒冈州调查群体样本的双重抑郁差异比为青春期 3.4，成人 1.6，显然青春期发病危险性高。

大多数调查支持双重抑郁合并其他精神疾病和人格障碍的比率很高。在轴Ⅰ中，同病频率高的疾病有焦虑障碍、药物依赖、摄食障碍；在轴Ⅱ人格障碍中，有回避性人格障碍、依赖性人格障碍、强迫性人格障碍、边缘性人格障碍。根据重性抑郁障碍和双重抑郁的追踪调查发现，双重抑郁合并焦虑障碍 71%，合并摄食障碍 22.6%，合并药物依赖 45.2%；重性抑郁障碍合并焦虑障碍 50%，摄食障碍 6%，药物依赖 28%。经 2 组间同病率比较发现，合并焦虑障碍与摄食障碍在双重抑郁中有意义多。有研究也发现,合并焦虑障碍为46%,而合并重性抑郁障碍为25%,两组间示有统计学意义的差异。有学者就292名抑郁障碍患者人格障碍的合并率在重性抑郁障碍、心境恶劣障碍、双重抑郁三组间进行比较研究发现,无论哪种类型抑郁障碍均出现高比率合并人格障碍,其中合并一种人格障碍的合并率为重性抑郁障碍50%,心境恶劣障碍52%,双重抑郁69%,以双重抑郁最高;合并两种人格障碍的合并率为重性抑郁障碍13%,心境恶劣障碍24%,双重抑郁13%,以心境恶劣障碍最高。在该研究中双重抑郁所出现的高比率合并人格障碍有依赖性人格障碍、边缘性人格障碍、回避性人格障碍。就3组间合并人格障碍种类而言,未提示有统计学意义的差异。

(卢立明)

第三节　以精神病理学为特点分类

一、非典型焦虑和抑郁障碍

非典型焦虑和抑郁障碍是指非典型症状的焦虑和抑郁障碍;其发病较早,多发于女性(男性的2~3倍),病程常为慢性,极少为发作性。对他人的拒绝特别敏感。这一特质在未发作前就可存在,发病后加强。到目前为止,至少有不少于7个关于非典型焦虑和抑郁的诊断标准和概念,这说明这的确是一个"非典型"情形;临床或日常生活中可见"隐匿形"焦虑和抑郁、"微笑形"焦虑和抑郁、"勤勉型"焦虑和抑郁等类型,容易被忽视或误诊误治,使患者长期陷于痛苦或自杀悲剧,故早期识别非常重要。

部分焦虑和抑郁障碍患者,没有典型焦虑和抑郁障碍的入睡困难,而是睡眠增加或过度睡眠;没有食欲下降,而是食欲大增,甚至体重也增加;没有情绪明显低落或自觉精力不济,而有全身沉重、肢体如灌铅样感觉;对外界评价比较敏感,表现人际关系紧张。这种焦虑和抑郁即为非典型焦虑和抑郁,需要指出的是,"非典型"主要是与"内源性"相区别,并非是不常见或较少出现的一种焦虑和抑郁亚型。重要的是,非典型焦虑和抑郁与双相障碍之间可能存在同源的精神病理学特征,临床医师对于具有非典型焦虑和抑郁特征的焦虑和抑郁发作患者尤其需要注意鉴别双相障碍的可能。

二、精神病性焦虑和抑郁障碍

精神病性焦虑和抑郁障碍从广义上说有2种概念,其一是说这种焦虑和抑郁很严重,有精神病的性质,与过去所说的躁狂抑郁性精神病有类似的意思。其二是说焦虑和抑郁障碍伴有精神病性症状,如幻觉、妄想等。

精神病性焦虑障碍是重度焦虑障碍患者会出现严重的心理焦虑,主要表现为过度担忧、警觉性增强或焦虑等症状。ICD-10对精神病性抑郁的定义:符合重性抑郁发作的诊断标准,并且存在妄想、幻觉或抑郁性木僵。妄想一般涉及自罪、贫穷或灾难迫在眉睫的观念,患者自认为对灾难降临负有责任。听幻觉常为诋毁或指责性声音;嗅幻觉多为污物、腐肉的气味。严重的精神运动迟滞可发展为木僵。若有必要,可对妄想或幻觉进一步标明为与心境协调或与心境不协调。

"不协调"应包括不带情感色彩的妄想或幻觉,如没有自罪或被指控内容的关系妄想、向患者讲述没有特殊情感意义事件的声音。

精神病性焦虑和抑郁障碍最显著的临床表现是症状较严重,发作时间较长,精神病性症状在以后的发作中会再次出现,缓解期较短,社会功能受损较重,用安慰剂治疗无效。精神病性焦虑和抑郁障碍存在与心境协调与心境不协调2种亚型。

精神病性症状指的是幻觉和妄想。事实上,重性抑郁障碍极少出现幻觉,除非精神病性焦虑和抑郁障碍伴发妄想。当医师遇到一例伴躯体化障碍的患者,如有视觉、听觉或触觉体验时,认为是躯体化症状更合适,而不必考虑为精神病性症状。类精神病性症状是边缘性人格障碍的一部分。这种人常伴重性抑郁障碍。因此,无明确妄想时,对主诉有幻觉的精神病性焦虑和抑郁障碍患者,应仔细考虑躯体化障碍或边缘性人格障碍。精神病性焦虑和抑郁障碍除具有几个特征性症状,如妄想、病态认知(自罪和应被惩罚感)、幻听和便秘以外,精神病性焦虑和抑郁障碍患者有显著的精神运动障碍。精神病性焦虑和抑郁障碍症状越严重,预后越差,患者最终的自杀危险性也就越高。研究发现,内因性焦虑和抑郁障碍患者中妄想的出现与院内自杀间有很密切的关系。然而,研究出院患者的自杀,一般未发现两者间的联系。

三、隐匿性焦虑和抑郁障碍

焦虑和抑郁障碍症状分为心理症状(主要指抑郁心境)、功能症状、躯体症状3类。具备功能和躯体症状,而心理症状不太明显者为隐匿性焦虑和抑郁障碍。

隐匿性焦虑和抑郁障碍为临床上较常见的一种"不典型焦虑和抑郁障碍",据报道占全部焦虑和抑郁障碍患者中的 10%～30%。患者因以躯体症状为突出临床表现,焦虑和抑郁症状潜伏、隐蔽,加之临床医师对本病缺乏足够认识,易被误诊而贻误治疗,说明隐匿性焦虑和抑郁障碍很容易被诊断为神经症或某些同科疾病。

隐匿性焦虑和抑郁障碍的临床表现,以躯体不适和各种自主神经症状为主诉,而焦虑和抑郁症状相对不明显,经体格检查及辅助检查正常,早期均到过内科求治,效果欠佳,患者误以为得了躯体疾病,反复就诊于综合医院,延误诊断和治疗。患者存在的不同程度的躯体化症状和自主神经系统症状,它隐伏了情感障碍表现。因此,对于这样的患者,还需要详查有无早醒、入睡困难及情绪低下的晨重晚轻的波动改变,有无全身乏力及工作学习能力下降、悲观厌世等与抑郁障碍密切相连的内心体验,发掘潜伏在躯体疾病背后的抑郁症状,以便早期明确隐匿性焦虑和抑郁障碍的诊断。

应用抗抑郁药物治疗 4～6 周后全部显效,收到了良好效果,一定程度上说明抑郁是主要的,躯体不适是抑郁的躯体症状表现。

四、混合性焦虑和抑郁障碍

如果将激惹心境、注意障碍、"赛跑式"思维、话多具有3项或更多轻躁狂症状定义为混合性焦虑和抑郁障碍或焦虑和抑郁混合状态。这些结果不仅说明一些焦虑和抑郁不仅可以出现轻躁狂症状,而且这种轻躁狂出现的概率在单相抑郁与双相抑郁中差别比较显著。

一般来说,不同类型的混合发作的流行病学资料也有差异。大多数研究发现,混合性躁狂在双相障碍各种混合类型中最为常见,但是有研究发现混合焦虑和抑郁发作在双相障碍中可以高达 62.5%。混合发作的类型从理论上应该只有 2 种，这就是混合性焦虑和抑郁与混合性躁狂。但是在临床上往往却并不是这样来描述，如激越性抑郁、心境恶劣性躁狂等却是临床常见用语。因此有人描述了 6 种状态作为混合发作的表现形式：①意念飘忽的抑郁障碍；②兴奋性抑郁障碍；③抑郁-焦虑性躁狂症；④思维贫乏性躁狂症；⑤抑制性躁狂症；⑥躁狂性木僵。其中前两类归于混合性抑郁，后四类归于混合性躁狂。

五、激越性焦虑和抑郁障碍

激越性焦虑和抑郁障碍就是一个重性焦虑和抑郁发作伴有精神运动的激越，是基于临床现象学的一种描述。近激越性焦虑和抑郁障碍定义为重度抑郁发作伴有精神运动激越≥2 分。应用多元回归分析，在这个严格定义的单相抑郁中，激越性抑郁的发生率为 19.7%，与那些非激越性抑郁相比，其反复发作次数少，很少成为慢性，但是双相障碍家族史和重型抑郁多，而且掺杂于抑郁症状之外、非 2 次抑郁发作之间的、非情感高涨性躁狂症状(注意障碍、比赛式/拥挤式思维、激惹性心境、话多及危险行为)比对照组多。最惊奇的发现是激越性焦虑和抑郁障碍患者与混合患者之间的关系。进一步的研究发现，精神运动激越的患者体重下降和自杀意念明显，同时还发现，在混合性焦虑和抑郁障碍患者中，自杀意念、精神运动激越及思维快之间有阳性联系。回归分析发现，混合性焦虑和抑郁状态、话多及自杀意念是激越性焦虑和抑郁障碍的独立的有意义的阳性预测因子。这项研究说明，激越性抑郁以特殊的情感综合征出现，这些症状有体重下降、话多、联想加快及自杀意念，符合混合状态的诊断。德国学者也曾将激越性抑郁归于混合状态。这些患者会沿着危险行为而变得活化起来，有学者曾经将兴奋性抑郁等同于激越性抑郁，这说明激越性抑郁应该是混合状态的一个类型或者是混合性抑郁的一种表现形式。

六、妄想性焦虑和抑郁障碍

一般认为，妄想性焦虑和抑郁障碍及非妄想性焦虑和抑郁障碍患者的一般情况、起病形式、社会心理因素及病前性格等方面均无显著差异。但是与非妄想性焦虑和抑郁障碍相比，妄想性焦虑和抑郁障碍遗传度高，更易在双相障碍中发生。然而这些结论却有很大的差异。

所谓妄想性焦虑和抑郁障碍就是具有妄想的焦虑和抑郁障碍。妄想以关系妄想和被害妄想居多，其次为自责、自罪妄想，再其次是疑病妄想，也有的出现物理影响妄想和嫉妒妄想，有时还有被洞悉感。实际上除具有特征性精神病性症状如妄想及幻听外，常常有显著的病态认知(如自责及绝望)。研究发现，妄想性抑郁障碍同样有明显的自责及绝望。这表明在症状学方面妄想性抑郁与非妄想性抑郁状态存在一些差异。

关于自杀在妄想性抑郁中的概率可能是有一定意义的。近年来国内抑郁障碍患者自杀的发生率为 31.8%～51.1%，抑郁障碍伴发妄想者发生自杀的危险性为抑郁障碍不伴妄想者的 3～5 倍。提示妄想症状可作为预测抑郁障碍患者自杀的重要指标之一。造成妄想性抑郁障碍高自杀率的可能原因：①妄想性抑郁障碍存在严重的歪曲认知和思维逻辑错误；②失眠、焦虑可成为自杀动因，当抑郁障碍有焦虑激越等高能量释放症状时，可使自杀企图活化；③绝望增加自杀的危险性。

（卢立明）

第四节 与神经系统疾病有关的焦虑和抑郁障碍

一、脑卒中后焦虑和抑郁障碍

脑卒中后抑郁障碍指发生脑卒中后出现的以情绪低落、活动功能减退、思维功能迟缓为主要特征的一类情感障碍性疾病。脑卒中后焦虑障碍是发生于脑卒中后以焦虑为主要临床表现的一种情感障碍,其发生率在脑卒中后情感障碍中列第2位,居于脑卒中抑郁障碍之后。脑卒中后焦虑抑郁共病,即患者脑卒中后抑郁和焦虑的症状、严重度及病程标准均达到诊断标准的2种情感障碍。

与一般人群相比,脑卒中患者抑郁障碍发生率更高,综合医院患者抑郁/焦虑障碍患病率高但既往就诊率低,而研究报告显示,抑郁状态显著增加卒中发病及复发风险。不同年龄卒中后抑郁发病率也有所不同,实验统计,青年组发病率为13.33%,中年组发病率为43.18%,老年组发病率为55.88%,老年人较青年人更容易出现卒中后抑郁。

抑郁状态对卒中的治疗及二级预防影响巨大,抑郁状态对卒中患者的影响是多方面的,直接增加患者的认知功能损害,使注意力、记忆力下降,不能很好地配合康复治疗。因抑郁导致不良生活方式的增加,对疾病控制能力的下降,降低了卒中后二级预防,导致心脑血管事件的复发。患者依从性差,严重妨碍康复训练和日常生活活动能力。抑郁会增加患者病死率,其10年病死率为无抑郁卒中患者的3～4倍。

卒中后焦虑与卒中后抑郁均是脑卒中患者的常见情感障碍类型,据研究证实,卒中后焦虑与卒中后抑郁对脑卒中患者的生活质量、躯体功能及认知功能的康复均具有直接的影响,严重情况下可引起卒中再发,从而导致恶性循环的产生。情感障碍属于临床综合征,多伴有情绪低落、被动消沉、社交活动减少、情绪昼夜变化明显等症状表现。近年来,大量报道显示,卒中后焦虑与卒中后抑郁等情感障碍呈现出不断增加的发展趋势,由此提示卒中后情感问题的严重性。研究指出,脑卒中发生后的4个月是情感障碍的高发期,其中卒中后焦虑的发生率可达20%左右,卒中后抑郁的发病率则在23%左右,且伴有二者合并的情况,对患者预后生存造成了严重影响。此外,据相关报道显示,相较于男性,女性脑卒中患者通常具有更高的情感障碍发生风险,且病情程度也更为严重,当脑卒中发生6个月后,其差异性可逐渐消失,具有较大的时间依赖性。因此,现阶段临床认为,时间、性别等因素均可对脑卒中情感障碍的发病构成一定影响。

多数学者倾向于"神经生物学机制"学说。因为卒中病变损害了脑干蓝斑等结构向侧丘脑和左侧额叶投射的去甲肾上腺素能和5-HT能神经元及其传导通路,导致去甲肾上腺素和5-HT含量下降而致抑郁。近年来利用正电子发射计算机断层扫描(positron emission tomography,PET)检查对脑卒中患者的脑代谢研究也表明,脑卒中后伴发抑郁的患者去甲肾上腺素能和5-HT能神经递质低下。另外,有研究认为,对脑卒中后抑郁患者用增加单胺类递质含量的抗抑郁药物治疗后,抑郁症状可以缓解,进一步支持以上理论。但是不可忽视患者的心理因素,这就是"反应性机制"学说。此学说认为家庭、社会、疾病等多种因素导致病后生理、心理平衡失调,即脑卒中的严重程度及由此带来的工作及生活能力的丧失所造成的负面影响对抑郁的发生起到一定的作用。另外,目前有部分学者研究认为,脑卒中后抑郁可能是脑血管疾病的一个临床表现。卒中后抑郁可能为各种急慢性病变对脑血管系统进行性损害的结果,额叶或其调节通路对单个或多个病灶阻断,当达到某一限度可发生抑郁。因此,脑卒中后抑郁的发生是多因素共同作用的结果。

脑卒中后抑郁以焦虑、睡眠障碍、躯体化因子表现为主,患者主要担心疾病能否恢复,担心给他人造成负担,对未来失去信心,有失落感,自悲,自责,兴趣减低。临床尚见到一些不典型的脑卒中后抑郁障碍,无明显抑郁情绪,表现为周期性的各种躯体不适。

病变部位对之影响很大。许多研究表明,脑卒中后抑郁与脑卒中病灶部位关系密切。脑卒中后抑郁产生的脑定位害损依次为大脑前动脉支配的前部脑叶、颞叶,大脑中动脉支配的前中部脑叶、枕叶、豆状核、外囊、丘脑、脑桥基底部、髓质,而主要的是额叶、颞叶、基底部、脑干腹侧这一环路。研究结果表明,大脑皮质、皮质下、小脑、脑干等部位的脑卒中均可引起抑郁,而皮质下脑卒中抑郁发生率最高。有学者对卒中后抑郁障碍的脑代谢研究表明,右大脑半球卒中者 5-HT 受体增高,而左大脑半球病损者无此变化。说明卒中后抑郁的发生与大脑半球有关。有学者研究后认为,脑卒中后抑郁的病灶与左右半球无明显关系,而左前部损害后神经病理学改变在抑郁障碍的病因学可能起着重要作用。目前多数学者认为,优势半球病变和额叶近端损害可导致脑卒中后抑郁的发生。国外有研究表明,一侧大脑中动脉梗死后发生抑郁者占 48%,而脑干和小脑梗死者则占 35%,提示半球梗死后抑郁的发生率高于脑干和小脑梗死。因此,临床医师对所有脑卒中患者,不管病变损害的部位在哪里,均需仔细确认是否存在抑郁症状。

二、脑外伤后焦虑和抑郁障碍

文献报道脑外伤后最常见的社会心理问题是焦虑和抑郁障碍,关于脑外伤后焦虑和抑郁障碍发生率的报道有很大差异,这可能与研究方法(如评估工具、损伤程度、损伤后的时间及研究人群)的不同有关。依据 DSM-5 制定的可靠的和经验性焦虑和抑郁障碍诊断标准,发现脑外伤后焦虑和抑郁障碍的发生形式随时间(急性期、恢复期、慢性期)不同而不同。有报道脑外伤后 1 年的焦虑和抑郁障碍发生率是 13%,3 年是 38%,5 年是 50%,8 年是 61%,证实脑外伤后情感疾病的发生率随时间的增加而增加。

有学者采用一个脑外伤大样本,运用神经行为功能量表(the neuro-behavioral functioning inventory,NFI)去评价患者的与 DSM-5 相关的症状,发现 42% 有抑郁紊乱,最主要的症状包括疲劳(46%)、沮丧(41%)、注意力分散(38%)、厌倦(32%)。DSM-5 标准 A 症状包括抑郁情绪、兴趣或乐趣丧失、感到无价值 3 种情绪分类。在抑郁的情绪中,26% 患者有易怒和易激动,25% 患者感到沮丧,18% 感到悲伤或抑郁,12% 经常感到失望,16% 以争吵作为易的表现。

DSM-5 标准 A 症状主要包括体重的改变、睡眠紊乱、精神焦虑或迟缓、精力下降 4 种躯体分类。NFI 量表中一个项目描述了饮食习惯的改变,样本中仅 8% 表现为食欲降低。NFI 量表中另一个项目描述睡眠障碍,22% 难以入睡。24% 患者认为他们的活动常很迟缓,而 20% 患者诉说难以安静。往往诉有精力明显减退的患者中大多感到活动后容易疲劳,有的则感到经常处于疲乏状态。

DSM-5 诊断标准框架以 2 个主要认知问题为特征,即思考能力的下降和反复出现死亡的想法,包括注意力不集中和记忆障碍,28% 患者诉说他们的记忆容易打断,25% 很难再重复思考,约 20% 存在下列问题:注意力不集中,忘记他们所做的事,忘记昨天发生的事等。在 NFI 量表项目里描述了反复出现死亡的想法,有 7% 的患者有时感到威胁要伤害他们自己,2% 认为这种威胁会经常出现。

有研究发现,人口统计学因素(如年龄、性别、种族、教育程度等)和脑外伤相关因素(如脑外伤严重程度、脑外伤后时间等)均不是脑外伤后焦虑和抑郁障碍的预测因素。尽管此前有研究认为脑外伤前伴发精神疾病可以预测脑外伤后发生焦虑和抑郁障碍,但未发现两者有直接的关系。脑外伤后发生精神疾病相当常见,且以焦虑最多。脑外伤后焦虑和抑郁障碍者伴发其他精神疾病的概率会大大增加,脑外伤后无焦虑和抑郁障碍但伴有其他精神疾病者也明显影响了其社会心理功能,这些提示应对脑外伤后精神状态的改变做出更广泛的评估。脑外伤后 5 年里不同生活经历的患者精神状态及社会心理功能均改变,发现焦虑和抑郁障碍的发生率可以随时间的增加而增加或降低,这与先前的一些研究结论相似。焦虑和抑郁障碍的发生形式与脑外伤后疼痛水平有关,疼痛可能是焦虑和抑郁障碍的始动刺激因素和维持因素,尽管有研究已证实这一点,但还值得进一步研究。

三、帕金森病后焦虑和抑郁障碍

帕金森病是常见的神经系统变性疾病,至今原因不明,主要影响患者的运动功能,表现为强直、震颤、姿势异常等。帕金森病也常有自主神经功能症状和情绪障碍,其中帕金森病伴发的焦虑和抑郁症状的发生率国内外报道达 40%～70%,是影响帕金森病患者生活质量的首要因素。

James Parkinson 最早在对帕金森病的报道中提到了抑郁障碍。焦虑和抑郁障碍经常伴随着帕金森病,是帕金森病最常发生的精神障碍。在帕金森病的非运动症状中,焦虑和抑郁症状是最主要的表现,并对患者的生存质量、日常活力和认知功能都有明显的负性影响。

关于帕金森病抑郁的发病率的报道结果不一,有学者认为抑郁的发生率在 10%～60%,其他的研究大多在 40% 左右,国内的研究中发现帕金森病的抑郁发生率为 43.6%,以轻度抑郁为主,中重度抑郁仅占总抑郁的 11.8%,这与一般的研究结果一致。目前较为公认的观点是随着对帕金森病患者神经心理学的研究,已证明帕金森病患者出现的焦虑和抑郁障碍并不是运动障碍产生的心理反应,而是帕金森病伴随的一个症状,并是帕金森病患者神经心理障碍突出的表现之一。

引起帕金森病患者焦虑和抑郁障碍的原因目前尚未完全清楚。许多研究认为,帕金森病的焦虑和抑郁障碍并非患者心理反应所致,而与非多巴胺能神经元生化改变有关,是一种器质性焦虑和抑郁障碍。本研究显示,帕金森病患者焦虑和抑郁障碍的发生与病情及病程有关,病程越长,病情越严重,焦虑和抑郁障碍的发生率越高,这与文献报道相同,提示随着病情的进展,影响了去甲肾上腺能和 5-HT 能神经元及其通路,单胺类神经递质含量下降,从而导致焦虑和抑郁障碍,Logistic 回归分析显示 Webster 功能评分每增加一级,患焦虑和抑郁障碍的风险增加 3.14 倍,也支持这一观点。同时,随病情进展及运动障碍的逐渐加重,患者日常生活能力下降,影响了患者的情绪,因躯体疾病而产生的心理反应,在帕金森病患者焦虑和抑郁障碍的发生中也起一定作用。

帕金森患者的焦虑和抑郁障碍特征类似于内源性焦虑和抑郁。帕金森病伴焦虑和抑郁障碍的患者比非焦虑和抑郁障碍的患者显得更加焦虑、悲观、易激惹,患者有自杀意向但缺少自杀行为;较少自责自罪,较少妄想、幻觉和周期性的节律变化。帕金森病伴发焦虑和抑郁障碍可以导致患者认知和运动功能迅速衰退。多数患者有无法解释的疲乏、劳累及主动性减退。主诉记忆力障碍的帕金森病患者很可能是患了焦虑和抑郁障碍而不是痴呆,应该引起临床医师的注意。临床上长期用左旋多巴治疗的帕金森病患者会有"开""关"现象。在"开"的期间,患者症状突然缓解,常伴有多动;在"关"的期间,患者症状加重,僵住并难以活动。症状波动的帕金森患者在"关"的期间经常表现出短暂的烦躁不安,并非是真正的焦虑和抑郁。某些患者在"关"的期间甚至达到重症焦虑和抑郁的临床标准,而在"开"的时候则达不到标准。另外,焦虑和抑郁症状也可能在帕金森病的运动障碍之前就出现。

值得一提的是越来越多证据表明,焦虑和抑郁障碍与血管性及脑部微血管变化关系等极为密切,冠心病、高血压、糖尿病、脑卒中等患病率较高,有学者称为血管性焦虑和抑郁障碍,美国最新诊断标准也打破以往功能性分类,若明确躯体疾病,最后给予标名其病因。

(谭乐富)

第五节　女性特殊时期的焦虑和抑郁障碍

一、经前期焦虑和抑郁障碍

经前期焦虑和抑郁障碍可能是由经前期综合征导致的。前期综合征是指在月经周期的黄体期有规律、障碍反复发作的一组症状集合,主要包括躯体和心理症状。经前期烦躁不安征是一种经前期综合征的严重状态。国外研究表明大约 75% 的妇女患经前期综合征,而在患经前期综合征者中又有 14% 患有经前期烦躁不安征。国内对经前期综合征流行病学调查研究表明,该病的发生率占成年女性的 41.9%。某高校女大学生的经前期烦躁不安征的检出率为 7.91%。

育龄妇女在月经前 7~14 天(即在月经周期的黄体期),反复出现一系列精神、行为及体质等方面的症状,月经来潮后症状迅即消失。由于本病的精神、情绪障碍更为突出,以往曾命名为"经前紧张症""经前期紧张综合征"。近年认为本病症状波及范围广泛,除精神神经症状外还涉及几个互不相联的器官、系统,包括多种多样的器质性和功能性症状,故总称为"经前期综合征"。但仍有学者突出有关情绪异常这方面的症状而提出"晚黄体期焦虑障碍"经前心境恶劣障碍临床诊断标准,符合以下标准应该考虑为本病。

(1)在以下 14 个抑郁、焦虑、认知、躯体症状中至少存在 5 项,其中 4 项特殊症状中(＊)至少 1 项是在过去大部分月经周期中经历过。症状在经前一周开始,必须在行经开始后几天内消失。①明显的抑郁心境、无助感、自我贬低自己＊;②突然伤感情绪体验或流泪,对个人的排斥的敏感增加＊;③对日常活动兴趣降低;④无生气、疲劳、明显缺乏能量;⑤对某些事物和食欲明显改变;⑥失眠或者过度嗜睡;⑦明显的焦虑、紧张或出现激动、急躁＊;⑧持续或明显的激惹、易怒、人际关系冲突增加,感觉或失去控制＊;⑨主观上感到注意集中困难;⑩乳房柔软或肿胀;⑪头痛;⑫关节和肌肉痛;⑬体重增加;⑭"浮肿"感觉。

(2)自我症状干扰社会、职业、性生活或者学习功能。

(3)自我症状与经期周期密切相关,不是同时存在的抑郁、焦虑、性格障碍所致。

(4)标准(1)、(2)、(3)必须在未来连续 2 个月经周期每天评定中得到证实。

典型的经前心境恶劣障碍症状常在经前一周开始,逐渐加重,至月经前最后 2~3 天最为严重,一般在月经开始后消失,有些患者症状持续时间较长,一直延续到月经开始后的3~4天才完全消失。还有少数病例月经周期中存在2个不相连接的严重症状期,一是在排卵前后,二是经历一段无症状期,于月经前1周再出现症状。

二、产后焦虑和抑郁障碍

产后焦虑和抑郁障碍是指在产期发生的焦虑和抑郁,是一种精神疾病,1968年由Pitt首次提出。20世纪80年代以后,产后焦虑和抑郁障碍受到了国际上的普遍重视,为此进行了大量的研究工作。然而,由于研究设计、测量工具、样本大小、抑郁诊断标准及研究的时间不同,即缺乏概念上和方法上的严密性,从而造成报道产后焦虑和抑郁障碍的发病率有很大差异。最初的研究报道为10.8%,目前认为在3.5%~33.0%。我国这方面资料尚不多见,发病率报道差异也很大,为3.80%~18.48%。因纵向研究极少,对产后焦虑和抑郁障碍的持续时间相对知之甚少。有人提出大多数产后焦虑和抑郁障碍患者可在3~5个月恢复。一般认为产后焦虑和抑郁障碍的预后较好,约2/3的患者可在1年内康复,如再次妊娠则有20%~30%的复发率。

产后焦虑和抑郁障碍病因比较复杂,一般认为是多方面的。随着现代医学模式的转变,对产后焦虑和抑郁障碍的研究也由单纯的生物学观点转向综合考虑生物、心理和社会因素的影响。越来越多的研究表明,社会心理因素对产后焦虑和抑郁障碍的影响不可忽视。①人格特征:有研究报道,产后焦虑和抑郁障碍患者有情绪不稳定、对外界反应敏感和性格内倾等人格方面的缺陷。②内分泌改变:在产期整个过程中,机体内环境发生很大的改变,尤其是内分泌改变是产后焦虑和抑郁障碍发生的生物学基础。妊娠后期体内雌激素、黄体酮显著增高,皮质类固醇、甲状腺激素也有不同程度增加。分娩后这些激素突然撤退,黄体酮和雌激素水平下降,致脑内和内分泌组织的儿茶酚胺减少,从而影响高级脑活动。此外,产妇经过妊娠、分娩,机体疲惫,精神紧张,神经系统功能状态不佳,进一步促进内分泌功能状态的不稳定,导致产后焦虑和抑郁障碍的发生。有研究报道与甲状腺功能不良也有关。③心理退化现象:孕育、分娩是一个复杂事件,心理分析家认为所有妇女在孕期及产后均会出现心理"退化"现象(即在行为上变得更具有孩子气),而此改变可引起心理冲突。不良的社会心理因素可诱发其发生,加速其发展。如产妇不恰当的处世表现、情绪控制差、分娩前的心理准备不足、分娩知识掌握不够、缺少家庭的支持、婴儿的性别和健康状况、缺乏照顾孩子的经验、住房困难、夫妻关系不和睦、家庭的经济状况、分娩时医务人员或其他人员态度等,是产后焦虑和抑郁障碍的促发因素。④躯体因素:国内曾有报道,有分娩并发症、经产钳及剖宫产分娩的产妇,产后焦虑和抑郁障碍的发生率有增高的倾向。也有研究报道,妊娠并发症、产时及产后情况等未发现与产后焦虑和抑郁障碍有明显关联,说明社会心理因素的作用对产后焦虑和抑郁障碍的影响更为重要。⑤其他因素:遗传因素、年龄大或年龄小的孕妇、既往精神病史(特别是抑郁障碍病史)是发生产后焦虑和抑郁障碍的危险因素。

产后焦虑和抑郁障碍多在产后2周发病,有的更早出现产后第3天,容易忽视,通常产后4~6周症状明显。临床表现与一般抑郁症状相同,主要特征:①情绪方面,常感到心情压抑、沮丧,情感淡漠。表现为孤独、害羞、不愿见人或伤心、流泪,甚至焦虑、恐惧、易怒,每到夜间加重。②自我评价较低,自暴自弃、自责、自罪,或对身边的人充满敌意、戒心,与家人、丈夫关系不协调。③创造性思维受损,主动性降低。表现为反应迟钝,注意力难以集中,工作效率和处理事物的能力下降。④对生活时常缺乏信心,觉得生活无意义。表现为厌食、睡眠障碍、易疲倦、性欲减退,还可能伴有一些躯体症状,如头昏头痛、恶心、胃部灼烧、便秘、呼吸心率加快、泌乳减少等。重者甚至绝望,出现自杀或杀婴的倾向,有时陷于错乱或昏睡状态。

三、围绝经期焦虑和抑郁障碍

更年期是妇女从成年进入老年所必须的阶段,是介于生育期和老年期的一段时期,即妇女从有生殖功能到无生殖功能的过渡阶段,包括围绝经期前、后。围绝经期指一经开始发生内分泌、生物与临床类似绝经的表现至停经后 12 个月内。绝经是围绝经期的标志,在绝经前后有一定的起始与终止持续的时间。1994 年,世界卫生组织曾对绝经前期、绝经期、绝经后期予以清晰的定义——围绝经期,发生于这个时期的焦虑和抑郁障碍就称为围绝经期焦虑和抑郁障碍。

美国国立精神卫生研究所的流行病学调查表明,女性抑郁障碍的患病率高达 8%,是男性抑郁障碍的 1.7 倍,提示抑郁障碍可能与女性激素的异常相关联。女性在性激素迅速变化阶段易感抑郁,尤其是绝经期,欧美有学者统计在围绝经期妇女中,有 50%～60% 的人有轻度抑郁障碍,1%～3% 患有严重抑郁障碍。未经治疗的抑郁障碍通常会持续 6～9 个月,大约 50% 有复发可能,严重抑郁者中约有 15% 会有自杀行为。国外调查资料显示,芬兰对 8 000 例年龄 >30 岁的样本调查资料分析,女性 40～49 岁抑郁发病增长最快,60～64 岁达到发病峰值。而这个年龄范围抑郁的发生率与女性围绝经期的生理改变密切相关。国内对围绝经期抑郁障碍的研究报道较少,近年已逐渐引起重视。有调查显示,45～55 岁妇女抑郁障碍发生率为 46.06%,其中轻度 32.22%,中度以上 13.84%。女性抑郁障碍的发生率明显高于男性,女性围绝经期抑郁障碍发生的显著增高与神经、内分泌功能失调有关。

焦虑和抑郁是围绝经期妇女情感障碍较常见的 2 种异常心理症状。抑郁可以是一种负性情绪,即感到心境低落或沮丧和悲伤的情绪过程。抑郁患者可表现出对生活失去乐趣,对任何事情都感到无意义。常有无故内疚感及注意力难以集中等症状。焦虑可能是伴随其他疾病的一种症状或是警告信号,也可能是某种精神异常的表现形式,如恐惧症、创伤后的紧张和一般的焦虑障碍。阵发性恐慌性焦虑时,可出现气短、胸闷、心悸、头晕,或有失去控制的感觉,由此而导致孤独和恐惧。围绝经期抑郁障碍妇女的主要心理特征为能力和精力减退,注意力不集中,易激动,情绪波动较大,紧张、抑郁、焦虑、入睡困难和失眠,并常常自感头痛、头晕、乏力不适,这些症状是多变的,且没有特异性,持续存在,并能意识到自己存在心理障碍。

对 40～55 岁患有抑郁症状的妇女进行诊断,都要询问月经的变化和一些与绝经相关的躯体症状,这些可使心理评估标准化。血管收缩症状(潮热或冷汗),阴道干涩、萎缩,性生活困难和睡眠的状况都是很重要的临床评估标准。假如某妇女有明显的围绝经期症状而没有月经紊乱,那么检测 2～3 个周期的血清促卵泡激素和雌激素的水平将很有价值。如果促卵泡激素 >20 IU/L,雌激素 <60 pg/mL,显示卵巢功能下降,结合临床症状,即使没有月经紊乱,也可诊断围绝经期综合征。研究发现,有抑郁症状的围绝经期妇女与没有症状的围绝经期妇女比较,其促卵泡激素、促黄体生成素、雌酮(estrone, E_1)、雌二醇(estradiol, E_2)、雄激素、游离睾酮或雌激素/促黄体生成素比值没有明显变化,但发现清晨的脱氢表雄酮和硫酸脱氢表雄酮明显降低,可能是诊断围绝经期抑郁障碍的指标之一。

(李　猛)

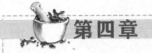

第四章

焦虑和抑郁障碍的诊断

第一节 临床表现

一、焦虑障碍

(一)一般症状

焦虑障碍的主要临床表现包括对具体事情的过分担心、持续莫名的紧张不安、突然出现的惊悸恐惧、多种多样的躯体不适,以及随之而来的社会功能下降或受损。

1.紧张不安

广泛性焦虑障碍和惊恐障碍一样,都没有明确指向的焦虑对象。虽然健康人也会有紧张不安和担忧害怕的情绪,但是广泛性焦虑障碍的患者常在每天中的大部分时间都会感到很难控制的过分担忧,即使面对很平常很普通的事情也会这样。比如,过分担心自己会生病,过度忧虑自己的工作问题、经济状况、家人的安全问题等。患者终日忧心忡忡,坐立不安,心浮气躁,总有不幸将要发生的预感。患者有时明知道这种感觉有异于常,几乎不会发生,但就是无法控制和摆脱,为此患者感到难以承受。惊恐障碍的患者在没有任何诱因的情况下,就会突然感觉极度的恐慌和痛苦,好像大难临头一样,感觉要死亡或者失控发疯,同时出现多系统的躯体症状。惊恐障碍患者的这种急性焦虑发作每次持续数分钟到数十分钟,发作往往不可预测,但终止迅速。患者在首次发作后往往会担心何时再会发作,这种预期焦虑有时能持续超过1个月。

2.恐惧

惊恐发作时,患者常常有濒临崩溃或者死亡的恐惧感,在缓解后患者又总是害怕这种症状再次出现,继而整日惶惶不安。广场恐惧症和特殊恐惧症的患者会对处于某些场景中或者对某些特定的物体感到恐惧。这些场景或物体,包括人多拥挤的空间(如剧场、电影院、菜市场、百货公司、乘坐公交车或地铁等)、空旷的场所(如空旷的公园、荒郊野外等)、某种动物(如蜘蛛、老鼠、猫、狗等)、某种环境(如高处、密闭的空间等)等。如果患者处于这些环境或者面对这些物体时,患者会感到难以控制的紧张不安,从而认为自己处于危险的境地。而当患者不能尽快从这种情境中摆脱时,患者就有可能出现人格解体、晕厥或者惊恐发作等。

3.躯体症状

焦虑障碍可能会伴随出现自主神经功能紊乱、运动系统、呼吸系统、消化系统、泌尿生殖系统和睡眠障碍等多方面的表现。

(1)心血管系统:心悸、胸部不适、心律失常、眩晕。

(2)消化系统:口干、吞咽困难、上腹部不适、胀气、便秘或便频。

(3)呼吸系统:胸部不适、吸气困难、过度换气。

(4)泌尿生殖系统:尿频或尿急、勃起障碍、月经不调、停经。

(5)肌紧张:震颤、头痛、肌肉痛。

(6)睡眠障碍:失眠、夜惊、噩梦。

4.社会功能受损

焦虑与愤怒、悲伤等情绪一样,是一种基本的负性情绪。它不仅与精神有关,也与躯体有关。适当的焦虑可以使我们提升对危险的觉察,心跳加快,肾上腺素和去甲肾上腺素分泌增加,随时做好战斗或者逃跑的准备。但当焦虑成为一种疾病时,难以控制的情绪,过度的交感神经系统兴奋,认知加工过程的扭曲,甚至出现呕吐或失禁,往往会严重影响患者进行正常的社会生活。

(二)其他临床特征

焦虑是患者在缺乏充分的事实根据和客观因素的情况下,对其自身健康或其他问题感到忧虑不安,紧张恐惧,顾虑重重,表现为坐立不安、搓手顿足、惶惶不可终日,即使多方解劝也不能消除其焦虑。焦虑障碍是一组以焦虑为临床相的精神障碍。现就常见的几种焦虑障碍的类型进行简要的介绍。

1.广泛性焦虑障碍

广泛性焦虑障碍一般缓慢起病,平均起病年龄是 21 岁,常有心理、躯体方面诱因,慢性病程(如病期能持续 10 年或更长),诊断广泛性焦虑障碍要求症状在至少 6 个月的大多数时间里持续存在,复发率高而痊愈率低。患者自感他们的生活受到明显的影响,而且主动求治的可能性很大。临床表现主要有 3 组症状,精神性焦虑、躯体性焦虑和运动性不安。

(1)精神性焦虑:是以经常或持续的全面的、无明确对象或固定内容的紧张不安及过度焦虑感为特征。这种焦虑与周围任何特定的情境没有关系,而一般是由过度的担忧引起。典型的表现常常是对现实生活中的某些问题,过分担心或烦恼,如为担心自己或亲戚患病或发生意外,异常担心经济状况,过分担心工作或社会能力。这种紧张不安、担心或烦恼与现实很不相称,使患者感到难以忍受,但又无法摆脱,是广泛性焦虑障碍的核心症状。这类患者常有恐慌的预感,终日心烦意乱,坐卧不宁,忧心忡忡,好像不幸即将降临在自己或亲人的头上。注意力难以集中,对其日常生活中的事物失去兴趣,以致学习和工作受到严重影响。

(2)躯体性焦虑。①消化系统:口干、吞咽困难有梗死感、食管内异物感、过度排气、肠蠕动增多或减少、胃部不适、恶心、腹疼、腹泻。②呼吸系统:胸部压迫感吸气困难、气促和窒息感、过度呼吸。③心血管系统:心悸、心前区不适、心律不齐。④泌尿生殖系统:尿频尿急、勃起障碍、痛经、闭经。⑤神经系统:震颤、刺痛、耳鸣、眩晕、头痛、肌肉疼痛。⑥睡眠障碍:失眠、夜惊。⑦其他症状:抑郁、强迫思维、人格解体。⑧自主神经功能兴奋:多汗、面部发红或苍白等症状。

(3)运动性不安:表现为搓手顿足,来回走动,紧张不安,不能静坐,可见眼睑、面肌或手指震颤,或患者自感战栗。有的患者双眉紧锁,面肌和肢体肌肉紧张、疼痛或感到肌肉抽动,经常感到疲乏无力等。

总之,广泛性焦虑障碍的发病特点:①起病缓慢,多呈慢性病程;②发病年龄多在儿童期或青春期;③女性患者是男性的 2 倍;④对压力的反应强烈;⑤躯体和精神症状可同时发生;⑥多数患者常因自主神经症状就诊于综合性医院,进行过多的检查和治疗;⑦反复发作,症状可随年龄增长持续存在;⑧伴发精神症状的患者预后不佳。

2.惊恐障碍

惊恐障碍又称为惊恐发作,惊恐障碍的症状特点是反复发生的,自发出现的,难以预料的急性焦虑发作。症状至少持续1个月以上。

在一次发作中,患者常描述一种不可抗拒的大难临头感,害怕死亡或失控,并且出现至少4种躯体症状。惊恐发作通常持续不足20~30分钟,顶峰症状持续不足10分钟。患者常求助于内科或急诊,但到达诊室前或到达时这些症状往往已经缓解。由于惊恐症状与一些躯体疾病的表现相似,所以患者常被误诊,多次转诊也很常见。继发于惊恐发作,很多患者最终发展为广场恐惧症。惊恐障碍对患者的生活质量具有不良影响,会造成显著的社交和职业损害。和一般人群相比,惊恐障碍的患者出现自杀企图的风险很高。此病通常是慢性波动性病程。

(1)在没有客观危险的环境下发作,或发作无明显而固定的诱因,以致发作不可预测。首次发作常常是突然的、自发出现的。

(2)两次发作的间歇期,除了害怕再发作外,没有其他明显症状。

(3)惊恐发作的精神体验,如突然产生的胸闷、胸部压迫感、窒息感、不能自主呼吸的恐惧紧张感,甚至有的患者感到死亡将至而呼喊,常常不由自主地奔向窗户,推开门窗,让空气进入胸腔。有的表现为极度的精神紧张,有即将失去控制的焦虑或将变得疯狂的恐惧,部分患者体验到的无法控制的精神崩溃的来临。无论是哪一种体验,有过这种发作的患者都对再次发作有极度恐惧和焦虑。

(4)典型的惊恐发作的躯体症状包括心搏加快、心悸、出汗、震颤、气短、胸部压迫、胸痛不适、喉部堵塞感、恶心、腹部不适、头晕、身体飘浮、眩晕、发热或发冷感、人格解体或现实解体的感觉、麻木、皮肤刺痛感。

(5)发作突然,10分钟内达到高峰,一般不超过1小时。发作时意识清晰,事后能回忆发作的经过。此种发作虽历时较短暂,一般5~10分钟,很少超过1小时即可自行缓解仍如常人,但不久又可突然再发。患者发作频繁,1个月内至少有3次,或者首次典型发作后继之以害怕再发作的焦虑常持续1个月以上。

总之,惊恐障碍的发病特点:①慢性病程,反复发作;②发作的不可预测性和突然性;③反应程度强烈;④患者常体会到濒临灾难性结局的害怕和恐惧;⑤终止迅速;⑥致残率较高;⑦与精神活性物质或酒精使用、躯体疾病及其他精神障碍的共病率高;⑧自杀的风险高。

3.社交焦虑障碍

社交焦虑障碍又叫社交恐惧症,常发病于青少年或成人早期,社交焦虑障碍的平均起病年龄是15岁左右,女性的发病率略高于男性。社交焦虑障碍是一种慢性精神障碍,平均病程20年。18岁以下的患者,症状持续时间至少需要达到6个月。

(1)对社交场合和人际接触的过分担心,紧张和害怕:患者常在公众场合进食或说话、聚会、开会,怕自己做出一些难堪的行为而使自己感到尴尬、窘迫等;在公众场合与人接触怕自己脸红、怕与他人目光对视,或怕别人审视自己而发现自己的不安窘相和内心秘密等。为此,患者表现出明显的害怕、紧张,总是担心会在别人面前出丑,在参加任何社会聚会之前,会感到极度的焦虑。想象自己如何在别人面前出丑。当真的和别人在一起的时候,会感到更加不自然,甚至说不出一句话。当聚会结束以后,会一遍一遍地在脑子里重温刚才的镜头,回顾自己是如何处理每一个细节的,自己应该怎么做才正确。进一步影响其社会表现,形成恶性循环。

(2)躯体症状:口干、出汗、心跳剧烈、想上厕所。脸红是社交焦虑障碍的主要的躯体表现,以此可以与其他焦虑障碍区分开。周围的人可能会看到的症状有红脸、口吃结巴、轻微颤抖。有时候,患者发现自己呼吸急促,手脚冰凉。最糟糕的结果是,患者会进入惊恐发作。

总之,社交焦虑障碍的发病特点:①常无明显诱因突然起病;②发病年龄在13～24岁;③女性和男性的发病率几乎相同;④平均病程20年;⑤自发缓解的可能性小;⑥生活质量明显下降,社会功能明显受影响;⑦如果共病躯体疾病可导致躯体疾病加重;⑧部分患者可通过滥用药物或酒精缓解焦虑。

4.广场恐惧症

广场恐惧症发生多在18～35岁。害怕在空旷的场所会行走不稳或跌倒的患者起病多在40多岁,且病程趋向慢性。一般说来,广场恐惧症病程常有波动。许多患者可有短时间好转,甚至完全缓解。临床表现是患者对于处于某种场所或情境中感到焦虑,在这些场所或情境中,逃脱或寻求帮助可能比较困难,患者处于此种场所或情境中可出现惊恐发作。结果是,患者常主动回避某些特定情境(如乘飞机或电梯),因为他们担心在这些情境中会发生惊恐发作。或晕厥而无人帮助,常因此回避这些场所,使患者十分痛苦,有的严重影响社会功能。根据有无惊恐发作,临床表现有2种情形。

(1)广场恐怖障碍无惊恐发作:①害怕到人多拥挤的场所,如会场、剧院、餐馆、菜市场、百货公司等,或排队等候。②害怕使用公共交通工具,如乘坐汽车、火车、地铁、飞机等。③害怕单独离家外出,或单独留在家里。④害怕到空旷的场所,如旷野、空旷的公园。

当患者进入这类场所或处于这种状态便感到紧张、不安,出现明显的头昏、心悸、胸闷、出汗等自主神经反应;严重时可出现人格解体体验或晕厥。由于患者有强烈的害怕、不安全感或痛苦体验,常随之而出现回避行为。在有一次或多次类似经历后,常产生预期焦虑。每当患者遇到上述情况,便会感到焦虑紧张,极力回避或拒绝进入这类场所。在有人陪伴时,患者的恐惧可以减轻或消失。

(2)广场恐惧症有惊恐发作:①广场恐惧症起病前从无惊恐发作,不在害怕的场所也无惊恐发作,只在经历害怕的场所或境遇时极度恐惧,达到惊恐发作的诊断标准。回避害怕的场所或境遇,或恐惧症状得到有效控制,惊恐发作便会停止。这种情况广场恐惧症是原发病,惊恐发作属继发反应。②广场恐惧症起病前经历过一次或多次惊恐发作,害怕单独出门或单独留在家里,担心自己出现惊恐发作时无亲友在身旁救助;如果有人陪伴便可消除担心。在惊恐障碍得到有效治疗后,广场恐怖会逐渐消失。这类病例的原发病是惊恐障碍,广场恐怖为继发症状。③广场恐怖和惊恐发作见于同一患者,患者既在人多拥挤的场合感到紧张不安,在一般情况下也有惊恐发作。这种情况常需分别给予适当治疗,两类症状才会消失。

5.特定恐惧症

特定恐惧症是一种对特定的客体或情境(如昆虫、高处、见血或公共交通工具)的显著的和持续性的恐惧。通过避免接触令其恐惧的客体或情境,患者症状通常得以缓解。大多数患者只是回避恐惧的客体,并且限制自己参与某些活动。特殊恐惧症的流行率及所害怕的事物,也会因为文化和种类的不同而有所不同。

(1)对特定的事物或情境(如飞行、高处、动物、接受注射、看见血液)产生明显的害怕或焦虑。

(2)恐惧的事物或情境几乎总是能够立即诱发害怕或焦虑。

(3)主动回避恐惧的事物或情境,或者带着强烈的害怕或焦虑去忍受。

(4)这种害怕或焦虑与特定事物或情境所引发的实际危险及所处的社会文化环境不对称。

(5)这种害怕、焦虑或回避通常持续至少6个月。

(6)这种害怕、焦虑或回避引起临床意义的痛苦,或导致社交、职业或其他重要功能方面的损害。

(7)这种恐惧症不能用其他精神障碍的症状来更好地解释,包括与下列这些情况相联系的害怕、焦虑和回避:惊恐样症状或其他功能丧失症状;与强迫思维有关的事物或情境;与创伤性事件相关的提示物;离家或离开依恋者;社交情境。

DSM-5 根据恐惧刺激源将特殊恐惧症分为如下几类:①动物型(如蜘蛛、昆虫、狗)。②自然环境型(如高处、暴风雨、水)。③血液-注射-损伤型(如针头、侵入性医疗操作)。

特殊恐惧障碍有时也和其他心理障碍相伴出现。例如,2/3 伴有广场恐惧症的恐惧障碍患者也会遭遇某一特殊恐惧症,如情景恐惧症、牙齿恐惧症、血伤害恐惧症、自然环境恐惧症。这些恐惧症在伴有广场恐惧症的惊恐障碍形成的多年前已经出现。在某些案例中,害怕死亡可能和惊恐障碍的发展有一定的联系。特殊恐惧症对个人生活的影响取决于恐惧性刺激是否经常出现在个体的生活中。有些事物较其他事物容易避开,当人们所害怕的狗、昆虫或水这些常见的事物时,想要避开就要煞费苦心,而且可能大大地限制了他们的活动。

二、抑郁障碍

抑郁发作的表现可分为核心症状、心理症状与躯体症状三方面。抑郁障碍患者在心境低落的基础上常常还伴有其他认知、生理及行为症状,如注意力不集中、失眠、反应迟钝、行为活动减少及疲乏感。以下是根据 DSM-5 的症状表述,从情感、躯体和行为症状方面分别描述抑郁障碍的主要临床表现。需要提出的是,在具体的症状归类上,有时是相互重叠的,很难简单划一,如哭泣、心里难受等。

(一)核心症状

情感症状是抑郁障碍的主要表现,包括自我感受到或他人可观察到的心境低落,高兴不起来,兴趣减退甚至丧失,无法体会到幸福感,甚至会莫名其妙出现悲伤。低落的心境几乎每天都存在,一般不随环境变化而好转。但一天内可能出现特征性的昼夜差异,如有些患者晨起心境低落最为严重,傍晚开始好转。抑郁的核心症状包括心境或情绪低落,兴趣减退及快感缺失。

1.情绪低落

情绪低落主要表现为自我感受到或他人可观察到的显著而持久的情感低落、抑郁悲观。情绪的基调是低沉、灰暗的。患者常常诉说自己心情不好、不高兴。可出现典型的抑郁面容,如额头紧锁、双眉间呈"川"字形。终日愁眉苦脸、忧心忡忡、郁郁寡欢、长吁短叹。程度轻的患者感到闷闷不乐,任何事情都提不起劲,感到自己"心里有压抑感""高兴不起来""提不起精神",觉得自己简直如同"乌云笼罩",常哭泣,无愉快感。程度重的可痛不欲生、悲观绝望,有度日如年、生不如死之感,患者常诉说"活着没意思""心里难受"等。患者低落的心境几乎每天存在,一般不随环境变化而变化。需要注意的是,在 DSM-IV 中抑郁障碍的 E 部分,抑郁障碍有一个排除标准,即丧失亲人以后抑郁症状持续不足 2 个月(即排除居丧反应)。但在 DSM-5 中该排除标准被移除,认为居丧反应也是抑郁发作的范畴。

2.兴趣减退

患者对各种以前喜爱的活动或事物兴趣下降或缺乏兴趣,任何事都提不起劲,如文娱、体育活动、业余爱好等。典型者对任何事物无论好坏等都缺乏兴趣,离群索居,不愿见人。例如患者以前是很喜欢打球的人,现在对打球却一点兴趣都没有。

3.快感缺失

患者丧失了体验快乐的能力,不能从平日从事的活动中获得乐趣。即使从事自己以前喜欢的事情或工作,如看书、看电视等活动,但其目的主要是为了消磨时间。有些抑郁障碍患者有时可以在百无聊赖的情况下参加一些活动,主要是自己单独参与的活动,如看书、看电影、看电视、从事体育活动等,表面看来患者的兴趣仍存在,但进一步询问可以发现患者根本无法从这些活动中获得乐趣,从事这些活动的主要目的是希望能从悲观失望中摆脱出来。

以上3个主征是相互联系的,可以在一个患者身上同时出现,互为因果。但也有不少患者只以其中某一、两种症状突出。有的患者不认为自己情绪不好或是没有任何情感体验,但就是对周围事物不感兴趣。

(二)心理症状

抑郁发作还包含许多心理学症状,可分为心理学伴随症状(焦虑、自罪自责、精神病性症状、认知症状及自杀观念和行为、自知力等)和精神运动性症状(精神运动性迟滞或激越等)。有时这些体验比抑郁心境更为突出,因而可能掩盖抑郁心境导致漏诊或误诊。

1.焦虑

焦虑与抑郁常常伴发,而且经常成为抑郁障碍的主要症状之一。患者表现为心烦、担心、紧张、胡思乱想,担心失控或发生意外等,有些患者可表现出易激惹、冲动,常常因过度担忧而使注意力不能集中。可伴发一些躯体症状,如胸闷、心慌、尿频、出汗等,躯体症状可以掩盖主观的焦虑体验而成为临床主诉。

2.思维迟缓

患者表现为思维联想速度减慢,反应迟钝、思路闭塞、思考问题困难。决断能力降低,变得优柔寡断、犹豫不决,甚至对一些日常小事也难以顺利做出决定。临床上可见主动言语减少,语速明显减慢,声音低沉,对答困难,严重者无法顺利与他人交流。

3.认知症状

严重的抑郁状态时,常存在一定程度的认知功能减退或损害。许多抑郁患者会描述存在思维迟缓、注意力不集中、分心、信息加工能力减退、对自我和周围环境漠不关心。一般而言,这种抑郁性认知损害有些是一过性的,尤其是注意范围、集中注意力、记忆储存和再现等方面,神经心理测验或全面的精神检查可以发现这些认知损害表现。当抑郁症状缓解后,这些认知功能损害可恢复到病前正常水平,但也有些认知功能损害症状不随抑郁症状的缓解而缓解。需要注意的是,老年抑郁障碍患者的情感症状可能不典型,就诊时可能以认知损害为特征,严重者可达到类痴呆程度,容易被误诊。因此,对于表现为痴呆综合征症状的患者,需要仔细识别和治疗潜在的抑郁障碍。

4.自责自罪

患者会过分地贬低自己,总以批判的眼光、消极的否定态度看待自己。不再自信,对任何成功都持怀疑态度,认为只是凑巧而已,自己毫无功劳。对自己既往的一些轻微过失或错误痛加责备,认为自己的一些作为让别人感到失望。认为自己患病给家庭和社会带来巨大的负担,连累了家庭和社会。严重时患者会对自己的过失产生深深的内疚甚至罪恶感,认为自己罪孽深重,必须受到社会的惩罚,甚至达到了罪恶妄想的程度。

5.自杀未遂和行为

抑郁障碍患者的自杀观念常常比较顽固,反复出现。消极悲观的思想及自责自罪可萌发绝望的念头。部分患者会产生自杀未遂,然后发展成自杀行为,并反复寻求自杀。患者所采取的自杀行为往往计划周密,难以防范,因此自杀行为是抑郁障碍最严重的、最危险的症状。临床工作者应对曾经有过自杀观念或自杀未遂的患者保持高度警惕,应反复提醒家属及其照料者将预防自杀作为长期任务,并认真做好自杀风险的评估和预防。

6.精神病性症状

严重的抑郁障碍患者可出现幻觉或妄想等精神病性症状,可以与抑郁心境协调或不协调。与心境协调的精神病性症状内容多涉及无能力、患病、死亡、一无所有或应受到惩罚等,如罪恶妄想、无价值妄想、躯体疾病或灾难妄想、嘲弄性或谴责性的听幻觉等。而与心境不协调的精神病性症状则与上述主题无关,如被害或自我援引妄想、没有情感背景的幻听等。精神病性症状的存在往往是抑郁复发和精神症状反复的危险因素。

7.自知力

相当一部分抑郁障碍患者自知力完整,能够主动求治并描述自己的病情和症状。但严重的抑郁障碍患者会出现自知力不完整甚至缺乏问题。如存在明显自杀倾向者自知力可能有所扭曲,缺乏对自己当前状态的正确认识,甚至完全失去求治愿望。伴有精神病性症状者自知力不完整甚至完全丧失自知力的比例更高。双相障碍抑郁发作患者自知力保持完整的程度不如单相抑郁障碍患者。

(三)躯体症状

1.食欲下降

对饮食缺乏兴趣,但也偶尔出现发作性的饥饿感。食欲下降的程度各有差异,可从不想进食到完全拒绝进食。如拒绝饮水则可迅速危及生命。1个月中体重降低至少5%。

2.睡眠障碍

睡眠障碍是患者最常见的症状之一。抑郁障碍患者睡眠极少甚至通宵不眠,经常是躺在床上数小时不能入睡,或被混乱而焦虑的噩梦缠绕。醒后困倦疲乏,可能整日卧床不起,甚至卧床达几个星期。早醒也是睡眠障碍的一种类型,比平时至少提前2个小时醒来,醒后患者的情绪常处于一天中的最低点,这时发生自杀的可能性最大。

3.性欲缺乏

性欲缺乏虽很常见,但患者很少主动谈及。抑郁障碍患者的性欲下降,表现为性交频率的减少、男性勃起功能障碍、女性性快感缺乏,重症抑郁可并发闭经。极少数患者性欲增强。

4.精神运动性迟滞或激越

精神运动性迟滞患者在心理上表现为思维发动的迟缓和思流的缓慢。在行为上表现为显著持久的抑制,行为迟缓、生活被动、懒散,常独坐一旁,或整日卧床,不想做事,不愿外出,不愿参加平常喜欢的活动或业余爱好,不愿和周围人接触交往。严重者个人卫生都不顾,蓬头垢面、不修边幅,甚至发展为少语、少动、少食或不语、不动、不食,达亚木僵或木僵状态,成为"抑郁性木僵",但仔细检查时,患者仍流露出痛苦抑郁情绪。

精神运动性激越患者则与之相反,脑中反复思考一些没有目的的事情,思维内容无条理,大脑持续处于紧张状态。但由于无法集中注意力来思考一个中心议题,因此思维效率下降,无法进行创造性思考。在行为上则表现为烦躁不安、紧张,有手指抓握、搓手顿足或踱来踱去等症状。有时不能控制自己的动作,但又不知道自己因何烦躁。

5.其他症状

此外,部分患者还存在疼痛、心动过速、便秘等症状。

(卢立明)

第二节　辅助检查

一、精神检查

精神检查是指检查者通过与就诊者面对面的访谈,直接观察了解其言行和情绪变化,进而全面评估精神活动各方面情况的检查方法。精神检查是精神疾病临床诊断中的基本手段,精神检查的成功与否对确定诊断极为重要。

(一)步骤

1.开始阶段

开始阶段也称为一般性交谈阶段,主要任务是建立基本的信任关系,发现有意义的症状线索,决定有效的谈话方式,及时处理被检查者的情绪,并对临床风险做出最初的评估等。大多数情况下,被检查者的开头几句话及开始几分钟的表现,包含了大部分症状线索和他们所关心的问题,应采取"多看、多听、少问"的方式认真观察和倾听,了解患者主要的问题,从而准确发现继续深入交谈的方向和主题。

2.深入阶段

深入阶段是精神检查的主要阶段,基本任务是全面运用各种沟通方法及提问、引导、控制等技巧,澄清和核实有关诊断、治疗、预后、风险评估的重要信息,以及其他相关的心理社会影响因素。主要包括开放式和询问式两种交谈方式。

3.结束阶段

本阶段基本任务包括总结和核实、必要的解释和鼓励、提供今后的交流途径等。有的检查者忽视结束阶段的重要性,导致之前建立起来的医患关系前功尽弃,这是需要在临床工作中加以注意的。

(二)合作者的精神检查

全面的精神检查包括一般表现(意识、定向力、接触情况、日常生活表现等)、认知过程(包括感知觉、注意力、思维、记忆力、智能、自知力等)、情感活动、意志及行为表现等。在此基础上,重点关注患者的情绪及其相关症状,评估其抑郁是否伴有躁狂症状、认知缺陷和幻觉、妄想等精神病性症状。评估患者的自杀风险是抑郁障碍评估的重要环节。同时还需评估与其他精神障碍和躯体疾病的共病情况。评估这些内容有助于治疗方法的选择。

1.一般表现

(1)意识状况:主要检查被检查者意识是否清楚,清晰度如何,是否存在意识障碍,其范围、程度、内容如何,意识障碍的程度有无波动。

(2)定向力:包括时间、地点、人物定向及自我定向,有无双重或多重定向等。

(3)仪态及外表。①体型:明显消瘦,应考虑各种导致代谢异常的躯体疾病,还应排除神经性厌食、抑郁障碍或慢性焦虑障碍等疾病。②就诊方式:是步行、被约束还是担架抬入;发型、装束情况;服饰是否整洁,是不修边幅还是过分修饰;举止、姿势、步态如何,是自然还是紧张,对人友好还是淡漠、拘谨、警惕、愤怒;对医师是纠缠不清还是置之不理;外貌是否与实际年龄相称。③体态和动作:典型抑郁障碍患者的表现是坐下时两肩耸起、头下垂、双眼凝视地面;焦虑患者常坐在椅子边缘,两手紧握扶手;焦虑或激越的患者常显得不安、身体发抖,有的不时摸自己的身体部位、整理衣服或抠指甲。④面部表情:愁眉苦脸常提示焦虑或抑郁;恐惧紧张的表情可能与幻觉妄想或急性惊恐发作有关。某些常引起精神症状的躯体疾病也可以有特殊面容,如突眼性甲状腺肿、黏液水肿、肾上腺功能亢进等。

(4)接触情况:注意接触主动性、合作程度、对周围环境态度、是否关心周围的事物。接触中注意观察其注意力是否集中,主动注意、被动注意的情况。待人接物的表现也很重要,社交行为往往可以提供诊断线索。记录这些异常行为时应给予具体描述,避免含糊使用"古怪""异常"等词语。

(5)日常生活:患者的饮食、起居、洗漱、衣着、大小便、个人卫生能否自理,对新环境能否很快适应,对周围事物是否关心,愿意与其他人接触还是孤僻离群,日常生活的主要内容,是否参加病房集体活动及康复治疗,饮食、睡眠状况如何等。女性要注意其经期个人卫生的情况。

2.认识过程

(1)感觉:通过询问及检查了解被检查者有无感觉障碍,如感觉增强(感觉过敏)、感觉减退、感觉倒错等,以及感觉障碍出现时间及频度、与其他精神症状的关系及影响等。

(2)知觉:首先要评估错觉及幻觉是否存在,如有,则要关注错觉及幻觉的种类、性质、强度、出现时间、持续时间、频度、对社会功能的影响、与其他精神症状的关系及被检查者对错觉、幻觉的认识及态度。

(3)感知觉综合障碍:有无感知觉综合障碍,如视物变形、体形感知障碍等,如果存在感知觉综合障碍,还应详细了解出现的时间、频率、持续时间及被检查者当时的情绪反应及与之的关系等。

(4)思维活动:主要了解被检查者的思维联想过程、思维逻辑推理过程和思维内容有无异常,除了检查中的言语内容外,还可以通过其书信、文稿、图画等进行分析。

(5)注意力:注意是指意识对一定事物的指向性,反映集中于手头事物的能力。一般在和患者交谈过程中,医师就能注意到患者的注意力情况。注意力应从程度、稳定性及集中性3个方面进行评估。通过谈话、观察,了解患者的注意力能否集中,是否主动注意周围事物的变化,外界事物变化时能否引起患者的注意,是否存在注意范围的缩小或增强。

(6)记忆力:在采集病史时,检查者可以将被检查者对既往事件的叙述同知情人的叙述内容比较,根据两者之间有无差异或矛盾来判断被检查者有无记忆力损害。如果被检查者存在记忆损害,应留意是否存在记忆的虚构或错构。

(7)智能:根据被检查者的文化水平、生活经历、社会地位等具体情况进行检查。此外,严重的记忆障碍往往伴有智能障碍,因此在判定智能程度时,一般还要检查记忆和知识程度。智能检查包括一般常识、理解与判断力、计算力等内容。

(8)自知力：被检查者是否意识到自己目前的这些变化，是否承认这些表现是异常的、病态的，是否愿意接受医师、家人等对他的处理方式，是否接受并积极配合治疗。

3.情感活动

情感活动检查是精神检查的难点，主要依靠观察被检查者的外在表现，如表情、姿态、声调、行为等，结合精神活动其他方面的信息来了解其内心体验，还可以直接提问"你的心情怎么样？"等问题，重点评估精神活动中居于优势地位的情感反应的性质、强度、稳定性、协调性及持续时间。

(1)情感的性质与强度：确定占优势的情感活动是什么，情感表现是高涨、低落、欣快、淡漠、忧郁、绝望或愤怒等，这些情感反应出现的原因。对情感强度的估计要与病前性格加以比较。

(2)情感的协调性与稳定性：观察情感活动与周围环境和精神因素是否相适应、面部表情与内心体验是否一致、情感活动与思维内容是否配合，情感活动稳定性如何，有无突然出现的病理性激情、强制哭笑等。情感反应不协调者往往会有情绪与交谈内容不一致的表现，如提到有人伤害自己的事却表现得十分开心。不协调的情感反应不一定是病态，人们在处于进退两难的境地时也可能表现出不协调的情感，所以在判断是否存在病态情感时需全面考虑。

4.意志和行为

检查时应注意行为障碍的种类、性质、强度、出现时间、持续时间、出现频度、对社会功能的影响及与其他精神活动的协调程度等，还要注意意志活动的指向性、自觉性、坚定性、果断性等方面的障碍。

(1)意志活动及本能：意向活动有无意志活动增强或减退，有无本能意向的增强或减退，如食欲亢进或减退、性欲增强或减退，有无意向倒错等。意志减退者往往生活懒散、工作不负责任、终日无所事事、对未来无任何计划。受妄想支配者可出现病理性意志增强。

(2)动作行为：观察动作行为增多还是减少、与周围环境的关系、与他人是否合作、有无古怪动作或离奇行为，有无违拗、被动服从、作态等行为，有无模仿动作、刻板动作、强迫动作或冲动攻击行为，姿势是否自然，有无蜡样屈曲、木僵等表现。

(3)自杀自伤行为：自杀自伤行为应得到更多关注。很多年轻精神科医师怕问及自杀问题，担心给被检查者暗示或触犯他们。对于一些被检查者来说，这是非问不可的问题，询问时应逐步加深，如"你是否有时觉得活着没有意思？""你如何看待死亡？"等。

（三）不合作者的精神检查

兴奋躁动、木僵或敌对状态的不合作者多由脑器质性疾病和严重躯体疾病引起，也可能是非器质性精神障碍。对这类患者，首先要尽可能收集详细的病史，并将检查的重点放在全面的躯体检查和神经系统检查上。如果无法进行详细的精神检查，应及时观察病情变化。

对于不合作的患者，主要依靠仔细观察和侧面了解来掌握其精神状况，重点观察一般生活情况、意识状态、情感活动及行为表现等。可以按意识、仪态、动作行为、面部表情、言语、合作程度等方面进行检查与记录。

1.一般表现

(1)意识状态：不合作患者意识状态的检查对于诊断十分重要。一般可依据患者的自发言语、面部表情、生活自理能力及行为表现进行判断。要求医护人员密切配合，抓住患者有言语的时机，即刻检查来确定。注意，对于兴奋躁动者，特别是言语运动性兴奋时要检查是否存在意识障碍。

（2）定向力：可通过自我和环境定向、自发言语、生活起居及对经常接触人员的反应情况大致分析定向力有无障碍。定向力障碍往往与意识状态密切相关。

（3）姿态：主要检查姿态是否自然、姿势是否长时间不变或多动不定，肢体被动活动时有何反应，肌张力情况等。

（4）日常生活：是主动进食还是拒食，对鼻饲、输液的态度如何，大小便能否如厕，有无大小便潴留，睡眠情况如何。对于女性，还要观察其能否主动料理经期卫生。

2.言语表现

观察是否存在缄默不语、欲言又止等。缄默不语者是否可用文字表达其内心体验与要求，字迹是否清楚，文字是否通顺，回答问题是否中肯。也可任其书写和涂画，观察其内容。兴奋者言语的连贯性及其内容如何，有无模仿性言语，吐字是否清晰，音调高低，是否用手势或表情示意。

3.面部表情与情感反应

面部表情是否呆板、欣快、愉快、忧愁、焦虑等，有无变化，这些表情与周围环境有无联系，对工作人员及家属亲友等有何反应。应特别注意无人关注时被检查者是否闭眼、凝视或警惕周围事物的变动，当询问有关内容时有无情感流露，观察有无精神恍惚、茫然及伴有无目的的动作。木僵者受到刺激（如强光、鼓掌等）时，注意其呼吸、脉搏、血压有无变化，有无颤抖、出汗、流泪表现，这些表现对于判断不合作者是否存在意识障碍也有重要意义。检查中，还要注意情感的稳定性和协调性、有无不可理解的情绪爆发，如哭笑无常、病理性激情等。

4.动作和行为

动作是增多还是减少，有无本能活动亢进现象，有无蜡样屈曲、刻板动作、模仿动作及重复动作，有无冲动自伤、自杀行为，对命令的行为（如张嘴）是否服从等。还要注意被检查者对工作人员与其他人员的态度有无不同。总之，不合作者的精神检查较为困难，必须耐心、细心、细致，反复观察言行和表情，特别要注意不同时期、不同环境下的表现是否相同。医护人员对不合作者要态度亲切和善，言语温和委婉，处理细致周到。

二、躯体及神经系统检查

全面系统的躯体检查对焦虑和抑郁障碍特别是器质性焦虑和抑郁障碍的诊断和鉴别诊断十分重要。许多躯体疾病会伴发焦虑和抑郁障碍症状，焦虑和抑郁障碍患者也会发生躯体疾病，因此，应对怀疑有焦虑和抑郁障碍的患者进行全面的躯体检查。

（一）一般内科检查

全面系统的内科系统查体对鉴别由内科疾病所致精神障碍具有非常重要的作用，不仅应注意一般情况（性别、年龄、发育、营养、面容表情）、生命体征（体温、呼吸、脉搏、血压），还要注意意识状态、体位、姿势步态、皮肤黏膜、头面部、胸腹部和脊柱四肢等检查，以及患者服饰仪容、个人卫生、呼吸或身体气味等。

（二）神经系统检查

检查获得的神经系统体征可为疾病的诊断提供重要的临床依据。

1.颅神经

颅神经检查对神经系统疾病定位诊断有重要意义。对颅神经进行检查时，应确定是否有异常、异常的范围及其关联情况。尤其应当注意瞳孔大小、是否对称、光反射。

2.运动系统

运动系统包括观察肌容积、肌张力、肌力、不自主运动、共济运动、姿势步态等。检测患者主动运动或对抗阻力的能力,观察肌肉的运动幅度和运动持续时间。观察共济运动是否困难。

3.感觉系统

主观性强,应在患者情绪稳定情况下,耐心细致检查。检查包括浅感觉、深感觉、复合感觉,自肢体远端向近端检查,注意左右、远近端对比,必要时重复。

4.反射

反射包括浅反射、深反射、病理反射等。是一种比较客观的检查,应使患者保持安静和放松状态,注意改变程度及两侧是否对称,是否对称尤为重要。根据反射分为亢进、活跃(或增强)、正常、减弱和消失。

5.脑膜刺激征

脑膜刺激征包括颈强直、凯尔尼格征和巴宾斯基征等,见于脑膜炎、蛛网膜下腔出血、脑水肿及颅内压增高等。

6.自主神经系统

自主神经系统由交感神经和副交感神经系统组成。检查包括皮肤黏膜和毛发指甲的外观和营养状态、排汗情况等一般检查及内脏和括约肌功能、自主神经反射等。

三、实验室检查

对疑似焦虑和抑郁障碍的患者,除进行全面的躯体检查及神经系统检查外,还要注意实验室检查及神经影像学检查,尤其注意血糖、甲状腺功能、心电图等。实验室检查可为脑器质性病变所致焦虑和抑郁障碍、躯体疾病所致焦虑和抑郁障碍、精神活性物质所致焦虑和抑郁障碍等的诊断提供确切的依据。根据具体情形选择使用以下检查项目。

(一)常规检查

血常规、尿常规、粪便常规、心电图、肝功能、肾功能、电解质、血脂、血糖作为常规检查。

(二)内分泌检查

甲状腺功能、激素检查可除外相关内分泌系统疾病所致的抑郁。

(三)感染性疾病筛查

感染性疾病筛查(乙型肝炎、丙型肝炎、梅毒、艾滋病等)可除外相关感染性疾病所致抑郁。

(四)脑电图检查

脑电图检查用以排除癫痫或脑炎等神经系统疾病,头颅影像学检查尤其是头部磁共振成像(magnetic resonance imaging,MRI)检查,对于排除脑结构性病变非常重要。

(五)其他检查

胸部 X 线检查、超声心动图检查、心肌酶学检查、腹部 B 超检查、相关免疫学检查等则根据临床需要进行。

如果患者长期进食差或已经发生自伤、自杀行为,应视具体情况完善必要检查,做相应的处理,如急查血糖、电解质、心电图,如果存在低血糖或电解质紊乱及时纠正;如有开放性伤口做必要外科处理。

四、神经电生理检查

(一)脑电图检查

脑电图是一种无创性生物物理检查方法。在安静无外界刺激时,将引导电极置于头皮上进行描记,可得到大脑持续性、节律性电位变化。脑电图既可反映脑的生理功能,也可反映脑的病理变化,通过分析其波形、波幅、节律,有助于了解大脑皮质的活动和病变情况。脑电图已被广泛应用于癫痫、精神疾病、心理疾病、脑部疾病等的诊断和治疗。近年来,随着神经科学和计算机技术的发展,一些新的技术方法逐渐应用于脑电图的研究中,如基于脑电图数据进行大脑功能网络分析,度量大脑的复杂网络特征,尝试为临床诊疗提供新的依据。

(二)多导睡眠图检查

多导睡眠图是指同时记录、分析多项睡眠生理学指标,进行睡眠医学研究和睡眠疾病诊断的一种技术。监测的内容包括睡眠结构、呼吸事件、血氧饱和度、心电图等。观察的指标主要包括睡眠进程、睡眠结构、快速眼动睡眠期 3 个方面。

1.睡眠进程

睡眠进程包括睡眠潜伏期、睡眠总时间、醒起时间、醒起次数、觉醒比等。

2.睡眠结构

非快速眼动睡眠相有 S1、S2、S3、S4 四期,通过分析四期百分比、快速眼动睡眠相百分比等指标了解睡眠结构。整夜 8 小时睡眠中各期睡眠所占比例为 S1 占 5%～10%,S2 占 50%,S3＋S4 占 20%,快速眼动睡眠占 20%～50%。

3.快速眼动睡眠期

快速眼动睡眠期的观察指标为快速眼动睡眠周期数、潜伏期、强度、密度、时间等。正常成人每夜睡眠过程中非快速眼动睡眠和快速眼动睡眠时相交替出现 4～6 次。抑郁障碍患者特有的快速眼动睡眠障碍表现为快速眼动睡眠潜伏期缩短至 40～50 分钟,且与疾病严重程度呈负相关。

(三)脑诱发电位检查

给生物体的神经系统及感觉器官以适当的刺激后,可以从神经系统及其效应器记录到一系列与刺激有固定时相关系的电活动,称为诱发电位。按刺激形式可分为视觉诱发电位、听觉诱发电位、体感诱发电位、嗅觉诱发电位、味觉诱发电位。观察的指标主要包括波形、潜伏期和波幅。诱发电位潜伏期的长短可反映神经活动的速度,波幅的高低可反映大脑兴奋性的高低。

随着电生理检测技术的日益发展和完善,脑诱发电位已成为精神疾病患者神经感知觉活动过程的一种可靠的检测手段。现已有研究将脑诱发电位与脑神经影像技术同步结合起来进行数据记录,可以弥补事件相关电位空间分辨率的不足,两者联合应用,有利于更全面理解精神疾病的脑结构和功能异常。

五、神经影像学检查

(一)CT 检查

CT 是临床上常用的结构性影像技术,根据不同层次各种组织的衰减系数差异,显示人体有关组织、器官的解剖学横断面图像,可显示脑室的大小、脑沟宽度、脑实质密度的改变及局灶性异常。阿尔茨海默病患者在 CT 检查中可发现脑萎缩,以颞叶的内侧和海马萎缩显著;精神分裂症

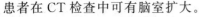

患者在 CT 检查中可有脑室扩大。

(二)MRI 检查

对脑白质和灰质的分辨能力优于 CT,可清晰显示脑白质、灰质图像。早期结构 MRI 的研究多采用手动测量感兴趣区的方法计算局部脑结构的体积,近年多采用基于体素的形态学分析方法,通过比较成组受试者高分辨力 T_1WI 结构影像,获得全脑组织密度或者体积改变的信息。弥散张量成像技术通过评估水分子的弥散情况,间接评价脑白质的结构完整性,无创显示脑组织深部白质纤维束的走行。MRI 的研究发现,精神分裂症患者存在某些脑区的体积下降,如颞上回、颞叶内侧结构(杏仁核、海马和海马回)、前额叶、丘脑等。弥散张量成像技术的研究发现,精神分裂症患者存在多个脑区的白质异常,包括额叶、颞叶、海马等脑区,及胼胝体、弓形束、带状束和小脑脚等连接各个脑区的纤维束。然而,无论是在 T_1WI 结构影像或弥散张量成像技术方面的探索,不同的研究所报道的损害区域并不完全一致。

(三)PET 检查

PET 检查是通过导入人体的不稳定放射性同位素,标记体内的各种化合物及其代谢物,研究活体生理、生化过程的功能性影像成像技术。

研究显示,焦虑障碍患者存在额叶、颞叶、岛叶、丘脑和海马区等部位的代谢或局部脑血流异常。与正常对照比较,惊恐障碍患者海马旁回等大脑边缘系统的葡萄糖代谢率出现异常,而经苯二氮䓬类药物治疗后,该区域的葡萄糖代谢率恢复正常。有学者用影片、图像视觉刺激或通过对既往伤害性经历的回忆,引发周期性焦虑、惊恐障碍、社交焦虑障碍患者及正常对照者的焦虑情感,同时用 PET 观察患者大脑各区域的功能情况。结果显示,无论病理情况还是正常情况的焦虑,患者双侧额叶、右侧颞叶、丘脑和基底节等脑区均出现不同程度的葡萄糖代谢率下降。有人报道惊恐障碍、社交焦虑障碍患者的脑桥、大部分额叶及颞叶、部分枕叶及顶叶、丘脑、基底节等部位的葡萄糖代谢率均降低。有社交焦虑障碍患者的研究结果符合上述研究,且发现焦虑障碍病情的严重程度与上述部位葡萄糖代谢率降低程度呈正相关,而经治疗后患者局部的葡萄糖代谢可恢复正常。有学者分别于治疗前和治疗 9 周后对社交焦虑障碍进行 PET 检查,临床症状好转的患者其上述部位葡萄糖代谢率均有所恢复,尤其以海马旁回、前杏仁核最为明显。

(四)单光子发射计算机断层扫描检查

单光子发射计算机断层扫描(single photon emission computed tomography,SPECT)检查可以通过检测能发射单光子同位素标记的显像剂在体内的立体分布而定量、定性地检测脑血流及其变化,也可以通过检测受体的放射性配体以了解神经受体的占有率和功能情况。

利用 SPECT 技术发现,焦虑障碍患者的额叶、颞叶、枕叶的局部脑血流灌注均有不同程度下降,且与焦虑症状的严重程度呈显著负相关。国内亦有文献报道,对未经治疗和治疗后的焦虑障碍患者及健康人的局部脑血流量进行 SPECT 对照研究,显示焦虑障碍患者局部脑血流量的异常率为 92.5%,治疗和未治疗患者的双侧额叶及颞叶局部脑血流量均明显低于健康人,即使是经治疗的患者的左侧基底节局部脑血流量与健康人的差异也有显著性;治疗组(服用苯二氮䓬类药物超过 30 天者)与未治疗组局部脑血流量的差异无显著性。但研究缺陷在于前者无治疗组患者治疗前后的自身对照,后者的样本量较小。

有关焦虑障碍 SPECT 受体水平研究也集中于苯二氮䓬受体,近年来主要是运用[123]I-IMZ 技术。这是一种特异性很强的放射性示踪剂,特异性作用于苯二氮䓬受体,利用 SPECT 技术来检测评价大脑苯二氮䓬受体的功能。通过[123]I-IMZ SPECT 研究苯二氮䓬受体的结果与 PET 基本相符,均显示额叶、颞叶、丘脑和基底节等受累部位的苯二氮䓬受体结合下降。有学者运用 MRI 联合 SPECT 研究焦虑障碍,显示患者前额叶、中颞叶、眶额皮质的受体结合率低于对照组,尤以左侧为甚;认为焦虑障碍患者存在中枢苯二氮䓬受体功能下降,并认为这是机体适应行为的结果。可见 SPECT 与 PET 的研究结果基本相符。

(五)功能磁共振成像检查

功能磁共振成像(functional magnetic resonance imaging,fMRI)通过其他功能神经成像技术给焦虑患者超速和核心的飞跃。一项功能磁共振荟萃(meta)分析显示创伤后应激障碍、社交焦虑障碍和特殊场所恐惧症显示杏仁核的活跃,这是对这些恐怖障碍网络的一个补充。感觉信息通过丘脑到达杏仁核。丘脑激发了杏仁核通过激活各种不同的自主反应,通过巨大的相互刺激到达脑干、下丘脑和其他边缘结构。这些激活导致 5-HT 和去甲肾上腺素,可以增加心率、血压和呼吸频率,另外开始一系列自卫反应,惊愕和姿势改变。这个过程使得抗 5-HT 剂和抗去甲肾上腺素剂成为一些抗焦虑剂。

前额叶反应会导致焦虑症状。杏仁核对于感觉刺激的反应可以通过内侧前额叶皮质、眶额叶皮质、前扣带回调整语境和记忆、注意力和自我意识从而调整对于危险的反应。以严重的担心和惊恐为特征的焦虑障碍,如惊恐障碍、社交恐惧症和创伤后应激障碍,前额叶和前扣带回低活跃和杏仁核高活跃是一致的发现。以担心和沉思为特征的焦虑障碍,如强迫性障碍和广泛性焦虑障碍频繁显示前额叶皮质和杏仁核的高活跃。前额叶皮质的高活跃会导致入侵想法。对于强迫性障碍,尾状核和眶额叶皮质下方被观察到出现高活跃显示强迫性障碍具有神经影像学特征。近来关于岛叶研究发现在消极情绪的发生过程中有内省、自我意识的完成。岛叶连接杏仁核、下丘脑和中脑导水管周围灰质。岛叶高活跃与社交焦虑障碍、特殊场所恐怖和创伤后应激障碍相关。

有研究者对广泛性焦虑障碍患者和正常对照组各 10 名进行实验,刺激材料通过听觉呈现。共进行 2 次 fMRI 实验。实验 1 情绪中性词与无词的空白对照交替,实验 2 威胁词与情绪中性词交替。随后对受试者进行焦虑状态量表测试。结果发现广泛性焦虑障碍患者的前额叶及颞叶可能存在功能异常,主要表现为对刺激加工的过度反应。①广泛性焦虑障碍患者的神经病理机制可能与惊恐障碍患者不同,前者颞叶功能有明显异常,帕金森病患者未见颞叶异常报道。②广泛性焦虑障碍患者前额叶背外侧及颞叶功能异常可能与其神经病理有较为密切关系,主要表现为对刺激的过度反应。不仅对威胁词反应强烈,即使对情绪中性词也表现出较强反应。③广泛性焦虑障碍患者威胁词处理机制与正常人明显不同。正常人威胁词及情绪中性词引起的 BOLD 信号变化差别较小,因此在较严格检验水平无激活脑区。而广泛性焦虑障碍患者对威胁词反应明显强于情绪中性词,即使在较严格检验水平,许多脑区也有明显激活。④广泛性焦虑障碍患者对威胁词及情绪中性词处理脑区大部分相同,但是扣带回前部及两侧顶下小叶活动只见于患者组。扣带回前部在一般情绪加工过程中有重要作用,两侧顶下小叶与工作记忆有关,提示广泛性焦虑障碍患者存在情绪调节及工作记忆能力的异常。

在对惊恐障碍患者研究中,对惊恐发作的神经生理学假设认为其发作点位于脑干部分,包括了上行网状系统,呼吸和心血管调节中枢,有学者对 10 名惊恐障碍患者和 23 名正常对照者进行了以体积测定影像学为基础的形态学研究,结果发现惊恐障碍患者的中脑和脑干灰质体积增加,海马腹侧体积增加,而前额叶皮质减少,该研究的结果为惊恐发作的神经生理学假设提供了依据,对惊恐障碍的脑器质改变提供了研究基础。

有学者研究行为疗法治疗特殊恐惧症,显示特殊恐惧症患者有广泛的前额叶、海马旁回的激活,而对照组仅有左中枕叶和右颞下回有所激活,认为海马旁回的激活可以解释特殊恐惧症患者的回避行为,而心理治疗可明显缓解这种症状。fMRI 在进行神经心理测试的同时,可以对中枢神经进行形态与功能相结合的系统显像研究。但 fMRI 激活试验因局部血流变化以外的因子,亦可表现出相同信号变化,易出现伪迹;其成像速度较慢,无创伤性快速功能成像有待开发。到目前为止,用 fMRI 研究高级精神活动仍有一定的局限性。

(六)磁共振质子波谱成像

研究显示,利鲁唑治疗有效的广泛性焦虑障碍患者海马 N-乙酰天冬氨酸增高,N-乙酰天冬氨酸浓度和比例的增高与症状的改善成正比;治疗无效的患者,海马 N-乙酰天冬氨酸下降。这前 2 项研究提示广泛性焦虑障碍可能存在不同的亚型。另有研究发现,广泛性焦虑障碍患者纹状体和前扣带回 N-乙酰天冬氨酸水平减少。

近年来的研究认为社交焦虑患者对其产生焦虑的情景和厌恶条件的形成所作出的夸大的边缘系统反应是由谷氨酸能系统介导的,有学者通过对 10 个初次发现的社交焦虑患者及 10 个正常对照者进行单容量高磁场 1H-磁共振技术光谱学研究,以调查谷氨酸及其代谢产物在前扣带回皮质和枕叶皮质的分布水平,其结果发现患者前扣带回的谷氨酸水平高于正常对照组,而枕叶皮质则无明显差异,且前扣带回的谷氨酸及其代谢产物水平与患者的焦虑症状有关。该研究提示谷氨酸在社交焦虑患者的神经机制中起到了作用。也有研究发现,社交焦虑障碍患者丘脑谷氨酸水平升高和 γ-氨酪酸水平下降,服用左乙拉西坦可以减少谷氨酸水平从而为其他治疗焦虑障碍的新药增加希望,因为传统抗焦虑剂有很高的减少率。

六、心理测量

心理测量是指应用标准化的心理测验或心理量表,在标准情境下,对个体的外显行为进行客观的观察,并将观察结果按数量或类别的形式对个体内在心理特征加以描述的过程,是心理评估最重要的手段之一。广义的心理测量不仅包括以心理测验为工具的测量,还包括用观察法、访谈法、问卷法、实验法、心理物理法等方法进行的测量。应用心理测验量表和问卷进行评估在焦虑和抑郁障碍的认知疗法中很普遍。在我国较多使用相关量表和人格测验量表,还有一些针对具体症状的问卷,如 McGill 疼痛问卷、头痛问卷等可参考运用。

(李 猛)

第三节 常用量表

一、焦虑障碍

量化工具的应用是重要的辅助手段,量化工具主要有诊断用和症状评估用两大类。诊断量表与不同的诊断体系相配套。目前诊断量表多用于研究使用。症状量表分为自评和他评两类。目前临床常用的量表:①评估普遍焦虑水平的量表,如汉密尔顿焦虑量表、焦虑自评量表、贝克焦虑量表、7 项广泛性焦虑障碍量表等。②评估特定焦虑症状的量表,如 Marks Sheehan 恐惧量表、Liebowitz 社交焦虑量表、儿童焦虑障碍访谈问卷中的 Spence 儿童焦虑量表和儿童社交焦虑量表、社交回避及苦恼量表、社交恐惧和焦虑问卷、惊恐相关症状量表、惊恐障碍严重度量表、恐惧调查量表、行为方法测试等。

焦虑障碍患者常有一定的人格特质,故需要对焦虑障碍患者进行人格测定,以便医师更好地了解患者情况,指导治疗。常用的人格测定包括艾森克人格测定、明尼苏达多相人格测定。

(一)汉密尔顿焦虑量表

汉密尔顿焦虑量表由 Hamilton 于 1959 年编制,包括 14 个项目,它是精神科中应用较为广泛的由医师评定的量表之一。汉密尔顿焦虑量表总分能很好反映焦虑状态的严重程度,主要用于评定神经症及其他患者的焦虑症状的严重程度(表 4-1)。

表 4-1 汉密尔顿焦虑量表

	无症状	轻	中等	重	极重
1.焦虑心境	0	1	2	3	4
2.紧张	0	1	2	3	4
3.害怕	0	1	2	3	4
4.失眠	0	1	2	3	4
5.认知功能	0	1	2	3	4
6.抑郁心境	0	1	2	3	4
7.躯体性焦虑:肌肉系统症状	0	1	2	3	4
8.躯体性焦虑:感觉系统症状	0	1	2	3	4
9.心血管系统症状	0	1	2	3	4
10.呼吸系统症状	0	1	2	3	4
11.胃肠道症状	0	1	2	3	4
12.生殖泌尿系统症状	0	1	2	3	4
13.自主神经系统症状	0	1	2	3	4
14.会谈时行为表现	0	1	2	3	4

1.测评方式

汉密尔顿焦虑量表的评定应由经过训练的 2 名评定员进行联合检查,采用交谈与观察的方式,检查结束后,2 名评定员各自独立评分。若需比较治疗前后症状和病情的变化,则于入组时,评定当时或入组前一周的情况,治疗后 2~6 周,再次评定,以资比较。

2.适用人群

该量表主要用于评定神经症及其他患者的焦虑症状的严重程度,不适宜于评估各种精神患者的焦虑状态。

3.评分标准

所有项目采用 0~4 分的 5 级评分法,各级的标准为无症状、轻、中等、重、极重。总分≥29 分,可能为严重焦虑;总分≥21 分,肯定有明显焦虑;总分≥14 分,肯定有焦虑;总分≥7 分,可能有焦虑;总分<7 分,没有焦虑症状。汉密尔顿焦虑量表 14 项版本分界值为 14 分。

4.评定项目

(1)焦虑心境:担心、担忧,感到有最坏的事情将要发生,容易激惹。

（2）紧张：紧张感、易疲劳、不能放松，情绪反应，易哭、颤抖、感到不安。

（3）害怕：害怕黑暗、陌生人、一人独处、动物、乘车或旅行及人多的场合。

（4）失眠：难以入睡、易醒、睡得不深、多梦、梦魇、夜惊、醒后感疲倦。

（5）认知功能或称记忆、注意障碍：注意力不能集中，记忆力差。

（6）抑郁心境：丧失兴趣、对以往爱好缺乏快感、忧郁、早醒、昼重夜轻。

（7）躯体性焦虑肌肉系统症状：肌肉酸痛、活动不灵活、肌肉抽动、肢体抽动、牙齿打颤、声音发抖。

（8）躯体性焦虑感觉系统症状：视物模糊、发冷发热、软弱无力感、浑身刺痛。

（9）心血管系统症状：心动过速、心悸、胸痛、血管跳动感、昏倒感、心搏脱漏。

（10）呼吸系统症状：时常感到胸闷、窒息感、叹息、呼吸困难。

（11）胃肠道症状：吞咽困难、嗳气、消化不良（进食后腹痛、胃部烧灼痛、腹胀、恶心、胃部饱胀感）、肠鸣、腹泻、体重减轻、便秘。

（12）生殖泌尿系统症状：尿意频繁、尿急、停经、性冷淡、过早射精、勃起功能障碍。

（13）自主神经系统症状：口干、潮红、苍白、易出汗、易起"鸡皮疙瘩"、紧张性头痛、毛发竖起。

（14）会谈时行为表现。①一般表现：紧张、不能松弛、忐忑不安、咬手指、紧紧握拳、摸弄手帕、面肌抽动、不停顿足、手发抖、皱眉、表情僵硬、肌张力高、叹息样呼吸、面色苍白。②生理表现：吞咽、频繁打呃、安静时心率快、呼吸加快（20 次/分钟以上）、腱反射亢进、震颤、瞳孔放大、眼睑跳动、易出汗、眼球突出。

5.特点

（1）汉密尔顿焦虑量表具有良好的信度和效度，是一种医师用焦虑量表，这是最经典的焦虑量表，尽管它不尽理想，但在所有同类量表中，它的使用历史最长，用得最多，临床和研究工作也最为熟悉。

（2）汉密尔顿焦虑量表评定方法简便易行，可用于焦虑障碍，但不大宜于估计各种精神病时的焦虑状态。同时，与汉密尔顿抑郁量表相比较，有些重复的项目，如抑郁心境、躯体性焦虑、胃肠道症状及失眠等，故对于焦虑障碍与抑郁障碍，汉密尔顿焦虑量表与汉密尔顿抑郁量表一样，都不能很好地进行鉴别。

（3）汉密尔顿焦虑量表应由经过培训的两名医师对患者进行联合检查，采用交谈与观察的方式，检查结束后，2 名评定者分别独立评分。做一次评定需要 10～15 分钟。

（4）评定的时间范围：入组时，评定当时或入组前 1 周的情况，治疗后 2～6 周，以同样方式，对入组患者再次评定且用以比较治疗前后症状和病情的变化。

（5）汉密尔顿焦虑量表中，除第 14 项需结合观察外，所有项目都根据患者的口头叙述进行评分，同时特别强调受检者的主观体验，这也是汉密尔顿焦虑量表编制者的医疗观点。因为患者仅仅在有病的主观感觉时，方来就诊并接受治疗，故此可作为病情进展与否标准。

（6）因子分析：汉密尔顿焦虑量表仅分为躯体性和精神性两大类因子结构。其中躯体性焦虑由肌肉系统症状、感觉系统症状、心血管系统症状、呼吸症状、胃肠道症状、生殖泌尿系统症状、自主神经系统症状等 7 项组成。精神性焦虑由焦虑心境、紧张、害怕、失眠、认知功能、抑郁心境及会谈时行为表现等 7 项组成。因子分的计算公式如下。

因子分＝组成该因子各项目的总分/该因子结构的项目数

通过因子分析，不仅可以具体反映患者的精神病理学特点，也可反映靶症状群的治疗结果。

(二)焦虑自评量表

焦虑自评量表由华裔教授 Zung 于 1971 年编制。从量表构造的形式到具体评定的方法,都与抑郁自评量表十分相似,是一种分析患者主观症状的相当简便的临床工具。本量表可以评定焦虑症状的轻重程度及其在治疗中的变化,适用于具有焦虑症状的成年人,目前在临床中广泛适用(表 4-2)。该量表主要用于疗效评估,不能用于诊断。

表 4-2　焦虑自评量表

	偶或无	有时	经常	持续
1.我觉得比平常容易紧张或着急(焦虑)	1	2	3	4
2.我无缘无故地感到害怕(害怕)	1	2	3	4
3.我容易心里烦乱或觉得惊恐(惊恐)	1	2	3	4
4.我觉得我可能将要发疯(发疯感)	1	2	3	4
5.* 我觉得一切都很好,也不会发生什么不幸(不幸预感)	4	3	2	1
6.我手脚发抖打颤(手足颤抖)	1	2	3	4
7.我因为头痛、颈痛和背痛而苦恼(躯体疼痛)	1	2	3	4
8.我感觉容易衰弱和疲乏(乏力)	1	2	3	4
9.* 我觉得心平气和,并且容易安静坐着(静坐不能)	4	3	2	1
10.我觉得心跳的很快(心慌)	1	2	3	4
11.我因为一阵阵头晕而苦恼(头昏)	1	2	3	4
12.我有晕倒发作或觉得要晕倒似的(晕厥感)	1	2	3	4
13.* 我呼气吸气都感到很容易(呼吸困难)	4	3	2	1
14.我手脚麻木和刺痛(手足刺痛)	1	2	3	4
15.我因为胃痛和消化不良而苦恼(胃痛或消化不良)	1	2	3	4
16.我常常要小便(尿意频数)	1	2	3	4
17.* 我的手脚常常是干燥温暖的(多汗)	4	3	2	1
18.我脸红发热(面部潮红)	1	2	3	4
19.* 我容易入睡并且一夜睡得很好(睡眠障碍)	4	3	2	1
20.我做噩梦	1	2	3	4

1.测评方式

(1)在自评者评定以前,一定要让他把整个量表的填写方法及每条问题的含义都弄明白,然后作出独立的、不受任何人影响的自我评定。

(2)评定的时间范围是自评者过去一周的实际感觉。

(3)如果评定者的文化程度太低,不能理解或看不懂焦虑自评量表问题的内容,可由工作人员念给他听,逐条念,让评定者独自作出评定。

(4)评定时,应让自评者理解反向评分的各题,焦虑自评量表有 5 项反向项目,如不能理解会直接影响统计结果。

(5)评定结束时,工作人员应仔细检查一下评定结果,应提醒自评者不要漏评某一项目,也不要在同一个项目上重复评定。

2.适用人群

(1)反复因头痛、颈部、背部、腰部和四肢疼痛在综合医院有关科室就诊,临床查体和实验室检查结果未提示器质性病变者。

(2)因焦虑、恐怖、疑病、抑郁等精神因素所致的慢性疼痛。

(3)各种原因引起的慢性全身疼痛。

(4)紧张型头痛。

(5)偏头痛。

3.不适用人群

(1)心肌梗死发作期或发作后伴有严重心律失常或心力衰竭患者。

(2)主要脏器的严重疾病,如肝、肾功能不全患者,呼吸衰竭患者,脑出血、脑梗死、糖尿病病情不稳定的患者。

(3)精神分裂症发作期。

(4)严重智力缺陷,不配合检查者。

4.评分标准

焦虑自评量表采用 4 级评分,主要评定症状出现的频度,其标准:"1"表示没有或很少时间有;"2"表示有时有;"3"表示大部分时间有;"4"表示绝大部分或全部时间都有,即分值越高,说明焦虑的程度越严重。20 个条目中有 15 项是用负性词陈述的,按上述 1～4 顺序评分。其余 5 项(第 5,9,13,17,19)注 ＊ 号者,是用正性词陈述的,按 4～1 顺序反向计分。即对正性词陈述的回答,出现的时间越长,则分值越低。例如,"1"表示绝大部分或全部时间都有;"4"表示没有或很少时间有。初学者对这种评分规则,必须格外小心。

焦虑自评量表的主要统计指标为总分。将 20 个项目的各个得分相加,即得粗分;用粗分乘以 1.25 以后取整数部分,就得到标准分,或者可以查表做相同的转换(粗分、标准分换算表)。按照中国常模结果,焦虑自评量表标准分的分界值为 50 分,其中 50～60 分为轻度焦虑,61～70 分为中度焦虑,70 分以上为重度焦虑。

5.特点

(1)焦虑自评量表具有较高的信度和效度,能够较好地反映有焦虑倾向的精神病求助者的主观感受。而焦虑是心理咨询门诊中较常见的一种情绪障碍,所以近年来焦虑自评量表在咨询门诊中是了解焦虑症状时很常用的一种自评工具。

(2)焦虑是许多神经症的共同症状,因而焦虑自评量表不能用于各类神经症的鉴别。

(3)表格由评定对象自行填写,在自评者评定以前,一定要让他把整个量表的填写方法及每条问题的含义都弄明白,然后作出独立的、不受任何人影响的自我评定。

(4)评定时间范围,强调评定的时间范围为过去 1 周。

(5)注意事项:①由于焦虑是神经症的共同症状,故焦虑自评量表在各类神经症鉴别中作用不大。②关于焦虑症状的临床分级,除参考量表分值外,主要还应根据临床症状,特别是关键症状的程度来划分,量表总分值仅能作为一项参考指标而非绝对标准。

(三)贝克焦虑量表

贝克焦虑量表由美国阿隆·贝克等于 1985 年编制,是一个含有 21 个项目的自评量表。该量表用 4 级评分,主要评定受试者被多种焦虑症状烦扰的程度,能帮助了解近期心境体验及治疗期间焦虑症状的变化动态。因此,可用于我国临床心理工作中了解焦虑症状的常用检测工具（表 4-3）。

表 4-3　贝克焦虑量表

	无	轻度:无多大烦扰	中度:感到不适但尚能忍受	重度:只能勉强忍受
1.麻木或刺痛	1	2	3	4
2.感到发热	1	2	3	4
3.腿部颤抖	1	2	3	4
4.不能放松	1	2	3	4
5.害怕发生不好的事情	1	2	3	4
6.头晕	1	2	3	4
7.心悸或心率加快	1	2	3	4
8.心神不定	1	2	3	4
9.惊吓	1	2	3	4
10.紧张	1	2	3	4
11.窒息感	1	2	3	4
12.手发抖	1	2	3	4
13.摇晃	1	2	3	4
14.害怕失控	1	2	3	4
15.呼吸困难	1	2	3	4
16.害怕快要死去	1	2	3	4
17.恐慌	1	2	3	4
18.消化不良或腹部不适	1	2	3	4
19.昏厥	1	2	3	4
20.脸发红	1	2	3	4
21.出汗(不是因为暑热冒汗)	1	2	3	4

1.测评方式

贝克焦虑量表均应由评定对象自行填写,在填表之前应向填写者交代清楚填写方法及每题的含义,要求独立完成自我评定,"现在"或"最近 1 周"内的自我体验。测试员应仔细评定结果,不要漏项或重复评定。可随临床诊治或研究需要反复评定,一般间隔时间至少 1 周。

2.适用人群

该量表适用于具有焦虑症状的成年人,在心理门诊,精神科门诊或住院患者中均可应用。

3.评分标准

贝克焦虑量表有 21 个自评项目,把受试者被多种焦虑症状烦扰的程度作为评定指标,采用 4 级分方法。其标准为"1"表示无;"2"表示轻度,无多大烦扰;"3"表示中度,感到不适但尚能忍受;"4"表示重度,只能勉强忍受。贝克焦虑量表测试分析指标是总分,一般将贝克焦虑量表总分 ≥45 分作为焦虑阳性的判断标准。

4.特点

贝克焦虑量表具有较高的信度和效度,能够较简便地分析受试者主观焦虑症状。总的特点是项目内容简明,容易理解,操作分析方便。

(四)7项广泛性焦虑障碍量表

7项广泛性焦虑障碍量表由 Spitzer 等编制。实际上,本量表为作者编制的患者健康问卷的焦虑模块。7项广泛性焦虑障碍量表的主要用途为焦虑障碍的筛查工具,筛查阳性者,应进一步临床确诊(表4-4)。

表 4-4　7 项广泛性焦虑自评量表

在过去的2周内,有多少时段您受到以下任何问题的困扰	完全不会	几天	一半以上的日子	几乎每天
1.感觉紧张,焦虑或急切	0	1	2	3
2.不能停止或控制担忧	0	1	2	3
3.对各种各样的事情担忧过多	0	1	2	3
4.很难放松下来	0	1	2	3
5.由于不安而无法静坐	0	1	2	3
6.变得容易烦恼或急躁	0	1	2	3
7.感到似乎将有可怕的事情发生而害怕	0	1	2	3

1.测评方式

和所有自评量表一样,在让被试者评定前,要把评定目的和方法和他讲清楚;然后,让被试者仔细阅读量表的文字内容后,作独立的评定。如果因某种原因,被试者不能阅读,可由检查人念给他听。检查者要仔细检查被试者填写的量表记录单。如发现有漏项或重复,要让被试者补充或改正。一般评定的时间的范围定为最近2周。如另有要求,也可自行规定。

2.适用人群

7项广泛性焦虑障碍量表是广泛应用于评估一般性焦虑障碍的量表,适用于18岁及以上的成年人,常用于初级保健机构和门诊。

3.评分标准

本量表为0~3分,4级评定,总分21分。以最近2周内,出现靶症状的天数评估。0分表示无症状;1分表示为有过几天;2分表示半数以上日子出现;3分表示几乎每天都有。本量表的主要统计指标为总分,可用以评估焦虑症状的严重程度:0~4分为无具有临床意义的焦虑;5~9分为轻度焦虑;10~14分为中度焦虑;≥15分为重度焦虑。用作焦虑症状辅助诊断时,7项广泛性焦虑障碍量表的分界值为≥10分。

4.评定项目

7项广泛性焦虑障碍量表共7个项目,分别评定:①紧张焦虑;②不能控制的担忧;③过度担忧;④不能放松;⑤静坐不能;⑥易激惹;⑦不祥预感。本量表为自评量表,项目定义以短句文字表达。

5.特点

7项广泛性焦虑障碍量表因其信效度较高,简单易操作,已经广泛应用于科研和临床。7项广泛性焦虑障碍量表作为一种量表评估工具,并不是诊断性的工具,它只是用来辅助临床医师或心理医师进行初步的评估,以便确定是否需要进一步的诊断和治疗。

二、抑郁障碍

自 2010 年以来,已出版的国内外权威指南均强调基于评估的诊断、治疗与协作医疗模式可以改变凭借经验的传统诊治手段,有效提高抑郁障碍识别率,使诊疗规范化。完整的生物、心理、社会评估应贯穿抑郁障碍诊疗的全过程。常用的抑郁症状评估量表包括患者健康问卷抑郁量表、抑郁自评量表、汉密尔顿抑郁量表、贝克忧郁量表等(表 4-5)。

表 4-5　抑郁障碍常用评估量表

评估方向	评估内容	推荐工具	性质
诊断	诊断正确性,避免误诊、漏诊	简明国际神经精神访谈	他评
		DSM-Ⅳ轴Ⅰ障碍用临床定式检查	
症状	严重程度,药物疗效	汉密尔顿抑郁量表	他评
		蒙哥马利抑郁评定量表	
		患者健康问卷抑郁量表	自评
		快速抑郁障碍症状自评问卷	
		抑郁自评量表	
		贝克忧郁量表	
	自杀风险	哥伦比亚自杀严重程度评定量表	他评
		MINI 量表 C 模块	
	转躁风险	轻躁狂症状自评量表	自评
		心境障碍问卷	
		杨氏躁狂评定量表	他评
治疗	药物疗效	见上述症状部分	
	不良反应	Asberg 抗抑郁剂副反应量表	他评
		药物副反应量表	
		亚利桑那性体验量表	自评
	服药依从性	药物依从性评定量表	他评
		简明依从性评定量表	自评

(一)汉密尔顿抑郁量表

汉密尔顿抑郁量表由 Hamilton 于 1960 年编制,是临床上评定抑郁状态时应用最为普遍的量表。本量表有 17 项、21 项和 24 项等 3 种版本,现介绍的是 24 项版本。

1.测评方式

这项量表由经过培训的 2 名评定者对患者进行联合检查,一般采用交谈与观察的方式,检查结束后,2 名评定者分别独立评分。询问患者本人,对患者近 1 个月的表现进行评价,由检查者在每项提问后进行填写。在治疗前后进行评分,可以评价病情的严重程度及治疗效果。

汉密尔顿抑郁量表中,第 8、9 及 11 项,依据对患者的观察进行评定;其余各项则根据患者自己的口头叙述评分;其中第 1 项需两者兼顾。另外,第 7 和 22 项,尚需向患者家属或病房工作人员收集资料;而第 16 项最好是根据体重记录,也可依据患者主诉及其家属或病房工作人员所提供的资料评定。有的版本仅 21 项,即比 24 项量表少第 22~24 项,其中第 7 项有的按 0~2 分 3 级记分法,现采用 0~4 分 5 级记分法。还有的版本仅 17 项,即无第 18~24 项。做一次评定需 15~20 分钟。这主要取决于患者的病情严重程度及其合作情况,如患者严重阻滞时,则所需时间将更长。

2.适用人群

本量表适用于具有抑郁症状的成年患者。用于抑郁、双相障碍抑郁相、焦虑障碍、其他疾病伴发的抑郁症状的检查,确定是否是抑郁障碍,抑郁障碍的严重程度。还用于评定药物治疗的疗效,用于科研。

3.评分标准

汉密尔顿抑郁量表大部分项目采用 0~4 分的 5 级评分法。各级的标准:0 分,无;1 分,轻度;2 分,中度;3 分,重度;4 分,极重度。少数项目采用 0~2 分的 3 级评分法,其分级的标准:0 分,无;1 分,轻~中度;2 分,重度。总分能较好地反映病情严重程度的指标,即病情越轻,总分越低;病情越重,总分越高。按照 Davis JM 的划界分,总分 >35 分,可能为严重抑郁;>20 分,可能是轻或中等度的抑郁;如 <8 分,患者就没有抑郁症状。一般的划界分,汉密尔顿抑郁量表 17 项分别为 24 分、17 分和 7 分。

4.评定项目

(1)抑郁情绪:1 分,只在问到时才诉述;2 分,在访谈中自发地表达;3 分,不用言语也可以从表情、姿势、声音或欲哭中流露出这种情绪;4 分,患者的自发言语和非语言表达(表情、动作)几乎完全表现为这种情绪。

(2)有罪感:1 分,责备自己,感到自己已连累他人;2 分,认为自己犯了罪,或反复思考以往的过失和错误;3 分,认为目前的疾病,是对自己错误的惩罚,或有罪恶妄想;4 分,罪恶妄想伴有指责或威胁性幻觉。

(3)自杀:1 分,觉得活着没有意义;2 分,希望自己已经死去,或常想到与死有关的事;3 分,消极观念(自杀念头);4 分,有严重自杀行为。

(4)入睡困难(初段失眠):1 分,主诉有入睡困难,上床半小时后仍不能入睡。(要注意平时患者入睡的时间);2 分,主诉每晚均有入睡困难。

(5)睡眠不深(中段失眠):1 分,睡眠浅,多噩梦;2 分,半夜(晚 12 点钟以前)曾醒来(不包括上厕所)。

(6)早醒(末段失眠):1 分,有早醒,比平时早醒 1 小时,但能重新入睡(应排除平时的习惯);2 分,早醒后无法重新入睡。

(7)工作和兴趣:1 分,提问时才诉述;2 分,自发地直接或间接表达对活动、工作或学习失去兴趣,如感到无精打采,犹豫不决,不能坚持或需强迫自己去工作或活动;3 分,活动时间减少或成效下降,住院患者每天参加病房劳动或娱乐不满 3 小时;4 分,因目前的疾病而停止工作,住院者不参加任何活动或者没有他人帮助便不能完成病室日常事务(注意:不能凡住院就打 4 分)。

(8)阻滞(指思维和言语缓慢,注意力难以集中,主动性减退):1 分,精神检查中发现轻度阻滞;2 分,精神检查中发现明显阻滞;3 分,精神检查进行困难;4 分,完全不能回答问题(木僵)。

(9)激越:1 分,检查时有些心神不定;2 分,明显心神不定或小动作多;3 分,不能静坐,检查中曾起立;4 分,搓手、咬手指、扯头发、咬嘴唇。

(10)精神性焦虑:1 分,问及时诉述;2 分,自发地表达;3 分,表情和言谈流露出明显忧虑;

4分,明显惊恐。

(11)躯体性焦虑(指焦虑的生理症状,包括口干、腹胀、腹泻、呃逆、腹绞痛、心悸、头痛、过度换气和叹气、尿频、出汗):1分,轻度;2分,中度,有肯定的上述症状;3分,重度,上述症状严重,影响生活或需要处理;4分,严重影响生活和活动。

(12)胃肠道症状:1分,食欲减退,但不需他人鼓励便自行进食;2分,进食需他人催促或请求和需要应用泻药或助消化药。

(13)全身症状:1分,四肢,背部或颈部沉重感,背痛、头痛、肌肉疼痛,全身乏力或疲倦;2分,症状明显。

(14)性症状(指性欲减退,月经紊乱等):1分,轻度;2分,重度;3分,不能肯定,或该项对被评者不适合(不计入总分)。

(15)疑病:1分,对身体过分关注;2分,反复考虑健康问题;3分,有疑病妄想;4分,伴幻觉的疑病妄想。

(16)体重减轻。①按病史评定:1分,患者诉说可能有体重减轻;2分,肯定体重减轻。②按体重记录评定:1分,1周内体重减轻超过0.5 kg;2分,1周内体重减轻超过1 kg。

(17)自知力:0分,知道自己有病,表现为抑郁;1分,知道自己有病,但归咎伙食太差,环境问题,工作过忙,病毒感染或需要休息;2分,完全否认有病。

(18)日夜变化(如果症状在早晨或傍晚加重,先指出是哪一种,然后按其变化程度评分;早上变化评早上,晚上变化评晚上):1分,轻度变化:晨1、晚1;2分,重度变化:晨2、晚2。

(19)人格解体或现实解体(指非真实感或虚无妄想):1分,问及时才诉述;2分,自然诉述;3分,有虚无妄想;4分,伴幻觉的虚无妄想。

(20)偏执症状:1分,有猜疑;2分,有牵连观念;3分,有关系妄想或被害妄想;4分,伴有幻觉的关系妄想或被害妄想。

(21)强迫症状(指强迫思维和强迫行为):1分,问及时才诉述;2分,自发诉述。

(22)能力减退感:1分,仅于提问时方引出主观体验;2分,患者主动表示有能力减退感;3分,需鼓励、指导和安慰才能完成病室日常事务或个人卫生;4分,穿衣、梳洗、进食、铺床或个人卫生均需他人协助。

(23)绝望感:1分,有时怀疑"情况是否会好转",但解释后能接受;2分,持续感到"没有希望",但解释后能接受;3分,对未来感到灰心、悲观和失望,解释不能解除;4分,自动地反复诉述"我的病好不了"诸如此类的情况。

(24)自卑感:1分,仅在询问时诉述有自卑感(我不如他人);2分,自动地诉述有自卑感;3分,患者主动诉述:"我一无是处"或"低人一等",与评2分者只是程度上的差别;4分,自卑感达妄想的程度,如"我是废物"或类似情况。

5.特点

(1)汉密尔顿抑郁量表应用信度、效度均相当高。其评定方法简便,标准明确,便于掌握,可用于抑郁障碍、情感性精神病、神经症等多种疾病的抑郁症状的评定,尤其适用于抑郁障碍。但是,本量表对于抑郁障碍与焦虑障碍,却不能较好地进行鉴别,因为两者的总分都有类似的增高。此外,汉密尔顿抑郁量表作为同类量表最标准者之一,如果要发展新的抑郁量表,往往应以汉密尔顿抑郁量表作为平行效度检验的工具。

(2)因子分析汉密尔顿抑郁量表可归纳为7类因子结构。①焦虑/躯体化:由精神性焦虑、体性焦虑、胃肠道症状、疑病和自知力 5 项组成。②体重：即体重减轻。③认识障碍：由自罪感、自杀、激越、人格解体和现实解体、偏执症状及强迫症状 6 项组成。④昼夜变化：仅昼夜变化一项。⑤阻滞：由抑郁情绪、工作和兴趣、阻滞及性症状 4 项组成。⑥睡眠障碍：由入睡困难、睡眠不深和早醒 3 项组成。⑦绝望感：由能力减退感、绝望感和自卑感 3 项组成。这样更为简捷清晰地反映患者的实际特点。通过因子分析，不仅可以具体反映患者的精神病理学特点，也可反映靶症状群的临床结果。

（二）抑郁自评量表

抑郁自评量表是精神药理学研究的量表之一，于 1965 年由 Zung 编制，用于心理咨询、抑郁症状筛查及严重程度的评定，因其使用简便，能相当直观地反映患者抑郁的主观感受及其在治疗中的变化，故在国内外应用颇广。

表 4-6　抑郁自评量表

	没有或很少时间	小部分时间	相当多时间	绝大部分或全部时间
1.我觉得闷闷不乐,情绪低沉	1	2	3	4
2.* 我觉得一天之中早晨最好	4	3	2	1
3.我一阵阵哭出来或觉得想哭	1	2	3	4
4.我晚上睡眠不好	1	2	3	4
5.* 我吃得跟平常一样多	4	3	2	1
6.* 我与异性密切接触时和以往一样感到愉快	4	3	2	1
7.我发觉我的体重在下降	1	2	3	4
8.我有便秘的苦恼	1	2	3	4
9.* 我心跳比平时快	4	3	2	1
10.我无缘无故感到疲乏	1	2	3	4
11.我的头脑跟平常一样清楚	4	3	2	1
12.我觉得经常做的事情并没有困难	4	3	2	1
13.我觉得不安而平静不下来	4	3	2	1
14.我对将来抱有希望	4	3	2	1
15.我比平常容易生气激动	1	2	3	4
16.我觉得做出决定是容易的	4	3	2	1
17.我觉得自己是个有用的人,有人需要我	4	3	2	1
18.我的生活过得很有意思	4	3	2	1
19.我认为如果我死了别人会生活得好些	4	3	2	1
20.平常感兴趣的事我仍然照样感兴趣	1	2	3	4

1.测评方式

抑郁自评量表由评定对象自行填写，在自评者评定以前，需把整个量表的填写方法及每条问题的含义都弄明白，然后做出独立的、不受任何人影响的自我评定。如果评定者的文化程度太低，不能理解或看不懂问题的内容，可由工作人员念给他听，逐条念，让评定者独自做出评定。评定结束时，工作人员要仔细检查自评结果，提醒受检者不要漏评某一项目，也不要在同一个项目内重复评定。抑郁自评量表应在开始治疗或研究前让受检者做一次评定,在治疗后或研究结束时至少再重新评定一次,以便通过评定结果来分析该受检者的症状变化情况。一次评定,可在10分钟内填完,评定的时间范围是自评者过去1周的实际感觉。

2.适用人群

抑郁自评量表适用于有抑郁症状的成年人,对严重迟缓症状的抑郁、文化程度较低或智力水平稍差的人使用效果不佳。

3.评分标准

抑郁自评量表有正向评分题和反向评分题,共20个项目,按症状出现的频度分4级评分:没有或很少时间、小部分时间、相当多时间、绝大部分或全部时间。若为正向评分题,依次评为粗分1、2、3、4分,反向评分题则评分为4、3、2、1分。把20项中的各项分数相加,即得到总粗分,用粗分乘以1.25后,取其整数部分,就得到标准总分。按照中国常模结果,抑郁自评量表标准分的分界值为53分,其中53~62分为轻度抑郁,63~72分为中度抑郁,73分以上为重度抑郁。

4.特点

抑郁自评量表不仅可以帮助诊断是否存在抑郁症状,还可以判定抑郁程度的轻重。因此,一方面可以用来作为辅助诊断的工具,另一方面也可以用来观察在治疗过程中抑郁的病情变化,用来作为疗效的判定指标。但是,此评定量表不能用来判断抑郁的性质,所以不是抑郁障碍的病因及疾病诊断分类用表。因此,测出有抑郁障碍之后,应该及时到精神科门诊进行详细的检查、诊断及治疗。

(三)贝克抑郁问卷

贝克忧郁量表又名贝克抑郁自评量表,由美国著名心理学家 A.T.Beck 编制于1961年,是最早被广泛使用的评定抑郁的自评工具。早年应用本量表者甚众,至今仍有相当影响。

贝克忧郁量表有好几种版本,早年的版本为21项,其项目内容源自临床。以后发现,有些抑郁障碍患者,特别是严重抑郁者,不能很好完成21项评定,常常是前半部分完成得还可以,后半部分却草草了事或干脆放弃。因此,Beck 于1972年推出了仅13项的新版本,经实践认为新版本品质良好。

1.测评方式

贝克忧郁量表同其他自评量表一样,由评定对象自行填写,在自评者评定以前,需把整个量表的填写方法及每条问题的含义都弄明白,然后做出独立的、不受任何人影响的自我评定。如果评定者的文化程度太低,不能理解或看不懂问题的内容,可由工作人员念给他听,逐条念,让评定者独自做出评定。评定结束时,工作人员要仔细检查自评结果,提醒受检者不要漏评某一项目,也不要在同一个项目内重复评定。本量表评定此时刻——今天和现在的情况/心情。

2.适用人群

贝克忧郁量表适用于13岁以上的人群使用、适用于具有抑郁症状的成年人、心理门诊、精神科门诊、住院患者等。有资料显示在对青少年的使用中也有较高的信效度。

3.评分标准

各项均为0~3分4级评分:0分表示无该项症状,1分表示轻度,2分表示中度,3分表示严重。具体为每一项(问题),均有4个短句,让被测试者选择最符合他当时心情/情况。

贝克忧郁量表只有单项分和总分2项统计指标。Beck 提出,可以用总分来区分抑郁症状的有无及其严重程度:0~4分为(基本上)无抑郁症状,5~7分为轻度,8~15分为中度,16分以上为严重。

如果应用 21 项版本,Beck 认为 0～10 分为抑郁症状无或极轻,11～18 分为轻中度,19～29 分为中度,30 分以上重度。有学者测试结果与之稍有不同:16 分以下为正常;17～22 分为轻度;23～30 分为中度;30 分以上为重度。

4.评定项目

贝克忧郁量表共 13 项。①抑郁;②悲观;③失败感;④满意感缺如;⑤自罪感;⑥自我失望感;⑦消极倾向;⑧社交退缩;⑨犹豫不决;⑩自我形象改变;⑪工作可能;⑫疲乏感;⑬食欲丧失。原先的 21 项版本,还包括受惩罚感、自责、哭泣、易激惹、睡眠障碍、体重减轻、疑病和性欲减退等 8 项。

(1)0 分,我不感到抑郁;1 分,我感到抑郁或沮丧;2 分,我整天抑郁,无法摆脱;3 分,我十分抑郁,已经忍受不住。

(2)0 分,我对未来并不悲观失望;1 分,我感到前途不太乐观;2 分,我感到我对前途不抱希望;3 分,我感到今后毫无希望,不可能有所好转。

(3)0 分,我并无失败的感觉;1 分,我觉得和大多数人相比我是失败的;2 分,回顾我的一生,我觉得那是一连串的失败;3 分,我觉得我是个彻底失败的人。

(4)0 分,我并不觉得有什么不满意;1 分,我觉得我不能像平时那样享受生活;2 分,任何事情都不能使我感到满意一些;3 分,我对所有的事情都不满意。

(5)0 分,我没有特殊的内疚感;1 分,我有时感到内疚或觉得自己没价值;2 分,我感到非常内疚;3 分,我觉得自己非常坏,一文不值。

(6)0 分,我没有对自己感到失望;1 分,我对自己感到失望;2 分,我讨厌自己;3 分,我憎恨自己。

(7)0 分,我没有要伤害自己的想法;1 分,我感到还是死掉的好;2 分,我考虑过自杀;3 分,如果有机会,我还会杀了自己。

(8)0 分,我没失去和他人交往的兴趣;1 分,和平时相比,我和他人交往的兴趣有所减退;2 分,我已失去大部分和人交往的兴趣,我对他们没有感情;3 分,我对他人全无兴趣,也完全不理睬别人。

(9)0 分,我能像平时一样做出决断;1 分,我尝试避免做决断;2 分,对我而言,做出决断十分困难;3 分,我无法做出任何决断。

(10)0 分,我觉得我的形象一点也不比过去槽;1 分,我担心我看起来老了,不吸引人了;2 分,我觉得我的外表肯定变了,变得不具吸引力;3 分,我感到我的形象丑陋且讨人厌。

(11)0 分,我能像平时那样工作;1 分,我做事时,要花额外的努力才能开始;2 分,我必须努力强迫自己,我方能干事;3 分,我完全不能做事情。

(12)0 分,和以往相比,我并不容易疲倦;1 分,我比过去容易觉得疲乏;2 分,我做任何事都感到疲乏;3 分,我太容易疲乏了,不能干任何事。

(13)0 分,我的胃口不比过去差;1 分,我的胃口没有过去那样好;2 分,现在我的胃口比过去差多了;3 分,我一点食欲都没有。

5.特点

Beck 本人报告,本量表具有较好的信度和效度。有人比较包括汉密尔顿抑郁量表和SCL-90在内的 6 种评定抑郁的工具,认为在药瘾患者中检出抑郁症状,以贝克忧郁量表 13 项最为敏感。

国内报道,贝克忧郁量表 21 项具良好的结构效度,与汉密尔顿抑郁量表的总分及相应单项分显著相关。

(卢立明)

第四节　诊　断　标　准

一、焦虑障碍

(一)诊断要点

目前主要依据焦虑的临床症状群和病程来确定特定的焦虑障碍。焦虑症状存在与否及严重程度可通过焦虑症状的评估量表评定。在诊断焦虑障碍前,应做相应的实验室检查以排除躯体疾病。部分躯体疾病可以出现焦虑症状,如二尖瓣脱垂、甲状腺功能亢进症等。常规的实验室及辅助检查包括心电图、心脏彩超、甲状腺功能检查、肾脏 B 超、头颅磁共振等。

(二)分类诊断标准

1.广泛性焦虑障碍

根据《广泛性焦虑障碍基层诊疗指南(2021 年)》,广泛性焦虑障碍属于 ICD-10 F40-F48 神经症性、应激相关的及躯体形式障碍中的 F41 其他焦虑障碍。广泛性焦虑障碍的基本特征为泛化且持续的焦虑,不局限于甚至不是主要见于任何特定的外部环境(即自由浮动)。

不同广泛性焦虑障碍患者的主要临床症状差异较大,但以下主诉常见:总感到神经紧张、发抖、肌肉紧张、出汗、头重脚轻、心悸、头晕、上腹不适。患者常诉及自己或亲人很快会有疾病或灾祸临头。这一障碍在女性更为多见,并常与应激有关。病程不定,但趋于波动并成为慢性。其诊断要点如下。

(1)一次发作中,患者必须在至少数周(通常为数月)内的大多数时间存在焦虑的原发症状,这些症状通常应包含以下要素。①恐慌:为将来的不幸烦恼,感到忐忑不安、注意困难等。②运动性紧张:坐卧不宁、紧张性头痛、颤抖、无法放松等。③自主神经活动亢进:头重脚轻、出汗、心动过速或呼吸急促、上腹不适、头晕、口干等。以上症状的持续存在会对患者的日常生活、工作和学习等造成显著的不利影响。

(2)儿童突出的表现可能是经常需要抚慰和一再出现躯体不适主诉。

(3)出现短暂的(一次数日)其他症状,特别是抑郁,并不排斥广泛性焦虑障碍作为主要诊断,但患者不得完全符合抑郁障碍、恐怖性焦虑障碍、惊恐障碍、强迫障碍的标准。

(4)确定广泛性焦虑障碍的诊断,要求患病时间持续 6 个月以上。

2.惊恐障碍

(1)1 个月内存在几次惊恐发作,或首次发作后因害怕再次发作而产生持续性焦虑 1 个月。

(2)惊恐发作不局限于任何特定的情境或某一类环境,具有不可预测性。

(3)惊恐发作时除了强烈的恐惧、焦虑外,有明显的自主神经症状如心悸、胸痛、哽咽感、头昏、出汗、发冷发热等,以及非真实感(人格解体或现实解体)、濒死感、失控感等。

(4)惊恐发作突然开始,迅速达到高峰。

（5）发作间隙期除害怕再次发作外无明显焦虑症状。

（6）患者因难以忍受又无法摆脱而感到痛苦，影响日常生活。

3.场所恐惧症

（1）恐惧或焦虑必须局限于（或主要发生在）至少以下情境中的 2 种：乘坐公共交通工具、开阔的公共场所、处于密闭的空间、排队或处于拥挤的人群、独自离家。

（2）对这些场景恐惧的程度与实际危险不相称，同时伴有自主神经症状。

（3）对恐惧情境采取回避行为。

（4）知道恐惧过分、不合理，或不必要，但无法控制，自知力存在。

（5）患者为症状感到痛苦而寻求帮助，或症状影响到其个人、家庭、社交、工作或其他重要功能。

（6）符合严重程度的症状持续超过 3 个月（DSM-5 要求 6 个月以上）。

4.特定恐惧症

（1）面临特定恐惧性刺激的物体、场景或活动感到强烈恐惧、害怕。

（2）面临恐惧对象或情境时会出现明显的主动回避行为。

（3）如果不能回避，则要忍受强烈的恐惧或焦虑。

（4）症状持续数月（DSM-5 要求 6 个月以上），引起痛苦或导致社交、职业、教育等其他方面的损害。

5.社交焦虑障碍

（1）面对可能被审视的社交情境时产生显著的害怕或焦虑。

（2）害怕自己的言行或焦虑症状引起别人的负性评价。

（3）主动回避恐惧的社交情境，或者带着强烈的害怕或焦虑去忍受。

（4）症状持续数月（DSM-5 要求 6 个月以上），引起痛苦，或导致社交、职业、教育等其他重要功能的损害。

值得注意的是，社交焦虑障碍在共病其他精神障碍如抑郁障碍或自杀的患者中常被漏诊。

二、抑郁障碍

根据《抑郁障碍基层诊疗指南（2021 年）》和《精神障碍诊疗规范（2020 年版）》，抑郁障碍在临床上依据 ICD-10 进行诊断。

（一）症状学标准

抑郁障碍的症状学标准里包括 3 条核心症状及 7 条附加症状（表 4-7）。

表 4-7　ICD-10 诊断抑郁发作的核心症状及附加症状

核心症状	附加症状
A 心境低落	①集中注意和注意的能力降低
B 兴趣与愉快感丧失	②自我评价和自信降低
C 易疲劳	③自罪观念和无价值感
	④认为前途黯淡悲观
	⑤自伤或自杀的观念或行为
	⑥睡眠障碍
	⑦食欲减退或增加

当同时存在至少 2 条核心症状和 2 条附加症状时,才符合抑郁障碍的症状学标准。如果符合抑郁障碍的症状学标准,还需同时满足 2 周以上的病程标准,并存在对工作、社交有影响的严重程度标准,同时还应排除精神分裂症、双相障碍等重性精神疾病和器质性精神障碍及躯体疾病所致的抑郁症状群,方可诊断抑郁障碍。

(二)分类诊断标准

根据症状的数量、类型及严重程度,可将抑郁发作分为轻、中、重度;根据发作的次数,可分为单次发作和复发性;根据伴发症状,可分为伴/不伴精神病性症状。其具体分类诊断标准如下。

1.轻度抑郁发作

(1)症状学标准:核心症状 2 条+附加症状 2 条。

(2)病程标准:至少 2 周。

(3)严重程度标准:对社会功能造成一定困难。

(4)排除标准:除外脑器质性疾病、躯体疾病、某些药物和精神活性物质等引起的继发性抑郁。

2.中度抑郁发作

(1)症状学标准:核心症状 2 条+附加症状 3 条。

(2)病程标准:至少 2 周。

(3)严重程度标准:对社会功能造成相当困难。

(4)排除标准:除外脑器质性疾病、躯体疾病、某些药物和精神活性物质等引起的继发性抑郁。

3.中度抑郁发作,不伴精神病性症状

(1)症状学标准:核心症状 3 条+附加症状 4 条。

(2)病程标准:至少 2 周。

(3)严重程度标准:社会功能几乎不可能继续进行。

(4)排除标准:除外脑器质性疾病、躯体疾病、某些药物和精神活性物质等引起的继发性抑郁。

4.中度抑郁发作,伴精神病性症状

(1)症状学标准:核心症状 3 条+附加症状 4 条基础上,伴发妄想、幻觉或抑郁性木僵。

(2)病程标准:至少 2 周。

(3)严重程度标准:社会功能几乎不可能继续进行。

(4)排除标准:除外脑器质性疾病、躯体疾病、某些药物和精神活性物质等引起的继发性抑郁。

5.复发性抑郁发作,目前为轻度发作

(1)症状学标准:核心症状 2 条+附加症状 2 条。

(2)病程标准:既往至少两次发作,之间有几个月无明显心境紊乱;本次发作至少 2 周。

(3)严重程度标准:对社会功能造成一定困难。

(4)排除标准:除外脑器质性疾病、躯体疾病、某些药物和精神活性物质等引起的继发性抑郁。

6.复发性抑郁发作,目前为中度发作

(1)症状学标准:核心症状 2 条+附加症状 3 条。

(2)病程标准:既往至少两次发作,之间有几个月无明显心境紊乱;本次发作至少2周。

(3)严重程度标准:对社会功能造成相当困难。

(4)排除标准:除外脑器质性疾病、躯体疾病、某些药物和精神活性物质等引起的继发性抑郁。

7.复发性抑郁发作,目前为不伴精神病性症状的重度发作

(1)症状学标准:核心症状3条+附加症状4条。

(2)病程标准:既往至少两次发作,之间有几个月无明显心境紊乱;本次发作至少2周。

(3)严重程度标准:社会功能几乎不可能继续进行。

(4)排除标准:除外脑器质性疾病、躯体疾病、某些药物和精神活性物质等引起的继发性抑郁。

8.复发性抑郁发作,目前为伴精神病性症状的重度发作

(1)症状学标准:核心症状3条+附加症状4条基础上,伴发妄想、幻觉或抑郁性木僵。

(2)病程标准:既往至少两次发作,之间有几个月无明显心境紊乱;本次发作至少2周。

(3)严重程度标准:社会功能几乎不可能继续进行。

(4)排除标准:除外脑器质性疾病、躯体疾病、某些药物和精神活性物质等引起的继发性抑郁。

9.复发性抑郁障碍,目前为缓解状态

(1)症状学标准:目前为缓解状态。

(2)病程标准:既往至少两次发作,之间有几个月无明显心境紊乱;本次发作至少2周。

(3)严重程度标准:目前的社会功能正常。

(4)排除标准:除外脑器质性疾病、躯体疾病、某些药物和精神活性物质等引起的继发性抑郁。

10.恶劣心境

恶劣心境是慢性的心境低落,无论从严重程度还是一次发作的持续时间,目前均不符合轻度或中度复发性抑郁障碍(F33.0或F33.1)的标准,但符合过去的轻度抑郁发作标准(尤其是开始发病时)。轻度低落的每个时期与相对正常的间期在时间上的分布变异甚大,患者往往有数天至数周的时间自述感觉不错,但多数时间(一般一次数月)感到疲惫、抑郁,认为万事皆为负担、无一能带来乐趣,患者郁闷沉思、诸多抱怨、睡眠不佳、自感能力不足,但通常尚能应付日常生活中的基本事务。因而,恶劣心境与抑郁性神经症和神经症性抑郁的概念有许多共同之处。如需要,可就发病年龄标明早发(近20岁或20多岁)或迟发。

(1)症状学标准:长时间的低落心境,目前不符合核心症状2条+附加症状2条或3条,但既往可以曾符合核心症状2条+附加症状2条标准。

(2)病程标准:数年甚至终生。

(3)严重程度标准:尚能应付日常生活中的基本事务。

(4)排除标准:除外脑器质性疾病、躯体疾病、某些药物和精神活性物质等引起的继发性抑郁。

(李　猛)

第五节 中医诊断

一、四诊要点

神志类病证往往难以查到阳性体征,因此望神、问诊、舌诊、脉诊对神志病病史的采集及诊治至关重要。

(一)望神

1. 望眼神

《灵枢·大惑论》曰:"五藏六府之精气,皆上注于目而为之精。"又曰:"目者,心之使也。"肝开窍于目,神藏于心。然目为心之外候,《灵枢·本神》云:"随神往来者谓之魂",人窍神魂寓于目,故望神可察神魂。正常时双目黑白分明,神彩有光,运动灵活,视物清晰,反应灵敏为有神,示脏腑精、气、神充足;反之,双目晦暗,呆滞无神,运动迟滞,视物模糊,眼神迷离为无神,示脏腑精、气、神虚衰。

2. 望神情

神情指人的精神、意识状态和面部表情,是脏腑精、气、神盛衰与否的外在表现。神情灵活,思维清晰,表情自然,反应得当,神情安详,示神志功能正常;反之,神情呆钝,淡漠生硬,思维混乱,反应迟钝,神情不定,成答不当者,属神志异常。

3. 望神气

神气是人的整个生命活力及状态的总括。《医门法律·望色论》曰:"神旺则色旺,神衰则色衰。"人的皮色,尤其是面部的色泽荣润明亮,或枯槁暗淡无光也是脏腑精、气、神盛衰的重要表现。常见抑郁障碍患者面色晦暗,焦虑障碍患者面容憔悴,恐惧症患者神情惊恐不安,失眠症患者神情倦怠,特别是两眼暗淡、少神无光等都有助于神志病的辨证论治。

(1)望得神:得神即有神,表示正气足,精气充盛,机体功能正常,或正气未伤,精气未衰的轻症。表现为神清气爽,目光有神,言辞清晰,面色荣润,反应灵敏,表情正常,情绪平稳,恰当适中。

(2)望神色:神色慌张,神色不安,可见于心肾亏虚、神无所依、虑无所定的焦虑障碍、恐惧症患者。

(3)望少神:少神即神气不足,表示藏神受损或精、气、神轻度损伤,机体功能衰退。表现为神志尚清,双目乏神,面色少华,少气懒言,动作迟缓,反应减慢。如长期失眠的患者,心神得不到静养,则神倦少神。

(4)望失神:失神即无神,表示精亏神衰,或邪盛神乱的重症。精亏神衰者表现为精神萎靡,两目晦暗,言语错乱,动作艰难,反应迟钝,甚至神志不清,可见于精神分裂症晚期患者。另有邪盛神乱者,表现为神昏谵语、四肢抽搐、循衣摸床等,可见于外感神志异常患者。另外,各种危重症昏迷患者也可表现为失神。

(5)望假神:古人比作"回光返照",表示脏腑精、气、神衰竭,是阴阳离决的病危之证。表现为原本失神、少神者突然精神好转,神情活跃,神光浮越,语声增强,频欲进食,两颧泛红如妆等。

(6)望神乱:见于神志失常或错乱患者。患者表现为狂躁不安、恐惧焦虑、目光霍霍或眼露凶光等。

(7)望散神：即注意力难以集中，不耐思考。"心藏神""脾藏意""肾藏志""心有所忆谓之意，意之所存谓之志，因志而存变谓之思"。若神不静，意志不定，则可出现思绪不宁，兴趣多变，注意力不集中，难以完成"任物"和"处物"过程，可见于儿童多动症和百合病患者。

(8)神光不圆：《医学入门·癫狂》曰："有妇人月水崩漏过多，血气迷心……而言语错乱，神志不守者，此血虚神耗也。"妇人崩中漏下，血虚神耗，神光不足，难以周圆，邪气犯扰，神识"任物"不利，出现妄言、妄听，甚者幻视、幻象，可见于邪祟、热入血室及产后抑郁障碍。

(9)神光不聚：即患者难以聚精会神，神明周全的进行"任物"与"处物"。《素问·本病论》曰："心为君主之官，神明出焉，神之守位……神既失守，神光不聚……却遇火不及之岁，有黑尸鬼见之，令人暴亡。"当心之神明，失守其位，神明衰弱，又遇火运不及，水火失济，神光不聚，神识不利，故见水色黑鬼。《类经·神失守位邪鬼外干之义》曰："尸鬼者，魄之阴气。阳脱阴孤，其人必死，故尸鬼见也。"表明当神失守位，神光不聚，鬼魅妄现，甚至阴阳离决，暴毙而亡。可见于尸厥、郁病中。

(二)问诊

神志病是一类特殊病变，其发病诱凶、病情变化、复发原因等可从问诊中获取。

1.问诊对象

问诊对象主要指患者本人及相关人员如父母、子女、朋友、配偶等。临证时注意有妄想症的患者可能夸大症状、病程，问诊时应加以鉴别。

2.病因及诱因

神志病的发病往往和社会生活中的事件相关，从而诱发神志、情志异常，如社会地位、生活中遇到变故，或工作、学习、情感变化。在问诊中切勿遗漏发病原因或诱因，问明细节，理清与疾病的因果关系。

3.起病及变化

询问起病的缓急，病势的快慢，主要了解发病症状及程度变化。其症状主要包含躯体症状、精神症状、行为改变、性格变化。如郁病患者的抑郁情绪早晚轻重不同。在询问病情过程中明晰病情变化及程度，明晰加重或缓解的因素，有利于制定合理的治疗方案。

4.就诊情况

初诊患者需了解既往就诊经过，重点关注所用药物、药物剂量、时间及药物效果，从而调整治疗方案。

5.既往史

记录患者一般情况、传染病史、外伤史、手术史、过敏史、境遇等。

6.个人史

个人史主要记录患者的生长史、生活条件、饮食、嗜好、居住和工作环境、病前性格。个人生长史中，尤其是儿童患者要注意询问出生情况，如难产、早产、低体重等可能影响后天发育的因素。学生要重点询问学习情况、同学关系、师生关系。生活、学习或工作环境对性格的形成和改变往往有潜移默化的作用，如家庭暴力、工作压力、学习竞争等与神志疾病相关的细节容易被忽视。

7.婚姻史

记录婚姻情况、配偶健康状况、夫妻关系。病情如与家庭情况密切相关，要重点了解夫妻间是否存在大的矛盾、性生活是否协调、离婚患者的离婚原因等。

8.家族史

直系亲属的健康状况,有无遗传性疾病、家族性疾病。尤其记录有神志病史的亲属,了解其病情、诊断及治疗。

(三)舌诊

舌诊在神志病学中对分析疾病的性质、部位、程度提供了重要依据,主要观察舌神、舌体和舌苔3个方面。

1.舌象与病位

根据历代医籍记载,脏腑病变反应与舌面有一定的分布规律。其中比较一致的说法是舌尖多反映上焦心、肺病变;舌中部多反映中焦脾、胃病变;舌根部多反映下焦肾的病变;舌两侧多反映肝、胆的病变。

2.望舌神

舌为心之苗,心藏神,故舌神是全身神气表现的一部分。神气在舌象的表现主要在舌色和舌体运动方面。《形色外诊简摩·色诊舌色应病类》指出:"舌质既变,即当察其色之死活。活者,细察底里,隐隐犹见红活,此不过血气之有阻滞,非脏气之败坏也;死者,柢里全变,干晦枯萎,毫无生气,是脏气不至矣,所谓真脏之色也。"即指舌色红活鲜明,舌质滋润,舌体活动自如者为有神气;舌色晦暗枯涩,活动不灵便,为无神气。

3.望舌体

望舌体包括舌的颜色、形态、质地和动态。正常舌体色淡红鲜明,舌质滋润,舌体大小适中、柔软灵活。如外感神志病热盛者可见舌体强硬,舌色红绛。心肝火旺之狂证可见舌边尖红,舌体颤动。部分神志病患者,初次伸舌时可见舌尖部分显现一处淡黄色区域,大小不等,或大如蚕豆,或小如黄豆,转瞬即逝,多示心气不定,或心神不安,多见于多思多虑、劳心过度之人。

4.望舌苔

望舌苔包括诊察苔质和苔色情况。足太阴脾经连舌本、散舌下,为脾之外候。舌苔由胃气熏蒸而成。正常舌苔分布均匀,薄白润泽。痰湿内盛,痰蒙神窍者可见舌苔白厚腻,多见于癫病、郁病、邪祟等。痰火扰神的狂证、不寐患者可见舌苔黄腻等。

(四)脉诊

1.正常脉象

正常的脉象一息4~5至,不浮不沉,从容和缓,流利有力,寸、关、尺三部均触及,沉取不绝,此为脉象有胃、有神、有根,示气血阴阳调和,形神合一。《灵枢·本神》:"心藏脉,脉舍神。"表明脉象可反映神的状态。陈士铎《辨脉论》曰:"按指之下有条理,先后秩然不乱者,此有神之至。"《景岳全书·脉神章》载:"东垣曰:谓脉中有力即有神矣,若数极迟败中不复有力为无神也。"可见脉神主要体现在应指有力,柔和流畅,节律整齐。

2.常见病脉

(1)祟脉:凡脉乍大乍小、乍浮乍沉、乍长乍短、乍有乍无或错杂不伦等属祟脉范畴,多见于邪祟。

(2)弦脉:端直以长,如按琴弦。病轻者"如按琴弦",病重者"如张弓弦"。切脉"如循刀刃",为无胃气真脏脉。弦脉可见于肝气郁滞、肝郁化火、肝阳上亢等证。

(3)滑脉:往来流利,如盘走珠。滑脉主痰饮、食滞、实热诸证。可见于痰火内扰、肝胆火旺、痰浊蒙窍等,可见于癫、狂、痫等疾病中。

(4)动脉:多见于关部,《脉经》中有"动脉见于关上,无头尾,大如豆,厥厥然动摇",多见于惊恐证。

(5)数脉:脉来急促,一息5~6至。为热证主脉,数而有力为实证,多见肝郁化火、痰火内扰、阳明躁狂等。

(6)长脉:脉动应指范围超过寸、关、尺三部,主阳证、实证、热证。脉长而洪大可见狂证,长而弦见肝气上逆、肝火夹痰等。

临床诊治疾病是一个复杂的过程。患者脉象往往是2种或2种以上相兼出现,如弦细、滑数等。诊疗过程中应四诊、脉证合参,以利确定治疗方案。

二、焦虑障碍

本病因素体正虚,复七情所伤,五脏气血阴阳不和,心神失养,脑神不利所致。若惊恐忧思,气郁日久化火,可耗伤肝血,肝失柔顺之性而变为刚躁;或胆气不足,失于中正;或七情伤于肾,肾精亏虚,恐发于肾;或七情伤脾,气血生化乏源,心神失养;或痰瘀化热扰于心神,均可导致心神不宁,紧张悸动,甚则惊恐发作。本病病位在脑,涉及五脏,而以心、肝、脾、肾为主。初起时以实证或虚证多见,发病日久则多虚实夹杂之证。本病属本虚标实,虚实夹杂之证。本虚以肾精亏虚、心脾两虚、心胆气虚为主;标实以肝郁气滞、痰浊、血瘀为主。治疗当注意辨别阴阳虚实,注重虚实兼顾之大法。实证予以理气开郁,或兼伴活血、清热、化痰、祛湿;虚证则予养心、健脾、滋肝、补肾。

在治疗中针对病因病机辨证论治,分为肝郁化火、瘀血内阻、痰火扰心、心脾两虚、心胆气虚、心肾不交、肾虚肝郁7个主要证型。

(一)肝郁化火证

情绪不宁,郁闷烦躁,胸胁胀痛,脘闷嗳气,不思饮食,大便不调,或见急躁易怒,口苦而干,或头痛、目赤、耳鸣,或嘈杂吞酸,大便秘结,舌质红,苔黄,脉弦或弦数。

(二)瘀血内阻证

心悸怔忡,夜寐不安,或夜不能睡,多疑烦躁,胸闷不舒,时有头痛胸痛如刺,舌黯红边有瘀斑,或舌面有瘀点,唇紫暗或两目暗黑,脉涩或弦紧。

(三)痰火扰心证

惊恐不安,心烦意乱,性急多言,夜寐易惊,头昏头痛,口苦口干,舌红苔黄腻,脉滑数。

(四)心脾两虚证

心悸头晕,善恐多惧,失眠多梦,面色无华,身倦乏力,食欲不振,舌淡苔薄,脉细弱。

(五)心胆气虚证

心悸胆怯,善恐易惊,精神恍惚,情绪不宁,坐卧不安,少寐多梦,多疑善虑,苔薄白或正常,脉沉或虚弦。

(六)心肾不交证

情绪低落,多愁善感,虚烦不寐,心悸不安,健忘,头晕耳鸣,腰膝酸软,手足心热,口干津少,或见盗汗,舌红,苔薄,脉细或细数。

(七)肾虚肝郁证

情绪低落,倦怠疲乏,反应迟钝,烦躁易怒,腰膝酸软,短气胸闷,善太息,健忘,失眠多梦,舌质淡或暗,舌苔白,脉沉细或沉弦。

三、抑郁障碍

抑郁障碍的发生是由于情志所伤,五脏气血阴阳不和,脑神不利所致。情志因素是抑郁障碍的致病原因,而"脏气弱"是抑郁障碍发病的重要内在因素。其病位在脑,涉及五脏,而以心、肝、脾、肾为主。初起时以实证或虚证多见,发病日久则多虚实夹杂之证。本虚以肝肾阴亏、肾精亏虚、心脾两虚为主;标实以肝郁气滞、痰浊、血瘀为主。治疗当注意辨别阴阳虚实,注重虚实兼顾之大法,实证予以理气开郁,或兼活血、清热、化痰、祛湿;虚证则予养心、健脾、滋肝、补肾。

在治疗中针对病因病机辨证论治,分为肝气郁结、肝郁脾虚、气郁化火、心脾两虚、肾虚肝郁、肝胆湿热6个主要证型。

(一)肝气郁结证

精神抑郁,善太息,脘痞,嗳气频作,胸胁作胀,女子月经不调,舌苔薄白,脉弦。

(二)肝郁脾虚证

精神抑郁,善太息,倦怠乏力,胸胁胀满,诸多猜疑,思虑太多,食欲缺乏,大便时干时溏,嗳气脘痞,舌苔薄白,脉弦细或弦滑。

(三)气郁化火证

情志不畅,急躁易怒,目赤,口苦,头痛,咽干,胸胁胀闷,胃中嘈杂泛酸,便结尿黄,舌红,苔黄,脉弦数。

(四)心脾两虚证

忧虑不解,心悸,面色萎黄,乏力,头晕,失眠,健忘,劳则汗出,纳谷不馨,舌淡,苔薄白,脉弦细或细数。

(五)肾虚肝郁证

情绪低落,兴趣缺乏,腰酸背痛,善太息,性欲低下,善忘,忧愁多虑,胸胁胀满,脉沉弦或沉细弱。

(六)肝胆湿热证

情绪抑郁焦虑,烦躁易怒,口干口苦;次症:头胀闷、头晕耳鸣,胸胁胀满,多梦,小便短赤,舌质红,舌苔黄腻,脉弦数或滑数。

四、恶劣心境

中医古籍没有恶劣心境相应病名的记载,据其临床症状将其归纳为"郁病"范畴。郁病是由于原本肝旺,或素体虚弱,复加情志所伤引起气机郁滞,肝失疏泄,脾失健运,心失所养,脏腑阴阳气血失调而成,以心情抑郁、情绪不宁、胸部满闷、胁肋胀痛,或易怒易哭,或咽中如有异物梗阻等为主要临床表现的一类病证。郁病的病机是情志所伤,肝气郁结,导致肝失疏泄、脾失健运、心失所养,脏腑阴阳气血失调。

恶劣心境中医诊断标准:①情绪低落,忧郁不畅,精神不振,胸闷胁胀,善太息;或不思饮食,失眠多梦,易怒善哭,甚至出现自杀倾向或行为等症状。②有忧愁、焦虑、悲哀、恐惧、郁怒等情志内伤病史,并随着情志长期郁结不舒而加重。③男女皆有,但好发于青中年女性。④体检与辅助检查多无阳性征象。

在治疗中针对病因病机辨证论治,分为肝郁气滞、肝郁化火、痰气郁结、阴血亏虚、脾虚湿盛

5 个主要证型。

（一）肝郁气滞证

精神抑郁，情绪不宁，胁肋胀痛，脘闷嗳气或性情急躁，身体局部刺痛或者胀痛。不思饮食，大便溏结不调，月经不调，舌质紫黯，舌苔薄白，或有瘀斑、瘀点，脉弦或涩。

（二）肝郁化火证

情绪低落，精神抑郁，性情急躁易怒，心烦，口苦而干，或伴有头胀痛，目赤，耳鸣，或嘈杂吞酸，眠差，大便秘结，小便黄赤，舌质红，苔黄，脉弦数。

（三）痰气郁结证

精神抑郁，情绪低落，胸部闷塞不舒，头晕神疲，身倦体重，胁肋胀满常伴有咽中如有物梗阻，吞之不下，咯之不出，食欲缺乏，小便频，大便溏结不调，舌体胖大有齿痕，苔白腻或滑腻，脉弦滑。

（四）阴血亏虚证

情绪低落，易心烦急躁易怒，眩晕，耳鸣，目干畏光，视物昏花或心悸健忘，失眠多梦，入暮潮热，盗汗，五心烦热，口燥咽干，舌红少津，脉细数。

（五）脾虚湿盛证

情志抑郁，周身疲惫，胸闷心悸，纳呆食少，入睡困难，早醒，小便清长，大便溏结不调，舌淡红，苔薄白，脉沉细。

（孙俊晓）

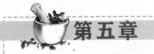

第五章

焦虑和抑郁障碍的鉴别诊断

第一节 正常焦虑和抑郁情绪

一、概述

(一)焦虑情绪

焦虑是一种非常常见的负性情绪,是当人们在遇到某些情况,如挑战、困难或危险时,出现的一种正常的情绪反应。焦虑有时也出现在没有明显客观原因的情况下,它的特点是内心的不安感或无根据的恐惧感,常伴有躯体、认知和行为的相应表现。

现代心理学、精神病学意义上的焦虑,是指一种情感活动,描述的是一种情绪,即不同于情感高涨、欣快、易激惹、情感迟钝,也不是情感低落,也不同于情感脆弱。焦虑是"担心发生威胁自身安全和其他不良后果的心境",是指在缺乏明显客观因素和充分根据的情况之下,对其本身健康或其他问题感到忧虑不安,紧张恐惧,顾虑重重;或认为病情严重,不易治疗;或认为问题复杂,无法解决等。严重者心中不安,搔首顿足,坐卧不宁,唉声叹气,怨天尤人,一若大祸临头,惶惶不可终日,即使多方劝解也不能消除其紧张情绪。这类症状常伴有自主神经功能紊乱和疑病观念,轻者可见于一般的日常情绪活动,重者可见于典型的焦虑障碍,也可见于伴有焦虑情绪的各种身心疾病。

焦虑情绪的核心是焦虑和烦恼,以运动性不安、自主神经功能兴奋和过分警觉为特征。最常见的表现是过分担心、紧张不安、易激惹、注意力难以集中、肌肉紧张、易疲劳、睡眠不佳之类,实际临床上则千奇百怪,各具特色,往往与个性特征和文化观念有关。值得重视的是,在现代社会的人群中,亚临床的焦虑问题广泛存在,特别是在高社会压力群体中十分普遍,如高考学生、警察、医师、企业管理人员、老年人等,是很多疾病和社会家庭生活事件发生与发展的背景、前提和结果之一。焦虑,是人类社会生活的普遍问题,在现代社会尤其突出,弗洛伊德以来的精神病学、心理学、人类学、哲学对此做了深入的研究。

(二)病理性焦虑

病理性焦虑是指持续地无具体原因地感到紧张不安,或无现实依据地预感到灾难、威胁或大祸临头感,伴有明显的自主神经功能紊乱及运动性不安,常常伴随主观痛苦感或社会功能受损。其特点:①焦虑情绪的强度并无现实的基础或与现实的威胁明显不相称。②焦虑导致精神痛苦和自我效能的下降,因此是一种非适应性的。③焦虑是相对持久的,并不随客观问题的解决而消失,常常与人格特征有关。④表现为以自主神经系统症状为特征的紧张的情绪状态,包括胸部不适、心悸、气短等。⑤预感到灾难或不幸的痛苦体验。⑥对预感到的威胁异常的痛苦和害怕,并感到缺乏应对的能力。

当焦虑情绪明显严重于客观事件或处境所能诱发的程度,或焦虑情绪的持续时间过长,则有可能成为病理性的,称为焦虑症状或焦虑状态,如符合相关诊断标准时就可诊断为焦虑障碍。但有时"正常的"焦虑和"病理性"焦虑并不容易区分,人与人之间的差异非常巨大,因此 DSM-5 提出只有"当焦虑、担忧或躯体症状引起有临床意义的痛苦,或是社交、职业或其他重要功能方面受到严重损害"时,方能确定为"病理性"焦虑。

(三)抑郁情绪

抑郁情绪是一种负性情绪状态,主要表现为情感低落、抑郁悲观、沮丧苦闷、兴致减退等。抑郁情绪往往是由明确的重大现实事件引发的,可以自愈,不会危及生命安全。抑郁情绪持续的时间较短,一般不会超过 2 周。程度轻、影响较小,不会严重影响生活、工作和学习,没有幻觉、妄想等精神病性症状。

二、病因与发病机制

(一)生物因素

焦虑和抑郁情绪还与基因影响、神经化学传导物质的不平衡、肾上腺素过低有关。有些焦虑和抑郁情绪会与生理周期或者季节有关,如女性在月经来临前、服避孕药后,感到焦虑和抑郁的概率会略有增加;产后容易并发抑郁障碍;有些人在冬季特别容易感到抑郁,这极可能和接受日照时间长短有关。整体而言,个体所体验到的焦虑和抑郁情绪,往往不是由单一因素引发的,而是许多因素作用后的结果。

(二)家庭环境及成长经历

焦虑和抑郁程度与生活压力、社会支持有关。个体感受到的压力越大,越容易有情绪困扰产生。而社会支持,则在生活压力和个人的身心健康中扮演了缓冲的角色,能保护个人免于生活压力的负面影响。个人拥有的社会支持越多,焦虑和抑郁程度就越低。除了情绪上的支持之外,有时也可能是一些信息、建议,或是一起讨论、分享。

1.家庭不和睦

家庭是孩子的避风港,家庭和睦可以培养孩子活泼聪明的天性;相反,夫妻不和会给孩子的心灵造成难以愈合的创伤,孩子的情绪会变得焦虑起来。家庭不和睦会使孩子痛苦难言,孩子易形成受压抑的性格和焦虑、抑郁的情绪。如果不能得到调节和解脱,无形之中会毁掉一个人。

2.家长期望值过高

望子成龙或望女成凤几乎是所有父母的心愿。为了能使孩子早日成才,有多少父母处心积虑,呕心沥血,甚至"踏破铁鞋"为孩子寻觅成才的路。但是,人们往往会因情急心切不明方向、不究方式而落得事与愿违。他们实施类比教育,让自己的孩子"不输在起跑线上",与班上学业优异的孩子比,与各方面"出类拔萃"的孩子比。这样比来比去,比垮了自家孩子的自尊心和自信心,使孩子的心灵备受折磨。沉重的心理负荷使孩子过早地体验焦虑、紧张不安和缺乏自信。殊不知望子(女)成人更重要。

3.家庭的过度限制或保护

研究表明,有社交焦虑障碍患者,其童年成长发育过程中由于受到家庭的过度限制或过度保护没有机会或甚少与社会接触,缺乏学习和掌握基本社交技巧的能力;即使有一些社交活动,因为害羞、脸红、口拙、紧张、不自然等采取避而远之,而家人并未给予足够重视,认为这是读书人的"书生气"。

(三)个性或人格因素

个人过去的成长经验及早期与重要之人分离都可能让个体在心理上变得特别脆弱。一个人的个性与人格特征形成是与其童年期的成长经历密切相关的。其幼年期的生理需求和安全需要得到满足时(如衣食无忧、家庭稳定等),个性与人格的形成相对完整;但当个人的安全被迫坏或扭曲时(如单亲家庭、经常搬迁居住地等),则会产生焦虑和抑郁。面对生活变动,人们容易心情低落,感觉郁闷。除此之外,焦虑和抑郁程度还与个人的性格特质、思维模式等有关,如有过高的自我要求、强烈的人际需求、内向或神经质的性格倾向等的人焦虑和抑郁的程度通常较高。

1.自卑

焦虑和抑郁的患者大多存在自卑的个性特点,缺乏自信。而自卑的产生往往与其童年期的成长经历有关。

(1)得不到父母的鼓励:童年生活中受挫,容易导致自卑的心理,其中父母是否给予鼓励是非常重要的。其实每个人在孩提的时候都有自己的志向,这志向有时与父母不能相谋合,这样,他所做的事总是很难得到父母的鼓励。有些父母,由于自己的某些志向不能实现,就会强加在孩子身上,对不能实现他的"梦想"的孩子的所有行为都可能看不惯,并给予怒斥、打击,这会导致成长后的自卑心态。

(2)达不到同龄团体的标准:儿童和少年很容易受到其他人要求的影响。特别是青少年时代,要求"与别人一致的压力"就非常强烈。如果自己没有达到他在同龄团体中的标准,这对他来说可能是一个痛苦的体验,他的自尊也会受到持续的影响。比如,如果同伴中的人都比较"苗条",而他属于"强壮"的人,尽管他的"强壮"得到父母的肯定和老师的表扬,但他仍会感到自卑,而不愿与他们交流。

(3)家庭在社会中的地位:许多人的自卑感源于家庭在社会中的地位,比如,如果家庭很穷、如果父母的工作让别人看不起、如果家中有人犯罪或做了见不得人的事,那么这些经历将长期在他心中留下低人一等的感觉。一些人会因此社交回避,行为退缩,带有一种深深的羞愧感,认为自己是一个毫无价值的被遗弃者;有些人则采用相反的方式,就是攻击,经常和别人打架,荒废学业,荒废工作,甚至走上犯罪的道路。

(4)在家庭中不受重视:在一个有很多同龄孩子的家族中,也许是在别人眼中有才能的孩子;由于某种原因,就是和家族模式发生冲突,达不到家族的标准,也会感到自卑。

(5)属于学校中的"另类":一些人产生自卑,可能和在校的经历有密切的关系,如他的某些行为举止难以让老师和大多数同学所接受,成为"另类"。众所周知,与所属群体不同的小孩和年轻人可能会受到别人无情的嘲笑和排斥。对大多数儿童和青少年来说,不同就是不对,这可能表现为外表上的不同;或可能是心理上的不同,如害羞、敏感;也可能表现在行为上的不同,如有着不同的口音;还可能表现是能力上的与众不同,如明显比别人聪明和学习成绩优异,或不善于学习。

2.追求完美

追求十全十美,要求自己所做的每一件事都完美无缺,所以把全部精力都放在具体的事物上,强调细节,忽略整体;从另一个角度而言,即有很强的占有欲、控制欲,在临床上常称这些人具有强迫倾向。过分追求完美的人在某些事情未完成时,就会产生相当强烈的焦虑和抑郁感,觉得浑身不对劲,所以,不论在任何情况下,他都必须今日事今日毕,一旦碰到什么事没法马上做完时就会紧张万分。倘若跟别人一起做事时,别人不根据他的标准来做的话,他也会觉得如坐针毡。这类人往往更易产生焦虑和抑郁情绪,甚至发展为焦虑和抑郁障碍。

3.自我中心或过度关心

过度关心自己亦易变成焦虑和抑郁。这些人通常以自我为中心,非常关注自己健康的状况。当他发现自己有任何的身体症状时,他会非常紧张而马上采取各种医疗行为。一些轻微的不适,如头痛、颈酸、腹痛等也会引起他们对严重疾病的强烈恐惧,并有可能发展成为严重的焦虑和抑郁障碍。

(四)应激性生活事件或创伤事件

不同的生活事件可引起不同个体不同程度的精神应激,这也可能是一些人产生焦虑和抑郁情绪的原因。有研究提示,对父母依恋关系的早期破裂与分离性焦虑及成年后的惊恐障碍发生有关。有报道显示,10岁前母亲去世的成人患惊恐障碍的比例几乎是无早期丧母史者的7倍;10岁前与父母分离或分居的成人也几乎是无相应情况者的4倍。另外,有证据表明在儿童和成人期经历创伤性事件或负性生活事件(如早年遭遇虐待、遭受创伤性事件等)与焦虑和抑郁障碍相关。

(五)性别、年龄等个体背景状况

女性焦虑和抑郁情绪的患病率几乎比男性高1~2倍。年龄可能也是焦虑和抑郁情绪的危险因素,大多数焦虑和抑郁情绪都起病于儿童或青春期。已婚者焦虑和抑郁情绪的患病率低于丧偶、离异、单身者。这也可能是由于焦虑和抑郁情绪患者很难开始和/或维持与他人的亲密关系。关系的破裂似乎是焦虑和抑郁情绪的危险因素。失业者、家庭主妇或操持家务的丈夫和无业者焦虑和抑郁情绪的患病率高。低教育程度和低收入者焦虑和抑郁情绪的患病率高。儿童时期表现出行为抑制会增加以后一些时间点焦虑和抑郁情绪的发病风险。

1.妊娠期

国内有研究调查发现,33%的35岁以上孕期女性心理焦虑和抑郁程度超出了正常范围。目前,产妇高龄化正是孕期妇女焦虑和抑郁指数不断攀高的主要原因。除了工作和生活压力外,对育儿、早教问题的担忧,以及高龄产妇生育可能导致的胎儿畸形、妊娠高血压、分娩时间延长而发生大出血或难产、诱发隐性糖尿病或高血压、可能导致身体出现癌变的五大风险等,都会影响到孕妇、产妇的心理状态。当前孕妇焦虑和抑郁的诱因有育儿成本高、经济条件不好、未对生儿育女做好充分的心理准备等。也正是这些原因,使得分娩安全和儿童早期教育喂养成为孕期女性最担心的问题。

2.围绝经期

人们往往认为,女性变得脾气大、乱猜疑、喜怒无常,是进入围绝经期的正常表现。其实,上述症状恰恰是围绝经期病态心理的信号。统计表明,约1/3的围绝经期女性患精神心理疾病。其中,围绝经期偏执的后果最为严重,而围绝经期焦虑和抑郁障碍的患者人数最多。焦虑障碍是最常见的一种疾病,患者常有面部潮红、夜间出汗、突然发冷发热和浑身疼痛等症状,表明自主神经功能已经发生紊乱。有许多围绝经期妇女发现自己总是心慌,晚上失眠,脾气也越来越坏,常常控制不住自己,无缘无故冲丈夫、孩子发火,事后却又后悔得要命。这样的精神状态严重影响了正常工作和生活,让她们苦恼不已。其实,她们已患焦虑障碍,需要进行心理辅导和药物治疗。简而言之,女性、未婚、离异、丧偶、受教育程度低、失业,以及低收入者等都是焦虑和抑郁情绪的高危人群。

(六)共病躯体疾病或精神障碍

1.躯体疾病

许多躯体疾病可以表现有焦虑和抑郁症状,有些甚至是首发症状或主要症状,事实上,许多躯体疾病患者在患病的同时存在较明显的焦虑和恐惧,不仅仅是对患病的担忧或心理反应,而且可能与疾病本身所导致的生理焦虑和抑郁反应有关,即所谓的"身心相互作用"。

(1)心脏病患者:对心血管科门诊连续就诊的患者进行调查,在 3 260 例患者中,焦虑和抑郁的发生率为 42.5%。在冠心病和高血压患者中,焦虑和抑郁的发生率分别为 45.8% 和 47.2%。焦虑和抑郁是心血管疾病患者最常见的心理障碍。需要特别注意的是,焦虑和抑郁情绪的许多症状(如胸闷、胸痛、心慌、气短)与心血管疾病症状非常相似,大多数患者会以为心血管疾病加重或急性发作,因此,恐惧惊慌更加重了焦虑和抑郁情绪。焦虑和抑郁也会导致血压的波动,交感神经系统激活,使得心血管疾病病情恶化。研究显示,发生致死性心血管事件的危险度随着焦虑和抑郁水平的提高而增加。

(2)头晕患者:研究表明,10%~20% 的头晕患者为惊恐障碍,虽然有研究证实惊恐障碍与前庭功能有关,但对抗眩晕治疗无效的患者来说,或许抗惊恐障碍治疗有效。

(3)胃肠道症状患者:20%~40% 的肠易激综合征患者为惊恐障碍,并且在惊恐障碍患者中也发现常存在肠易激症状。

(4)呼吸困难患者:许多患有慢性阻塞性肺疾病和哮喘的患者同时存在惊恐障碍或明显的焦虑和抑郁。这类患者的治疗旨在减轻焦虑和抑郁症状,可有助于改善呼吸困难和通气功能。

2.精神障碍

国外有研究发现,焦虑和抑郁情绪与其他精神科疾病的共病率很高(即同时存在 2 种或多种精神疾病)。有调查表明约 3/4 的焦虑和抑郁障碍患者在一生中至少会共患其他 1 种精神障碍。另外,焦虑和抑郁障碍与情感障碍两者往往也相互共病,尤其是惊恐障碍、广泛性焦虑障碍与情感障碍间有更大的关联性。而焦虑和抑郁共病与单纯焦虑或抑郁障碍相比具有症状重、病程慢性化、社会功能损害重、自杀率高和预后差等特征。

三、临床表现

(一)焦虑情绪

焦虑情绪的具体表现是精神紧张等情绪表现,焦虑情绪会伴随身体反应,如血压升高等,还会出现行为表现,如坐立不安等。一旦出现焦虑情绪,要积极调整,转移注意力,适当给自己减压。

1.情绪表现

焦虑情绪会使人产生紧张不安、恐惧、害怕、担心、忧虑、心神不宁等情绪,还会忧虑未来、担心危险,严重者甚至怀疑自己患了绝症,丧失安全感并缺乏情绪的稳定性。

2.身体反应

焦虑情绪会引起自主神经功能紊乱,让身体处于应激状态,造成身体反应。如头晕、头痛、心慌、心悸、恶心、呕吐、胸痛、胸闷、憋气、腹痛、腹胀、腹泻等,还可能出现血压不稳、血流加快、身体发热等情况。

3.行为表现

焦虑情绪会使人出现外在的行为表现,处于焦虑情绪的人会坐立不安,不停地走来走去,出现搓手、咬手指甲等动作,能够观察到焦虑情绪的人神情紧张、出汗、呼吸加快等,而焦虑情绪比较严重者可能还会出现激越行为,如尖叫、乱跑、打人、哭泣等。

(二)抑郁情绪

1.情绪表现

抑郁情绪表现为悲伤、沮丧、低落,还会认为自己没有价值,得不到帮助,对事情持悲观看法,对未来充满绝望,对环境则有不满、厌恶的想法。

2.身体反应

抑郁情绪表现为胃口减小、睡眠困扰、疲倦、体重骤增或骤减等。

3.行为表现

抑郁情绪表现为哭泣、动作缓慢、社交退缩、对日常活动失去兴趣,甚至出现自我伤害、自杀的行为。

四、鉴别要点

焦虑情绪是与处境不相称的痛苦情绪体验,典型形式为没有确定的客观对象和具体而固定的观念内容的提心吊胆,一定程度的焦虑是有用的和可取的,甚至是必要的。一般经过自我调整后,会很快消失。而焦虑障碍则是无缘无故、没有明确对象和内容的紧张或恐惧状态。除了有持续性或发作性焦急、惊恐状态外,同时患者还伴有睡眠障碍、腹泻、便秘、呼吸困难等多种躯体症状。焦虑障碍不是简单的自我调整就能消失的,需要视其程度而接受不同的治疗才能消失。

抑郁情绪有一定客观事物为背景,即"事出有因",有一定的时限性,往往是短期性的,通过自我调适可以缓解,程度较轻,往往伴有明显的生物性症状和精神病性症状,无明显变化规律,短期性存在,与家族病史关联不大。而抑郁障碍通常无缘无故地产生,缺乏客观应激条件,或虽有不良因素,但是并不足以真正解释抑郁症状,通常持续存在,甚至不经治疗难以缓解,症状还会逐渐加重或恶化,抑郁障碍的症状往往超过 2 周;程度较重,且严重影响患者的工作、学习、生活和社会功能,甚至产生自杀想法与行为;往往不会伴有严重的生物性状,如持续地顽固失眠,体重、食欲、性欲下降,全身多处出现难以定位的功能性不适,检查又无异常等;典型抑郁障碍有节律性特征,表现为晨重夜轻的变化规律,可反复发作,每次发作的基本症状大致相似,有既往病史,家族中常有精神病史或类似的情感障碍发作史。

(孙俊晓)

第二节　躯体疾病所致的焦虑和抑郁

一、概述

(一)定义

躯体疾病所致的焦虑和抑郁是指由某种躯体疾病的直接生理效应引起的明显焦虑和抑郁症

状。当患者同时有躯体疾病和明显的焦虑和抑郁症状时，不能将焦虑和抑郁症状都归之于由躯体疾病引起，只有那些躯体疾病可以通过某种生理机制引起焦虑和抑郁症状，而且能够证明是其直接生理效应引起的焦虑和抑郁症状，才诊断为躯体疾病所致焦虑和抑郁。

有很多躯体疾病可以引起焦虑障碍。①心血管疾病：如心绞痛、心肌梗死、充血性心力衰竭、肺栓塞、高血压危象、心律失常、二尖瓣脱垂、脑卒中等。②内分泌疾病：如甲状腺功能亢进症或减退、嗜铬细胞瘤、糖尿病、低血糖、库欣综合征等。③呼吸系统疾病：如慢性阻塞性肺疾病、肺炎、过度通气、哮喘、气胸、肺水肿、睡眠呼吸暂停综合征等。④代谢免疫疾病：如维生素 B_{12} 缺乏、酸中毒、高血钾、低钠血症、低钙血症、变应性疾病、系统性红斑狼疮等。⑤神经系统疾病：如脑新生物、眩晕症、癫痫、脑炎等。⑥消化系统疾病：如反流性食管炎、肠易激综合征等。

(二)流行病学

在慢性、严重的躯体疾病，如心脑血管疾病、血液病、肾病、肿瘤等疾病，在病程的各个阶段中均可产生焦虑、抑郁情绪。因此，在综合医院的门诊及住院的患者中普遍存在着焦虑、抑郁情绪。研究显示，躯体疾病可伴发不同程度的抑郁和焦虑症状，且在不同疾病间有阶梯变化趋势，抑郁症状以肿瘤疾病最为严重，其次是血液病、内分泌疾病、心血管疾病、肾脏疾病，呈显著性差异；焦虑分数的总体差异则未达到显著性变化；焦虑症状的精神性焦虑因子分以肿瘤疾病最高，躯体性焦虑因子分以内分泌最高。有学者对造血系统恶性肿瘤患者身心障碍的调查中显示焦虑为68%，抑郁为70%，与非肿瘤的内科其他患者及正常人相比，有明显差异。并认为造血系统恶性肿瘤患者确实存在明显的身心障碍，对造血系统恶性肿瘤患者的发生、发展及预后可能起一定的作用。研究显示，糖尿病胰岛素治疗的患者70%以上、饮食控制的患者40%～50%存在不同程度的抑郁和焦虑，而对照组仅为2.7%，说明糖尿病患者抑郁及焦虑症状的发生率较高。重症抑郁亦显著影响着15%～22%的冠心病患者，心肌梗死后患者约有45%伴有轻型或重型抑郁，均明显地增加了冠心病的严重程度及其死亡率。总之，在躯体疾病中，无论是心脑血管病、肿瘤及其他各科疾病，都伴有不同程度的焦虑、抑郁症状。而抑郁、焦虑症状的分布特征也反映了不同躯体疾病由于本身病情特点不同而产生特有的情绪障碍，因此必须引起临床各科医师的高度的重视。

二、病因与发病机制

(一)生物学因素

躯体疾病后焦虑和抑郁症状的发生机制解释尚不统一，有人认为是纯心因性反应，但多数学者倾向于生物学机制起重要作用。研究证实，情绪抑郁有一定的神经生物学基础，其中最主要的是大脑 5-HT 和去甲肾上腺素等神经递质的含量减少，同时与 HPA 轴的内分泌调节失调有关。躯体疾病后抑郁障碍患者的去甲肾上腺素和 5-HT 神经递质低下，可能为躯体疾病的损害破坏了去甲肾上腺能神经元和 5-HT 神经元及其通路，使这两种神经递质低下，从而导致抑郁。

患者边缘系统[11]C-RTI-32结合率显著下降，提示抑郁、焦虑症状可能与边缘系统去甲肾上腺素、多巴胺系统代谢异常有关。帕金森病伴焦虑、抑郁的机制可能是慢性疾病导致功能损害或心理反应，也可能是左旋多巴等抗帕金森病药物治疗引起 5-HT 减少的结果，还可能是疾病的过程(即多巴胺、去甲肾上腺素系统受损)或损害累及额叶的结果。帕金森病所致的抑郁也可能有独立的发病机制，而不是对帕金森病本身的情绪反应，因为抑郁的严重程度和帕金森病病情无关。

癫痫相关精神障碍的发病机制尚不能完全明确。癫痫患者的脑器质性或结构病变可以是癫痫相关精神障碍的病因；癫痫发作造成的脑缺血缺氧，以及某些部位异常放电引起大脑神经元兴奋性增高影响精神行为；有些抗癫痫药物或精神药物的使用对癫痫发作及其精神行为有影响。

(二)对疾病预后的认识

许多躯体疾病缺乏根治的方法，使患者对疾病产生恐惧，担心会危及生命、致残、造成终身痛苦。另外患者还必须时刻注意饮食、检测血糖、血压、长期服用药物，特别是注射胰岛素、放化疗等。病情控制不良会产生恐惧和悲观的情绪，尤其是已有慢性并发症的患者，由于生活及劳动能力下降，给患者带来沉重的精神负担。这些都极大地降低了患者的生活质量。

(三)疾病因素

疾病作为应激源本身也会产生心因性焦虑、抑郁，且焦虑、抑郁可作为疾病本身的症状存在，如脑瘤、甲状腺功能亢进症等。不少资料认为甲状腺功能亢进症或甲状腺危象时最突出的精神症状就是焦虑。

(四)患者本身的因素

患者的性格、年龄、性别、文化程度、既往疾病史、家族史等均对情绪产生影响，如癫痫患者的病耻感、孤立无助等社会心理因素也会产生影响。另外患者对医院环境的适应情况，特别是住院环境和家里的环境有一个突变，使患者感到不安、抑郁、甚至恐惧心理。同时，治疗费用的增长给患者家庭带来较重的经济负担，也使患者产生沉重的心理压力。

三、临床表现

躯体疾病所致精神障碍可表现为各种各样的情感障碍，包括类躁狂状态、焦虑状态、抑郁状态、情绪不稳等。综合文献资料及临床实践证实，在出现的各种情感障碍中，以焦虑状态和抑郁状态居多，且焦虑症状更为突出。

(一)焦虑症状

与典型的广泛的焦虑状态或惊恐发作不同，焦虑障碍是无原因的预见性焦虑，而躯体疾病引起的焦虑核心是躯体疾病。

1.焦虑不安、紧张恐惧

焦虑不安、紧张恐惧，怕自己的病是不治之症，怀疑医师的诊断不准确、检查不细致，并为此多方求治。

2.思维内容集中在病上

对周围的人和事漠不关心，注意力不集中，记忆力下降。谈话内容几乎不离开自己的疾病，向别人详述自己的病痛，寻求支持与同情。

3.躯体症状

(1)睡眠障碍：早醒、失眠、多梦、入睡困难。

(2)消化道症状：食欲差、恶心、呕吐。

(3)还可出现心血管系统、呼吸系统症状，各种疼痛症状及自主神经系统症状、情绪不稳定等。

以上症状常被误认为是躯体疾病本身的症状或伴随其他躯体疾病的症状，因而延误焦虑症状的治疗。

帕金森病患者主要表现为广泛性焦虑障碍、惊恐障碍和社交焦虑障碍。其中广泛性焦虑障碍、惊恐障碍较为常见。广泛性焦虑障碍主要表现为过度担心、个体难以控制、坐立不安、注意力难以集中、肌肉紧张等。惊恐障碍主要表现为惊恐发作、突然发生强烈的害怕或者不适感，并在数分钟内达到高峰，发作期间可出现心急、心慌、窒息、出汗、头晕、头重脚轻等症状。焦虑症状与姿势平衡障碍相关，早发性帕金森病、出现异动症或"开-关"现象者更容易出现焦虑。焦虑与左旋多巴剂量、起病侧无明确相关性。震颤为主者焦虑少见。癫痫患者的情感障碍可能有生物学和心理学两方面的原因，抑郁和焦虑在癫痫患者中很常见。癫痫患者可有各种类型的焦虑表现，部分患者可有类躁狂表现。

(二)抑郁症状

躯体疾病引起的抑郁，患者表情愁苦、不愿与人交谈、不愿谈自己的病、活动少、反应缓慢。但与典型的抑郁障碍比较有明显区别，如自杀的想法少见，自责、自罪者少见，心境低落随躯体疾病的病情变化而变化，甚至随医师治疗方法的改变而改变，这可能与患者躯体疾病的生理病理基础密切相关，也可能是对躯体疾病的强烈心理应激。一定程度上，这些特点还与患者的个性倾向等密切相关。

帕金森病患者的抑郁症状可以出现在帕金森病病程各期，甚至在运动症状出现前就已经出现。帕金森病患者的抑郁程度不一，可以为重度抑郁或轻度抑郁等，主要表现为持久的情绪低落、兴趣丧失、思维迟缓、注意力集中困难及一些躯体症状，如乏力、睡眠障碍、食欲下降等。帕金森病抑郁患者出现自杀行为极少，但自杀观念并不罕见，应注意询问，避免意外事件的发生。癫痫患者抑郁表现更符合恶劣心境而不是重性抑郁的诊断标准。

(三)焦虑抑郁共病症状

患者的焦虑、抑郁症状常合并存在，多表现为各种躯体不适症状、情绪不稳定、易悲伤、想死又怕死的心理状态。

对此，临床上对于初诊、无心理应激因素、患病前个性素质良好而又有躯体症状的焦虑和抑郁障碍患者，应充分考虑其焦虑和抑郁是否是由躯体疾病导致的。

四、诊断

躯体疾病引起的焦虑、抑郁依据 CCMD-3 应归属应激相关障碍，亦有人把其归为躯体疾病所致精神障碍或器质性心境(情感)障碍、器质性焦虑障碍。ICD-11 中将其归为与分类于他处的障碍或疾病相关的继发性精神或者行为综合征。DSM-5 中将其归为其他精神障碍。

躯体疾病引起的焦虑、抑郁起病的原因：①异乎寻常的应激生活事件，可立即产生急性应激反应；持续性、不愉快环境(包括患有或可能患严重躯体疾病)可导致适应障碍。②个体的易感性在适应障碍的发生与表现形式上起较大的作用。因此，诊断时必需认真对待症状的形式、内容、严重程度，既往病史和人格特点及应激性事件，如果没有应激刺激就不会出现障碍；而应激刺激弱，或者不能证实时间上的联系，就不能做出诊断。

在综合医院中躯体疾病伴发的焦虑、抑郁往往被漏诊，可能原因：①有些临床医师习惯于给患者做单一诊断，一旦躯体疾病诊断成立，且经检查证实，便忽略了焦虑、抑郁问题。②躯体症状为主诉的抑郁焦虑部分躯体疾病后抑郁可导致抑郁焦虑的躯体化，分散了内科医师的注意力。③对抑郁、焦虑的认识不足，重视不够及对精神科检查和量表不熟悉是造成漏诊的又一主要原因。

五、鉴别要点

躯体疾病所致焦虑障碍首先需要与原发性焦虑障碍特别是惊恐障碍、广泛性焦虑障碍和强迫障碍鉴别。当个体既有躯体疾病又有明显的焦虑和抑郁症状,要确定焦虑和抑郁症状是原发性的还是由躯体疾病引起的有相当的困难。可以根据躯体疾病有无某种生理机制引起焦虑和抑郁症状,焦虑和抑郁症状与躯体疾病的发作、加重或缓解有无时间上的相关性、发病年龄和病程是否典型、有无家族史等确定。

(卢立明)

第三节　精神活性物质所致的焦虑和抑郁

一、概述

(一)定义

1.精神活性物质

精神活性物质又称物质或药物,指来源于体外,能够影响人类精神活动(如思维、情绪、行为或改变意识状态),并能使用药者产生依赖的各类化学物质。

根据药理学特性,精神活性物质可分为以下种类。①中枢神经系统抑制剂:能抑制中枢神经系统,如巴比妥类药物、苯二氮䓬类药物、酒精等。②中枢神经系统兴奋剂:能兴奋中枢神经系统,如可卡因、苯丙胺类物质、甲卡西酮、咖啡因等。③阿片类物质:包括天然、人工半合成或合成的阿片类物质,如阿片、吗啡、海洛因、美沙酮、二氢埃托啡、羟考酮、哌替啶、丁丙诺啡等。④大麻:最古老的致幻剂。⑤致幻剂:能改变意识状态或感知觉,如麦角酸二乙基酰胺、仙人掌毒素、氯胺酮等。⑥挥发性溶剂:如丙酮、汽油、甲苯、嗅胶。⑦烟草:致依赖活性成分为尼古丁(烟碱)。

2.物质使用所致障碍

在 ICD-11 中,物质使用所致障碍指由于使用精神活性物质而导致各种精神障碍的统称,包括有害使用方式、依赖、中毒、戒断、精神病性障碍、情绪障碍等。但可能会与 DSM-5 中的物质使用障碍混淆,DSM-5 中的物质使用障碍是 DSM-Ⅳ 中依赖与滥用的统称。

3.依赖综合征

依赖综合征是一组认知、行为和生理症状群,个体尽管明白使用精神活性物质会带来明显问题,但还在继续使用,自我用药的结果导致耐受性增加、戒断症状和强迫性觅药行为。成瘾的概念与依赖类似。依赖可分为躯体依赖和精神依赖。躯体依赖指反复用药所导致的一种躯体适应状态,以致需要药物持续存在于体内才能维持其正常功能,若中断或突然减少剂量就会产生戒断综合征,躯体依赖常随耐受性的形成而产生。精神依赖指对药物使用的强烈渴求导致行为失控,为获得用药后的特殊快感,呈现强迫性觅药行为。

4.戒断综合征

戒断综合征指停止使用药物或减少使用剂量或使用拮抗剂占据受体后所出现的特殊的、令人痛苦的心理和生理症状群。

(二)流行病学

调查显示,在苯丙胺类兴奋剂滥用者中焦虑障碍的共病率高达30.2%,滥用苯丙胺类兴奋剂后的心理效应可以缓解焦虑症状,而各种焦虑障碍又加重苯丙胺类兴奋剂滥用。苯丙胺类兴奋剂滥用共患焦虑障碍者,焦虑障碍的复发率高,对治疗的依从性差。

美国一项对18岁或以上者的调查显示,一生中曾诊断过抑郁障碍的患者中共病物质使用障碍为24%;一年内诊断过抑郁障碍的患者中共病物质使用障碍为8.5%。国内一项对海洛因依赖者的调查显示,共病重性抑郁障碍的比例为13.5%。

二、病因与发病机制

当前研究尚无法用某个单一因素来解释精神活性物质滥用和导致精神症状的原因,多数观点认为,精神活性物质的滥用和依赖是生理、心理及社会因素相互作用的结果。

(一)药理特性

不同物质的药理作用各有其特征,因而对使用者的身心可产生特征性影响。决定成瘾的重要因素之一是精神活性物质的成瘾潜力,这种潜力可以从5个方面衡量:①药物令人陶醉的程度;②戒断症状是否存在及其严重程度;③物质强化效应的强度;④物质的耐受性;⑤停药的难度、复发率及试验性使用者的成瘾比例。临床观察发现,大部分物质成瘾者总是从成瘾潜力较低的烟草、酒精及大麻等开始使用,其后换用海洛因、可卡因等成瘾潜力较高的物质。

(二)生理因素

1.遗传因素

物质依赖是一种具有家族聚集性的遗传性疾病,家系研究结果显示,物质依赖具有家族聚集倾向,37%~60%的物质依赖患病风险可归因于遗传因素。例如,与普通人群相比,酒精依赖患者的同胞发生酒精依赖的风险增高了3~8倍。动物实验发现,啮齿动物对物质依赖形成的易感性有显著的遗传性,如某些品系的小鼠容易构建阿片类依赖的动物模型,而有些品系小鼠则很难。目前已发现的酒精依赖相关候选基因主要包括乙醇脱氢酶1B基因、乙醛脱氢酶2基因、COMT基因、多巴胺D_2受体基因及5-HT转运体基因等。研究显示,这些候选基因的多态性与酒精依赖的易感性相关。

2.神经生物学因素

神经通路假说认为,伏隔核相关的神经通路是介导与精神活性物质成瘾相关的奖赏、动机和学习行为的主要神经通路。①中脑腹侧被盖区投射到伏隔核、前额叶皮质和纹状体多巴胺能神经通路;②前额皮质、杏仁核和海马投射向伏隔核的谷氨酸能神经通路。

精神活性物质的急性作用表现为药物使中脑边缘系统区域内多巴胺神经元活性增加,促进多巴胺释放。而精神活性物质的慢性作用则表现为,长期反复使用精神活性物质使得机体在分子、受体、细胞和/或结构水平发生复杂的变化。长期使用精神活性物质可引起机体在两个主要层面发生适应性改变,这也是物质依赖者出现耐受性的主要机制:一方面,增加肝脏代谢酶活性,使药物分解代谢增加,从而引起物质的代谢耐受;另一方面,引起伏隔核相关神经通路上神经元细胞膜受体减少及神经元可塑性改变,从而引起物质的细胞耐受。突然停止使用精神活性物质后出现的戒断症状则是机体重新适应而出现的一系列变化。

(1)解剖学基础:奖赏环路是依赖的解剖学基础,主要指位于中脑腹侧被盖区内的多巴胺能神经元投射到伏隔核、前额叶皮质、海马和杏仁核等不同脑区形成的神经环路。此环路参与奖赏效应(愉悦和欣快感),此环路中多巴胺系统功能上调得越高,机体产生的欣快感就越强,形成的成瘾相关的记忆就越牢固。

(2)代偿性适应:精神活性物质进入体内后,机体会出现一系列神经生物学改变。以阿片类物质为例,阿片通过激活阿片受体,间接上调中脑腹侧被盖区多巴胺能神经元功能,也通过如上所述的分子机制引起多巴胺系统发生受体前、受体和受体后的代偿性适应改变。上述改变最终导致神经元的结构、功能和生化过程发生可塑性改变,构成了特定的代偿性的适应性变化。

(3)耐受与戒断:由于代偿性适应机制,使机体对精神活性物质代谢增加和/或受体相关信号转导发生变化。如阿片类物质能使阿片类受体内吞(阿片受体从细胞膜表面受体转到细胞内)从而增加机体对阿片类物质的耐受。长期饮酒,能使酒精代谢酶活性增加,使酒精代谢加快,从而提高机体对酒精的耐受作用。

在这种代偿性适应的情况下,机体产生新的平衡点,如果突然撤药或使用受体阻断剂就会打破这个平衡,引起蓝斑及周围灰质内的去甲肾上腺素能神经元放电增强,去甲肾上腺素释放增加,影响中枢及自主神经系统功能,导致戒断症状的出现。

(4)复吸与敏化:复吸是指戒断后,再次使用精神活性物质、并回到戒断前的状态。导致复吸的原因很多,如小剂量药物、与用药相关的环境和线索(人员、地点、与过去用药相关的物品等)及应激都能触发强烈的渴求并引发复吸。

敏化与耐受相反,指反复使用精神活性物质后,躯体对精神活性物质的反应性增强,是复吸的神经生物学基础之一。多巴胺系统与敏化的关系密切,不同精神活性物质可以直接或间接上调伏隔核细胞外多巴胺水平,在敏化的初始阶段发挥着重要作用。此外,谷氨酸、GABA 等神经递质系统及 BDNF 也参与敏化。

(5)强迫性觅药:前额叶皮质是药物成瘾的关键脑区,参与药物成瘾的多个方面,包括渴求、动机和决策等。目前研究认为与强迫性觅药密切相关的主要是前额叶皮质的内侧前额叶皮质、眶额叶皮质和前扣带回皮质等亚区。药物成瘾者往往表现出对药物和药物相关刺激的注意偏向、决策障碍、冲动抑制功能缺陷等认知功能障碍,从而产生强迫性用药觅药行为。

(三)心理因素

个体的性格易感因素与物质依赖的关系及精神活性物质形成依赖过程中的心理学机制已经得到了大量的研究。

1.性格特征

研究发现,反社会性、情绪不稳定、易冲动、缺乏有效的心理防御机制等性格特征与物质依赖关系密切,但目前尚缺乏有力证据证实性格与吸毒孰为因果。

2.精神活性物质的强化作用

精神活性物质的使用一方面可以增加患者的愉悦感,从而具有正性强化作用;另一方面能够缓解负性情绪,因而具有负性强化作用。较容易出现的 2 个负性强化循环:"吸毒—社会家庭问题—负性情绪—吸毒"和"吸毒—依赖—戒断症状—复吸"。

3.常见心理原因

开始使用精神活性物质的常见心理原因主要包括好奇、追求刺激、侥幸心理、逆反心理、享乐、追求解脱等。

(四)社会文化因素

流行病学研究发现,精神活性物质滥用有着明显的地域性差异,这主要与社会文化因素相关,主要的社会文化因素包括物质的可获得性、家庭因素、同伴影响及不同文化背景对物质滥用的评价标准。

三、临床表现

(一)吗啡类依赖

1.精神症状表现

情绪低落、消沉、易激惹;服用瘾药后情绪高、活跃。性格变化极为严重:自私、说谎、诡辩,不关心他人,对社会失去责任感。记忆力下降,注意力难以集中,创造能力和主动性减低。失眠、睡眠质量差,昼夜节律颠倒。智能障碍不明显。

2.躯体症状

一般营养状况差、食欲丧失、多汗、便秘、体重下降、皮肤干燥、性欲减退。男性出现勃起功能障碍、性欲丧失,女性出现月经紊乱、闭经。血管运动方面可见脸红、头晕、冷汗、体温升高或降低、心悸、心动过速。此外,有白细胞计数升高,血糖降低。

3.神经系统检查

神经系统检查可见震颤、动作和步态不稳、言语困难、龙贝格征阳性、缩瞳、腱反射亢进,也可发现吸吮反射、掌颏反射、霍夫曼征阳性及感觉过敏。部分患者脑电图轻度异常,β波活动增加或θ波活动增加。

4.戒断综合征

鸦片类戒断症状十分痛苦。断药6～8小时后即出现焦虑不安、打哈欠、流涕、寒战和身体不同部位疼痛、失眠,患者完全不能入睡,安眠药无效。患者痛苦呻吟,哀求给药,不给则进行威胁说谎。患者在撤药后均出现程度不等的短暂意识障碍,表现为嗜睡,重者出现暂谵妄状态,一般在停药24～36小时较为突出,历时1～2天或2～3天后便显著减轻。在意识不清晰时常伴有精神运动性不安、躁动。有时可伴有鲜明生动的幻觉。

5.自主神经症状明显

恶心、呕吐、全身痛觉过敏、瞳孔扩大、发热、出汗。肌肉抽搐常见。以上症状一般在戒药72小时后减轻。但焦虑不安、失眠等症状持续1～2周或更久。

在躯体戒断症状明显减轻后,精神依赖症状,"想瘾药"仍可十分明显。此时医护人员要十分警惕,勿让患者"有机可乘"。

(二)巴比妥类及其他镇静安眠药成瘾

1.精神症状表现

长期大量服用安眠药的患者,均可出现程度不等的慢性中毒症状。一次大剂量服用巴比妥类药物,可引起意识障碍及轻躁狂状态,历时数小时至数天,伴有震颤、吐字不清、步态不稳等神经系统体征。长期大量服用可出现智能障碍,记忆力、计算力、理解力均有明显下降,思考问题困难,工作学习能力均可有所下降。药物成瘾后均出现人格改变,不择手段偷药骗药,置家人生活于不顾,否认成瘾,当面撒谎,直至戒断症状出现,无法忍受时才向家人和医师苦苦哀求给药。患者丧失进取心,对家庭和社会丧失责任感。

2.躯体症状

躯体症状可见消瘦、无力、食欲下降、胃肠功能不良、面色青灰、易出汗、皮肤划痕反应阳性、性功能明显低下或消失,常伴有药物中毒性肝炎。神经系统体征:可见舌、手震颤,腱反射亢进,踝阵挛,以及锥体束征、掌颏反射、噘嘴反射阳性等。

3.戒断综合征

戒断综合征一般于停药1～3天后出现,成瘾剂量越大,药物镇静作用越强,戒断症状越重。轻者出现全身难受,不适、心慌、眩晕等类似神经症症状。重者出现全身肌肉抽搐,癫痫大发作或幻觉,类似精神分裂症症状和意识障碍,兴奋、冲动、言语零乱、多疑和幻觉。

(三)抗焦虑药成瘾

1.躯体症状

长期大量服用抗焦虑药可出现消瘦、无力、面色苍白、皮肤无光泽和性功能低下。一般智能障碍不明显。

2.神经系统症状

肌张力低下,腱反射低或不能引出,步态不稳。成瘾后均有一定程度人格变化。轻者性情易激惹、意志薄弱。重者说谎,隐瞒病情,不择手段至急诊室骗药、偷药。

3.戒断综合征

成瘾患者往往白天少服1次,即感难受不适。明显的精神症状往往于停药后1～3天后出现一过性幻觉、兴奋、欣快、彻底不眠。临床表现与巴比妥类安眠药戒断症状相似,可见癫痫大发作。

四、诊断

目前,关于精神活性物质依赖的诊断标准主要参照 ICD-10 和 DSM-5。ICD-10 在使用精神活性物质所致的精神和行为障碍部分中详细描述了各种成瘾物质所致精神障碍的诊断标准,包括精神活性物质依赖、戒断综合征、震颤谵妄、精神病性症状、情感障碍、残留性或晚发性精神障碍,多用于临床治疗。DSM-5 中把这部分称为物质相关及成瘾障碍,其诊断标准多用于科学研究。

(一)药物依赖的诊断标准

(1)有长期或反复使用精神活性物质的历史。

(2)对精神活性物质有强烈的渴求及耐受性,故至少有下述情况之二:①不能摆脱使用这种物质的欲望;②对觅取这种物质的意志明显增强;③为使用这种物质而经常放弃其他活动或爱好;④明知这种物质有害,但仍继续使用,或为自己诡辩,或想不用或少用,但做不到或反复失败;⑤使用时体验到快感;⑥对这种物质耐受性增大;⑦停用后出现戒断综合征。

(二)戒断综合征的诊断标准

(1)有精神活性物质依赖史。

(2)在停用或少用有依赖的精神活性物质后至少出现下列精神症状之三:①情绪改变,如焦虑、抑郁、烦躁、易激惹等;②意识障碍;③失眠;④疲乏、倦睡;⑤运动性兴奋或抑制;⑥注意力不集中;⑦记忆减退;⑧判断力减退;⑨幻觉或错觉;⑩妄想;⑪人格改变。

(3)伴有以下躯体症状或体征至少2项:①恶心、呕吐;②肌肉或身上各处疼痛;③瞳孔改变;④流鼻涕或流眼泪或打哈欠;⑤腹痛、腹泻;⑥燥热感或体温升高;⑦严重不适;⑧抽搐。

(4)症状的性质与严重程度随精神活性物质的种类与剂量而定,再次足量使用,可使戒断综合征迅速消失。

五、鉴别要点

鉴别诊断的关键是确定焦虑和抑郁障碍的症状是原发的,还是由精神活性物质所导致的,这一点不容易。其核心便是两者之间的时间关系,若焦虑和抑郁障碍症状出现在精神活性物质使用之前,则应诊断为原发性的焦虑和抑郁障碍;而患者若是先使用了能引起焦虑和抑郁症状的精神活性物质,或戒断此类物质 1 个月以内出现了焦虑和抑郁障碍的症状,则支持精神活性物质所致焦虑和抑郁的诊断。

(李 猛)

第四节 精神分裂症

一、概述

(一)定义

精神分裂症是一组病因未明的严重精神疾病。多起病于青壮年,常有知觉、思维、情感和行为等方面的障碍,一般无意识及智能障碍。病程多迁延,反复发作恶化会导致精神残疾,给患者、家属及社会带来严重疾病负担。目前认为该病是脑功能失调的一种神经发育性障碍,复杂的遗传、生物及环境因素的相互作用导致了疾病的发生。

多数患者表现为间断发作或持续性病程两类。大约 1/5 的患者发作一次,缓解后终生不再发作。反复发作或不断恶化者可出现人格改变、社会功能下降,临床上呈现为不同程度的残疾状态。病情的不断加重最终可导致患者丧失社会功能,需要长期住院或反复入院治疗。

首次发作的精神分裂症患者中,75%可以达到临床治愈,但以后反复发作或不断恶化的比率较高,而系统抗精神病药物治疗是预防复发的关键因素。近年来关于复发和服药依从性的研究发现,精神分裂症患者出院 1 年内的复发比例高达 33.5%,1 年内再住院率 18.9%,其中最主要的复发原因是中断治疗或自行减药。研究表明,首次发作的精神分裂症患者,5 年内的复发率超过 80%,中断药物治疗者的复发风险是持续药物治疗者的 5 倍,所以坚持服药是维持病情稳定的主要措施。总体来讲,由于现代治疗学的不断进步,大约 60%的患者是可以达到社会性缓解,即具备一定的社会功能。

精神分裂症的治疗率低、依从性差、复发率高、住院率高与致残率高是导致精神分裂症患者与家庭贫困和因病返贫的主要原因。此外,在疾病症状期有可能出现危害财产及人身安全的异常行为,给社会安全带来不良影响。如何有效改善精神分裂症患者的不良预后是治疗精神分裂症的重中之重。

(二)流行病学

世界卫生组织数据显示,精神分裂症影响全球约 2 400 万人或每 300 人中的 1 人。根据中国最新的流行病学调查,中国精神分裂症的 12 个月患病率为 0.6%,据此计算,中国约有 800 万精神分裂症患者。精神分裂症是全球 15 大致残原因之一。大约一半的精神分裂症患者同时患有精神/行为障碍。

精神分裂症可见于各种社会文化和各种地理区域中,不同地区患病率的差异可以很大,导致差异的原因除了地域、种族、文化等因素外,诊断标准的采用与掌握上的不一致也是相当重要的原因。总体来看,精神分裂症患病率男女大致相等,性别差异主要体现在初发年龄和病程特征上。90％的精神分裂症起病于 15～55 岁,发病的高峰年龄段男性为 10～25 岁,女性为 25～35 岁。与男性不同,中年期是女性的第 2 个发病高峰年龄段,3％～10％的女性患者起病于40 岁以后。此外,精神分裂症患者遭受躯体疾病(尤其是糖尿病、高血压及心脏疾病)和意外伤害的概率也高于常人,平均寿命缩短 8～16 年。

与一般人群相比,精神分裂症患者的过早死亡风险高出 3.5 倍。据估计,精神分裂症患者男性和女性的预期寿命分别缩短了 19 岁和 16 岁。约 5％的精神分裂症患者死于自杀,这一比例远远高于一般人群。世界上 2/3 以上的精神病患者没有获得专业精神卫生保健治疗。精神分裂症患者更可能失业、无家可归、生活贫困、难以完成家庭和自我护理,并高度依赖家人的持续护理和心理健康支持。精神分裂症通常在青壮年期发病,这是个人最有可能在经济上有生产力的时候。无疑精神分裂症对个人、家庭、医疗及社会都造成了沉重的负担。

二、病因与发病机制

目前精神分裂症的确切病因和影响因素还不十分明确,发病机制仍不清楚。

(一)遗传因素

遗传因素最具影响并已得到强有力的证据支持。来自家系和双生子的研究提示,精神分裂症的遗传度约为 80％,亲缘关系越近,患病风险越大。单卵双生子患病率显著高于异卵双生子。在人类基因组中已发现有 100 多个基因位点与精神分裂症有关。该病是一种复杂的多基因遗传疾病,可能是由多个微效或中效基因共同作用,并在很大程度上受环境因素的影响。

(二)环境因素

多种环境因素可能与精神分裂症发病有关,包括母体妊娠期精神应激、感染、分娩时的产科并发症、冬季出生等。既有生物学因素也有社会心理因素,从胎儿期一直到成年早期都可能对神经发育起到不同程度的不良影响。

1.人格

重性精神疾病和常见精神疾病的常见危险因素之一就是具有负性情感的个性,或者是面对日常生活中小的压力后容易发展成负性情绪的这种稳定的倾向性。对于环境的负性反应在横断面的问卷调查中一般是很难获得的,但是可以运用对背景环境敏感的即时评估工具,真实生命测量的生理参数,如血压、心率、脑波和肌张力等在日常的生活流程中来进行测定。快感缺失、社交能力差和人际困难是精神分裂症的危险因素,这些因素可用分裂型人格囊括。

2.生长环境

在城市环境中成长,经受过童年期创伤、虐待、忽视、母婴分离等,特别是在胚胎发育期损伤或产伤的个体,具有更高的患病风险。同时,社会经济状况差、出身于单亲家庭、父母存在不良教养方式等也会增加患精神疾病的风险。

另外,城市化程度越高,患精神分裂症的风险越大,而且这种影响是有累积效应的。随着年龄的增长,城市化的因素仍然显著,甚至有剂量效应的关系出现;周围环境的影响,生活环境的不稳定会增加疾病风险,而生活在同一种族环境下,相互支持度较好,有利于减轻精神分裂症的患病危险。

3.感染

在出生前,主要是怀孕的中早期,此期间的母源感染和营养缺乏,以及严重的负性生活事件是主要的危险因素。产前病毒及细菌感染(包括风疹、流感、弓形体、单纯疱疹病毒等)、铅中毒、Rh血型及其他血型不合、产前母亲精神紧张、母亲怀孕期间的压力应激会增加后代患精神分裂症的风险。围生期影响因素主要是产科并发症,包括产伤、缺氧、先兆子痫等。婴幼儿期影响因素主要是颅脑创伤、感染、高热等。

4.营养缺乏

一些微量营养素的缺乏是较常见的,包括叶酸/高半胱氨酸缺乏、铁缺乏、维生素D缺乏,还有增加的体重指数等。另外,必需脂肪酸不足,特别是二十碳五烯酸、二十二碳六烯酸和二十碳四烯酸不足,导致脑发育突触功能不足。当中脑-皮质通路的发育或突触功能不足时,引起阴性、认知和心境症状;当皮质-边缘通路的发育或突触功能不足时,引起中脑-边缘通路脱抑制性兴奋,表现出阳性症状唤醒和激越。

(三)神经发育异常假说

神经发育障碍观点认为,精神分裂症患者的脑内神经元及神经通路在发育和成熟过程中发生紊乱,大脑神经环路出现异常改变而导致发病。近年来的神经影像学及神经病理学研究也有相关异常发现,与正常人群大脑相比,精神分裂症患者的大脑在结构性影像学和功能影像学研究中都显示存在很多异常改变。

1.病理学研究

部分精神分裂症患者的大脑灰质变薄,侧脑室扩大,尤其是侧脑室的前角和颞叶部分显著扩大,并伴随有杏仁核、海马和海马旁回的体积减小。进一步的组织病理研究发现,精神分裂症患者大脑皮质的改变及胶质细胞的非典型增生,背侧丘脑神经元数目减少,突触、树突标记物减少,白质神经细胞分布异常,海马神经元丧失及分层异常,内嗅脑皮质有细胞结构的紊乱。此外,脑组织还存在着多种和神经发育相关的蛋白或基因的表达异常。

2.结构脑影像研究

CT检查结果显示患者有明显的侧脑室扩大,且与治疗无关;MRI检查的研究除肯定精神分裂症患者有脑室扩大外,尚有脑皮质、额部和小脑结构较小,胼胝体的面积、长度和厚度与对照也有差别。作为非侵入性的检查手段,断层扫描和磁共振可以观察活体的脑结构,其结果较尸检更具说服力。有学者对58项共1 588例精神分裂症患者脑结构磁共振数据进行荟萃分析,结果显示患者的脑室体积和内侧颞叶结构存在异常,而且这种异常并不随着病情的进展而改变。有学者使用MRI对58名精神分裂症患者和58名对照进行脑皮质厚度检测,发现精神分裂症患者脑皮质明显变薄,影响的区域包括背外侧皮质、内侧前额叶皮质、颞叶外侧皮质、后扣带回皮质等区域,在精神分裂症患者脑部存在广泛的额叶-颞叶-顶叶的皮质变薄等现象。30%～40%的首发性精神分裂症患者脑CT有非特异性脑室和皮质脑沟扩大,且扩大程度与预后较差有关。

3.功能脑影像研究

功能脑影像研究用于研究精神分裂症的功能影像学技术包括PET、SPECT、MRI和磁共振波谱成像等。目前的研究普遍发现精神分裂症患者前额叶皮质代谢率降低,但是后续研究结果并不完全一致,结果不一的原因与精神分裂症临床异质性、抗精神病药物治疗及病程等因素有关。

4.神经电生理研究

精神分裂症患者的脑电图显示 θ 波增多,但是具体的机制并不明确。近年来,有大量的报道指出精神分裂症患者存在脑事件相关电位的异常,如 P300、P50 波的延迟抑制。另一个可能的生物学指标是事件相关电位 P300,事件相关电位 P300 为内源性诱发电位,与注意、记忆功能、信息处理等有关,部分精神分裂症患者会出现波幅降低和潜伏期延长。有学者对 65 项研究再分析发现,从不服药的精神分裂症患者脑电图异常率为 23%～44%,而健康对照者仅为 7%～20%,提示脑电图异常可低度增加精神分裂症的危险性。

(四)神经生化异常假说

抗精神病药氯丙嗪的发现,发展了精神分裂症多巴胺功能异常假说,即"中脑多巴胺通路的过度激活与阳性精神病性症状有关,而前额叶多巴胺功能调节的低下,与疾病持久的认知功能损害和阴性症状相关"。近年来谷氨酸假说、GABA 假说和 5-HT 假说也受到广泛的关注和重视。

1.多巴胺假说

该假说在 20 世纪 60 年代提出,即认为纹状体 D 系统的高多巴胺能状态引发阳性症状,而前额叶 D 系统的多巴胺能状态与较高级别的认知功能缺陷相关。

2.谷氨酸假说

(1)谷氨酸假说:脑内谷氨酸功能不足,尤其是 NMDA 受体功能减退。①由于大脑谷氨酸 NMDA 受体的功能障碍而导致的大脑整体功能紊乱。②当前额叶皮质 NMDA 受体功能低下时,皮质-边缘通路的皮质-氨基丁酸能神经对边缘系统抑制功能不足,导致边缘系统多巴胺(主要为 D_2 受体)脱抑制性兴奋,引起阳性症状。

(2)谷氨酸系统功能异常增强假说:①脑内 NMDA 受体功能原发性低下(或者应用 NMDA 受体拮抗剂时能够作用于 GABA 神经上的 NMDA 受体)抑制了 GABA 神经的活性;②GABA 释放减少导致 GABA 能神经元对谷氨酸神经抑制减弱;③由 GABA 系统抑制减弱导致谷氨酸能神经系统脱抑制性大量释放,最终导致精神症状的发生。

3.5-HT 假说

该假说认为前额叶皮质 5-HT 功能不足,提示大脑皮质无法对皮质下进行适度抑制,从而出现皮质下多巴胺能神经元活动的亢进;阴性症状是由于边缘系统多巴胺能神经元的激发受到抑制。

4.GABA 假说

该假说认为由于脑发育障碍,GABA 中间神经元受损,但青春期以前这种缺损还可以通过上一级的谷氨酸能神经纤维数量和功效增加所代偿。随着神经系统发育成熟,该机制不足以代偿时就表现为对皮质的兴奋性神经元和边缘系统抑制的降低,导致脱抑制性兴奋引发精神症状。GABA 是一类抑制性神经递质。

5.其他

神经肽是生物体内具有信息传递作用的生物活性多肽,分布在神经组织和其他组织,既能发挥神经递质或调质作用,又能发挥激素的作用。与经典神经递质的生成不同,神经肽并不是由神经末梢合成的,而是在胞体核糖体合成前体大分子,再经酶切等翻译后加工形成具有活性的神经肽,如各脑下垂体激素的释放激素或抑制激素、内啡肽、脑啡肽、血管紧张素、神经细胞紧张肽、CCK 等。

研究显示，精神分裂症患者脑脊液中的内啡肽含量增高，且随着病情好转逐渐下降。CCK是中枢神经系统中高表达的神经肽之一，有报道显示CCK对精神分裂症有治疗效果。

(五)炎症假说

母体在妊娠早期和妊娠中期的感染暴露(流感病毒、弓形体、单纯疱疹病毒、麻疹病毒、风疹病毒等)一直被认为可能是导致子代在成年期发生精神分裂症的重要危险因素。

多数学者认为不同病原体的感染可能都是通过类似的免疫反应机制引发精神分裂症的，如感染导致母体内细胞因子浓度增加，而细胞因子又通过胎盘进入胎儿体内，通过血-脑屏障进入胎儿大脑，刺激小胶质细胞和星形胶质细胞产生大量细胞因子、氧自由基和兴奋性谷氨酸，构成神经细胞毒性损伤，通过影响神经发育或变性损伤，从而引起精神分裂症有关神经通路发育障碍等。有证据表明中枢神经系统和免疫系统之间存在着复杂的网络调控机制，细胞因子可能在这种网络中发挥重要的作用。精神分裂症患者体液免疫和细胞免疫中均有细胞因子处于激活状态。

三、临床表现

大多数精神分裂症患者初次发病的年龄在青春期至30岁，起病多隐袭，急性起病者较少。精神分裂症的临床表现错综复杂，除意识障碍、智能障碍不常见外，可出现各种精神症状，主要是多种精神心理过程的紊乱。

(一)感知觉障碍

精神分裂症最突出的感知觉障碍是幻觉，以言语性幻听最为常见。幻听通常被体验为不同于他或她自己想法的声音，不管这个声音是否熟悉。幻觉必须出现在清醒的知觉状态下，那些在临睡前或觉醒前出现的幻觉，有可能是正常体验。精神分裂症的幻听内容可能是争论性幻听，如两个或几个声音在争论，争论的内容往往与患者有关；也可能是评论性幻听，声音对患者评头论足，如一位退休老教师，听到有个声音说"你培养了许多人才，是国家的功臣，政府会为你提供良好的退休待遇的"，患者听后面带笑容，沾沾自喜，如果声音说"你是个老废物，没什么用处了"，患者听后常常大发雷霆；也可能是命令性幻听，声音命令患者把衣服脱掉，尽管是寒冬腊月，患者也把衣服脱掉；声音说"你去死吧，你去死吧"，有些患者可能会去自杀。幻听有时以思维鸣响的方式表现出来。患者行为常受幻听支配，如与声音长时间对话，或因声音而发怒、大骂、大笑、恐惧，或喃喃自语，或作侧耳倾听，或沉湎于幻听中自语自笑。也可见到其他类型的幻觉：如某患者拒绝进食，因为她凭空看见盘子里装有碎玻璃(幻视)；某患者凭空感觉某人拿手术刀切割自己的身体，并有电流烧灼伤口的感觉(幻触)等。嗅幻觉和味幻觉常常同时存在，患者闻到或尝到腐尸的味道，幻嗅、幻味常与被害妄想交织在一起。

精神分裂症患者的幻觉体验可以是真性幻觉，幻觉形象非常具体、生动、鲜明，来自客观空间，通过感官获得；也可以是假性幻觉，幻觉形象模糊，不鲜明，不生动，来自主观空间，往往不通过感官感知，如声音不是用耳朵听到的，而是"感到"脑海里有声音说话。

功能性幻觉是一种伴随现实刺激而出现的幻觉，是当某种感觉器官处于功能活动状态同时出现涉及该感官的幻觉。正常知觉与幻觉并存，如精神分裂症患者听到钟表嘀嗒声同时听到议论自己的幻听。如果当某一感官处于功能活动状态时，出现涉及另一感官的情况则称为反射性幻觉，如精神分裂症患者听到播音员广播的内容同时出现此人形象的幻视。

(二)思维障碍

精神分裂症的众多症状中,思维障碍是最主要、最本质的症状,临床表现往往多种多样,因此导致患者认知、情感、意志和行为等精神活动的不协调与脱离现实,即所谓"精神分裂"。

1.思维形式障碍

思维形式障碍主要表现为思维联想过程缺乏连贯性和逻辑性,这是精神分裂症最具有特征性的症状之一,与精神分裂症患者的交谈多有难以理解和无法深入的感觉,阅读患者书写的文字资料,也常不知所云。在交谈时,患者说话毫无意义的绕圈子,经常游移于主题之外,尤其是在回答医师的问题时,句句说不到点子上,但句句似乎又都沾点儿边,令听者抓不到要点(思维散漫)。病情严重者,言语支离破碎,根本无法交谈(思维破裂)。

有的患者表现为逻辑倒错性思维,推理过程十分荒渗离奇,既无前提,又缺乏逻辑依据,有的甚至因果倒置,不可理解。有时患者会对事物做一些不必要的、过度具体化的描述,或是不恰当地运用词句。有的患者使用普通的词句、符号甚至动作来表达某些特殊的、只有患者本人才能理解的意义(病理性象征性思维)。有时患者创造新词或符号,赋予特殊的意义(词语新作)。有时患者逻辑推理荒谬离奇(逻辑倒错性思维);或者中心思想无法捉摸,缺乏实效的空洞议论(论辩症);或者终日沉于毫无现实意义的幻想、宏伟计划或理论探讨,不与外界接触,沉浸在自我的世界中(内向性思维)。有时患者脑中出现两种相反的、矛盾对立的观念,无法判断对错,影响行为取舍(矛盾思维)。

有的患者可在无外界因素影响下思维突然出现停顿、空白(思维中断),或同时感到思维被抽走(思维被夺)。有的患者可涌现大量思维并伴有明显的不自主感、强制感(思维云集或强制性思维),有时患者会感到某种不属于自己的,别人或外界强行贯入的思想(自觉脑子里空空的,没什么可想的,也没什么可说的。主动言语少,或虽然语量不少,但内容空洞,对问话多以"不知道""没什么"等简单的词语回答,对问题只能在表面上产生反应,缺乏进一步的联想(思维贫乏)。

2.思维内容障碍

思维内容障碍主要是指妄想。妄想是固定不变的信念,即便存在与信念相冲突的证据。妄想的内容可能包括各种主题(如被害的、关系的、躯体的、宗教的、夸大的)。

精神分裂症的妄想往往荒诞离奇(明显是不真实的或不能被相同文化中的个体理解,也并非来源于日常生活经验)、易于泛化。在疾病的初期,患者对自己的某些明显不合理的想法可能将信将疑的态度,但随着疾病的进展,患者逐渐与病态的信念融为一体。妄想的发生可以突然出现,与患者的既往经历、现实处境及当时的心理活动无关(原发性妄想)。也可以逐渐形成,或是继发于幻觉、内感性不适和被动体验。

最多见的妄想是被害妄想(如坚信自己正在或将要被他人、某个组织或其他群体伤害、羞辱等)与关系妄想(如认为别人的姿势、评论或其他环境因素都是直接针对他的)。妄想有时表现为被动体验,这往往是精神分裂症的典型症状。患者丧失了支配感,感到自己的躯体运动、思维活动、情感活动、冲动都是受他人或外界控制。如受到电脑、无线电波、超声波、激光或特殊的先进仪器的控制而不能自主,自己几乎成了提线木偶。有的患者感到自己刚一想什么事就会被别人知道,至于别人是通过什么方式知道的,患者不一定说得清楚(被洞悉感)。被动体验常常会与被害妄想联系起来。其他多见的妄想还有嫉妒或钟情妄想、非血统妄想、特殊意义妄想等。

(三)情感障碍

在精神分裂症中的发生率极高,主要表现为情感淡漠及不协调:抑郁、焦虑、恐惧等负性情感在精神分裂症患者中也不少见,有时因这些症状导致诊断困难。

情感平淡并不仅仅以表情呆板、缺乏变化为表现,患者同时还有自发动作减少、缺乏肢体语言。在谈话中很少或几乎根本不使用任何辅助表达思想的手势和肢体姿势,讲话时语调单一、缺乏抑扬顿挫,与人交谈时很少有眼神接触,多茫然、低头或东张西望。患者丧失了幽默感及对幽默的反应,检查者的诙谐很难引起患者会心的微笑。

情感淡漠也是常见的情感障碍。最早涉及较细腻的情感,如对亲人的体贴,对同事的关心、同情等。加重时患者对周围事物的情感反应变得迟钝,对生活、学习或工作的兴趣减少。随着疾病进一步发展,患者的情感日益淡漠,对一切无动于衷,丧失了与周围环境的情感联系。

患者的情感反应可表现为与内在思维或外界环境的不协调。有的患者在谈及自己不幸遭遇或妄想内容时,缺乏应有的情感体验,或表现出不适切的情感。少数患者出现情感倒错,如某住院患者得知母亲去世消息后,不但没有痛苦的表现,反而面带笑容,笑着告诉周围的病友。

有的患者对同一件事物同时产生两种相反的、互相矛盾的情感体验,患者对此既不自觉又不能加以分析和判断,泰然自若地接受两种情感(矛盾情感)。有部分患者表现为易激惹,即使轻微的刺激或不愉快也可能引起患者产生剧烈而短暂的情感反应,患者对自身的情绪控制能力下降,有时不明原因地大发脾气。

(四)意志与行为障碍

精神分裂症常见意志减退和缺乏。患者的活动减少,缺乏主动性,行为变得孤僻、懒散、被动、退缩,有些患者甚至连续几小时不语不动。有的患者的活动减少,缺乏主动性,行为变得孤僻、被动、退缩(意志活动减退)。患者在坚持工作、完成学业、料理家务方面有很大困难,往往对自己的前途毫不关心、没有任何打算,或者虽有计划,却从不实施。患者可以连坐几个小时而没有任何自发活动,或表现为忽视自己的仪表,不知料理个人卫生。有的患者吃一些不能吃的东西,如吃粪便、昆虫、草木(意向倒错),或伤害自己的身体。有时可出现愚蠢、幼稚的作态行为,或突然的、无目的冲动行为,甚至感到行为不受自己意愿支配。

(五)紧张症

有些精神分裂症患者的行为活动异常表现为紧张综合征,因全身肌张力增高而命名,包括紧张性木僵和紧张性兴奋两种状态,两者可交替出现。患者还可表现出被动性顺从与违拗。近年来国际学术界将这一综合征和心境障碍、物质中毒等出现的紧张综合征汇总为一个独立的疾病亚类,统称为紧张症。

(六)其他精神症状

1.自知力障碍

精神分裂症患者往往自知力不完整或缺失。他们不认为自己有精神病,对精神症状坚信不疑,认为幻觉、妄想等都是真实的,因而拒绝治疗。自知力缺乏是影响治疗依从性的重要原因。

2.人格缺陷

约1/4患者在发病前就具有特殊的性格基础,表现为孤僻、懒散、不善与人交往、好幻想、喜欢钻牛角尖等。病前适应不良与发病早、阴性症状、认知缺陷、社会功能不良、预后差等有关。但很多患者的病前性格与一般人并无明显差别,而在发病后出现人格改变。

3.强迫症状

有相当一部分精神分裂症患者有强迫症状,或在治疗过程中出现强迫症状,有些可能与氯氮平等抗精神病药的使用有关。伴有强迫症状的精神分裂症患者往往预后较差。精神分裂症患者往往对强迫症状自知力较差,缺少反强迫意识。

4.生物学症状

部分精神分裂症患者可出现睡眠障碍、性功能障碍或其他身体功能障碍。睡眠障碍较常见,表现形式多样。

四、诊断

(一)病史采集

病史包括一般资料、现病史、既往史、个人史及家族史。因供史人最关心的是现病史,故宜先问现病史。"主诉"是指就诊者的主要症状和发病时间,应简洁明了。除口头询问外,还要尽可能收集就诊者在发病前后的有关书写材料(如信件,作品),这往往会反映出就诊者的个性心理特征、思维方面的异常、情感体验等。此外,有些就诊者及供史人担心自己讲述不全面,就诊前准备好的一些症状记录材料,医师也可作为参考。对于儿童就诊者,应注意观察家长的情绪变化,必要时请学校老师予以补充病史,或做家庭访问。对于老年就诊者,应关注有无脑器质性疾病的可能,如意识障碍、人格改变或智能障碍等表现。

1.一般资料

姓名、性别、年龄(儿童最好填写出生年月)、籍贯、婚姻(已婚、未婚、分居、离异、丧偶)、民族、职业(工作单位名称、职务或职称、工种)、文化程度、宗教信仰、现在住址或通讯处(邮政编码、电话及联系人)、永久通讯处(邮政编码、家属电话及联系人)、入院日期、病史采取日期、病史报告人(姓名、工作单位、职务、电话及与就诊者的关系)、医师对病史资料的估价(详细、完整、客观及可靠性的程度)。

2.主诉

疾病的主要表现、起病缓急及病程。

3.现病史

按时间先后描述疾病起始及其发展的临床表现,直至入院时的现状。

(1)起病原因或诱因:如有精神刺激,应说明刺激的性质、强度和持续时间;从事工作的环境与发病有无关系,注意有无职业性中毒;有无躯体疾病、重大手术或药物过量、过敏等。

(2)起病缓急及早期表现:临床工作中一般按照从精神状态大致正常到出现明显精神障碍的时间长短分为急性、亚急性和慢性起病,时间在2周之内者为急性起病,2周到3个月为亚急性起病,3个月以上为慢性起病。起病急缓对疾病的诊断和预后判断有提示意义。如谵妄多为急性起病,而痴呆多为慢性起病;急性起的精神分裂症较慢性起病者预后好。

(3)发病过程:根据病程的不同,可按时间先后,逐日、逐月或逐年地描述疾病的发展和演变过程。描述表现时应客观,注意病程的连贯性。对有诊断意义的临床症状需详细记载并举例说明。

(4)发病后的一般情况:如学习、工作、饮食起居及睡眠等,可根据不同的病种酌情叙述。此外,与周围环境的接触情况、对自身异常的认识态度等都对疾病的诊断有重大意义。不要遗漏对病中有无自伤、伤人、毁物等情况的询问,以便今后护理防范。月经周期及性生活情况也应询问。

(5)诊疗情况:若为复发病例,对既往的诊断、住院次数、治疗及疗效应详细记载,以供诊治的参考。

4.既往史

重点询问就诊者既往的疾病史,如有无脑外伤、抽搐、感染、高烧、昏迷、重大手术、性病、传染病等。若有精神病史,则应详细询问,包括每次患病的性质和持续时间,有无自伤;接受治疗的日期、地点、方法、持续时间和结果。对个别病例,还需询问是否曾有触犯法律的情况,以及该情况是否与精神症状相关。此外,不可忽略过敏史。

5.个人史

一般系指从母亲妊娠期起,到发病前的整个生活经历。应根据具体情况有重点地询问,如对儿童应详问母亲怀孕时的健康状况及分娩史,就诊者自身的身体精神发育情况、学习及家庭教育情况;对成年和老年人则应着重询问与疾病有关的情况,工作、学习能力有无改变,生活中有无特殊遭遇,是否受过重大精神刺激,婚恋情况等;女性应询问月经史、生育史。对个性特点的了解,要综合多方面的观察方能做出评价,如人际关系、生活习惯、心境和情绪、价值标准等,有无特殊爱好及某种嗜好等。

（二）诊断要点

精神分裂症的主要特征为现实检验能力的显著损害及行为异常改变。临床上表现为阳性症状群、阴性症状群、意志行为异常。相关评估包括以下几种。①系统的精神检查、体格检查和神经系统检查、物理及实验室检查;②临床特征评估,常用的评估精神病性临床特征的工具包括阳性和阴性症状量表、简明精神病性症状量表;③冲动风险评估;④自杀风险评估;⑤社会功能评估,可以选择个人和社会功能量表;⑥依从性评估;⑦社会支持及预后评估。评估的目的在于明确精神分裂症的相关症状及其严重程度,以及是否存在共病;掌握患者的症状表现、持续时间、病程特点及风险,了解症状对患者社会功能的影响,探询可能的社会、心理或躯体危险因素,从而为诊断和制定治疗方案提供依据。

精神分裂症须在系统评估基础上依据 ICD-10 标准进行诊断,临床分型为首次发作、反复发作和持续性。患者应具有 2 项以上特征性精神病性症状,包括思维鸣响、思维插入、思维被撤走及思维广播、特殊的妄想(如被影响妄想、被控制或被动妄想、评论性幻听、与文化不相称且根本不可能的其他类型的持续性妄想)。症状必须持续至少 1 个月,且不能归因于其他疾病(如脑肿瘤),也不是由于物质滥用或药物(如皮质类固醇)作用于中枢神经系统的结果,包括戒断反应(如酒精戒断),才考虑诊断为精神分裂症。并根据既往病程确定患者为首次发作、反复发作或持续性精神分裂症。

五、鉴别要点

精神分裂症、焦虑障碍、抑郁障碍病因均未明确,多与脑内神经生化变化有关,精神分裂症多与多巴胺的功能亢进有关,焦虑障碍、抑郁障碍多与 5-HT 等有关。精神分裂症多表现为思维障碍、幻觉障碍等症状;焦虑障碍、抑郁障碍等多为情绪障碍。当然出现幻觉妄想不一定都是精神分裂症,有些重性焦虑也会出现幻觉妄想。精神分裂症没有自知力,对自身病情没有正确认知;焦虑障碍、抑郁障碍等多能清楚判定自身病情,自知力完整。精神分裂症患者多被动由家属送诊,治疗药物多为抗精神病药物;焦虑障碍、抑郁障碍患者多主动求诊,用药以抗焦虑、抗抑郁为主。精神分裂症的治疗效果是明显弱于抑郁障碍和焦虑障碍的。

精神分裂症早期常可出现精力减退、疲劳感,类似于抑郁发作,或在精神分裂症衰退期表现为思维、语言及行动迟滞,其鉴别要点:①精神分裂症出现的精力不足并非是原发症状,而是以思维障碍和情感淡漠为原发症状。随着病程的进展,精力减退逐渐被情感淡漠所取代,并可伴随幻觉、妄想等症状。②精神分裂症患者的思维、情感和意志等精神活动与环境不相协调,常伴有刻板动作、言语凌乱、行为怪异等表现,抑郁障碍过度疲乏在情绪低落的情况下出现,与周围环境有着密切联系,可与之鉴别。③精神分裂症的病程多数为发作进展或持续发展,缓解期仍残留动力缺乏或人格缺损;抑郁障碍的低动力是间歇性发作病程,间歇期基本正常,在没有抑郁发作时,不会表现出低动力或精神病性症状。④病前性格、家族遗传史、预后和药物治疗的反应等均可有助于鉴别。

(曲晓英)

第五节　阿尔茨海默病

一、概述

(一)定义

阿尔茨海默病是一种起病隐袭、呈进行性发展的神经退行性疾病,多起病于老年期,潜隐起病,病程缓慢且不可逆,临床特征主要为认知障碍、精神行为异常和社会生活功能减退。病理改变主要为皮质弥漫性萎缩,沟回增宽,脑室扩大,神经元大量减少,并可见老年斑、神经原纤维缠结等病变,胆碱乙酰化酶及乙酰胆碱含量显著减少。起病在 65 岁以前者(老年前期或早老性痴呆),多有同病家族史,病情发展较快,颞叶及顶叶病变较显著,常有失语和失用。阿尔茨海默病可能的危险因素包括增龄、女性、低教育水平、吸烟、中年高血压与肥胖、听力损害、颅脑外伤、缺乏锻炼、社交孤独、糖尿病及抑郁障碍等。

阿尔茨海默病多为慢性进行性病程,部分患者病程进展较快,总体预后不良。最终常因营养不良、感染等并发症或衰竭而死亡。

(二)流行病学

阿尔茨海默病的流行病学研究开始于 20 世纪 50 年代,目前已在世界上很多国家普遍开展,我国于 20 世纪 80 年代开始开展相关研究。据世界卫生组织报告,目前全球约有 5 000 万人患有痴呆症,其中阿尔茨海默病是最常见的类型。

2020 年第七次人口普查数据显示,我国 60 岁及以上人口为 2.6 亿人,占 18.70%,其中 65 岁以上人群有 1.9 亿人,占 13.50%。65 岁以后的老年人年龄每增加 5 岁,阿尔茨海默病发病率增加 1 倍,而 85 岁以上老年人中,20%~50%患有阿尔茨海默病。然而很多人对其危害性认知不足。我国人口的老龄化程度进一步加深,随之而来与老龄化相关的疾病发病率、患病率或死亡率也均显著增高,给社会带来沉重压力。其中,阿尔茨海默病的患病人数持续增加,社会经济负担日益明显,已成为严重危害我国人群健康的重大疾病和社会问题。

《中国阿尔茨海默病报告 2021》中显示全国的阿尔茨海默病患者及其他痴呆患病人数为 13 143 950 例,约占全球数量的 25.5%,患病率为 924.1/10 万,年龄标化患病率为 788.3/10 万,死亡率为 22.5/10 万,年龄标化死亡率为 23.3/10 万。我国患病率和死亡率均高于全球平均水平,患病率和患病数在 40 岁以上人群中呈现随着年龄增加不断上升的趋势,且在 70~74 岁人群中呈快速上升,且在女性中相关数据高于男性。

二、病因与发病机制

阿尔茨海默病作为常见的老年疾病已成为重大的公共卫生问题,但其病理机制仍未完全阐明。老年斑中心是β淀粉样蛋白(β-amyloid protein,Aβ),神经元纤维缠结(neurofibrillary tangles,NFT)的主要组分是高度磷酸化的微管相关蛋白,即 Tau 蛋白。在阿尔茨海默病的发病中,遗传是主要的因素之一。目前确定与阿尔茨海默病相关的基因有 4 种,分别为淀粉样前体蛋白(amyloid precursor protein,APP)基因、早老素 1(presenilin 1,PSEN1)基因、早老素 2(presenilin 2,PSEN2)基因和载脂蛋白 E(apolipoprotein E,ApoE)基因。其中,前 3 种基因的突变或多态性与早发型家族性阿尔茨海默病的关系密切,ApoE 与散发性阿尔茨海默病的关系密切。目前比较公认的阿尔茨海默病发病机制认为 Aβ 的生成和清除失衡是神经元变性和痴呆发生的始动因素,其可诱导 Tau 蛋白过度磷酸化、炎症反应、神经元死亡等一系列病理过程。同时,阿尔茨海默病患者大脑中存在广泛的神经递质异常,包括乙酰胆碱系统、单胺系统、氨基酸类及神经肽等。研究发现,许多因素与阿尔茨海默病有关,目前较公认的发病因素或病理假说如下。

(一)遗传因素

临床上有一小部分患者有明显的阳性家族史,称为家族性阿尔茨海默病,而相当一部分患者为非家族性阿尔茨海默病。双生子研究发现,单卵双生子的发病率为 42.8%,而双卵双生子的发病率为 8%。这些研究提示,遗传因素在阿尔茨海默病的发病中起到一定的作用。分子遗传学的研究为阿尔茨海默病病因学的研究提供了广阔的前景。目前发现多个基因与阿尔茨海默病相关。

1.ApoE 基因

ApoE 是极低密度脂蛋白、高密度脂蛋白和乳糜微粒的组成成分,是一种与胆固醇转运有关的血浆蛋白质,可由许多器官、组织产生并分泌,在中枢神经系统中由星形细胞合成与分泌。脑中含有大量 ApoE mRNA,仅次于肝中含量。ApoE 除在血浆脂蛋白代谢、抗动脉粥样硬化中发挥重要的作用外,在中枢神经系统生长发育、成熟衰老和损伤修复过程中亦发挥着重要作用。它参与神经系统许多生理、病理过程,可能与神经系统变性疾病、脑血管疾病、血管性痴呆、水肿性损伤等多种疾病相关。其分子机制是稳定神经细胞骨架系统,通过 ApoE 受体途径调节神经细胞中胆固醇脂的运输和突触末梢的再生,调控神经元之间及神经细胞与介质之间的相互作用,调节神经细胞内 Ca^{2+} 的平衡。

2.Tau 蛋白基因

Tau 蛋白是一种能与微管蛋白结合,并对微管的形成起促进和稳定作用的微管相关蛋白。在成人脑中发现有 6 种 Tau 蛋白的异构体。在正常生理条件下,Tau 蛋白组成神经元的轴索蛋白,在细胞内与微管结合起到稳定微管装配的作用。在阿尔茨海默病患者脑中 Tau 蛋白发生异常修饰,如过度糖基化、磷酸化和泛素化等,其异常修饰可能是形成双螺旋纤维及 NFT 的原因。某些过度磷酸化的 Tau 蛋白沉积在双螺旋纤维中且不可溶,不可溶的 Tau 蛋白沉积于脑中导致神经元变性。另外,Tau 蛋白基因突变亦可导致 Tau 蛋白聚集,造成认知功能的损害。

3.PSEN1 基因和 PSEN2 基因

PSEN1 基因和 PSEN2 基因占家族性阿尔茨海默病致病基因的 30%~50%,占早发型阿尔茨海默病致病基因的 70%～80%。在中枢神经系统,迄今为止发现至少有 37 种 *PSEN1* 基因突变与早发型阿尔茨海默病有关。*PSEN1* 基因突变细胞在一定条件下选择性地导致纤维原性较强的、易聚集的 Aβ 的产生过多,从而导致阿尔茨海默病的发生。*PSEN1* 基因突变可引起 Tau 蛋白等细胞骨架蛋白之间的相互作用异常,进而通过破坏离子通道的微结构,影响细胞内外离子交换等引起一系列病理改变。*PSEN2* 基因可通过对 C 末端肽水解酶的影响而作用于淀粉样前体蛋白的水解过程,使聚集性 Aβ 产生增多而发生沉积,形成老年斑;并能协助 Aβ 升高细胞内钙、加重氧自由基产生和促进线粒体膜电位下降,从而引发细胞凋亡。

4.*APP* 基因与早发性家族性阿尔茨海默病

APP 基因位于第 21 号染色体的长臂,为较早发现的与早发性家族性阿尔茨海默病有关的基因,为常染色体显性遗传。APP 蛋白是广泛存在于全身诸多组织细胞膜上的跨膜糖蛋白,是 Aβ 的前体蛋白。Aβ 位于 APP 的疏水部分,在细胞膜内部,APP 通过降解生成 Aβ 可自聚,如果不能及时清除,则会很快形成极难溶解的沉淀。当 *APP* 基因发生突变时,β-APP 在相关酶的作用下可裂解为 Aβ,Aβ 聚集形成神经毒性的原纤维,进而形成老年斑。

(二)神经生化因素

研究发现,阿尔茨海默病患者存在着诸多方面的神经生化的改变。因此学者们提出了许多假说。

1.胆碱能等神经递质假说

中枢(特别是海马)胆碱能系统的兴奋与学习记忆密切相关。胆碱能神经递质沿着中隔、海马、基底前脑系统投射到皮质,传导冲动反复出现,使个体能够维持正常的学习与记忆功能。胆碱能机制是认知损害较为公认的病理机制。研究表明,在阿尔茨海默病的早期就有胆碱能缺少的症状,如果增加脑内乙酰胆碱递质水平,学习与记忆功能可得以改善。进一步研究发现,在阿尔茨海默病病理过程中,基底前脑区的胆碱能神经元丢失,乙酰胆碱酯酶和胆碱乙酰转移酶活性降低,导致乙酰胆碱的运输、合成、摄取、释放下降,学习、记忆能力衰退,因此,胆碱能神经功能的降低是阿尔茨海默病发病的重要机制之一。

阿尔茨海默病患者除胆碱能神经功能活动降低外,去甲肾上腺素能、5-HT 能、谷氨酸能功能也有不同程度的降低。谷氨酸是人体中枢神经系统的主要兴奋性神经递质,在学习与记忆、神经元的可塑性及大脑的发育过程中均起重要作用。生理量的谷氨酸受体活性是维持大脑功能活动所必需的。在阿尔茨海默病患者与其他神经退行性改变的疾病中,谷氨酸可过度激活 NMDAR,从而促发细胞内钙离子的增加,导致神经元的死亡。

2.自由基损伤学说

在脑老化过程中,由于机体防御系统功能减弱,神经元细胞膜上积聚的超氧化物阴离子、过氧化氢和脂质过氧化物等自由基含量增加。体内活性自由基的增多可引起细胞脂质过氧化、损伤 DNA 分子或调节细胞相关基因而诱导细胞损害,导致神经元功能障碍。另外,氧自由基可通过促进 Aβ 的毒性和聚集,导致神经元退行性变;而 Aβ 同样也可使自由基生成增多。但究竟脑中自由基增加是引起阿尔茨海默病的病因还是阿尔茨海默病发病所导致的结果,目前尚无定论。

3.微量元素假说

微量元素在阿尔茨海默病的发病中的作用尚存在争议。铝易沉积在大脑皮质、海马、室中隔、颞叶、杏仁核及枕叶等脑区,以海马中含量最高。一般认为,高浓度的铝及硅在脑中堆积是细胞死亡的结果而不是死亡的原因。形态学研究发现阿尔茨海默病患者脑组织中铝以硅酸盐形式存在,主要积聚在 NFT 内,并促进脑组织 NFT 和老年斑的形成。但最近的研究显示铝可介导 Tau 蛋白异常磷酸化,导致淀粉样蛋白的生成。动物实验证明,无论采取何种途径给予铝化合物,在脑铝含量增加的同时均有脑组织乙酰胆碱活性下降及乙酰胆碱酯酶活性增高,而导致胆碱能神经功能的减退。

4.生长因子假说

神经元的生长、发育、分化及死亡均系不同的生长因子作用于相应的受体所调控,神经生长因子可以促进神经元轴突的再生。研究表明,阿尔茨海默病患者中枢神经系统中生长因子含量减少。因此,生长因子的减少可能是神经元功能障碍的重要原因。

三、临床表现

阿尔茨海默病起病隐袭,早期不易被发现,病情逐渐进展。患者与家属通常讲不清起病的具体时间,多见于 60 岁以上的老年人,女性多见。临床症状主要表现为认知功能减退与非认知性精神症状,核心症状为日常生活能力降低、精神行为异常、认知能力下降。根据疾病的发展和认知功能缺损的严重程度,临床可分为早、中、晚三期,但各期间存在重叠与交叉,并无截然界限。

(一)日常生活能力的逐渐下降

完成日常生活和工作越来越困难,吃饭、穿衣、上厕所也需要帮助,简单的财务问题也不能处理,日常生活需要他人照顾,最后完全不能自理。通常患者从轻度至重度进展需要 8~10 年。

(二)精神症状和行为障碍

抑郁、焦虑不安、幻觉、妄想和失眠等心理症状;蹭步、攻击行为、无目的徘徊、坐立不安、行为举止不得体、尖叫等行为症状。多数痴呆患者在疾病发展过程中都会出现,发生率 70%~90%,影响患者与照料者生活质量,容易成为痴呆患者住院的主要原因。

精神症状常见于阿尔茨海默病中晚期。患者早期的焦虑、抑郁等症状多半不太明显,当病情发展至患者基本生活完全不能自理、大小便失禁时,精神症状会逐渐平息和消退。另外,明显的精神症状提示痴呆程度较重或病情进展较快。临床精神症状多种多样,主要可归纳为以下几类:

1.妄想

认为物品被窃或被藏匿是最常见的妄想,严重时确信有人入室偷窃,并倾听或与偷窃者对话。患者的妄想往往不系统、结构不严密,时有时无,故按传统精神病学的妄想分类常有一定困难。

2.幻觉

各种幻觉中以视幻觉多见。常见的视幻觉是看见偷窃者或入侵者、看见死去的亲人等。

3.情感障碍

约 1/3 患者伴有抑郁。在阿尔茨海默病早期可能主要是反应性抑郁。尽管患者抑郁症状比较常见,但真正符合抑郁发作标准的较少,尤其是中重度阿尔茨海默病患者,轻度痴呆时焦虑较常见。

4.攻击行为

最常见的攻击行为是骂人、违抗或抗拒别人为其料理生活。虽然可出现多种攻击行为,但造成严重伤害的事件极少见。

5.活动异常

活动异常可出现多种无目的或重复活动,如反复搬移物品,反复收拾衣物等;不少患者出现

"徘徊症",表现为整天不停漫步、跟随照料人员或晚间要求外出等;少数患者有尖叫、拉扯和怪异行为。

6.饮食障碍

患者主要表现为饮食减少、体重减轻,大部分中晚期患者有营养不良,极少数患者出现嗜异食。

7.生物节律改变

患者可表现为晚上觉醒次数增加。随着病情进展,睡眠日夜节律完全打乱,表现为白天睡觉,晚上吵闹。患者的行为异常在傍晚更明显,称日落综合征。

8.性功能障碍

男性患者常有性功能减退,有些患者可有不适当的性行为和性攻击。

(三)认知功能下降

典型的首发征象为记忆障碍,早期以近记忆力受损为主,远记忆力受损相对较轻,表现为对刚发生的事、刚说过的话不能记忆,忘记熟悉的人名,而对年代久远的事情记忆相对清楚。早期常被忽略,被认为是老年人爱忘事,但逐渐会影响患者日常生活。同时语言功能逐渐受损,出现找词、找名字困难的现象,可出现计算困难、时间地点定向障碍、执行功能下降等。

(四)临床进展阶段

临床上人为地将阿尔茨海默病大致分为 3 个阶段。

1.第一阶段

第一阶段(1~3 年)为轻度痴呆期。近记忆障碍常为最常见的首发症状。表现为记忆减退,对近事遗忘突出;判断能力下降,患者不能对事件进行分析、思考、判断,难以处理复杂的问题;工作或家务劳动漫不经心,不能独立进行购物、经济事务等,社交困难;尽管仍能做些已熟悉的日常工作,但对新的事物却表现出茫然难解,情感淡漠,偶尔激惹,常有多疑;出现时间定向障碍,对所处的场所和人物能作出定向,对所处地理位置定向困难,复杂结构的视空间能力差;言语词汇少,命名困难。

患者常对自己的认知受损有较好的认识,并力求弥补和掩饰,如经常做记录。此期患者尚能自理生活,但可有轻度的人格改变,如孤僻、自私、对外兴趣减退、情绪不稳定等。

2.第二阶段

第二阶段(2~10 年)为中度痴呆期。患者表现为远近记忆严重受损,简单结构的视空间能力下降,时间、地点定向障碍;在处理问题、辨别事物的相似点和差异点方面有严重损害;不能独立进行室外活动,在穿衣、个人卫生及保持个人仪表方面需要帮助;不能计算;出现各种神经症状,可见失语、失用和失认。言语障碍明显,如不能讲完整语句,口语量减少,有命名障碍,阅读理解力下降;失认表现为面容认识不能常见,不能正确识别自己的亲人、朋友,严重者甚至不认识镜子中自己的影像;失用表现为患者不会使用以往常用的物品,无法做出连续性的动作,如刷牙。情感由淡漠变为急躁不安,常走动不停,可见尿失禁。

此期患者生活自理已有困难,洗漱、穿衣等基本生活也需家人督促与帮助。通常精神与行为障碍较突出,可有易激惹、片段的幻觉、妄想、睡眠周期紊乱等。行为障碍表现为捡拾破烂、藏污纳垢、乱拿他人物品或攻击他人等,可有本能活动的亢进,如当众裸体。

3.第三阶段

第三阶段(8~12 年)为重度痴呆期。患者的记忆、思维及其他认知功能皆严重受损。患者生活自理能力完全丧失,丧失了以往的社交能力,不修边幅,不认识亲人。精神症状突出,如抑郁、淡漠、欢快或大量的幻觉、妄想等,常自言自语、行为古怪、伦理道德感丧失,可有大小便失禁或随地大小便等。严重记忆力丧失,仅存片段的记忆,最明显的神经系统体征是呈现缄默、肢体僵直、查体可见锥体束征阳性,有强握、摸索和吸吮等原始反射,最终昏迷。患者一般死于感染等并发症。

四、诊断

由于阿尔茨海默病病因未明,实验室检查缺乏特异性,因此,临床诊断仍以病史和症状为主,辅以精神、智力和神经系统检查。而确诊的金标准为病理诊断(包括活体组织检查与尸检)。阿尔茨海默病的临床诊断可根据以下要点。

(1)起病隐袭,进行性加重,出现工作及日常生活功能的损害。

(2)以遗忘为主的认知损害,同时还有非遗忘领域如语言功能、视空间、执行功能等的进行性损害。

(3)出现人格、精神活动和行为的异常改变。

(4)在做出阿尔茨海默病诊断前,须排除其他常见的老年期神经与精神障碍,如谵妄、老年抑郁障碍、老年期精神病、中枢神经系统感染及炎症、血管性认知损害和变性病如路易体痴呆、额颞叶痴呆等。

另外,借助多种检测和量化痴呆的量表,可对阿尔茨海默病的诊断及病情的严重程度提供一定的帮助。目前常用于辅助阿尔茨海默病诊断的量表有简易精神状态量表、痴呆评定量表、阿尔茨海默病评估量表、长谷川痴呆量表、Blessed痴呆量表、韦氏成人智力量表、韦氏记忆量表、日常生活能力量表等。其中简易精神状态量表使用方便、简单,在临床中应用广泛。辅助判断痴呆严重程度的量表有临床痴呆量表和大体衰退量表等。

实验室检查除常规生化项目(应包括同型半胱氨酸)外,应重点排除甲状腺功能异常、维生素 B_{12} 及叶酸缺乏、贫血、神经梅毒等可能会影响认知功能的躯体疾病。脑电图用于除克-雅病等。推荐磁共振成像(包括海马相)除外脑血管病变及明确脑萎缩程度,亦可考虑通过氟脱氧葡萄糖-正电子发射断层成像反映大脑不同部位的代谢水平。阿尔茨海默病正电子发射断层成像扫描显示 β 淀粉样蛋白或 Tau 成像阳性。脑脊液中 β 淀粉样蛋白 42 蛋白水平下降,总 Tau 蛋白和磷酸化 Tau 蛋白水平升高。遗传学检查也可进行基因突变的检测。

五、鉴别要点

焦虑障碍、抑郁障碍起病快、发展快;阿尔茨海默病多数起病慢、发展速度慢。焦虑障碍、抑郁障碍症状持续时间长;阿尔茨海默病情绪变化多,变幻莫测,像小孩子。焦虑障碍、抑郁障碍患者的智能下降是暂时的、部分性的,甚至每次检查结果都不同;阿尔茨海默病患者的智能损害是全面的、持续的,一般超过 3~4 个月,进行性恶化。焦虑障碍、抑郁障碍患者无神经系统症状,影像学检查无阳性发现;阿尔茨海默病患者经常有神经系统的症状、体征,不少患者还有动脉硬化、"三高"、小脑卒中的病史,影像学可发现有脑萎缩或脑梗死的表现。焦虑障碍、抑郁障碍患者的健忘,通过适当提醒,就可以缓解;阿尔茨海默病患者很难通过简单提醒缓解健忘症状,经常答非所问。阿尔茨海默病患者经常定向力下降,走在街上会完全没有方向感,甚至会时常迷路或走失;焦虑障碍、抑郁障碍患者很少发生迷路。焦虑障碍、抑郁障碍患者应用抗焦虑、抗抑郁药物效果良好;阿尔茨海默病患者治疗没有什么有效的根治手段。

（谭乐富）

第六节　双相障碍

一、概述

(一)定义

双相障碍指临床上既有躁狂或轻躁狂发作,又有抑郁发作的一类心境障碍。典型表现为心境高涨、精力旺盛和活动增加(躁狂或轻躁狂)与心境低落、兴趣减少、精力降低和活动减少(抑郁)反复或交替发作,可伴有幻觉、妄想或紧张症等精神病性症状及强迫、焦虑症状,也可与代谢综合征、甲状腺功能异常、多囊卵巢综合征及物质使用障碍、焦虑障碍、强迫障碍和人格障碍等共病。双相障碍具有高患病率、高复发率、高致残率、高自杀率、高共病率、低龄化和慢性化等特点,首次发作常在 20 岁之前,终生患病率为 1.5%～6.4%。

双相障碍的诊断主要依据临床现象学,确诊需要正确识别"情感不稳定"等核心症状,及其病程具有"发作性、波动性"等特征。双相障碍临床表现的多形性与多变性易导致误诊或漏诊,近 70% 的双相障碍患者曾被误诊为其他精神障碍,如抑郁障碍、焦虑障碍、精神分裂症、人格障碍、物质使用障碍和注意缺陷多动障碍等。

治疗前需要筛查甲状腺功能、血糖、血脂等代谢指标,以及氧化应激损失指标、女性卵巢B超等。心境稳定剂是治疗双相障碍的基础药物,通常指锂盐与丙戊酸盐等抗惊厥药。广义心境稳定剂也包括具有心境稳定作用的第二代抗精神病药。临床上,从发病到接受心境稳定剂系统治疗期间,超过 60% 的患者有 2 次以上的治疗方案变更,尤其多见抗抑郁药的不当使用,这将会导致治疗无效、混合发作或者循环加快。

双相障碍经过合理治疗可以有效得到缓解,缓解期患者的社会功能基本恢复。但是,双相障碍患者复发率高,约 40% 的患者在 1 年内复发,约 73% 的患者在 5 年内复发。双相障碍患者终生心境发作平均约 9 次,每 2 年左右发作 1 次。维持期治疗采取心境稳定剂联合心理治疗,并加强社会支持,对预防复发有重要作用。

(二)流行病学

中国自 2012 年起开展了覆盖全国的"中国心理健康调查",根据此项调查在 2019 年发布的最新统计数据,约 0.5% 的人在一生中的某个时段经历双相障碍。相比之下,大约 6.9% 的人在一生中的某个时段经历抑郁障碍。根据 2019 年中国精神疾病流行病学调查数据显示,我国双相障碍发病率逐年提升,患病人数已达 840 万。

双相Ⅰ型的终生发病率地域差异并不大。在性别方面,男性 0～2.2% 女性 0～1.7%,也不能说明有肯定的性别差异。双相Ⅱ型障碍的流行病学调查没有双相Ⅰ型那么多,而且主要是美国和欧洲的报道。终生发病率大概是 0.6%～5.5%。目前没有充分的数据说明存在地域性,女性可能稍高于男性。

双相障碍通常发生在 10 多岁、20 多岁及 30 多岁。近年来,双相障碍在青少年、青年群体中发病率逐渐升高,根据研究,20%～40% 的成年双相障碍患者在儿童或少年期就有双相障碍发作。而在以青年、青少年聚集的社交圈中,双相障碍患者也是一个不容忽视的群体。根据

2020年马圈心理调查,1 388份问卷中有105份报告自己患有或曾患有精神疾病,占全部问卷的7.56%。其中,报告双相障碍的比例是13.33%。

二、病因与发病机制

双相障碍的病因及发病机制未明,其发病与遗传因素、环境因素密切相关。双相障碍有明显的家族聚集性,遗传度高达80%。脑影像学研究发现,患者额叶、基底节、扣带回、杏仁核、海马等脑区相关神经环路功能异常;多种神经递质,包括5-HT、去甲肾上腺素、多巴胺、乙酰胆碱、谷氨酸、GABA、神经肽等功能异常与心境发作有关;细胞膜离子通路(如双相障碍患者钙离子通路存在功能改变);双相障碍患者也常出现HPT/HPG轴等神经内分泌异常改变。炎症细胞因子,如IL、干扰素、TNF、集落刺激因子、趋化因子、生长因子、BDNF等也参与了双相障碍的病理过程。此外,心理社会因素如生活事件可促使双相障碍发生。

(一)主要因素

1.神经递质

迄今,双相障碍发病机制可能与中枢神经递质功能异常有关的理论得到学界重视。由于中枢神经递质系统本身非常复杂,且各神经递质之间的相互作用也非常复杂,目前研究认为与双相障碍相关的神经递质包括5-HT、去甲肾上腺素、多巴胺、乙酰胆碱、谷氨酸、GABA、神经肽。

2.神经内分泌

近年来大量研究资料证实某些内分泌改变与双相障碍有关。主要涉及HPA轴、HPT轴及下丘脑-垂体-生长素轴的改变。但具体机制尚不清楚,可能是多因素相互作用的结果。

3.生物节律

生物节律紊乱是双相障碍的病因机制之一。社会授时因子理论指出,生活事件可以扰乱授时因子,影响生物节律,从而导致情绪症状的出现。内部激发理论指出,双相障碍患者的生物节律系统较健康个体敏感,容易受到外界影响而紊乱,而紊乱后的体内生物节律可增强授时因子理论中生物节律的紊乱,进而共同引起情绪症状。

双相障碍患者存在各种生物节律的改变。躁狂或抑郁发作时,患者出现睡眠规律改变(躁狂发作时,睡眠需要量减少,睡眠总时长减少;抑郁发作时,睡眠总时间、入睡时间延长,而有效睡眠减少,呈现片段睡眠,睡眠质量差)。除了睡眠规律改变外,双相障碍患者还存在饮食规律改变(食欲减退)、兴趣活动改变(活动增大或减少),并有心率、血压、脉搏、血清皮质醇、甲状腺素、褪黑素水平等改变。且上述改变在双相障碍缓解期仍可能有不同程度的体现。

双相障碍的生物节律紊乱可能与某些生物钟基因的结构和功能有关。双相障碍的不同发作期,生物钟相关基因的表达水平可能不同。并且,生物钟基因的结构和功能与锂盐的疗效相关。

4.神经可塑性与神经营养

双相障碍与多种生物学改变有关,其中神经可塑性研究越来越受人关注。神经可塑性或脑可塑性就是指中枢神经系统在形态结构和功能活动上的可修饰性。即指在一定条件下中枢神经系统的结构和功能,能形成一些有别于正常模式或特殊性的能力。神经营养失衡假说与神经可塑性密切相关。BDNF属于神经营养素家族,BDNF与酪氨酸激酶B结合,激活参与神经营养因子作用的信号转导途径,对发育过程中神经元的存活、分化及成年神经元的存活、功能起重要作用。不少抗抑郁药物、电休克治疗和丙戊酸、碳酸锂等心境稳定药等均可以增加神经元的可塑性,从而产生神经保护作用。动物模型或尸脑研究发现,前额叶皮质、海马等关键脑区BDNF水平下降与抑郁发作、双相障碍均有关,心境稳定药、抗抑郁药物或电休克治疗能选择性上调关键脑区 BDNF 基因表达水平,从而调控神经元的生长、发育、轴突生长及新神经元连接的形成,逆转或阻断神经元萎缩及细胞凋亡,增强中枢神经元可塑性。心境稳定药增加神经元可塑性可能与调控神经元内信号转导通路的变化有关。

5.神经免疫

双相障碍共病率高是一个不争的事实,尤其是代谢和自身免疫性疾病。临床研究发现近50%双相障碍患者至少共病一种疾病,而这些疾病多为心血管疾病、糖尿病、血脂异常、肥胖、胰岛素抵抗等与免疫功能紊乱有关的疾病。因此,神经免疫功能紊乱被认为是双相障碍与上述疾病共病的主要机制。且一些自身免疫性疾病,如银屑病、克罗恩病、吉兰-巴雷综合征、自身免疫性肝炎、自身免疫性甲状腺炎、多发性硬化、类风湿关节炎、系统性红斑狼疮等患者,共患双相障碍的患病率高于普通人群。

双相障碍患者存在免疫相关基因多态性、基因表达、促炎症因子上升、抗炎因子下降等改变。且炎症因子水平的改变在双相障碍的急性期和缓解期都存在不同程度异常,并可能与症状特征、病程、认知功能水平、治疗应答和预后相关。

目前,有关双相障碍的免疫功能失调假说主要认为双相障碍患者存在自身免疫功能失调现象,且激活状态与其严重程度、复发、预后、共病、药物疗效等相关。但自身免疫功能失调可能并非病因,而只是起病后神经损伤的发展机制。双相障碍急性发作后,启动炎症反应信号和小胶质细胞活化,从而诱导细胞因子和炎症物质活化,改变或损伤神经元和突触,影响神经突触传递。经历多次病情反复后,免疫系统的负反馈机制将被抑制,从而产生系统毒性作用,导致大脑功能的不稳定,对外界应激事件更加敏感,引起情绪不稳定和认知功能损伤。

6.心理社会因素

研究发现,负性生活事件会增加双相抑郁发作,而某种类型的负性及正性生活事件则会增加双相躁狂发作。但绝大部分这些研究很难证实引起疾病发生的这些心理社会因素与该疾病发展有关。发展精神病理学观点强调基因、神经生理、应激及心理因素之间这种相互作用关系在疾病进展过程中起着重要作用。

(二)诱发因素

应激事件、睡眠少、经济情况变化、与亲人吵架、季节变化等可能会诱发双相障碍的发作。

1.季节

部分双相障碍患者的发作形式可具有季节性变化特征,即初冬(10～11月)为抑郁发作,而夏季(5～7月)出现躁狂发作。有资料显示,女性患者具有夏季发作高峰的特点,而男性患者缺乏明显的高发季节。

2.婚姻及家庭因素

与普通人群相比,双相障碍在离婚或独居者中更常见,双相障碍患者离婚率比普通人群高3倍以上。一般认为,良好的婚姻关系有可能推迟双相障碍的发生,减轻发作时的症状,减少疾病的复发。

3.代谢综合征

双相障碍患者的代谢综合征共病率是普通人群的1.6～2.0倍,流行病学调查提示代谢异常导致双相障碍标准化死亡率提高1.9～2.1倍,代谢综合征也会增加疾病的严重程度和自杀风险。双相障碍患者发生代谢综合征的可能原因是不良的生活方式、药物引起体重增加及共同的病理机制,后者包括遗传因素、胰岛素抵抗和异常激活的免疫炎症信号传导级联等。

4.物质滥用

双相障碍系统治疗强化方案研究证实共病物质使用障碍的双相障碍患者更容易从抑郁发作转相至躁狂、轻躁狂或混合发作。共病物质使用障碍也会导致双相障碍患者的治疗结局产生不良影响,如治疗不依从性增加、发作和住院更频繁、低缓解率和生活质量下降等。

三、临床表现

DSM-5 根据躁狂发作和抑郁发作的组合不同、严重程度不同,将双相障碍划分为双相Ⅰ型障碍包括躁狂发作、轻躁狂发作和躁狂抑郁发作 3 种形式。双相Ⅱ型障碍包括轻躁狂发作和抑郁发作。DSM-5 把 ICD-10 中"心境障碍"诊断单元取消,取而代之的是"双相及相关障碍""抑郁障碍"并列(ICD-11 中依然保存"心境障碍"诊断单元)。

(一)躁狂发作

异常并持续的情感高涨或易激惹、思维加快或夸大、意志行为增强。情感高涨可表现为轻松、愉快、热情、乐观和兴高采烈等,在他人看来愉快而有感染力。但当要求得不到满足时,患者的情绪可能会很快变为易激惹。躁狂患者伴精神病性症状,常见的有夸大妄想、被害妄想及关系妄想等,幻觉相对少且短暂。

(二)轻躁狂发作

轻躁狂症状与躁狂症状相似,只是在症状的严重程度和社会功能损害水平上未达到躁狂症状的程度(如患者的职业能力轻微受损或不受损)。轻躁狂发作的以下特点可有助于与躁狂发作区别:①病期 4 天即可;②没有精神病性症状;③对社会功能不造成严重损害;④一般不需要住院治疗。

(三)抑郁发作

典型的抑郁发作以情绪低落、思维迟缓和悲观、意志行为减退"三低"症状为特征,伴有认知功能减退和躯体症状,属于精神运动性抑制状态。

(四)双相障碍发作形式

ICD-11 将双相障碍主要分为双相障碍Ⅰ型、双相障碍Ⅱ型和环性心境障碍。

1.双相Ⅰ型障碍

典型的双相Ⅰ型障碍通常在青少年起病,第一次发作的平均起病年龄接近 18 岁。首次发作可以是躁狂发作,也可以是抑郁发作或者混合发作。发作的常见形式,开始为轻度抑郁或轻躁狂,数周或数月后转相为躁狂发作。也可以有幻觉妄想等症状的精神病性躁狂发作。根据DSM-5 描述,60%的躁狂发作紧接在抑郁发作之后;90%以上的单次躁狂发作者以后会有复发。有的躁狂发作可能在 3 次抑郁发作后发生,有些患者在抑郁发作数年后才有躁狂发作,故仔细采集病史非常重要。双相Ⅰ型障碍患者一年内有 4 次及以上的发作(抑郁发作、躁狂或轻躁狂发作),称为快速循环性。双相Ⅰ型障碍发作形式在年轻人中多见躁狂发作,年龄大者以抑郁发作为多。双相Ⅰ型障碍可以发生在任何年龄的人群,包括老年人,但 60 岁以上老年人首次躁狂症状发作需要排除是否躯体疾病状况所致,或者物质使用或截断所致的可能性。双相Ⅰ型障碍的性别比例相近,但男性以躁狂发作为多,女性则以抑郁发作和混合发作为多。

(1)急性躁狂:通常,急性躁狂发作在 1~2 周到高峰,起病突然,发展迅速。易激惹患者有爱发脾气,尤其在受到阻止时容易发生,甚至有攻击行为。约一半的患者有物质滥用(如酒精等),

主要在躁狂发作时使用,这更增加了患者的攻击行为,造成家人和患者本人的伤害。急性躁狂发作时,可以出现幻觉、妄想、施尼德尔一级症状、其他思维障碍,妄想尤以夸大妄想、被害妄想为常见。严重的急性躁狂患者可出现紧张型躁狂,表现为特殊的姿势或违拗,犹如木僵。

(2)慢性躁狂:大约5%的双相Ⅰ型障碍患者为慢性躁狂发作病程,这些患者通常由于反复躁狂发作,呈现衰退的病程。治疗不依从性是慢性躁狂的特点,自知力严重受损。反复发作和慢性酒精滥用是慢性化的原因之一。有人认为共病脑部病理改变是老年躁狂兴奋不能痊愈、增加死亡率的原因。慢性躁狂患者中合并夸大妄想是很常见的,可能导致医师将患者诊断为精神分裂症。器质性因素如脑外伤或慢性酒精滥用是导致衰退的原因。

(3)抑郁发作:双相Ⅰ型障碍抑郁发作时除了典型的抑郁发作症状外,也可以有精神运动行为迟滞,可有睡眠增加。也可以有木僵,多见于青少年。但幻觉、妄想少见,不如躁狂发作或混合发作。双相Ⅰ型障碍的抑郁发作可以突然发生,突然消失。抑郁发作可以紧接在躁狂发作后,也可以在缓解的间隙期发生。有些患者在抑郁发作抗抑郁药物治疗后转相躁狂。有些患者表现为激越性抑郁发作。

(4)混合发作:在许多双相Ⅰ型障碍患者可见混合发作。混合发作指患者符合躁狂或轻躁狂发作诊断标准时的多数日子里,存在抑郁症状。或者在符合抑郁发作诊断标准的大多数日子里,存在躁狂/轻躁狂的症状。如果患者的症状同时符合躁狂发作诊断标准和抑郁发作诊断标准,则应诊断双相障碍躁狂发作,伴混合特征。混合发作的特征是兴奋心境、易激惹、愤怒、惊恐发作、言语压力感、激越、自杀意念、严重失眠、夸大和性欲增加被害妄想等症状同时存在。根据研究报告,躁狂发作伴有下列2～4条症状时,可以考虑为混合发作,如绝望、无助感、疲劳、动力缺乏、自责、自杀念头、冲动。50%的双相障碍患者在一身的某个时段会发生混合发作。混合发作多见女性,尤其有抑郁素质和心境恶劣者。

2.双相Ⅱ型障碍

双相Ⅱ型障碍是双相障碍的另一个亚型,临床主要表现为反复的抑郁发作和轻躁狂发作,以抑郁发作频繁为多。有资料显示,双相Ⅱ型障碍比双相Ⅰ型障碍更常见,30%～50%的抑郁障碍患者报道为双相Ⅱ型。大多数双相Ⅱ型患者在抑郁发作结束后的轻躁狂持续时间并不长,通常只有几天。一旦有躁狂发作,应该为双相Ⅰ型障碍。因为早期识别双相障碍,对今后合适的治疗和预后至关重要。但是,正确及时诊断双相障碍目前在临床上仍是一个巨大挑战。双相Ⅱ型障碍的抑郁发作常是混合性的,如抑郁心境时有意念飘忽。抑郁发作时或发作后的不典型轻躁狂发作,使得假性单相抑郁障碍的患病率增加。

3.环性心境障碍

环性心境障碍的基本特征是指反复出现轻度情绪高涨或低落,但不符合躁狂发作或抑郁发作的症状条目数、严重程度和病程的诊断标准。患者的心境不稳定至少2年,期间有轻度躁狂或轻度抑郁的周期,轻躁狂症状和抑郁症状快速转换,每个时相仅仅持续几天。心境正常期一般不超过2个月。患者的社会功能基本保持。一旦患者的抑郁或躁狂符合相应的症状发作标准,应做出相应的诊断。

四、诊断

(一)病史

双相障碍的临床评估需结合纵向变化与横断面表现,以明确患者"过去"的表现和"现在"的状态,为诊断和治疗提供依据。

"过去"指患者的病史,全面收集纵向病程中抑郁发作、轻躁狂/躁狂发作史等相关资料。①发病年龄:首次发作常在 20 岁之前。②情感症状:抑郁或躁狂、轻躁狂症状群。③治疗反应:使用心境稳定剂、抗精神病药、抗抑郁药等的治疗效应。④共病史:排除躯体疾病或药物所致的可能性。⑤个人史:评估生活状况和个性特征(环性气质、精力旺盛气质)。⑥家族史:心境障碍家族史,尤其是近亲属罹患双相障碍、阈下抑郁或轻躁狂发作病史。

"现在"指评估患者的当前状态。①感知觉。②思维:思维奔逸或迟钝、妄想,以及强迫观念等。③情感症状。④认知功能:决策能力下降等。⑤意志力和自知力:包括冲动、非理性行为等。此外,应评估患者的非典型特征和自杀风险,非典型特征包括突显的焦虑和激越症状、疲乏无力、伴精神病性症状、抑郁躁狂混合状态等。

(二)诊断要点

1.早期正确诊断

双相障碍的临床表现隐匿,从首次出现症状到被确诊平均需要 7~10 年以上。双相障碍诊断的关键是对躁狂和轻躁狂发作的临床表现的识别,有些患者如儿童、青少年和老年人早期躁狂或轻躁狂发作常不典型,很容易被漏诊。在美国有 69% 的双相障碍患者曾被诊断为其他疾病,其中单相抑郁最为常见,其他疾病包括焦虑障碍、精神分裂症、人格障碍和精神活性物质滥用等。双相障碍首发抑郁发作时,如不规范检查患者是否有躁狂发作,常被诊断为单相抑郁障碍。当患者使用抗抑郁药物治疗出现躁狂发作时,应及时诊断双相障碍。如果不及时识别和改变诊断,可能会加重病情,增加患者负担。

2.躁狂识别的困难

综合研究结果,躁狂识别困难的常见原因为患者常否定或忽略躁狂症状,因为轻躁狂时患者感到愉悦,功能保持较好,没有痛苦感。轻躁狂很少被及时就诊和治疗,通常到严重躁狂发作才得到就诊和治疗。部分混合发作因没有规范检查和识别,常被作为激越型抑郁治疗。部分破坏性症状和易激惹性被看成异常性人格处理。儿童期躁狂常被诊断为注意缺陷与多动障碍。躁狂发作时伴发的精神病性症状有时被当成精神分裂症的诊断依据。物质滥用在年轻双相障碍患者中很常见,它所引起的躁狂发作常被视为欣快,而错过双相障碍的诊断,因为患者常表现为混合发作和烦躁。

3.双相抑郁的特点

双相障碍各种类型中最易被漏诊和误诊的是双相Ⅱ型障碍。双相Ⅱ型障碍通常以抑郁发作为首次发作,且抑郁病程持续的时间和发作的次数都远远多于轻躁狂发作。医师如不仔细探索轻躁狂病史,常造成双相障碍漏诊。但是双相抑郁发作在临床特征上有别于单相抑郁发作,研究发现与单相抑郁发作比较,双相抑郁发作具有以下特征:嗜睡或日间瞌睡,食欲增加或贪食,精神病性症状,突然起病或病程迁延,产后抑郁,季节性症状群,情绪不稳、易激惹或阈下躁狂症状,双相障碍家族史,精力旺盛型人格特征等。了解这些特征可能有助于我们早期识别和及时诊断双相障碍。

4.不同发作类型的诊断要点

(1)躁狂发作:至少 1 周内几乎每天的大部分时间存在以下所列的 2 组症状。①以高涨、易激惹、自大为特征的极端心境状态,不同心境状态之间快速改变;②活动增多或主观体验到精力旺盛。同时,有数条与患者一贯行为方式或主观体验不同的其他临床症状:更健谈或言语急迫;意念飘忽、联想加快或思维奔逸;过度自信或夸大,在伴有精神病性症状的躁狂患者中,可表现为夸大妄想;睡眠需要减少;注意力分散;冲动或鲁莽行为;性欲增强;社交活动或目的指向性活动增多等。

(2)轻躁狂发作:症状与躁狂发作一致,与躁狂发作的鉴别点:①不伴精神病性症状;②不伴社会功能严重损害;③不需要住院治疗,轻躁狂的病程标准在 ICD-11 中为"数日",DSM-5 则明确为 4 天。

(3)混合发作:至少 1 周内每天的大多数时间里,躁狂症状与抑郁症状均存在且均突出,或躁狂症状与抑郁症状两者快速转换。

(4)抑郁发作:双相障碍抑郁发作的 ICD-11 诊断要点同抑郁障碍的抑郁发作。

5.不同类型的诊断要点

(1)双相障碍Ⅰ型的诊断要点:至少符合 1 次躁狂发作或混合发作标准之要件。

(2)双相障碍Ⅱ型的诊断要点:①病程中至少出现 1 次轻躁狂发作和 1 次抑郁发作;②不符合躁狂或混合发作的诊断标准。

(3)环性心境障碍的诊断要点:长期(≥2 年)心境不稳定,表现为大量轻躁狂期和抑郁期;轻躁狂期的严重程度或病程可能满足或不满足诊断要求,抑郁期的严重程度和病程不满足诊断要求;从未出现稳定的缓解期(持续时间≥2 个月);无躁狂发作或混合发作史。

五、鉴别要点

焦虑障碍的患者主要表现为经常的持续的,没有明确对象,没有固定内容的紧张不安,对现实生活中存在的某些问题表现的过分担心,为此患者感到非常苦恼,但是无法忍受,无法摆脱,有时会伴有自主神经功能亢进,运动性紧张和过分警觉。双相障碍躁狂相时,患者主要表现为兴奋,话多,吹嘘,夸大,活动明显增多,思维活跃。而双相障碍的抑郁相时,患者主要表现为心情持续低落,高兴不起来,对任何事情都提不起兴趣,活动明显减少,不愿出门,不愿见人,思维迟缓,记忆力明显下降。

双相障碍多发病年龄早,其抑郁发作多伴不典型特征:反应性心境波动,显著的食欲亢进,体质量增加,睡眠过多,灌铅样肢体麻痹,短暂欣快发作,伴精神病性特征,伴各类焦虑如恐怖、强迫、惊恐发作等,还可伴经前期烦躁障碍、癔症样烦躁症、抑郁发作次数频繁等。这些特征对双相抑郁诊断的特异性为 74%,敏感性为 45%。其中,睡眠过多对双相Ⅱ型的预测价值最大。睡眠过多可伴随疲劳感,但患者疲乏无力往往呈短暂发作,且伴发作性心境不稳定、欣快、烦躁不安、紧张、激越,很快展露其双相本质这与单相抑郁动力不足伴显著而持久的心境低落完全不同。

双向情感障碍是有抑郁相和躁狂相的。双相障碍的抑郁相所有的抑郁表现和抑郁障碍的抑郁表现是完全一样的。从症状学上来说是完全一样的,所以不需要去鉴别。但是作为一个每次发作都是抑郁的患者,治疗时需要去把心境从很低的状态逐渐提高,恢复且维持在正常水平。但对于如果是双相的抑郁,因为有可能出现躁狂相,这时候在选用抗抑郁剂时会相对慎重一些。容易转躁的抗抑郁剂尽量避免,对于双相抑郁的抑郁相治疗抗抑郁剂不建议长期维持,而是以情感稳定剂为主。

(曲晓英)

第七节 神 经 衰 弱

一、概述

(一)定义

神经衰弱是指大脑由于长期的情绪紧张和精神压力,从而产生精神活动能力的减弱,其主要特征是精神易兴奋、脑力易疲劳、睡眠障碍、记忆力减退、头痛等,伴有各种躯体不适等症状,病程迁延,症状时轻时重,病情波动常与社会心理因素有关。大多数病例发病于 16～40 岁,两性发病数无明显差异。从事脑力劳动者占多数。本病如处理不当可迁延达数年甚或数十年。如遇新的精神因素或休息不足,症状可重现或加剧。但经精神科或心理科医师积极、及时治疗,指导患者消除病因,正确对待疾病,本病可达缓解或治愈,预后一般良好。

神经衰弱一词是 1869 年由美国的精神科医师 George Miller Beard 提出的,但美国等西方国家现已取消了这一诊断名称。然而大量研究表明,在临床上确实存在着这样一组患者,他们以慢性疲劳为主诉,体格检查与相应的实验室检查未发现异常,无明显特征性情绪症状,不符合 DSM-Ⅳ 中任何一种精神障碍的诊断。我国精神病学家基于对历史与事实的尊重,在中国精神疾病诊断分类系统中保留了神经衰弱这一诊断,并制定了规范化的诊断标准。据此,ICD-10 基于这些学者的观点,也保留了神经衰弱这一诊断类别。

(二)流行病学

世界卫生组织多中心流行病学调查报告,发现神经衰弱的患病率为 5.4%(1.1%～10.5%),但其中 2/3 的患者同时有较明显的焦虑和抑郁症状。据澳大利亚全国普通人群的精神疾病流行病学调查资料显示,符合 ICD-10 诊断标准的神经衰弱患病率为 1.5%,1/9 的慢性疲劳患者也符合 ICD-10 的神经衰弱诊断标准。20 世纪末期,随着西方疾病分类系统和诊断标准在中国的传播和影响日益增大,神经衰弱作为诊断类别的使用率显著下降。一些研究者认为中国的神经衰弱诊断过于宽松,许多精神科医师仍然将神经衰弱视为一个独特的临床诊断实体并使用其对患者进行诊断。一些研究者也试图参照西方现代的疾病分类和诊断标准来进行实证研究,研究者对上海的一些患者进行了这方面的实证研究。这些接受调查的患者最初被诊断为神经衰弱,在使用西方的诊断系统和诊断访谈表对这些患者进行重新诊断时,结果发现有 10%～15% 患者的症状基本与西方神经症的经典定义完全一致,但这些患者却不能诊断为严重的精神疾病如抑郁障碍或焦虑障碍。在中国其他地区进行的研究结果也与之类似。

在国际上,尽管美国的《精神疾病诊断与统计手册》将神经衰弱排除在外,但在东方甚至是一些西方(欧洲)国家神经衰弱仍然是一个适用的临床诊断实体。虽然 ICD-10 将其视为一个比较少见的诊断,但与其他情感性精神障碍相比神经衰弱的患病率还是有着显著的差异。一般认为神经衰弱与心情、焦虑和体形式障碍有关,是一种非特异性的与文化敏感性和特异性相关的疾病。一些研究人士和精神科医师认为像西方一样在中国的精神病学界放弃使用神经衰弱的诊断还为时过早。神经衰弱作为一种可行的精神病临床诊断实体仍然在中国社会中流行,仍然出现在中国官方的精神疾病分类系统中。

二、病因与发病机制

目前大多数学者认为精神因素是造成神经衰弱的主因。凡是能引起持续的紧张心情和长期的内心矛盾的一些因素,使神经活动过程强烈而持久的处于紧张状态,超过神经系统张力的耐受限度,即可发生神经衰弱。如过度疲劳而又得不到休息是兴奋过程过度紧张;对现在状况不满意则是抑制过程过度紧张;经常改变生活环境而又不适应,是灵活性的过度紧张。

人类中枢神经系统的活动,在机体各项活动中起主导作用。而大脑皮质的神经细胞具有相当高的耐受性,一般情况下并不容易引起神经衰弱或衰竭。在紧张的脑力劳动之后,虽然产生了疲劳,但稍事休憩或睡眠后就可以恢复,但是,强烈紧张状态的神经活动,一旦超越耐受极限,就可能产生神经衰弱。

神经衰弱主要是各种原因造成大脑皮质内抑制过程的弱化。因为内抑制过程在人类种族的发展和个体发生上兴奋过程发生的晚,因而是比较脆弱的,在高级神经活动过度紧张甚至失调或伴有其他有害因素时(如躯体其他疾病),它不仅容易受到损害,而且常常最先受到损害,表现为兴奋过程相对亢进即神经衰弱的早期阶段。此时,患者的自制能力减低,一些平时能够控制不该流露出的情绪及情感反应会失控表现出来,如易激惹、不稳定。兴奋性释放增加了神经细胞能量的消耗,而且,使高级神经活动的兴奋-抑制规律紊乱。另外,由于内抑制过程的减弱,又使神经细胞恢复能力减低,造成神经细胞能量减少和衰竭性增高。所以,临床上患者易兴奋,衰竭的也就快。

神经衰弱的病因与发病机制至今尚无定论。归纳以往研究,主要有以下几个方面。

(一)个体因素

神经衰弱患者病前常有某些个性特征或易感素质。一般认为,个体在易感素质的基础上,承受较大的心理压力又不能有效应对时,其精神活动的能量调节机制便受到影响,因而产生神经衰弱症状。

神经衰弱患者的易感素质主要表现为中枢神经系统的2种特性。①易兴奋性:即患者的反应阈值低对微弱的刺激都易产生反应,因而敏感、警觉性高。②易消耗性:即患者的能量容易消耗,表现为易疲劳,很难持久地集中注意力和长时间地思考问题。这两种特性是相关的,因为敏感,即使是很微弱的刺激也能引起反应;反应太多,自然大量消耗能量而引起疲劳。

研究表明,神经衰弱具有情绪不稳定和内向的个性特征。素质因素与心理社会因素的病因作用可能呈负相关,即具有较强的易感素质的人,在较弱的心理社会因素作用下可能发病,而没有这种易感素质的人,如果心理社会因素过于强烈或持久,也可能患病。

(二)心理社会因素

心理社会因素在神经衰弱的发生中有重要作用。所谓心理因素,主要指患者的个性特征、认知系统、情感态度与应付方式等;而社会因素则主要包括社会环境、经济状况、生活条件。社会因素必须通过心理感受才起作用,所以两者常联称为心理社会因素。

一般认为,心理社会因素能否成为致病因素,取决于其性质、强度和持续的时间;更取决于患者的态度和体验,而患者的态度和体验又与其个性特征、应付方式等密切相关。个人的不幸、家庭的纠纷、人际关系的紧张、生活工作中的激烈竞争,以及生活受挫等引起患者的负性情绪,长时间的内心冲突而导致神经衰弱,而且生活事件的刺激量与患者症状的严重程度呈正相关。或许是精神压力促发了神经衰弱,或许是患了神经衰弱而徒增了许多烦恼,孰因孰果,尚待研究。多数学者认为,具有易感遗传素质的人,在相对弱的外界因素作用下发病,而没有明显的易感遗传素质的人,在很强的外界作用下也可能发病。

(三)生物学因素

神经衰弱的主要症状是持久的疲劳,引起慢性疲劳的因素除了上述的各种因素之外,还可能有某些生物学因素的参与。有研究发现,神经衰弱患者可能有下丘脑-垂体轴功能的改变,以及细胞免疫、体液免疫的异常。

三、临床表现

神经衰弱大多起病缓慢,病程呈慢性波动性,症状的反复与心理冲突有关。易感素质个体疾病往往波动,病程迁延,难以治愈。神经衰弱患者通常表现有多种精神与躯体症状,大致可归纳为 3 个方面。

(一)精神易兴奋、脑力和体力易疲劳

1.精神易兴奋

一方面,患者表现为精神活动的阈值较低,易于发动。周围一些轻微的,甚至是无关的刺激也能引起患者较强烈的或较持久的反应,因而患者的注意力涣散,不由自主地联想和回忆增多,注意力很难集中。引起兴奋反应的刺激并不都很强烈,也不一定都是不愉快的事情,但无法平息的无谓联想却令人痛苦。另一方面,有些患者可表现为感觉过敏,即对机体内外的刺激信号均敏感,导致患者的躯体主诉多,表现为内感性不适症状,继而容易出现疑病心理,担心自己患了相应的躯体疾病。

2.脑力和体力易疲劳

由于患者的非指向性思维长期处于活跃兴奋状态,大脑无法得到必要的、充分的松弛和休息,于是脑力容易疲劳。感到大脑反应迟钝、记忆力减退、思维不清晰、思考效率下降。同时患者也感到疲乏、困倦、全身无力等躯体疲劳症状,即使适当休息或消遣娱乐之后仍难以恢复。疲劳常伴有不良心境,以精神疲劳为核心症状,可不伴有躯体疲劳,如果只有躯体疲劳而没有精神疲劳,那肯定不是神经衰弱。

(二)情绪症状

患者可能会出现一些焦虑或抑郁症状,但不突出,也不持久。神经衰弱突出的情绪症状是易烦恼、易激惹和易紧张。

1.易烦恼

患者的烦恼常具有弥散性敌意,并非只对某一些无力应对的事情感到烦恼,而是"事事不顺心,人人不顺眼",大部分时间都处于烦躁与苦恼之中,并为难以去除这种烦恼感到痛苦。

2.易激惹

患者表现为负性情绪较易发动,易愤慨,好打抱不平,且心绪久久不能恢复平静,易伤感,易后悔,易委屈。

3.易紧张

患者表现为不必要的担心和不安,总觉得处境不妙,形势紧迫,咄咄逼人。

(三)心理生理症状

神经衰弱患者常有大量的躯体不适感,通常是患者来就诊的主要原因之一。但经体格检查和实验室检查等辅助检查却很难有病理性的阳性发现。其实这是心理因素引起的某些生理"功

能"障碍。最常见的心理生理症状是睡眠障碍和紧张性疼痛。

1.睡眠障碍

睡眠障碍是神经衰弱最常见的主诉。以入睡困难和易醒为多。有些患者本来睡眠没有大的问题,却由于担心会失眠而导致难入睡。不少患者将白天的精神和情绪不佳都归因于失眠,这样容易增加对失眠的担心而加重失眠,形成恶性循环。

2.紧张性疼痛

疼痛部位多表现在头颈部,其次为肩背部。常感觉头部胀痛、沉重,"像带了一个紧箍咒一样""两侧太阳穴钝痛"。觉得头脑不清晰,反应不敏捷。颈后部、肩背部不适感,常为绷紧、酸胀、酸痛感。

3.其他

除上述外,患者还可出现心慌、耳鸣、胸闷、心悸、多汗、厌食、消化不良、便秘或腹泻、尿频、月经不调、勃起功能障碍或早泄等症状,很容易把本病的基本症状掩盖起来。

四、诊断

(一)诊断要点

诊断神经衰弱需符合以下各条。

(1)或为用脑后倍感疲倦的持续而痛苦的主诉;或为轻度用力后身体虚弱与极度疲倦的持续而痛苦的主诉。

(2)至少存在以下 2 条:①肌肉疼痛感;②头昏;③紧张性头痛;④睡眠紊乱;⑤不能放松;⑥易激惹;⑦消化不良。

(3)任何并存的自主神经症状或抑郁症状在严重度和持续时间方面不足以符合本分类系统中更为特定障碍的标准。

(二)具体标准

参照 ICD-10 中神经衰弱的诊断标准。

1.症状标准

(1)符合神经症的诊断标准。

(2)以脑和躯体功能衰弱症状为主,特征是持续和令人苦恼的脑力易疲劳(如感到没有精神,自感脑子迟钝,注意力不集中或不持久,记忆差,思考效率下降)和体力易疲劳,经过休息或娱乐不能恢复,并至少有下列 2 项:①情感症状,如烦恼、心情紧张、易激惹,等常与现实生活中的各种矛盾有关,感到困难重重,难以应付。可有焦虑或抑郁,但不占主导地位。②兴奋症状,如感到精神易兴奋(如回忆和联想增多,主要是对指向性思维感费力,而非指向性思维却很活跃,因难以控制而感到痛苦和不快),但无言语运动增多。有时对声光很敏感。③肌肉紧张性疼痛(如紧张性头痛、肢体肌肉酸痛)或头晕。④睡眠障碍,如入睡困难、多梦、醒后感到不解乏、睡眠感丧失、睡眠觉醒节律紊乱。⑤其他心理生理障碍,如头晕眼花、耳鸣、心慌、胸闷、腹胀、消化不良、尿频、多汗、勃起功能障碍、早泄、月经紊乱等。

2.严重标准

患者因明显感到脑和躯体功能衰弱,影响其社会功能,为此感到痛苦或主动求治。

3.病程标准

符合症状标准至少已 3 个月。

4.排除标准

排除以上任何一种神经症亚型；排除精神分裂症、抑郁障碍。

(三)辅助检查

一般体格检查、神经系统检查及实验室检查等辅助检查排除其他躯体性疾病，同时符合汉密尔顿抑郁量表、汉密尔顿焦虑量表及明尼苏达多项人格测验等相关量表对本病的评定。

五、鉴别要点

神经衰弱的好发人群通常为脑力工作者群体；而焦虑和抑郁障碍的好发人群通常为20～30岁的年轻群体，而且女性的患病率一般高于男性。

神经衰弱主要是由于长期处于紧张高压的生活下导致的，有时候不良的性格也会导致该疾病的发生；而焦虑障碍的病因尚不明确，但很有可能跟不好的经历有关，也有可能跟躯体疾病、认知出现错误有关，而且具有一定的遗传性。

神经衰弱主要表现为注意力难以集中、易喜易怒，大脑神经功能失调显著，常伴有睡眠障碍和肌肉疼痛；而焦虑障碍主要表现为心悸、胸闷、尿频、尿急，自主神经功能失调更为显著，常伴有运动性不安；抑郁障碍的临床症状主要有心境低落、思维障碍、意志活动减退、认知功能损害、食欲减退、体重下降等。神经衰弱患者容易疲劳，只要稍微用脑，就会感到疲倦；而焦虑障碍患者会对不存在的威胁和可能存在的危险感到过分的担忧和不安。

神经衰弱的紧张和焦虑是日常情绪，通常不会出现自杀、幻想等比较严重的临床症状；焦虑障碍是突然的过度紧张恐惧，有可能会持续几分钟，难以控制，对生活造成很大的困扰；抑郁障碍可能会出现幻觉、妄想等比较严重的精神病性症状，还可能会出现自杀倾向。

神经衰弱的治疗方法主要是心理调节和生活调节，辅以药物治疗；而焦虑和抑郁障碍的治疗方法主要是药物治疗和心理治疗。

（李　猛）

第八节　围绝经期综合征

一、概述

(一)定义

1.更年期

更年期是指妇女从生育期向老年期过渡的生理转化时期，介于40～60岁，包括绝经前过渡期、绝经和绝经后的一段时期。

2.绝经

绝经是指围绝经期妇女最后1次月经，月经持续停闭1年以上者即进入绝经期。绝经可分为自然绝经和人工绝经2种。自然绝经指卵巢内卵泡用尽，或剩余的卵泡对促性腺激素丧失了反应，卵泡不再发育和分泌雌激素，不能刺激子宫内膜生长，导致绝经。人工绝经是指手术切除双侧卵巢或用其他方法停止卵巢功能，如放射治疗和化疗等。单独切除子宫而保留一侧或双侧卵巢者,不作为人工绝经。

3.围绝经期

围绝经期是指从接近绝经前、出现与绝经有关的内分泌和生理学改变和临床特征时起,至绝经后 1 年内的这段时间。

4.绝经过渡期

绝经过渡期是指从月经周期出现明显改变至绝经前的一段时间。

5.围绝经期综合征

围绝经期综合征是指妇女绝经前后出现性激素波动或减少所致的一系列以自主神经系统功能紊乱为主、伴有神经心理症状的一组综合征。

(二)流行病学

每一位成年女性一生当中必然会经历绝经。据统计,目前我国围绝经妇女有 1.3 亿,预计到 2030 年将达到 2.8 亿,全球将增长到 12 亿,90％以上的妇女将出现与绝经相关的症状。绝经是人体衰老的信号,表明女性已经丧失生育能力。我国女性开始进入围绝经期的平均年龄为 46 岁,绝经的平均年龄在 48～52 岁,约 90％的女性在 45～55 岁绝经。40～45 岁绝经称为早绝经。女性从有生育能力转变为无生育能力的过程往往不是一蹴而就的,不同女性该时期持续的时间不尽相同,一般历时 3～4 年。

全球每年进入围绝经期的妇女约有 4 900 万,其中将近 75％的女性在这一时期会出现不同程度的情感、神经心理及躯体方面的变化,即临床常见的围绝经期综合征。除自然绝经及卵巢早衰外,盆腔放疗、化疗,或手术切除双侧卵巢者均可出现较为明显的围绝经期综合征,只有少数女性能较平静地渡过这一阶段。

二、病因与发病机制

自然绝经是由于卵泡数目逐年减少和排卵停止。围绝经期的变化包括 2 个方面:一方面是卵巢功能衰退,此时期卵巢逐渐趋于排卵停止,雌激素分泌减少,体内雌激素水平低落;另一方面是机体老化,两者常交织在一起。少女初潮时,双卵巢卵细胞总数为 40 万～50 万,发育期排卵 400～500 个,余者归于闭锁,30 岁时卵泡数目开始减少,35 岁时急剧减少,同时促性腺激素敏感性下降,40 岁时只剩余 1 万～2 万个。进入围绝经期,当卵泡消耗殆尽或残留卵泡对促性腺激素不发生反应时,卵泡停止发育,不再合成激素而发生绝经,卵巢体积随上述变化而逐渐缩小,下丘脑-垂体-卵巢轴出现相应的变化。

病理性绝经是由于下丘脑-垂体-卵巢轴病变(性染色体异常、卵巢发育不全、肿瘤、炎症、药物)和全身疾病(甲状腺疾病、肾上腺疾病、贫血、营养不良、免疫缺陷等)所致。人工绝经是基于某些疾病治疗的需要,手术切除或放射治疗致卵巢功能永久性损害而致绝经,如乳腺癌患者的卵巢去势、围绝经期功血和子宫内膜异位症的假孕疗法、诱发绝经等治疗。

(一)性腺激素变化

1.雌激素

当卵泡发育减缓或停止时 E_2 减少,循环 E_1 减少幅度较 E_2 小,因而 E_2/E_1 下降。绝经后,肾上腺是分泌雌激素的主要来源。但有人认为,绝经后卵巢仍可分泌相当量的睾酮、雄激素和一定量的 E_1 与 E_2,但由肾上腺或卵巢直接分泌的不多,大部分来自雄烯二酮在外周组织(脂肪、皮肤、肌肉、肝、肠)的转化。外周平均转化率是有排卵妇女的 2 倍(转化率 2.8％～6.5％),肥胖者更高。E_1 可还原为 E_2,因此绝经后雌激素生成从腺内(卵巢)向腺外(外周)转移,雌激素形式从 E_2 向 E_1 转移。绝经后 E_1 代谢清除率减少 20%,E_2 代谢清除率下降 30%。

2.孕激素

由于卵巢黄体合成停止,排卵后无黄体形成,而不能合成孕激素。绝经后黄体酮水平仅为绝经前卵泡期黄体酮水平的 30%,老年妇女存在的少量黄体酮来自肾上腺。

3.雄激素

绝经后循环雄激素减少,雄烯二酮每日生成率为 1.6 mg,为绝经前的 50%,睾酮轻度降低,睾酮生成率仅较年轻者低 1/3。绝经后妇女的睾酮、雄烯二酮、二氢睾酮来自肾上腺和卵巢,其中血浆中约占 50% 的睾酮和 1/3 的雄烯二酮由卵巢直接或间接分泌。绝经后卵巢直接分泌的睾酮比绝经前显著增多,其原因为过多的促性腺激素刺激,卵泡膜细胞、间质细胞、门细胞呈不同程度增生,而致雄激素水平升高,同时缺乏雌激素对抗,从而某些老年妇女可出现肥胖、多毛甚至男性化表现。

绝经后肾上腺脱氢异雄酮和硫酸脱氢异雄酮水平明显下降。肾上腺脱氢异雄酮每日生成率为绝经前的 35%～40%,硫酸脱氢异雄酮生成率为绝经前的 40%,这些激素的减少是否与绝经或衰老有关尚不清楚。肾上腺脱氢异雄酮和硫酸脱氢异雄酮分泌的明显下降提示肾上腺激素分泌功能已发生改变。

4.抑制素

绝经后抑制素分泌减少,促卵泡激素先于促黄体生成素升高,促卵泡激素、促黄体生成素释放增加并出现分离现象。

(二)下丘脑-垂体功能变化

35 岁以后,卵巢对促性腺激素敏感性降低,雌激素和抑制素降低,其负反馈功能减弱,促卵泡激素升高,是围绝经期开始的最早表现。相应的卵泡期缩短、月经稀少,则为早期临床特征。绝经后(＞50 岁)促卵泡激素急剧升高,促黄体生成素缓慢升高。绝经 2～3 年时其水平可达最高水平,此时促卵泡激素为正常卵泡期的 13～14 倍,促黄体生成素的水平约为 3 倍,持续 5～10 年。然后逐渐下降,但 20～30 年后仍高于生育期水平。

绝经后两种促性腺激素仍呈脉冲性释放,频率与绝经前卵泡期类似,但幅度更大些。幅度增大的原因是下丘脑激素促性腺激素释放激素的释放增加和低雌激素水平引起的垂体对促性腺激素释放激素反应性增强。受雌激素降低的影响,泌乳素分泌减少,而促甲状腺激素、生长激素、ACTH 分泌仍正常。

《中国绝经管理与绝经激素治疗指南 2023 版》中提示 2011 年发表的生殖衰老研讨会＋10 (stages of reproductive aging workshop＋10,STRAW＋10)分期系统是目前公认的生殖衰老分期"金标准"。STRAW＋10 分期系统主要依据月经周期变化,并结合生殖内分泌和超声指标将女性生殖衰老过程分为生育期、绝经过渡期和绝经后期 3 个阶段。在生殖衰老的不同时期,症状具有阶段性特征,潮热出汗最常见于绝经过渡期晚期和绝经后期早期,绝经生殖泌尿综合征在绝经后期发生率升高。STRAW＋10 分期系统适用于大多数女性,但不适用于多囊卵巢综合征、子宫内膜切除或子宫切除术后等特殊情况,这些情况应采用生殖内分泌指标和窦卵泡计数等支持标准确定生殖衰老分期。

围绝经期可分为 3 个时期:Ⅰ期,下丘脑-垂体功能活跃期,促卵泡激素开始升高,卵巢对促性腺激素的敏感性降低,性激素合成减少;Ⅱ期,排卵和黄体功能衰竭,无排卵和黄体功能不全,但仍有部分雌激素分泌,致月经失调、功能性子宫出血、子宫内膜增生过度和内膜癌;Ⅲ期,卵巢卵泡衰竭,卵泡耗竭殆尽,性激素匮乏、绝经。性激素生成转向外周组织和肾上腺。10%～15%妇女可出现围绝经期综合征症状。

三、临床表现

患者绝经开始年龄不同(35～45岁),随着雌激素合成的减少,而引起月经周期的改变,如月经频发、月经过少、月经不规则及闭经等;同时身体及心理上也出现很多变化,临床上出现各种症状,严重地影响围绝经期妇女的健康及生活质量。绝经5年之内,多数妇女有血管舒缩功能不稳定症状及心理症状,随绝经年数增加,相继出现泌尿生殖器官萎缩症状,皮肤及毛发改变。绝经5～10年以后,将发生骨质疏松症、冠心病、早老性痴呆症等。

(一)月经改变

1.月经频发

月经频发是指月经周期短于21天,常伴有经前点滴出血致出血时间延长。

2.月经稀发

月经稀发是指月经周期超过35天,常伴经血量减少。

3.不规则子宫出血

正常月经改变,可能经常或随机发生。

4.闭经

多数妇女经历不同类型的月经改变后,逐渐进入闭经,而少数妇女可能突然闭经。

(二)血管舒缩功能不稳定症状——潮热

血管舒缩功能不稳定所引起的潮热是围绝经期综合征中早期最常见、最引人注意的症状,约有85%的围绝经期妇女出现潮热。一般持续2年,有些人持续更长时间。据文献报道,潮热持续1～5年者占64%,6～10年者占26%,>11年者占10%。个体之间,潮热发生的频率、强度及持续时间有显著差异。有1/3的患者每天潮热>10次。

1.典型表现

开始于头面部发热,继之面部感到一阵热浪涌上,向下放射至颈项、前胸及身体其他部位,每一热潮一般持续1～5分钟,平均2.7分钟。随之出汗,有时寒战。有些人潮热后立即感到心悸或阵发性心动过速,皮肤尤其头皮有针刺样感觉;个别有头痛、头晕、烦躁、眼花、恶心、手脚发凉、麻木感。当潮热发作时,可看到头颈部皮肤发红潮湿,手心发热。发作强度根据估计有显著不适者占25%,轻至中度不适者占50%,余25%无症状。

频繁的潮热发作,对妇女的生活质量产生深深的影响,身心方面常为之产生抱怨,出现精神紧张、过敏、劳累及抑郁,并可引起肌肉及关节疼痛。

2.发生机制

(1)绝经期存在的低水平雌激素不是导致潮热的原因:性腺发育异常、原发性卵巢功能低下者很少发生潮热,如予以补充雌激素至正常水平后,然后撤药即可发生潮热,提示潮热的发生与雌激素的急剧撤退有关。

(2)有人反复检测潮热患者血促卵泡激素及促黄体生成素浓度,发现每次潮热发作前垂体脉冲样释放促黄体生成素,潮热发作时间与血促黄体生成素浓度下降相一致,症状与促黄体生成素峰值高度成正比。由于潮热可发生于切除垂体的妇女,因此促黄体生成素的释出不是潮热发作的直接原因,潮热的发作与促黄体生成素的释出可能是同时被垂体以上的神经中枢所诱发。

(3)促性腺激素释放激素的神经元位于视交叉上区,与体温调节中枢相毗邻,两者有突触和神经纤维相连,在儿茶酚胺递质系统激活情况下,完全可能同时产生上述两种反应。

(4)儿茶酚胺是一种重要的神经递质,对促性腺激素释放激素的释放起重要作用,对中枢体温调节功能也起作用。已发现在下丘脑-垂体区域内有高浓度的雌激素的代谢产物——儿茶酚胺雌激素,它可影响儿茶酚胺的代谢。这样围绝经期雌激素分泌的减退,可改变儿茶酚胺(尤其是去甲肾上腺素)的合成及代谢,造成促黄体生成素升高及体温调节的障碍。

上述假说提示,潮热的发生是暂时性的激素代谢紊乱所致。潮热症状在绝经开始期间较严重,距绝经时间渐长,发作频度及强度亦渐渐减退,最后自然消失。这些都有力支持潮热系儿茶酚胺递质系统代谢失衡的病因学说。

(三)精神神经症状

1.兴奋型

兴奋型表现为神经质、容易激动、失眠、情绪烦躁、注意力不集中、高度怀疑、多言多语、脾气暴戾,常因琐碎小事或轻微刺激,甚至毫无原因地对家庭成员暴跳如雷或大声嚎哭。

2.抑郁型

抑郁型表现为烦恼、焦虑、内心不安,无原因的忧虑、牵挂,甚至惊慌、恐惧。常诉疲劳倦怠,思想不连贯,记忆力减退,缺乏自信心。严重者对外界冷淡,很少笑容,丧失情绪反应、行动迟缓,甚至可发展成严重抑郁性神经症,个别还可发展成真正的围绝经期抑郁障碍。

3.神经紧张型

约有 1/3 围绝经期妇女有头痛症状,发作频繁,一般为神经紧张型。患者描述像有绳索紧箍头部,有的自述枕颈部痛并向颈背部放射,但偏头痛少见。

上述精神症状的发生原因究竟多少归咎于性激素改变,多少系与老年有关的神经递质代谢改变、或仅决定于患者本身的社会环境因素和体质特性,学者们还存在严重分歧。近年神经内分泌学这门学科的发展,已证明中枢神经系统除对激素分泌的调节起重要作用外,它本身也是某几种激素的靶器官,所以激素的增减亦能引起精神、情绪和行为的改变。

已发现脑内雌激素与神经递质之间有相互联系,并影响着正常的行为举止。通过一些生化药理方面研究显示,雌激素浓度的改变可影响脑内儿茶酚胺的合成和转化。此外,脑内 5-HT 水平的改变亦是内源性抑郁(沮丧)发生的原因,而绝经后雌激素的缺乏可引起血浆中游离色氨酸减少,已证实这可能是导致绝经后情绪沮丧的生化基础。雌激素治疗通过增加血浆雌激素水平,血浆游离色氨酸水平增加,提示改善了抑郁症状。

由于人类的精神活动是一种非常复杂的高级神经活动,各方面的微细变化都能影响其正常功能,因而围绝经期妇女出现的精神症状可能是多因素综合作用的结果。例如,围绝经期妇女家庭及社会环境的改变(退休、孩子长大离开家庭等)可能也是一种重要的激发机制。由于低雌激素血症所引起的抑郁生化阈值的下降,精神、社会的激发机制能够加速抑郁及情绪的改变。通过临床双盲实验,与对照组相比,雌激素替代治疗可明显改善上述症状。因此,抑郁等精神症状大部分是雌激素依赖性的。

(四)心血管系统症状

1.血压升高或血压波动

妇女在绝经前高血压的发生率为 10%,而绝经后为 40%,应用雌激素后血压下降且稳定,说明雌激素缺乏可能影响因年龄导致的血压升高。

2.心悸或心律不齐

心律不齐常为房性期前收缩,或伴有轻度的供血不足表现,补充雌激素后心律恢复正常或发作次数减少,说明与雌激素减少有关;但应注意是否合并冠心病。

(五)泌尿生殖器官萎缩及性欲改变

1.阴道萎缩

泌尿生殖道随雌激素浓度的下降而发生退行性变,血液供应减少,组织纤维化,弹性减弱,体积缩小。阴道黏膜更为显著,皱襞消失,上皮进行性菲薄,阴道腔缩短变窄,分泌物减少,造成性交困难。可是通过正常性生活可以防止阴道萎缩症状的发生。

由于阴道黏膜上皮细胞糖原含量减少,阴道腔酸度下降,阴道杆菌减少为其他菌群所代替,形成有利于细菌繁殖的环境,易发生非特异性炎症,即萎缩性阴道炎或老年性阴道炎,而出现白带多,偶混有血液,烧灼感。如感染严重,可引起糜烂、溃疡,最终可导致粘连,或由于结缔组织挛缩,使阴道上段及宫颈管狭窄,感染向上蔓延,可发生子宫积脓。

2.尿道萎缩

下尿道来自胚胎期的泌尿生殖窦,对雌激素敏感。随雌激素的缺乏,尿道黏膜亦发生萎缩,据尿动力学检测,静息及应激时,尿道闭锁压下降30%;由于盆腔器官支持力下降,乃发生不同程度的膀胱及尿道脱垂,尿道膀胱角消失,而导致尿动力学的进一步改变,排尿节制等尿道功能受到影响,最常见的是尿失禁、尿道刺激症状及排尿困难。尿道刺激症状包括尿频、尿急及夜尿增多。排尿困难包括尿流不畅、排尿用力、膀胱排空不完全、小便后仍有点滴及排尿疼痛。上述症状可能由尿路感染所致,可是有的并没有感染发生,因此,可能与泌尿生殖器官组织萎缩、退行性功能异常有关。

3.性功能减退

性激素的减退对性刺激所引起的性反应的发生时间及类型有所改变。阴唇及阴道的湿润在年轻时仅需15~30秒,而这时可能需要5分钟,前庭大腺分泌缓慢或消失,阴道长度、周径扩大及下1/3段的充血现象均降低,性欲高潮时子宫收缩的次数减少,偶可出现疼痛。

(六)皮肤及体型的改变

1.皮肤

绝经后,皮肤变薄,表皮细胞的更新周转率明显下降,表皮厚度在绝经后以每年1.2%的速度丧失;皮肤的胶原蛋白含量在绝经后以指数的速度减少,每年减少约为2.1%。皮脂腺分泌减少,头发脱落、变细,阴毛减少。由于上述的退行性变致使外观红润消失,皮肤干燥、变薄、弹性下降、松弛,出现皱褶,很易暴露毛细血管及血管,并容易损伤,愈合缓慢,导致瘢痕萎缩,且有色素沉着和老年斑。当雄激素与雌激素比值增多时,面部及唇周汗毛增多。乳头、乳晕色素减退,乳房萎缩、松软、下垂。

2.体型

据调查统计,人总体脂肪量随年龄呈显性增加,绝经伴有体脂增加,而非脂肪体(骨、肌肉)总量下降。其中,躯干脂肪的增长比肢体脂肪增长快,腿与躯干比值明显下降,说明绝经期妇女的腹部脂肪增长迅速,腹部及臀部因脂肪组织沉积而增大,并有发胖倾向。妇女肥胖一般多在妊娠、分娩、围绝经期等时期,与所谓内分泌环境的改变时期相一致。据统计约有60%的绝经期妇女处于发胖状态。尤其在围绝经期的几年中变得肥胖起来,其原因多种多样,遗传因素、神经系统和激素的变化是其主要原因。在围绝经期时,神经和内分泌系统发生了不小变化,一些直接决定着人们情绪和食欲的神经肽类物质发生变化,使得围绝经期妇女不愿活动,但食欲大增;加之卵巢功能衰退所致的雌激素低下让脂肪分解减少,进一步加重了肥胖。发胖是众多困扰绝经后妇女的问题之一。为提高老年期妇女的生活质量,应注意采取合理的饮食结构,坚持体力活动,尤其是有氧运动(运动后心率加快,微出汗的运动)。目前还没有合理且有效的减肥药可以应用。合并骨质疏松症时,可致身材变短、驼背。

(七)绝经对心血管的影响

妇女在绝经前,冠心病的发生率低于男性,男性在 45 岁死于冠心病者较女性高 5～6 倍,而绝经后,妇女的发病率快速增加,在 60 岁时,男女病死率相等。60 岁以后,冠心病是男、女两性的主要死亡原因。早期绝经者(特别是双卵巢切除术后),冠心病的危险性增加 2 倍。雌激素补充治疗可以降低冠心病的危险性约 40%,降低脑卒中约 20%。

雌激素降低致使冠心病增高的原因是多方面。涉及血脂与脂蛋白的改变,葡萄糖与胰岛素代谢的改变,凝血与纤溶改变,以及动脉功能变化等。

研究较多的是血脂与脂蛋白变化,绝经后妇女与绝经前妇女相比,血中总胆固醇甘油三酯及低密度脂蛋白胆固醇升高,高密度脂蛋白胆固醇及其亚组降低。这是由于 E_2 能激活肝细胞低密度脂蛋白受体,加强摄取及分解低密度脂蛋白的功能导致血浆低密度脂蛋白浓度下降;E_2 又能刺激载脂蛋白 A 的合成,肝脂肪酶的下调致高密度脂蛋白廓清率降低,导致血浆高密度脂蛋白浓度增高。同时 E_2 又能抑制血小板在血管壁的黏附而阻止血管壁低密度脂蛋白的沉积,加上 E_2 的抗氧化作用阻止低密度脂蛋白的氧化,进一步延缓低密度脂蛋白在动脉壁上的沉积。此外,E_2 还对心血管有直接作用。已知,心血管有 E_2 受体,E_2 可以说是一血管活性物质,能增加心排出量,扩张血管,可增加心、脑、子宫、外阴、皮肤等部位的血流量,减少心肌耗氧量,可减轻心肌缺血;又能刺激血管内皮产生松弛因子,扩张血管,降低内皮素活性;还能刺激前列环素合成及抑制血小板血栓素的生成,凡此种种均说明,E_2 能抑制动脉硬化及防止冠心病的发生。因此,绝经后补充雌激素可以改善血脂成分,而减少冠心病的危险因素。

(八)骨质疏松症

骨质疏松症是与年龄相关的进行性骨质吸收、骨密度降低、骨脆性增加和易并发骨折为特征的综合征。骨质疏松症一般在绝经后 5～10 年发生,但骨峰值低及骨丢失率高的妇女可在绝经的 5 年之内发病。其病理特点是松质骨受累,严重时骨小梁发生断裂,是一种无法逆转的变化。

骨质疏松症具体表现为骨、关节、韧带、肌肉不适、酸痛、活动不便和功能障碍、易损伤,尤见于脊柱和四肢大关节。并发脊柱压缩性骨折时身材变矮,脊柱变形、后突、侧弯。骨折包括脊柱压缩性骨折、股骨颈骨折、尺桡骨远端骨折、胫腓骨远端骨折。髋部骨折是骨质疏松症的最严重并发症。

绝经后除长期 E_2 缺乏外,骨质疏松症恶化的危险因素:有骨质疏松家族史、未产妇、长期钙摄取量低、久坐、运动量少、盐摄入过多、高蛋白、高磷酸盐、高咖啡因摄入;尤其长期饮酒是导致骨质疏松恶化的一个重要因素,乙醇可降低肠道对钙的吸收。尼古丁可增加尿钙的排出,且吸烟造成的慢性咳嗽可导致呼吸性酸中毒而增加钙与矿物质从骨内游离,因此吸烟亦是恶化骨质疏松症的一个因素。此外,应用糖皮质激素治疗甲状腺功能亢进症、甲状旁腺功能低下等患者亦可引起骨质的继发性丢失,因此预防的意义远大于治疗。

骨的形成与骨的吸收即钙、磷的代谢,主要受甲状旁腺激素、降钙素及维生素 D 的调节,此外,还受生长激素、雌激素、肾上腺皮质激素及维生素 A、维生素 C 的功能影响。通过体外实验发现 E_2 的抗骨质疏松的作用在于它抑制成骨细胞、间质细胞及外周血单核细胞产生细胞活素,从而减缓破骨细胞形成速度及其活性程度,以控制骨质的更新。绝经后由于缺乏 E_2 对外周血单核细胞的作用,引起外周血单核细胞分泌的 IL-1、TNF 及颗粒细胞-巨噬细胞集落刺激因子增多,及成骨细胞、间质细胞分泌更多的 IL-6 及巨噬细胞集落刺激因子,引起成骨细胞的分化增加,同时分泌更多细胞活素,后者直接激活破骨细胞导致其活性及分化加强。此外,E_2 具有合成骨基质的作用,它与肾上腺皮质酮的抗合成作用处于动态平衡。绝经后 E_2 水平下降,导致皮质酮浓度的相对提高,增加了破骨细胞活性等亦系列抗合成因素,导致骨质疏松。因而从绝经前、月经不规则开始阶段起,激活的破骨细胞即侵入并破坏正常骨质,骨小梁被破坏。

四、诊断

一般根据临床表现,包括年龄、症状及体格检查较易确定诊断,潮热为本病的典型症状最有助于诊断。如有心绞痛发作或精神神经症状,如不伴有典型的血管舒缩症状,则不应立即做出本病的结论,亦不宜急于给予 E_2 治疗,必须排除原发病变之后才能考虑本病。

(一)病史

仔细询问月经史、婚育史、绝经年龄、卵巢和子宫切除时间。有无绝经后流血。既往史和家族史(心血管疾病、糖尿病、肿瘤)以及诊疗史(激素和药物)。有无潮热的发作。

(二)体格检查

全身查体,注意有无心血管、肝肾疾病、肥胖、水肿、营养不良及精神-神经系统功能异常。妇科查体应常规做宫颈细胞学检查,并注意有无性器官炎症、肿瘤。有绝经后流血者,应做分段诊刮和内膜病理检查。细胞学异常者,应做宫颈多点活体组织检查和宫颈管搔刮术。卵巢增大者,应注意排除肿瘤。

(三)特殊检查

1.激素测定

激素测定包括下丘脑-垂体-卵巢轴(促卵泡激素、促黄体生成素、E_2、泌乳素)、肾上腺轴(血/尿游离皮质醇)、甲状腺轴、甲状旁腺及胰腺功能的激素测定。如血促性腺激素,尤其是促卵泡激素浓度正常、甚至下降可排除本症。但如增高并伴 E_2 浓度下降,这是围绝经期妇女普遍情况,不能据此确认这一阶段出现的临床症状均属围绝经期综合征。

2.血尿生化检查

血尿生化检查包括血钙、磷、血糖、血脂、肝功能、肾功能、尿糖、尿蛋白、24 小时尿 Ca^{2+}/肌酐、24 小时尿羟脯氨酸/肌酐比值测定。

绝经后妇女骨钙丢失是经过尿液排钙的增加,因此 24 小时尿钙测定是检测骨吸收的简便方法,同时还能反映维生素 D 情况。更为方便的是测定尿钙与肌酐比值,其比值与血 E_2 浓度成反比。由于骨吸收多时,骨基质中的胶原蛋白也随之水解成羟脯氨酸由尿排出,因而尿羟脯氨酸增多是测定骨吸收的重要指标。80%骨质疏松症患者空腹尿羟脯氨酸值升高。应用空腹尿钙/肌酐和羟脯氨酸/肌酐比值测定,分别反映骨无机盐及有机质代谢情况,较测 24 小时尿更为方便。空腹晨尿的留验方法:晚饭后禁食 12 小时,次晨排空膀胱后 1.5～2.0 小时留尿,连续 3 天的平均值。正常育龄妇女空腹尿钙/肌酐比值为 0.02～0.10,围绝经期妇女比值为 0.13～0.15。

3.影像学检查

影像学检查重点是确诊骨质疏松症,包括单光子骨吸收测量法、双光子骨吸收测量法。前者测定前臂骨密度,安全、快速、仪器价格便宜,但其精确度较差,并且绝经期妇女骨质丢失最多的是松质骨,所以这种测量方法不十分符合临床需要;而双光子骨吸收仪或定量电子计算机横断扫描测定,虽两者的测值与脊柱骨质疏松程度有密切相关性,但价格昂贵不能用作普查。

五、鉴别要点

围绝经期综合征是属于正常的生理过程,由于女性体内雌激素减少导致的,一般表现有失眠、潮热、烦躁等症状,患者情绪多是烦躁、易怒,也有一些人会有抑郁的情绪,但是只是暂时的,一般过了 55 岁可以自行痊愈。焦虑障碍可发病于任何年龄段,无性别差异,临床主要表现为无客观对象的出现紧张害怕、担心恐惧、坐立不安,伴有自主神经功能紊乱症状,如心慌、胸闷、尿频、尿急等。而抑郁障碍是一种原发性精神疾病,主要与遗传、神经生化、神经内分泌、外在环境等因素有关,患者没有很明显的年龄区别,任何年龄都可以发生,情绪方面主要的表现是抑郁和轻生,如果不治疗不能自行痊愈,而且很可能会导致自杀等严重后果。

（王茂荣）

第九节　肠易激综合征

一、概述

(一)定义

肠易激综合征是以慢性、反复发作性腹痛伴排便异常为主要特征的功能性肠病,多伴有精神、心理障碍。世界范围内,成年人的发病率为 5%～20%。

肠易激综合征是一种最常见的功能性胃肠病,目前病因和发病机制尚未完全阐明。有大量证据表明,肠易激综合征是由多种生物学和心理学因素相互作用的结果。这种"生物-心理-社会"模式包括多种因"脑-肠轴"功能异常的疾病。遗传因素、精神心理异常、肠道感染、黏膜免疫和炎性反应、脑-肠轴功能紊乱、胃肠道动力异常、内脏高敏感、食物不耐受和肠道菌群紊乱等多种因素参与肠易激综合征发病。

肠易激综合征依据患者排便异常时的 Bristol 粪便性状分为以下亚型。①便秘型肠易激综合征:硬便或块状便排便比例＞25%,稀便(糊状便)或水样便排便比例＜25%。②腹泻型肠易激综合征:稀便(糊状便)或水样便排便比例＞25%,硬便或块状便排便比例＜25%。③混合型肠易激综合征:硬便或块状便排便比例＞25%,且稀便(糊状便)或水样便排便比例＞25%。④未定型肠易激综合征:粪便的性状不符合上述亚型之中的任一标准。当患者每月至少有 4 日排便异常时肠易激综合征亚型分类更准确。

(二)流行病学

我国肠易激综合征患者流行病学资料尚缺乏全国性研究数据,北京和广州按罗马Ⅱ标准诊断肠易激综合征患病率分别为 0.82% 和 5.67%。Meta 分析显示中国人群肠易激综合征总体患病率为 6.5%，女性高于男性，30~59 岁的人群患病率较高。在我国，腹泻型肠易激综合征发病率最高，其他亚型如便秘型、混合型及不定型较少。女性肠易激综合征患病率略高于男性；肠易激综合征在各年龄段人群中均有发病，但以中青年（年龄为 18~59 岁）更为常见，老年人（年龄≥60 岁）的肠易激综合征患病率有所下降。

二、病因与发病机制

肠易激综合征的病因和发病机制尚不十分清楚，被认为是多种因素共同作用的结果。

（一）精神心理因素

肠易激综合征患者常伴发焦虑、抑郁等表现，急性和慢性应激均可诱发或加重肠易激综合征症状。

精神心理因素是中至重度肠易激综合征患者决定求医的一个重要因素。肠易激综合征患者在情感、学习、认知行为能力、精神心理方面存在能力障碍与缺陷。相当比例的肠易激综合征患者伴有不同程度的精神情绪障碍，包括焦虑、紧张、抑郁、压力、失眠和神经过敏等，其中抑郁或焦虑障碍是肠易激综合征的显著危险因素，在肠易激综合征患者中的发生率为 40%~60%。流行病学调查研究显示，肠易激综合征患者的焦虑、抑郁评分高于健康人群，焦虑和抑郁在肠易激综合征患者中的发生率更高，且精神症状与肠道症状的严重程度和发生的频率均呈正相关。问卷调查结果显示，相对于健康人群，肠易激综合征患者对生活事件压力感知更高。合并精神症状严重影响肠易激综合征患者的生活质量，且精神心理异常越明显，生活质量受影响的维度越广。

肠易激综合征患者疼痛活化的前扣带回皮质和上前扣带皮质活动增强与焦虑症状有关；前额叶皮质和小脑区活动增强与抑郁症状有关。有 Meta 分析显示，肠易激综合征患者与内源性疼痛处理和调制相关的区域（如基底神经节），以及与情绪唤醒相关的区域（如前扣带回皮质、杏仁核）的激活程度更高。一方面精神心理因素与周围和/或中枢神经内分泌、免疫系统的相互作用，调节症状的严重程度，影响疾病的发展和生活质量；另一方面精神因素与消化道生理功能之间通过脑-肠轴相互影响，改变肠道运动，提高内脏的敏感性，影响肠道菌群，激活肠道黏膜炎症反应，并且影响肠上皮细胞功能。

作为一种肠-脑互动异常性疾病，肠易激综合征与应激刺激密切相关。急性和慢性应激均可诱发或加重肠易激综合征患者的症状，导致肠道敏感性增加、炎症水平升高、HPA 轴紊乱、生活质量降低。应激可引起痛觉相关的高级中枢、脊髓通路和内脏传入神经的致敏，在多个水平上促使肠道对正常刺激的高敏感反应。慢性应激可增加肠黏膜屏障通透性，造成内毒素血症和肠道或全身低度炎症。多项研究证实，在应激状态下，健康人和肠易激综合征患者的肠黏膜固有层中的活化肥大细胞数量均增多，活性物质释放增加，出现肠黏膜通透性增加和菌群移位；应激状态下的肠道微生态环境发生改变，肠菌间信号传递异常，粪便中产丁酸细菌增多。

（二）胃肠道动力异常

胃肠道动力异常是肠易激综合征的重要发病机制，但不同肠易激综合征亚型患者的胃肠道动力改变有所不同。肠易激综合征患者的胃肠道动力异常主要表现在结肠，但食管、胃、小肠、肛门直肠等也存在一定程度的动力学异常。然而，肠易激综合征胃肠道动力异常并不是肠易激综合征的特征性改变，便秘型肠易激综合征、腹泻型肠易激综合征、混合型肠易激综合征和未定型肠易激综合征各亚型间不尽相同。

在结肠方面,有研究发现便秘型肠易激综合征患者的结肠传输时间长于腹泻型肠易激综合征和混合型肠易激综合征患者,肠易激综合征患者的结肠反射运动存在异常,结肠扩张引起的直肠反射性收缩节律减低。与健康对照者相比,进食刺激使得肠易激综合征患者的乙状结肠压力幅度上升,结肠推进性运动频率增高、幅度增加。在小肠方面,有研究结果显示,肠易激综合征患者存在小肠移行性复合运动异常,便秘型肠易激综合征患者小肠移行性复合运动的收缩幅度和速度均降低,而腹泻型肠易激综合征患者小肠移行性复合运动的收缩幅度增加、速度增快。在肛门直肠,肠易激综合征患者静息状态下的肛门直肠顺应性降低,排便状态下的肛门直肠顺应性与健康对照者比较差异无统计学意义。在胃部,肠易激综合征患者的胃排空时间长于健康对照者。同内脏高敏感类似,肠易激综合征胃肠道动力异常亦是多因素作用的结果,可能与饮食、社会文化背景和遗传因素等有关。

肠道动力变化是肠易激综合征症状发生的重要病理生理基础。以腹泻为主的肠易激综合征患者呈肠道动力亢进的表现,小肠传输时间显著缩短,结肠动力指数和高幅推进性收缩的均值和最大值均明显提高。便秘型肠易激综合征则正好相反,表现为肠道动力不足。

(三)肠道感染与炎症反应

国内外研究均表明肠道感染是肠易激综合征重要发病因素。约 10% 的肠道感染会发展为肠易激综合征,有肠道感染史的患者的肠易激综合征发病率比无肠道感染史的患者高 4 倍。我国的前瞻性研究和 Meta 分析资料也证实,有肠道感染史者肠易激综合征的患病风险增加。

肠易激综合征存在"低度炎症"和"免疫-神经激活"的观点最早在感染后肠易激综合征患者中被证实,之后在部分腹泻型肠易激综合征患者中也被证实,认为各种细菌、病毒感染因素均可引起肠黏膜肥大细胞或其他免疫炎症细胞释放炎症细胞因子,引起肠道功能紊乱。低度炎症导致肠黏膜内细胞结构发生变化,国内外 Meta 分析显示,肠易激综合征肠黏膜肥大细胞、肠嗜铬细胞、T 淋巴细胞、中性粒细胞等炎症-免疫细胞黏膜浸润增多,增多的炎症-免疫细胞释放多种生物活性物质,诱发全身和肠道局部免疫炎症细胞因子反应;肠易激综合征患者外周血中的促炎因子增加,而抗炎因子 IL-10 水平降低,结肠内也有类似的表现;腹泻型肠易激综合征患者的肠黏膜低度炎症表现较为明显。这些细胞因子作用于肠道神经和免疫系统,削弱肠黏膜的屏障作用,引发肠易激综合征症状。

神经系统神经生长因子通过与肥大细胞和感觉神经的相互作用介导内脏过敏和肠黏膜屏障功能障碍。腹泻型肠易激综合征患者的黏膜神经生长因子升高与肥大细胞和感觉神经纤维相互作用,导致内脏过敏和肠黏膜屏障功能受损。肠易激综合征大鼠结肠肌间神经丛的钙视网膜蛋白阳性神经元增加,ephrinB2/ephB2 介导的肠肌间神经丛突触重构参与胃肠道动力异常与内脏高敏感发生。肠易激综合征肠道的低度炎症改变了以往"肠易激综合征作为功能性肠病不存在形态学改变"的说法,但是并非所有肠易激综合征患者都存在炎症,目前认为感染后肠易激综合征和腹泻型肠易激综合征患者的肠黏膜低度炎症和免疫激活均较健康对照者更显著,且感染后肠易激综合征患者的程度更高。目前关于便秘型肠易激综合征患者的文献报道仍较少。

研究显示,急性肠道感染后发生肠易激综合征的概率大大增高,因此肠道急性感染被认为是诱发肠易激综合征的危险因素之一。肠道感染引起的黏膜炎症反应,通透性增加及免疫功能激活与肠易激综合征发病的关系值得进一步研究。

（四）内脏感觉异常

内脏高敏感是肠易激综合征的核心发病机制，在肠易激综合征发生、发展中起重要作用。内脏高敏感即内脏组织对于刺激的感受性增强，包括痛觉过敏（由伤害性刺激导致）和痛觉异常（由生理性刺激导致）。流行病学研究发现内脏高敏感在肠易激综合征中的发生率为 33%～90%。内脏高敏感导致肠易激综合征患者发生腹痛、腹部不适症状，控制内脏高敏感可改善肠易激综合征的症状。肠易激综合征的众多致病因素会引起内脏高敏感，从而产生肠易激综合征症状，故内脏高敏感是肠易激综合征的核心发病机制。

研究发现，由于腹泻型肠易激综合征患者的肠道通透性增加更为显著，故内脏高敏感在腹泻型肠易激综合征患者中更为普遍。国外学者研究发现，内脏高敏感的肠易激综合征患者腹痛的内脏感知较健康对照者更严重，便秘型肠易激综合征患者的直肠感觉阈值和顺应性均下降，内脏躯体痛觉感知区域均较健康对照者增加。有研究采用结直肠扩张实验研究肠易激综合征患者的直肠感觉阈值，发现腹泻型肠易激综合征患者的直肠感觉阈值下降，直肠最大可耐受压力亦明显降低。国内学者对肠易激综合征患者进行了直肠温度和压力刺激后，发现肠易激综合征患者的内脏感觉阈值和躯体感觉阈值均显著下降。除结直肠外，肠易激综合征患者的食管、胃和小肠同样存在高敏感状态。此外，肠易激综合征患者进食后可诱发内脏高敏感有关症状，包括腹痛、腹胀、饱胀感、便意增加。肠易激综合征内脏高敏感的发生涉及复杂的级联反应。内脏高敏感为多因子调控过程，涉及肠道感染、肠道菌群紊乱、心理应激、炎症和免疫、肠-脑互动、饮食和基因等多方面因素，以上因素导致肠道屏障功能破坏、肠道免疫系统激活、神经-内分泌系统紊乱等反应，继而引起下游细胞因子和受体的激活，产生级联反应信号并上传至中枢神经系统，引起内脏高敏感。

研究发现肠易激综合征患者多数具有对管腔（直肠）扩张感觉过敏的临床特征，其平均痛觉阈值下降，直肠扩张后的不适程度增强或有异常的内脏-躯体放射痛，提示脊髓水平对内脏感觉信号处理的异常。

（五）饮食异常

饮食不当或饮食习惯的改变可诱发本征，如过量食用生冷、辛辣的食物等；脂类食物对结肠运动功能影响较大；高蛋白饮食常可导致腹泻；进食纤维过多的食物可引起功能紊乱。

饮食因素是诱发或加重肠易激综合征症状的主要因素。饮食因素主要包括免疫性（食物过敏）和非免疫性（食物不耐受）两方面。研究表明，有食物过敏史者患肠易激综合征的危险性增加，但真正因食物过敏引起的肠易激综合征并不常见，大多数研究倾向于食物不耐受是肠易激综合征的主要危险因素。研究显示，84% 的肠易激综合征患者症状的发生与饮食有关，如摄入不能被完全吸收的碳水化合物类食物、富含生物胺的食物、刺激组胺释放的食物、油炸类和高脂肪食物。有研究发现，诱发胃肠道症状的食物数量与肠易激综合征症状的严重程度呈正相关。虽然饮食因素可诱发或加重肠易激综合征症状，但目前的研究发现，饮食因素与肠易激综合征的亚型无关。国外研究认为，富含发酵性寡糖、双糖、单糖和多元醇（fermentable oligosaccharides, disaccharides, monosaccharides and polyols，FODMAP）的食物在肠易激综合征的发病中起重要作用。FODMAP 难以被小肠吸收，会升高肠腔渗透压，在结肠中易被发酵产生气体，从而引起腹痛、腹胀、腹部不适等肠易激综合征症状，而低 FODMAP 饮食能够缓解这类症状。由于中西方饮食差异较大，且国内缺乏相关临床研究，FODMAP 饮食在我国肠易激综合征发病中的作用并不清楚。

(六)肠道菌群失调

正常人肠道以厌氧菌为主,需氧菌以肠杆菌占优势。改变饮食种类或过量食用某种食物后,肠道菌群比例失调;长期口服抗生素者,大便中革兰阴性菌减少;肠易激综合征患者大便中需氧菌明显高于正常。

越来越多的研究证实,肠易激综合征患者存在肠道微生态失衡,包括肠道菌群构成比例和代谢产物活性的改变。最新研究发现,腹泻型肠易激综合征患者还存在肠道真菌失调。肠易激综合征患者肠道菌群种类的相对丰度与健康人群不同,主要表现为菌群多样性、黏膜相关菌群种类和菌群比例改变。多项系统综述和 Meta 分析显示,与健康人群相比,肠易激综合征患者的菌群多样性有降低趋势,厚壁菌门比例增加,拟杆菌门比例降低,且厚壁菌与拟杆菌之比上升。腹泻型肠易激综合征患者肠道菌群构成比例改变明显,在黏膜相关菌群中,拟杆菌、梭状芽孢杆菌比例增加,双歧杆菌比例下降,而粪便乳酸杆菌和双歧杆菌的比例降低,由链球菌和大肠埃希菌为主的兼性厌氧菌比例升高。关于便秘型肠易激综合征患者的肠道菌群目前尚无一致的结论。代谢产物是肠道微生物发挥作用的重要方式,与肠易激综合征症状产生相关。一项系统综述和 Meta 分析结果显示,与健康对照组相比,肠易激综合征患者的粪便短链脂肪酸中的丙酸比例增加,便秘型肠易激综合征患者粪便中丙酸和丁酸的比例降低,腹泻型肠易激综合征患者粪便中的丁酸比例增加,低 FODMAP 饮食可降低粪便中丁酸的含量。此外,肠易激综合征患者存在明显的小肠细菌过度生长。一项纳入 25 项研究、共 3 192 例患者和 3 320 名对照者的 Meta 分析结果显示,肠易激综合征患者的小肠细菌过度生发生率较高。另一项 Meta 分析研究显示,不同亚型和采用不同检查方法的肠易激综合征患者的小肠细菌过度生阳性率不同,腹泻型肠易激综合征患者的呼气试验阳性率高于其他亚型。肠易激综合征患者存在小肠细菌过度生长的比例仍有较多争议,而健康对照人群存在小肠细菌过度生长的比例为 1%~40%。肠道菌群参与肠易激综合征肠-脑互动,构成菌群-肠-脑轴,已有研究尝试根据粪便菌群测序结果将肠易激综合征进行亚组分类,同时进行 MRI 检查,并进行关联分析,结果发现基于菌群分类的肠易激综合征各亚组的脑区结构改变也不同。

(七)其他因素

某些疾病的影响如甲状腺功能亢进症或减退症、类癌、糖尿病、肝胆系统疾病等,可引起肠易激综合征;消化性溃疡、慢性胃炎常可与肠易激综合征同时存在;另外,常服泻药、灌肠及其他生物因素、理化因素,如妇女月经期等,也常可诱发肠易激综合征。

三、临床表现

(一)腹部症状

腹痛是肠易激综合征的主要表现,呈现反复发作性,发作期间腹痛可伴随排便频率(腹泻或便秘)或粪便性状(稀便、水样便、硬便、块状便)的改变。腹痛可以是弥漫性,也可以是局限于某一部位。典型的腹痛是激惹性发作,源于心理压力和进食,肠排便之后症状缓解或显著减轻。除腹痛外,其他常见的肠道症状包括排便后有短暂的未排净感、黏液便、胃胀气和肠胀气等。肠易激综合征常与其他功能性胃肠病如功能性消化不良、胃食管反流病发生症状重叠。

1.腹痛或腹部不适

腹痛或腹部不适是肠易激综合征的主要症状,伴有大便次数或形状的异常,腹痛多于排便后缓解,部分患者易在进食后出现,腹痛可发生于腹部任何部位,局限性或弥漫性,疼痛性质多样。

腹痛不会进行性加重,夜间睡眠后极少有痛醒者。

2.腹泻

持续性或间歇性腹泻,粪量少,呈糊状,含大量黏液,禁食 72 小时后症状消失,夜间不出现,有别于器质性疾病,部分患者可因进食诱发,患者可有腹泻与便秘交替现象。

3.便秘

排便困难,大便干结,量少,可带较多黏液,便秘可间断或与腹泻相交替,常伴排便不尽感。

4.腹胀

白天较重,尤其在午后,夜间睡眠后减轻。

5.上消化道症状

近半数患者有胃烧灼感、恶心、呕吐等上消化道症状。

6.肠外症状

背痛、头痛、心悸、尿频、尿急、性功能障碍等胃肠外表现较器质性肠病显著多见,部分患者尚有不同程度的心理精神异常表现,如焦虑、抑郁、紧张等。

(二)伴随症状

许多肠易激综合征患者有不同程度的心理共存疾病(如焦虑障碍和抑郁障碍),严重影响生活质量需要专科医师会诊协助诊疗。肠易激综合征的另一个特征是心理疾病躯体化,即倾向于将心理疾病通过躯体症状的形式表现出来,然后寻求医疗帮助解除这些症状。躯体化的症状包括慢性骨盆区痛、纤维肌痛、慢性低位后背痛和紧张性头痛等。

(三)体征

通常无阳性发现,或仅有腹部轻压痛。部分患者有多汗、脉快、血压高等自主神经失调表现,有时可于腹部触及乙状结肠曲或痛性肠襻。直肠指检可感到肛门痉挛、张力高,可有触痛。

四、诊断

肠易激综合征的诊断应基于以下 4 个主要方面进行:①临床病史;②体格检查;③最少限度的实验室检查;④结肠镜检查或其他适当检查(有临床指征时方进行)。

(一)详细的病史询问和细致的系统体格检查

在肠易激综合征的诊断中,对报警征象需引起重视,并针对性地检查以排除相关疾病。《2020 年中国肠易激综合征专家共识意见》提出肠易激综合征的报警征象包括年龄＞40 岁新发病患者、便血、粪便隐血试验阳性、贫血、腹部包块、腹水、发热、体重减轻、结直肠癌家族史。对有报警征象的患者要有针对性地选择进一步检查排除器质性疾病。

对肠易激综合征的诊断和鉴别诊断至关重要,当发现警报征象,如发热、体重下降、便血或黑便、贫血、腹部包块及其他不能用功能性疾病来解释的症状和体征时,应进行相关的检查以明确排除器质性疾病。对新近出现症状的患者或症状逐步加重、近期症状与以往发作形式有不同、有结直肠癌家族史、年龄≥40 岁者,建议将结肠镜或钡剂灌肠 X 线检查列为常规检查。如无上述情况、年龄在 40 岁以下、一般情况良好、具有典型的肠易激综合征症状者,可常规行粪便常规(红细胞、白细胞和隐血试验、寄生虫)检查,根据结果决定是否需要进一步检查。也可以先予治疗,根据治疗反应,必要时再选择进一步检查。

(二)实验室检查和器械检查

除以上提及的检查项目外,还可根据患者的具体情况及需要鉴别的器质性疾病来选择相关的检查。在科研和临床治疗试验中,应进行全面的检查。①血、尿、粪常规,粪便细菌培养。②血生化学检查:肝功能、肾功能、血糖、红细胞沉降率。③结肠镜或钡剂灌肠 X 线检查。④腹部超声检查。

(三)诊断标准

肠易激综合征西医诊断标准(罗马Ⅳ):反复发作的腹痛,近 3 个月内平均发作至少每周 1 天,伴有以下 2 项或 2 项以上。①与排便相关;②伴有排便频率的改变;③伴有粪便性状(外观)改变。诊断前症状出现至少 6 个月,近 3 个月符合以上诊断标准。

肠易激综合征患者在相当长的时间内粪便性状可能保持正常,如根据 Bristol 粪便量确定全部粪便中的成分比例,则使被归类为未定型肠易激综合征亚型的患者数量增多。故罗马Ⅳ在对肠易激综合征亚型做出诊断时,只统计具有症状意义的粪便,即稀便(水样)和硬便(块状),而非所有粪便(包括正常粪便)。

五、鉴别要点

肠易激综合征是指肠道本身无器质性病变而出现肠道功能失调的一种综合征,是一组包括腹痛、腹泻或便秘、黏液便、症状持续存在或间歇发作,而大便化验排除了肠道细菌感染,X 线钡剂灌肠造影和纤维结肠镜检查未发现肠道器质性病变,无形态学和生化学改变的综合征。病程呈良性经过。发病诱因是精神过于紧张、激动,工作生活过于劳累等。而焦虑和抑郁障碍患者中的腹泻或便秘症状也十分多见,发作与精神因素有关,且经各种理化检查也未发现器质性改变。因此,以腹泻或便秘为主要表现的许多焦虑和抑郁障碍患者,经常被误诊为肠易激综合征,从而延误治疗。主要鉴别点:肠易激综合征患者腹痛多位于左下腹部,腹痛时即有便意,腹泻多为水样便或糊样便,常在早、晚餐后发生,也可以表现为便秘或腹泻、便秘交替出现。而焦虑和抑郁障碍患者腹痛部位不固定,腹痛与腹泻并没有明显的关联性,临床以便秘多见,多表现为单纯便秘或腹泻,很少出现腹泻、便秘交替出现。另外,肠易激综合征的全身症状以失眠、心悸、气短、手足出汗、头晕、月经紊乱等自主神经紊乱为主。而焦虑和抑郁障碍则以情绪低落、思维迟滞、兴趣低下、自责自罪、悲观绝望等为主要表现。

(卢立明)

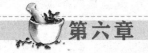

第六章

焦虑和抑郁障碍的治疗

第一节 治疗原则

一、焦虑障碍

(一)治疗目标

1.缓解或消除焦虑症状及伴随症状

改善症状,提高临床治愈率,使临床症状完全消失,减少社会功能缺损。焦虑障碍是慢性病程,其复发率高,患者社会功能明显缺损,严重影响生活质量。提高临床治愈率、使临床症状完全消失和恢复患者社会功能是焦虑障碍的治疗目标。

2.恢复患者社会功能

改善预后,减少社会功能缺损。应对焦虑障碍患者进行治疗相关的教育及并发症的检查。需告知焦虑障碍患者药物治疗常见的不良反应,可能的疗程、疗效、费用及自行停药后果;在心理治疗中引导患者自己选择治疗方案,有助于增加依从性。许多焦虑障碍患者都合并抑郁或躯体疾病,抑郁障碍症状或躯体疾病的症状改善也是焦虑障碍改善的重要指标。早期的焦虑障碍识别及根据循证医学进行的及时治疗,有利于改善焦虑障碍患者的预后。焦虑障碍治疗有药物治疗、心理治疗或药物联合心理治疗,医师应根据焦虑障碍患者类型的不同、病期的不同症状来选择相应的治疗。

3.防止复发

防止复发,加强长期随访,减少焦虑障碍复发率。要达到最佳疗效,患者需要长期治疗,尤其是严重慢性患者如广泛性焦虑障碍患者,治疗至少持续 12 个月。许多患者需要更长期的治疗以预防复发。

总之,焦虑障碍治疗的短期目标是降低焦虑症状的严重程度和持续时间,以及改善总体功能。治疗的长期目标是疾病缓解,即将焦虑降至最低水平甚至达到无焦虑,并且没有社会功能损害。对于共患抑郁障碍的患者,要将其抑郁症状态降到最低。

(二)治疗原则

焦虑障碍是一类慢性疾病,患病时间长、复发率高,对患者日常生活质量影响大。焦虑障碍的治疗原则强调综合治疗、全病程治疗、个体化治疗。

1.综合治疗

对于轻中度的焦虑障碍、存在明显心理社会因素、药物治疗依从性差、或躯体状况不适宜药物治疗(如妊娠)的广泛性焦虑障碍患者可优先考虑心理治疗。对于无明显诱因起病、病程持久、焦虑障碍程度较重,或伴有失眠、药物滥用、与其他精神障碍或躯体疾病共病的广泛性焦虑障碍患者可优先考虑药物治疗。

2.全病程治疗

全病程治疗包括急性期治疗、巩固期治疗和维持期治疗3个时期。急性期治疗指开始药物治疗至症状缓解所需的一段时间,具体目标为控制症状,尽量达到临床痊愈。因不同患者症状缓解速度不同,急性期治疗时间不定。巩固期治疗指急性期症状缓解后的一段时间,此阶段患者病情仍不稳定,复燃风险较大,应维持有效药物、原剂量至少2~6个月。维持期治疗是指巩固期后的治疗时期,维持治疗时间各指南建议不同,通常认为应至少维持治疗12个月以预防复发。维持治疗结束后,病情稳定者可缓慢减药,直至终止治疗。一旦发现有复发的早期征象,应迅速恢复治疗,在临床症状缓解后需要巩固治疗。世界各国指南推荐焦虑障碍的药物维持治疗至少1~2年。维持治疗中需要加强心理治疗,以便患者有良好的心理素质,减少复发。

3.个体化治疗

要依据患者的不同特点,有针对性地选择药物和心理治疗方案。依据患者的年龄、性别、病情、病程、既往用药经历及药物本身的代谢特点和药理作用、心理治疗的偏好和循证实践依据等综合因素来考虑选择药物的种类、剂量和心理治疗方案。

4.具体类型的治疗原则

(1)广泛性焦虑障碍:是一种慢性、高复发性精神障碍,治疗倡导全病程治疗,包括急性期治疗、巩固期治疗和维持期治疗3个时期。急性期治疗主要是控制焦虑症状,应尽量达到临床痊愈,时间一般为12周。巩固期治疗主要是预防复燃,一般至少2~6个月,在此期间患者病情容易波动,复燃风险较大。维持期治疗主要是防止复发,一般至少12个月。维持期治疗结束后,如果病情稳定,可以缓慢减少药物剂量,直至终止治疗。

(2)惊恐障碍:惊恐障碍的治疗原则为联合药物治疗和心理治疗,预防惊恐再次发作。长期治疗包括急性期治疗,通常持续12周;维持期治疗,通常维持1年。根据患者的疗效和耐受性,调整药物剂量。

(3)场所恐惧症:场所恐惧症的治疗要遵循焦虑障碍治疗原则,强调全病程和综合治疗。主要治疗包括心理治疗与药物治疗,二者可以分别单独使用或联合使用。场所恐惧症应以CBT与药物联合治疗为主。

(4)特定恐惧症:特定恐惧症的治疗措施以心理治疗为主,CBT是最有效的方法。与其他焦虑障碍不同,特定恐惧症药物治疗目前缺乏充分的临床证据,获益较少且疗效有限,亟待进一步研究。

(5)社交焦虑障碍。①药物联合心理治疗:药物治疗能有效缓解社交焦虑障碍患者的焦虑、恐惧症状,也有助于心理治疗的顺利开展。心理治疗首选CBT,对消除患者的社交恐惧症状,改善社会功能、树立治疗信心和确定治疗目标有重要作用。药物治疗和心理治疗不能互相取代,在治疗开始即可同时应用,以求最大治疗效果。②全病程治疗:急性期治疗立足改善患者症状,长程治疗致力减少残留症状、恢复患者社会功能、预防复发。无论是药物治疗还是心理治疗都需要维持至少12个月。症状稳定半年后,可适当减少药物剂量及延长心理治疗间隔时间,使患者全面回归社会。③目前尚无批准用于儿童社交焦虑障碍的药物,国外指南推荐儿童及青少年治疗首选个体 CBT 或团体 CBT,次选短程精神动力学治疗。我国焦虑障碍防治指南认为对患者父母及本人的健康教育尤其重要,父母、学校教育方式的调整或阳性强化其社交行为等心理治疗方法效果更好。如果合并严重的抑郁障碍或物质依赖,则需要使用药物治疗。

二、抑郁障碍

(一)治疗目标

抑郁障碍的治疗目标在于尽可能早期诊断,及时规范治疗,控制症状,提高临床治愈率,最大限度减少病残率和自杀率,防止复燃及复发,促进社会功能的恢复。

(1)提高抑郁障碍的显效率和临床治愈率,最大限度减少病残率和自杀率。成功治疗的关键在于彻底消除临床症状,达到临床症状完全缓解,减少复发风险。因为长期随访发现,症状完全缓解的患者复发率为 13%,部分缓解患者的复发率为 34%。

(2)预防复发,因为抑郁障碍为高复发性疾病,抑郁复发可影响大脑生化过程,增加对环境应急的敏感性和复发的风险;药物虽非病因治疗,却可通过减少发作和降低基因激活而减少复发,尤其对于既往有发作史、家族史、女性、产后、慢性躯体疾病、生活负担重、精神压力大、缺乏社会支持和物质依赖的高危人群。

(3)提高生存质量,恢复社会功能,达到真正意义的治愈,而不仅仅是症状的消失

目前抑郁障碍的治疗主要包括药物治疗、心理治疗、物理治疗、替代与补充治疗。受本身疾病严重程度、患者个体情况差异的影响,抑郁障碍的治疗较为复杂。一般认为,阈下抑郁及轻度抑郁建议采取非药物治疗,中重度抑郁推荐抗抑郁药作为一线治疗选择,同时可考虑联合心理治疗、物理治疗及替代与补充治疗以达到最佳治疗效果。

(二)治疗原则

1.全病程治疗

抑郁障碍复发率高达 50%～85%,其中有 50% 患者的复发在疾病发生后 2 年内发生。目前倡导全病程治疗,包括急性期、巩固期和维持期治疗(表 6-1)。

表 6-1　抑郁障碍的全病程治疗

治疗分期	治疗周期	目标和要点
急性期	6～12 周	控制症状,尽量达到临床治愈,最大限度减少病残率和自杀率,尽量促进功能恢复到病前水平,提高生活质量
巩固期	4～9 个月	原则上应继续使用急性期治疗有效的药物,并强调治疗方案、药物剂量和使用方法保持不变,以预防复燃,提高生存质量,恢复社会功能
维持期	至少 2～3 年,多次复发或有明显残留症状者应长期治疗	持续、规范的治疗能有效降低抑郁障碍的复燃复发率。维持治疗结束后,病情稳定,可缓慢减药直至终止治疗,一旦发现有复发的早期征象,应迅速复原治疗

(1)急性期治疗(8～12 周):控制症状,尽量达到临床治愈(抑郁症状完全消失的时间 >2 周),促进功能恢复到病前水平,提高患者生命质量。

(2)巩固期治疗(4～9 个月):在此期间患者病情不稳定,复燃风险较大,原则上应继续使用急性期治疗有效的药物,并强调治疗方案、药物剂量、使用方法保持不变。

(3)维持期治疗:维持治疗时间的研究尚不充分,目前认为并非所有抑郁障碍患者均需要维持治疗。对有复发倾向的患者,应该至少维持治疗2~3年,这些患者包括第3次及以上的复发患者、有明显社会心理应激因素的患者、有残留症状或者发病年龄早或者有家族史的患者。维持治疗结束后,病情稳定可缓慢减药直至终止治疗,一旦发现有复发的早期征象,应迅速恢复原治疗。

2.个体化治疗

个体化治疗应根据临床因素进行个体化选择。不同个体对精神药物的治疗反应存在很大差异,为每个患者制订治疗方案时需要考虑患者的性别、年龄、躯体情况、是否同时使用其他药物、首发或复发、既往对药物的反应等多方面因素,决定选择的药物和剂量。考虑药物疗效或不良反应的性别差异选择药物种类;考虑不同年龄患者的代谢差异调整药物剂量;对于有自杀观念的患者避免一次处方大量药物,以防意外;考虑患者既往用药史,优先选择过去药物疗效满意的种类。当患者存在人格、认知、行为等问题,或有较为明显的不良事件时,可以考虑心理治疗,或者在药物治疗基础上联合心理治疗。特殊人群(妊娠或哺乳期妇女)、存在药物禁忌证、或患者倾向于心理治疗时,也可以考虑心理治疗。

3.单一、足量、足疗程用药

通常抗抑郁药尽可能单一使用,并强调足量足疗程治疗。首发患者的起始剂量通常从较低开始,根据患者的反应在1~2周内逐渐滴定至有效剂量,以免发生明显不良反应影响患者治疗的依从性。过去接受过此类药物治疗者,可根据既往的耐受性,适当加快滴定速度,以期较早获得疗效。一般药物治疗2~4周开始起效,治疗的有效率与时间呈线性关系,如果患者使用足量药物治疗4~6周无效,换用同类其他药物或作用机制不同的药物可能有效。对难治性抑郁(经过2种或多种抗抑郁药足量足疗程治疗后无明显疗效)可以联合用药以增加疗效。

使用"5R"标准评估抑郁障碍治疗及预后。①有效(response,R):抑郁障碍症状减轻,汉密尔顿抑郁量表17项版或者MARDS减分率达到50%或以上。②临床治愈(remission,R):抑郁障碍症状完全消失>2周,<6个月,汉密尔顿抑郁量表17项评分≤7或者MARDS≤10。③痊愈(recovery,R):指患者症状完全消失,且社会功能完全恢复正常或稳定缓解至少6个月。④复燃(relapse,R):指患者病情在达到有效或临床治愈、但尚未达到痊愈时又出现症状加重,或在治疗有效的6~9个月内,病情再次加重。⑤复发(recurrence,R):指痊愈后一次新的抑郁发作。

(卢立明)

第二节 治 疗 方 案

一、焦虑障碍

(一)急性期治疗

急性期治疗通常需要12周,控制病情使其尽可能达到临床治愈。早期可采用苯二氮䓬类药物治疗,由于杏仁体异常亢奋,使人长期处在焦虑和恐惧的情绪中,可引发焦虑障碍。GABA主要是负责传递让人冷静的信息的神经递质。它需要和受体结合,才能发挥作用,完成信息的传递,让杏仁体兴奋度降低,从而缓解焦虑情绪。苯二氮䓬类药物能让GABA和更多的受体结合,让杏仁体不过度亢奋。

(二)巩固期治疗

焦虑障碍急性期一般在6～12周病情得到稳定后,进入巩固期治疗阶段。该阶段需要维持有效的药物治疗,最好是保持原来剂量,至少巩固2～6个月;如果是焦虑障碍首次发作,一般巩固期持续4～6个月,巩固期结束后进入维持期治疗。

(三)维持期治疗

如果患者病情稳定、平稳,应进入维持治疗阶段,维持治疗阶段时间全少是12个月,目的是减少疾病复发。维持期如果进展较顺利,患者病情较稳定会进入逐步减药阶段,直到治疗结束,一旦发现存在复发迹象需要及时恢复治疗。焦虑障碍治疗讲究全病程治疗概念,尽可能将病情控制好。

首次发作焦虑障碍,治疗疗程常规为1～2年,经过正规的综合治疗,患者可达到痊愈的目的。不过还有特殊情况,需根据每位患者情况的不同制定相应的治疗周期。一些伴有躯体疾病又有焦虑障碍表现的患者,其治疗时间可能相对较长;对于慢性的焦虑发作,如经常有广泛性焦虑发作表现的患者,治疗周期可能为6～9个月,有的人会达到12个月,需根据个体情况而定。不同的焦虑障碍有不同的治疗周期,因病种不同,治疗也会有所差异,部分患者可能会持续3～5年以上。恐惧症患者应当以心理治疗、CBT为主,对此类患者心理治疗效果相对更好。

广泛性焦虑障碍属于一种慢性的,且复发率极高的精神类疾病。治疗周期普遍分为疾病急性期(1～3月)、疾病巩固期(3～6月)、疾病维持期(6～12月)。每个国家的焦虑障碍防治指南有所不同,因此广泛性焦虑障碍治疗的周期也存在差异,但是一般治疗周期都要求9～12月以上。广泛性焦虑障碍可予以劳拉西泮等药物治疗,同时配合心理治疗。

二、抑郁障碍

(一)急性期治疗

临床治愈是急性期的主要治疗目标,以最大限度降低病残率、自杀率和减少复燃复发风险。急性期优化治疗策略首要步骤是对症状的评估,包括评估症状严重程度和进展,既往药物和其他治疗方式及疗效的全面回顾。在此基础上采取多元化的治疗方式,包括药物治疗、心理治疗、物理治疗、补充或替代药物治疗等。影响治疗方式选择的因素很多,如临床症状特点,伴随病症和目前与既往用药情况,患者的意愿和治疗费用,患者的治疗依从性等。治疗实施过程中对疗效的充分评价是非常重要的一步,因为即使存在轻度的残留症状,也会明显损害社会、心理功能,残留症状比抑郁复发史更能预测抑郁的复发,对部分有效的患者,不能过早地结束急性期治疗。

治疗中监测的项目包括以下几点。①症状严重程度,是否有残留症状,包括社会功能及生活质量;②对自己或他人的"危险"程度;③转躁的线索;④其他精神障碍,包括酒精依赖或其他物质依赖;⑤躯体状况;⑥对治疗的反应;⑦治疗的不良反应;⑧治疗的依从性。

1.药物治疗

抗抑郁药物的选择应该考虑患者的症状特点、年龄、是否有共病、抗抑郁药的药理作用(半衰期、P450酶作用、药物耐受性、潜在的药物间作用等)、患者之前的治疗、对药物的偏好及治疗成本等。抗抑郁药物可消除急性期抑郁心境及伴随的焦虑、紧张和躯体症状,并可预防复发。患者易于接受,疗程比心理治疗短,比电休克治疗较少引起恐惧不安。

急性期A级推荐药物包括选择性5-HT再摄取抑制药(selective serotonin reuptake inhibitor,SSRIs)、选择性 5-HT 和去甲肾上腺素再摄取抑制药(selective serotonin-norepinepgrine re-uptake inhibitors,SNRIs)、去甲肾上腺素能和特异性 5-HT 能抗抑郁药(noradrenergic and spe-cific serotoninergic antidepressants,NaSSAs)、去甲肾上腺素和多巴胺再摄取抑制剂(norepi-nephrine and dopamine reuptake inhibitors,NDRIs)、选择性 5-HT 再摄取激活剂(selective se-rotonin reuptake activators,SSRAs)、选择性去甲肾上腺素再摄取抑制剂(noradrenaline reuptake inhibitors,NRIs)、可逆性 A 型单胺氧化酶抑制剂(reversible inhibitor of monoamine oxidase type A,RIMA)。B 级推荐药物包括 5-HT 平衡抗抑郁药、三环类抗抑郁药(tricyclic an-tidepressants,TCAs)、四环类抗抑郁药;对于轻度、中度抑郁障碍患者也可以选择中草药舒肝解郁胶囊、圣·约翰草制剂。

临床上需要根据各抗抑郁药物在抗抑郁、抗焦虑和抗强迫症状,镇静作用和药动学方面的特点,结合患者具体病情及使用其他药物情况选药。具体策略包括以下几点:①伴有明显激越,选用以下具有镇静作用的药,NaSSAs 中的米氮平,SSRIs 中的帕罗西汀、氟伏沙明,5-HT 平衡抗抑郁药中的曲唑酮,SNRIs 中的文拉法辛,TCAs 中的阿米替林、氯米帕明;②伴有强迫症状,常用较大剂量的 SSRIs 或氯米帕明;③伴有精神病性症状,可用阿莫沙平、氟伏沙明等抗抑郁药(不宜使用安非他酮),或合并使用第二代抗精神病药;④伴有躯体疾病,可选用不良反应和相互作用较少的 SSRIs、SNRIs、米氮平或安非他酮。与抑郁相互影响的常见疾病有冠心病、脑卒中、糖尿病、高血压、肾病综合征,所选择的抗抑郁药不应该影响原有疾病,使用的抗抑郁药物与原来使用治疗躯体疾病的药物没有或较少相互作用。

尽量单一用药,从小剂量开始,根据病情需要和患者耐受情况,逐步递增剂量至足量和足够长的疗程(至少 6 周)。药物治疗一般 2～4 周开始起效,如果使用某种药物治疗 4～6 周无效,可改用同类其他药物或作用机制不同的另一药物。急性期药物治疗的疗程一般为 6～8 周。STAR*D 研究表明:①抑郁障碍的治疗可参照与高血压等其他慢性病治疗指南相似的策略;②在一种 SSRIs 治疗无效后,无论转换成与 SSRIs 作用机制相同或不同的药物,再得到的疗效相当;③而对于 SSRIs 疗效不佳后增效治疗,不同种类的抗抑郁药或非抗抑郁药物增效剂所产生的疗效差别不大。换药无效时,可考虑联合使用 2 种作用机制不同的抗抑郁药,一般不主张联用 2 种以上抗抑郁药物。

2.非药物治疗

非药物治疗包括改良电休克治疗(modified electra convulsive therapy,MECT)、重复经颅磁刺激治疗(repetitiue teanseranial magaetic stimulation,rTMS)、心理治疗及补充或替代药物治疗。

(1)MECT:可以快速缓解症状,尤其适用于有拒食、自杀等紧急情况。以下几种临床状况需要合并改良电休克治疗与药物治疗:伴有忧郁的重度抑郁障碍,特别是有强烈自伤、自杀行为或明显自责、自罪患者;原先抑郁发作时,用充分的抗抑郁药治疗无效,进一步的药物治疗仍可能无效;伴有妄想(通常是偏执性、躯体性或自我负性评价)的抑郁障碍;因躯体疾病不能给予药物治疗的患者可考虑使用。

MECT 也可以应用于有骨折病史或骨质疏松者,年老体弱者,部分心血管疾病患者等传统电休克治疗方法不能选用的住院与门诊患者。

MECT 需由有经验的专科医师实施,通常需治疗 6～12 次。完成疗效有助于最大限度地缓解症状。缺点在于:不能预防抑郁的复发,部分患者也因电休克治疗的不良反应如过敏、不合适麻醉等情况而禁止使用。

（2）rTMS：在某一特定皮质部位给予重复刺激，通过改变刺激频率而分别达到兴奋或抑制局部大脑皮质功能的目的，与脑内单胺类递质等水平改变有密切关系，从而缓解部分抑郁症状。急性期选择 rTMS 治疗的支持性证据较少。

（3）心理治疗：对于轻度抑郁障碍患者可单独使用，尤其适用于不愿或不能采用药物治疗或电休克治疗的患者。中、重度抑郁障碍患者推荐心理治疗联合药物治疗。心理治疗在解决心理问题、改善人际关系方面的疗效较好，特别是那些存在心理社会应激源、人际关系困难等因素的患者。若首选单一心理治疗，则建议临床医师定期监测和评估患者的症状反应。轻度抑郁障碍患者急性期单用心理治疗 6 周后无疗效或 12 周后症状缓解不完全，则应联合药物治疗。CBT和人际心理治疗可以作为急性期的一种治疗方法，精神动力治疗也可作为急性期的一种三线辅助治疗方法，对临床患者在急性期使用认知行为等心理治疗的效应仍需要进一步系统的研究。

（4）补充或替代药物治疗（complementary and alternative medicine，CAM）：被广泛用于抑郁障碍和其他精神疾病患者，在某种程度上是由于人们普遍相信"自然是更好的"。临床上需要首先考虑心理治疗和药物治疗，CAM 只是作为一种附加治疗，而且 CAM 与药物的相互作用并没有明确的信息。

CAM 具体包括以下几类：①物理治疗法，如光照疗法，加拿大指南指出一些随机对照试验证据表明光照疗法可以用在季节性抑郁障碍的急性期治疗，但尚缺乏循证证据来明确光照疗法和药物疗法的结合使用情况；②睡眠剥夺；③运动治疗；④针灸治疗；⑤营养食品疗法，包括ω-3脂肪酸、S 腺苷基蛋氨酸、脱氢表雄酮、色氨酸、叶酸等。目前一些研究证据仅提示光照治疗可以用于有季节性特征的抑郁障碍患者。

（二）巩固期治疗

在巩固治疗期，患者病情常常没有达到完全稳定的状态，复燃风险较大，要注意监测患者可能复燃的指征。有必要系统地定期评估患者的症状、治疗反应、依从性和功能状况，可通过临床医师使用他评量表及患者自评量表以获得这些信息。为了降低复发风险，对于首次发作并已经在急性期使用抗抑郁药达到临床治愈的患者，强烈推荐继续巩固治疗 4～9 个月，原则上应继续使用急性期治疗有效的药物，治疗剂量不变。

巩固期治疗的目的是预防复燃，在症状缓解后的 4～9 个月中，复燃是很常见的，在坚持治疗的患者中，仍然有 20％的复燃率，而停止治疗（药物治疗及电休克治疗）的患者，复燃率高达 85％。有证据表明，与急性期治疗完全缓解者相比，在急性期治疗未完全缓解者（这类患者更有必要进行巩固期的治疗），其复燃风险更高。未完全缓解的患者在这一时间单独使用心理治疗，其复燃的可能性也较高。尽管相关的随机对照双盲研究数量有限，但目前的结果显示在首次抑郁发作经药物治疗完全缓解后，其巩固期治疗应当继续使用急性期治疗有效的相同剂量的药物并坚持治疗 4～9 个月。目前的研究显示 TCAs 及新型抗抑郁药物均能有效预防复燃。锂盐对于预防复燃也有一定的作用。

为了防止巩固期抑郁障碍的复燃，推荐使用心理治疗，如 CBT。CBT 作为巩固期治疗的合并治疗，能有效降低复燃及复发风险。

在急性期电休克治疗有效的患者，应该继续使用药物治疗。那些药物和心理治疗无效的患者建议继续给予电休克治疗。

指导患者及家属识别抑郁复燃的特殊症状对预防很有帮助，这些症状出现于他们抑郁再发作初期(如对以前感兴趣的事情不感兴趣了)。此外,在这一阶段,有任何残留症状、症状恶化或再现,社会功能下降等迹象,也提示患者可能复燃。如果复燃发生,要求必须返回急性期的治疗过程,第一步常常是增加药物治疗剂量或是 MECT 治疗。对于进行心理治疗的患者,增加治疗频度或者转为心理合并药物治疗。同时有必要找出复发的诱因,如新的应激性事件、物质滥用、与抑郁相关的躯体疾病变化等。治疗依从性不佳也可能导致复燃,需要对患者进行血药浓度监测来明确。血药浓度还可能受药物相互作用及吸烟的影响。

(三)维持期治疗

在痊愈后 6 个月,有 20% 的患者可能复发,50%～85% 的抑郁障碍患者在一生中至少有 1 次复发,每个人复发的时间不一致,通常为 2～3 年;抑郁发作的终身发作次数与其复发率高度相关,每多发作 1 次,其复发风险增加 16%。此外,之前有过抑郁发作的患者,在后期有较高出现其他类型的心境障碍的风险(如躁狂、轻躁狂、心境恶劣等)。

为了降低抑郁障碍的复发风险,在巩固期疗程结束后,应该进入维持期的治疗。既往有 3 次及 3 次以上抑郁发作或者慢性抑郁障碍的患者,如果存在复发风险的附加因素,如存在残留症状、早年起病、有持续的心理社会应激、有心境障碍家族史,则需维持治疗。此外,还应当考虑患者对治疗的选择、治疗方法、在巩固期存在的不良反应、复发的可能性、既往抑郁发作的频率和严重程度(包括精神病性症状和自杀风险等)、缓解后抑郁症状残留和存在共病等因素。这些因素对决定是否继续维持期治疗也有影响。对于一些患者,特别是有慢性和复发性抑郁障碍,或者存在共病或伴其他精神障碍的患者,维持期治疗是必需的。抑郁障碍复发的危险因素包括残联症状持续存在、之前多次抑郁发作史、首次发作及后续发作症状重、起病年龄早、共病其他精神障碍、慢性躯体疾病、精神障碍家族史(尤其是情感障碍)、持续的心理社会应激或功能缺陷、负性的认知观念、持续的睡眠障碍。

维持期的治疗推荐继续使用在急性期及巩固期有效的抗抑郁药,在维持期应当继续使用足剂量的治疗。关于药物在维持期预防复发的临床研究很多。其中有使用 TCAs 药物的,也有新型抗抑郁药物及相关的 Meta 分析;锂盐也能够在维持期继续使用。目前尚不清楚是否由于治疗失效导致一些患者在维持期复发,但更多的复发可能是与药物预防作用不佳有关。因此,当患者抑郁复发时,临床医师通常使用同样的方法来治疗,比如增加药物剂量、换药、合并用药或使用心理治疗来增加疗效。尽管维持期的心理治疗疗效的相关研究很少,但一些研究显示维持期的心理治疗是有效的。药物治疗合并心理治疗(比如 CBT、认知疗法或者人际心理治疗)在维持期的研究也有报道,一些结果显示,维持期两者合并使用能够比单一使用更有效地预防复发。

对于使用药物治疗和/或心理治疗的患者,应当根据其情况及治疗方法来制订适当的随访期。对于稳定期的患者,为了解其精神症状并对药物治疗进行监测,随访期限可以长达几个月,而对于进行心理动力学治疗的患者,其随访期限可以短至每周 2 次。对于 CBT 及人际心理治疗的患者,维持期治疗频率可以减少(比如每月 1 次)。

如果在急性期和巩固期治疗时应用过心理治疗,维持治疗可以考虑继续使用,但需减少频率。如果在急性期和巩固期药物治疗无效,但是电休克治疗有效,维持期可以继续考虑使用电休克治疗。

由于有复发的风险,在维持期应当定期地、系统地对患者进行评估。使用标准化测量量表有助于早期发现复发症状。

有关维持治疗的时间意见不一。世界卫生组织推荐仅发作一次（单次发作），症状轻，间歇期长（≥5 年）者，一般可不维持治疗。维持的时间尚未有充分研究，一般 2～3 年，多次复发者主张长期维持治疗。有资料表明以急性期治疗剂量作为维持治疗的剂量，能更有效防止复发。

（四）终止治疗

一般建议患者尽量不在假期前、重大事件（比如结婚）及应激性事件发生时结束治疗。当停止药物治疗时，需要在几周内逐步减药，使撤药反应的可能性降到最低，应当建议患者不要突然停药，在旅行或外出时随身携带药物。当减量或停用抗抑郁药物时，缓慢减量或是改为长半衰期的抗抑郁药可能会降低撤药综合征的风险。撤药反应包括对情绪、精力、睡眠及食欲的影响，可能被误认为是复发的征兆。撤药反应较常出现在药物半衰期短的药物中。医师应当告之患者这类反应短期会消失，缓慢减量可以避免撤药反应的发生。

停止治疗之前，应告知患者存在抑郁症状复发的潜在危险，并应确定复发后寻求治疗的计划。复发概率最高的时间是在结束治疗后的 2 个月内。停药后，仍应对患者进行数月的监督随访，若症状复发，患者应该再次接受一个完整疗程的急性期治疗。对于接受心理治疗的患者，虽然不同心理治疗的方法有不同的具体过程，但应在结束治疗之前，告知患者下一步要停止治疗。

（李　猛）

第三节　药　物　治　疗

一、焦虑障碍

（一）药物治疗原则

(1)根据焦虑障碍的不同亚型和临床特点选择用药。

(2)考虑到患者可能合并躯体疾病、药物相互作用、药物耐受性、有无并发症等情况，应实施个体化的合理用药。

(3)一般不主张联用 2 种以上的抗焦虑药，应尽可能单一用药，足量、足疗程治疗，可以联用两种作用机制不同的抗焦虑药物。

(4)治疗前向患者及其家属告知药物性质、作用、可能发生的不良反应及对策。

(5)药物治疗从小剂量开始，1～2 周后加量，在治疗 1 周时评价患者的耐受性、依从性，4～6 周后可采用推荐剂量，建议长期治疗（1 年以上）。

(6)注意苯二氮䓬类药物依赖，如反跳性失眠、记忆受损，尤其老年人用药后防止摔倒。

(7)第二代抗精神病药物被推荐用于焦虑障碍的二线或三线治疗，最好和一线药物联用，同时权衡耐受性、不良反应与早期疗效。

（二）药物种类

临床上根据药物受体的不同分为抗焦虑药物和有抗焦虑作用的抗抑郁药物，目前使用最多的抗焦虑药物有苯二氮䓬类和 $5-HT_{1A}$ 受体部分激动剂，而有抗焦虑作用的抗抑郁药物包括化学结构不同的抗抑郁药物等。由于抗抑郁药物具有抗抑郁和抗焦虑的双重作用，因此其被广泛用于焦虑谱系障碍的治疗,但因为每一种焦虑障碍亚型的临床特点各不相同,所以在具体选择用药时的有效性也不尽相同。具有抗焦虑作用的抗抑郁药包括 SSRIs、SNRIs、NaSSAs、TCAs、单胺氧化酶抑制剂(monoamine oxidase inhibitors,MAOIs)、5-HT 受体拮抗和再摄取抑制剂(serotonin antagonist and reuptake inhibitors,SARIs)等,在治疗不同类型的焦虑障碍时,它们具有不同程度的疗效。临床上常用的 SSRIs、SNRIs 和 NaSSAs 药物,相比 TCAs 和 MAOIs 它们的安全性和耐受性更好。SSRIs 和 SNRIs 所拥有的循证证据多于 NaSSAs。苯二氮䓬类药物可作为较早期的辅助用药,尤其是对于急性焦虑或激惹的患者而言,可用来进行急性干预。由于依赖性、镇静作用和认知损害,苯二氮䓬类药物仅限于短期应用,但如果在严密的监控下,其使用是安全、有效的。常用抗焦虑药物的适应证、用法用量、注意事项如下表 6-2 所示。

表 6-2　常用抗焦虑药物

药物种类	适应证	用法用量	注意事项
抗抑郁药			
SSRIs			
帕罗西汀	用于治疗抑郁障碍或伴有焦虑障碍的抑郁障碍患者,美国 FDA 已批准其 5 个焦虑障碍的适应证(广泛性焦虑障碍、惊恐障碍、强迫障碍、社交焦虑障碍、创伤后应激障碍)。帕罗西汀是 SSRIs 中唯一被美国 FDA 批准治疗广泛性焦虑障碍的药物	起始剂量 10～20 mg/d,每 1～2 周剂量增加 10 mg,最大剂量 50 mg/d	闭角型青光眼、癫痫、肝肾功能不全等患者慎用或减少用量;出现转向躁狂发作倾向时应立即停药;服用本品前后 2 周内不能使用 MAOIs,在停用 MAOIs 2 周后,开始服用本药时应慎重,剂量应逐渐增加。儿童、孕妇及哺乳期妇女慎用
艾司西酞普兰	被美国 FDA 批准的适应证有抑郁障碍、强迫障碍、惊恐发作、广泛性焦虑障碍、创伤后应激障碍、经前期紧张症及社交恐惧症。可用于老年患者及使用其他 SSRIs 过度激活或镇静的患者,药物较少对肝脏细胞色素 P450 酶各种亚型有抑制作用,不易与长期合并使用的其他药物发生相互作用	起始剂量 5～10 mg/d,每 1～2 周剂量增加 10 mg,最大剂量 20 mg/d	禁止与非选择性、不可逆性 MAOIs 合用;已知患有 QT 间期延长或先天性 QT 综合征的患者禁用
SNRIs			
文拉法辛	美国 FDA 批准的适应证有抑郁障碍、广泛性焦虑发作、社交焦虑障碍、惊恐障碍、创伤后应激障碍、经前期紧张症	第 1 周 75 mg,以后每 2 周增加 37.5～75.0 mg,最大剂量 225 mg/d	心律失常风险高的疾病和用药,未控制的高血压禁用此药
度洛西汀	适用于重性抑郁障碍,还适用于广泛性焦虑障碍、社交焦虑障碍、强迫障碍和创伤后应激障碍	起始剂量 30～60 mg/d,每 1～2 周剂量增加 30 mg,最大剂量 120 mg/d	禁止与 MAOIs 联用;未经治疗的闭角型青光眼禁用此药

药物种类	适应证	用法用量	注意事项
NaSSAs			
米氮平	被美国 FDA 批准的适应证有抑郁障碍、惊恐发作、广泛性焦虑障碍和创伤后应激障碍。对患者的食欲和睡眠改善明显	起始剂量睡前服用 15 mg/d，每 1～2 周剂量增加 15 mg，最大剂量 45 mg/d	禁止合并使用 MAOIs，禁用于儿童和 18 岁以下青少年患者
TCAs			
阿米替林	用于治疗各种抑郁障碍，主要用于治疗焦虑性或激动性抑郁障碍；该药的镇静作用较强，对于伴有失眠的抑郁障碍效果较好	起始剂量 25 mg/d，最大剂量 250 mg/d	肝肾功能严重不全、前列腺肥大、老年或心血管疾病者慎用。使用期间应监测心电图。本品不得与 MAOIs 合用，应在停用 MAOIs 后 14 天，才能使用本品。患者有转向躁狂倾向时应立即停药
马普替林	用于治疗各型（内因性、反应性及围绝经期）抑郁障碍；可用于疾病或精神因素引起的焦虑、抑郁障碍（如产后抑郁、脑动脉硬化伴发抑郁、精神分裂症伴有抑郁）的患者；可用于伴有抑郁、激越行为障碍的儿童及夜尿者。	起始剂量 25 mg/d，每 3～7 天剂量增加 25 mg，最大剂量 150 mg/d	偶可诱发躁狂症、癫痫发作，用于双相抑郁障碍时，应注意可能诱发躁狂症，癫痫患者慎用；青光眼、前列腺肥大及心、肝、肾功能不良者慎用；MAOIs 可增强本品作用，故不宜合用；孕妇及哺乳期妇女禁用
SARIs			
曲唑酮	用于抑郁障碍的治疗，对于伴有或不伴焦虑障碍的患者均有效	起始剂量睡前服用 50 mg/d，每 3～4 天剂量增加 50 mg，最大剂量 400 mg/d	慎用镇静剂、乙醇、地高辛、苯妥英钠；禁止与 MAOIs 合用
抗焦虑药			
苯二氮䓬类药物			
阿普唑仑	适用于焦虑、抑郁、惊恐发作、顽固性失眠、癫痫及术前镇静。并能缓解急性酒精戒断症状	起始剂量每次 0.2～0.4 mg，每天 3 次，每 3～4 天剂量增加 0.4 mg，最大剂量 4 mg/d	中枢神经系统处于抑制状态的急性酒精中毒、肝肾功能损害、重症肌无力、急性或易于发生的闭角型青光眼发作、严重慢性阻塞性肺部病变者禁用
氯硝西泮	主要用于治疗癫痫和惊厥，对各型癫痫均有效，尤适用于失神发作；可用于治疗焦虑状态和失眠	起始剂量每次 0.5～1.0 mg，每天 2 次，每周剂量增加 1～2 mg，最大剂量 6 mg/d	老年人中枢神经系统对本药较敏感，可出现过度镇静、嗜睡及跌伤的可能；肝肾功能损害；严重的急性酒精中毒时，可加重中枢神经系统抑制作用；可使严重的精神抑郁病情加重，甚至产生自杀倾向，应采取预防措施；避免长期大量使用而成瘾，如长期使用应逐渐减量，不宜骤停；急性闭角型青光眼可因本品的抗胆碱能效应而使病情加重

药物种类	适应证	用法用量	注意事项
劳拉西泮	抗焦虑,包括伴有精神抑郁的焦虑;镇静催眠;缓解由于激动诱导的自主症状,如头痛、心悸、胃肠不适、失眠等	起始剂量每次 0.5～1.0 mg、每天 2 次,每周剂量增加 1～2 mg,最大剂量 6 mg/d	对苯二氮䓬类药物过敏者、青光眼患者、重症肌无力者禁用
艾司唑仑	主要用于抗焦虑、失眠。也用于紧张、恐惧及抗癫痫和抗惊厥	起始剂量每次 0.5～1.0 mg、每天 3 次,每周剂量增加 1～2 mg,最大剂量 6 mg/d	中枢神经系统处于抑制状态的急性酒精中毒、肝肾功能损害、重症肌无力、急性或易于发生的闭角型青光眼发作、严重慢性阻塞性肺部病变者禁用
5-HT$_{1A}$ 部分受体激动剂			
丁螺环酮	各种焦虑障碍。与苯二氮䓬类不同,抗焦虑疗效要在使用 1 周后才会明显,故主要适用于一般性的焦虑状态,对伴有焦虑性激动、内心不安定、紧张效果良好,对伴有恐惧症状的严重焦虑障碍无效	起始剂量每次 5 mg、每天 2～3 次,每 3 天剂量增加 5 mg,最大剂量 60 mg/d	本药对苯二氮䓬类抗焦虑药的作用很少有影响,但因不能阻断苯二氮䓬类的停药综合征,故如需换用本品时宜先逐渐地停用苯二氮䓬类药物;18 岁以下儿童暂不用;对本品过敏、严重肝肾功能不良、重症肌无力患者及分娩期禁用
坦度螺酮	各种神经症所致的焦虑状态,如广泛性焦虑障碍;原发性高血压、消化性溃疡等躯体疾病伴发的焦虑状态	起始剂量每次 5～10 mg、每天 2～3 次,每 2～4 周剂量增加 15 mg,最大剂量 60 mg/d	器质性脑功能障碍的患者、中度或严重呼吸功能衰竭患者、心功能障碍的患者、肝肾功能障碍的患者、老年人慎用。本药用于伴有严重焦虑症状的患者,难以产生疗效时,应慎重观察症状

注:FDA 为食品药品监督管理局。

理想的抗焦虑药物应符合以下标准:①能消除焦虑,但无过度的镇静作用;②能产生松弛作用,不引起锥体外系症状或共济失调;③不抑制呼吸;④安全系数好、治疗指数高、无成瘾危险、耐受性好、应用范围广泛、对老年人也适用及使用方便。

1.抗抑郁药

(1)SSRIs:如氟西汀、帕罗西汀、舍曲林、氟伏沙明、西酞普兰,其中帕罗西汀是 SSRIs 中第一个被美国 FDA 批准治疗焦虑障碍的药物,并被推荐作为治疗广泛性焦虑障碍的一线治疗药物之一。能有效缓解广泛性焦虑障碍患者的焦虑症状和预防复发。通常起始剂量 10～20 mg/d,治疗剂量 20～50 mg/d。此类药物起效较慢,但其副反应较轻,偶有恶心、呕吐、食欲减退,有时有性功能障碍的副反应,对心脏无毒性作用,无胆碱能拮抗作用,其安全性较高,即使超量使用,也无严重危险。艾司西酞普兰也是美国 FDA 批准治疗广泛性焦虑障碍的有效药物。通常起始剂量 5～10 mg/d,治疗剂量 10～20 mg/d。

（2）SNRIs：如文拉法辛、度洛西汀。我国国家药品监督管理局和美国 FDA 均批准文拉法辛、度洛西汀为治疗焦虑障碍的有效药物。文拉法辛对 M_1、H_1、α_1 受体作用轻微，不良反应较少，起效相对较快，对焦虑障碍伴有明显抑郁和躯体症状的患者有较好的治疗作用，通常起始剂量 $37.5 \sim 75.0$ mg/d，单次服药，最大剂量可达 225 mg/d。需要剂量滴定者，减药加药间隔最短 4 天。度洛西汀起始剂量 $30 \sim 60$ mg/d，治疗剂量 $60 \sim 120$ mg/d，口服后吸收完全，口服 6 小时后达到最大血浆浓度。

（3）NaSSAs：如米氮平，其主要作用机制为通过增强去甲肾上腺素、5-HT 能的传递及特异阻滞 5-HT_2、5-HT_3 受体，拮抗中枢去甲肾上腺素能神经元突触 α_2 自身受体及异质受体，此外对 H_1 受体也有一定的亲和力；同时，其对外周去甲肾上腺素能神经元突触前受体的中等程度的拮抗作用，与引起的直立性低血压有关。具有明显镇静作用，但抗胆碱能作用小。米氮平适合伴有失眠和体重下降的患者，小剂量开始，根据病情需要逐渐加量，$15 \sim 45$ mg/d，睡前服用。

（4）TCAs：如丙米嗪、氯米帕明、阿米替林、多塞平、马普替林等，其中丙米嗪和氯米帕明还具有抗惊恐的作用。美国 FDA 批准多塞平、马普替林用于治疗有抑郁和焦虑症状的患者。我国国家药品监督管理局批准多塞平用于治疗焦虑性神经症患者。多塞平 $50 \sim 250$ mg/d，分次服用。此类药物不良反应较大，宜小剂量开始，逐渐加到治疗量，有口干、便秘等抗胆碱能作用，大剂量有严重的心脏毒性，可导致心脏传导阻滞、心律不齐，过量可导致死亡，故临床并不作为一线用药。

（5）MAOIs：如苯乙肼、吗氯贝胺，MAOIs 不良反应较多，并且与一些药物和食物可发生相互影响，因此只有当一线药物无效时才使用。但是不建议米氮平与 MAOIs 同时服用，也不宜在开始或停用 MAOIs 治疗 2 周内使用米氮平。

（6）SARIs：如曲唑酮，有相对强的 H_1、α_1 受体拮抗作用，故有较强的镇静作用，对焦虑症状有较好疗效。α_2 受体拮抗可能与阴茎异常勃起有关，α_1 受体拮抗则可引起直立性低血压。不宜和降压药联用，和其他 5-HT 能药联用时可能引起 5-HT 综合征，禁与 MAOIs 联用。曲唑酮治疗伴有抑郁症状的焦虑障碍，适合治疗有明显精神运动性激越、焦虑和失眠的患者。小剂量开始，逐渐加量。曲唑酮 $50 \sim 200$ mg/d，睡前服用。

2.抗焦虑药

（1）苯二氮䓬类药物：苯二氮䓬类药物的作用与主要的抑制性神经递质 GABA 密切相关。苯二氮䓬类本身没有直接作用，主要是通过增强内源性 GABA 的作用而起效。苯二氮䓬类药物和 GABA 均能增加彼此与受体部位结合的倾向，打开氯离子载体，使氯离子内流，增加氯离子通道开放的频率和数量，从而降低细胞的兴奋性。此外，苯二氮䓬类药物通过增强小脑 GABA 神经元的作用，使个体表现出共济失调；通过对网状结构神经元的作用，发挥其镇静效应；通过对海马神经元的作用，影响记忆；通过对脊髓内神经元的作用，表现出肌肉松弛的作用。临床上可有过度镇静催眠作用，长期使用可能引起记忆减退。

苯二氮䓬类药物对焦虑障碍的短期治疗效果明显，该类药物起效快，但服用时间不可过长，有形成依赖的风险，并且服用大剂量苯二氮䓬类药物时会产生镇静作用，引起困倦和共济失调，偶尔会有思维紊乱和遗忘的情况，使用后也不可骤然停药，否则会出现失眠、恶心、震颤、激越、抑郁等戒断反应，严重时会出现癫痫样抽搐。服用长效苯二氮䓬类药物会有宿醉反应，即在服药次日感到困倦、头晕、反应迟钝、疲乏无力等。

建议治疗初期其他药物疗效尚未表现出来时，可以选择合用苯二氮䓬类药物，对于焦虑患者的躯体症状有较好疗效,但通常建议使用 2～3 周,随后逐渐减药、停药。用法和用量:阿普唑仑 0.4～4.0 mg/d,氯硝西泮 0.5～6.0 mg/d,劳拉西泮 1～10 mg/d。

(2)5-HT$_{1A}$ 受体部分激动剂:由于其与 5-HT$_{1A}$ 具有较强的亲和力,能够激活突触前 5-HT$_{1A}$ 受体,抑制神经元放电,减少 5-HT 的合成与释放,同时对突触后 5-HT$_{1A}$ 受体具有部分激动作用。丁螺环酮具有不成瘾、无肌肉松弛及无镇静作用的特点,与其他镇静剂不发生协同作用,老年人使用低剂量能很好耐受。其主要不良反应有头晕、头痛、口干、便秘、恶心、呕吐等。我国国家药品监督管理局批准丁螺环酮治疗适应证为各种焦虑障碍。起始剂量为 10～15 mg/d,分 2～3 次服用;第 2 周可以增加到 20～30 mg/d;常用治疗剂量为 20～40 mg/d;最大剂量为 60 mg/d。

我国国家药品监督管理局批准坦度螺酮治疗适应证为各种神经症所致的焦虑状态,如广泛性焦虑障碍。成人剂量为每次 10 mg,每天 3 次。根据临床疗效和安全性增加剂量,最大 60 mg/d。老年人从小剂量开始,起始剂量每次 5 mg。

3.其他药物

(1)β-受体阻滞剂:如普萘洛尔等,β-受体阻滞剂有利于控制患者躯体症状,对心动过速、震颤、多汗等有一定效果,可适量短期服用。常用量每次 10～60 mg,每日 2～3 次。

(2)情感稳定剂:如丙戊酸钠等,能有效地治疗双相障碍、焦虑障碍及酒精依赖戒断状态,对惊恐发作也有效,长期用药不会成瘾,也无撤药反应。不良反应主要有过度镇静、恶心、眩晕、口干、体重增加等,但患者能耐受,一般 2～3 周后可消失。

(3)抗精神病药:已有研究显示,经典和非经典抗精神病药用于焦虑障碍治疗时,最好和一线抗抑郁药合并使用。如氯丙嗪有较强的镇静作用,对于兴奋、激动、焦虑症状有良好的疗效,可以小剂量 25～50 mg/d 开始,酌情适量增加。另外,如非经典的抗精神病药奥氮平和利培酮,小规模安慰剂对照试验提示这两种药物可增加 SSRIs 类药物氟西汀的反应或对抗焦虑反应。但此类药物常导致体重增加、糖尿病或其他代谢反应,如糖脂代谢紊乱,其中氯氮平和奥氮平更为显著;亦有报道,利培酮可使催乳素水平增加。此类药物仅作为二线或三线药物使用。

(三)药物选择

焦虑障碍首选药物为 SSRIs、SNRIs。合并中、重度抑郁障碍,惊恐发作频繁、严重者,迅速恶化的广场恐怖、自杀意念者,单独采用心理治疗可能疗效不足,应首选上述药物治疗。为快速控制焦虑症状,早期可合并使用苯二氮䓬类抗焦虑药。5-HT$_{1A}$ 受体部分激动剂常为合并用药,对轻症患者,也可单独使用。

1.伴有严重焦虑、激越

伴有严重焦虑、激越可首选具有镇静作用的药物,如 SSRIs 中帕罗西汀、氟伏沙明、SNRIs 中文拉法辛、NaSSAs 中米氮平等。

2.伴有强迫症状

伴有强迫症状可首选具有抗强迫作用的药,如 SSRIs 中帕罗西汀、舍曲林、氟伏沙明等。

3.伴有明显躯体不适、疼痛等躯体化症状

伴有明显躯体不适、疼痛等躯体化症状可选用具有改善躯体化症状的药物,如 SNRIs 中的文拉法辛。

4.伴有严重睡眠障碍

伴有严重睡眠障碍可选用具有调节睡眠作用的抗抑郁剂,如米氮平;可短期应用苯二氮䓬类药物。

(四)常见药物不良反应

1.具有抗焦虑作用的抗抑郁药

该类药物无成瘾性,整体不良反应较轻。

(1)SSRIs:抗胆碱能不良反应和心血管不良反应比 TCAs 轻。①胃肠道反应:是最常见的不良反应,如恶心、呕吐、腹泻等。②神经系统表现:头痛、头晕、焦虑、紧张、失眠、乏力、困倦、口干、多汗、震颤、痉挛发作、兴奋,转为躁狂发作。少见的严重神经系统不良反应为中枢 5-HT 综合征,这是一种 5-HT 受体活动过度的状态,主要发生在 SSRIs 与 MAOIs 联用时,表现为腹痛、腹泻、出汗、发热、心动过速、血压升高、意识改变(谵妄)、肌阵挛、动作增多、激惹、敌对和情绪改变,严重者可导致高热、休克,甚至死亡。因此,SSRIs 禁与 MAOIs 类药物及其他 5-HT 激动剂联用。胃肠道:较常见恶心、呕吐、厌食、腹泻、便秘。③变态反应:如皮疹。④性功能障碍:勃起功能障碍、射精延迟、性感缺失。⑤其他:罕见的有低钠血症和白细胞计数减少。在青少年使用 SSRIs 类药物时应注意易激惹或自杀念头。但英国研究显示,在 SSRIs 等抗抑郁药处方量增长的同时自杀事件却有所下降。抗抑郁药物给抑郁障碍带来的益处远超过不治疗的风险。一旦抗抑郁药物早期有易激惹、焦虑现象,可短期适量使用苯二氮䓬类药物,有利于情绪稳定。

(2)SNRIs:常见不良反应与 SSRIs 类似,另外 SNRIs 还有一些与去甲肾上腺素活动相关的不良反应,如血压升高、心率加快、口干、多汗、便秘。

(3)NaSSAs:米氮平常见不良反应包括口干、困倦、头晕头疼、食欲增加、体重增加、水肿、白细胞计数减少等。使用时需注意过度镇静、防止跌倒,关注体重变化,定期监测血糖和白细胞。

(4)TCAs:常见不良反应为口干、便秘、视物模糊、震颤、谵妄、意识模糊、直立性低血压、心动过速、性功能障碍、体重增加等。

(5)SARIs:曲唑酮总体不良反应发生较少,最常见的是镇静。另外还有直立性低血压、阴茎异常勃起等,比 SSRIs 和 SNRIs 常见。

(6)氟哌噻吨美利曲辛是第一代抗抑郁药和抗精神病药的复方制剂,适用于轻中度焦虑抑郁,有起效快的优点,但该药撤药反应大,长期使用可能发生锥体外系不良反应,不推荐作为治疗广泛性焦虑障碍的常规药物。

2.抗焦虑药

(1)苯二氮䓬类药物:此类药物起效快,疗效确切,最大缺点是存在耐药性,长期使用有成瘾风险。因此应使用最低有效剂量,持续最短时间(通常不超过 4 周)。实际使用中,该类药物的过度使用普遍存在,应提高警惕。最常见和最突出的不良反应是中枢性不良反应,如镇静、白天困倦、药物过量时可出现共济失调或言语不清,长期使用可能会影响患者对新事物的注意力和记忆力。

(2)5-HT$_{1A}$受体部分激动剂:此类抗焦虑药不良反应较小,具有无成瘾性、镇静作用轻、不易引起运动障碍、无呼吸抑制作用、对认知功能影响小的特点。但该类药物起效较慢,需要 2~4 周。常见不良反应有头晕、头痛、恶心、不安等。

常见药物不良反应往往在服药的最初几天到 2 周内明显,随着服药时间延长会逐渐减轻。按照推荐滴定加量,可减少早期不良反应。

二、抑郁障碍

(一)药物治疗原则

1.充分评估与监测

对疾病特点及影响用药的生理、心理社会因素进行充分评估,定期进行疗效、耐受性、安全性的量化监测。

2.确定药物治疗时机

轻度患者应在 2 周内进一步评估病情的进展以决定是否用药。中、重度患者应尽早开始药物治疗。

3.充分治疗

充分治疗是指充分的剂量和充分的疗程。充分剂量通常指不低于剂量范围下限的药物剂量;急性期充分疗程的最低标准是 6 周。过早地中断治疗或换药不利于评价药物的疗效,也是导致病情迁延不愈的危险因素。

4.个体化合理用药

根据临床因素进行个体化用药选择,如药物疗效或不良反应的性别差异、代谢差异、躯体情况、既往用药史及患者的意愿等。

5.确定起始剂量及剂量调整

选择适宜起始剂量,通常在 1～2 周内加量至有效剂量。服药 2～4 周根据疗效和耐受性决定是否进行剂量调整。

6.换药

足量治疗 6 周无效可考虑换药,换药并不局限于在不同种类之间,同一类药物之间的转换仍然可能获得更好的疗效。换药期间应注意药物相互作用。

7.单一用药或联合用药的选择

抗抑郁药应尽可能单一使用。当换药无效时,可以考虑联合用药。可选择 2 种作用机制不同的抗抑郁药联合使用,其他联用方式包括合并第二代抗精神病药物、附加锂盐等。伴有精神病性症状时,可使用抗抑郁药和抗精神病药物联合用药。很少证据表明两种以上的抗抑郁药或抗精神病药物的联用能带来更好的疗效。

8.停药

对复发风险很低的患者,维持期治疗结束后可在数周内逐渐停药,如果存在残留症状,最好不停药。停药期间建议随访,密切观察停药反应或复发迹象,必要时尽快恢复原有药物的有效剂量。停用抗抑郁药期间应关注可能出现的撤药反应。所有抗抑郁药都有可能出现撤药反应,半衰期越短的抗抑郁药发生撤药反应的可能性越大,需要的撤药时间越长。

9.重视患者教育

制订治疗方案之前,向患者阐述疾病的相关知识,包括疾病表现、现有可供选择的治疗方案、治疗的疗程及疾病预后等,之后基于患者的经济条件、病情特点、个人偏好等,共同确定治疗方案,并告知其所选择的治疗方案可能的获益、风险及对风险的应对策略。

10.治疗共病

积极治疗躯体与精神共病。

(二)药物种类

抑郁障碍的治疗药物种类繁多,结合国内情况,2015 年《中国抑郁障碍防治指南(第 2 版)》基于证据标准和推荐标准对抗抑郁剂进行分级推荐。《抑郁障碍基层诊疗指南(2021 年)》中提示 TCAs、四环类抗抑郁药和 MAOIs 属传统的第一代抗抑郁药,其他均为新型抗抑郁药,后者在安全性、耐受性和用药方便性方面较前者更有优势,是临床推荐首选的药物,其中 SSRIs 又是最常用的一类。TCAs 类药物由于其耐受性和安全性问题,作为二线药物使用。

1.Λ 级推荐药物

和传统的 TCAs 及 MAOIs 相比,SSRIs、SNRIs 和其他一些新型抗抑郁剂凭借在安全性和耐受性方面的优势成为 A 级推荐药物。大量的循证证据支持这些药物可以有效地治疗抑郁障碍,并且不同药物总体有效率和总体不良反应发生率之间不存在显著性差异。A 级推荐药物包括 5 类共 12 种药物,见表 6-3。

表 6-3　常用抗抑郁药推荐

药物分类	抗抑郁药	剂量/$(mg \cdot d^{-1})$	美国 FDA 批准的适应证	CFDA 批准的适应证
A 级推荐				
SSRIs	氟西汀	20～60	√	√
	帕罗西汀	20～50	√	√
	氟伏沙明	100～300	√	√
	舍曲林	50～200	√	√
	西酞普兰	20～60	√	√
	艾司西酞普兰	10～20	√	√
SNRIs	文拉法辛	75～225	√	√
	度洛西汀	60～120	√	√
	米那普仑	100～200	√	√
NaSSAs	米氮平	15～45	√	√
NDRIs	安非他酮	150～450	√	√
MT_1/MT_2 激动剂和 5-HT_{2C} 拮抗剂	阿戈美拉汀	25～50	√	√
B 级推荐				
TCAs	阿米替林	50～250	√	√
	氯米帕明	50～250	√	√
	多塞平	50～250	√	√
	丙米嗪	50～250	√	√
四环类	马普替林	50～225	√	
	米安色林	30～90	√	
SARIs	曲唑酮	50～400	√	√
NRIs	瑞波西汀	8～12	√	√
SSRAs	噻奈普汀	25.0～37.5	√	√
C 级推荐				
RIMA	吗氯贝胺	150～600	√	√

注:MT 为褪黑素。

(1)SSRIs：目前用于临床的有氟西汀、舍曲林、帕罗西汀、氟伏沙明、西酞普兰和艾司西酞普兰。急性期治疗中，众多随机对照研究支持 SSRIs 治疗抑郁障碍的疗效优于安慰剂，有 10 余篇系统综述和 Meta 分析显示 SSRIs 对抑郁障碍的疗效与 TCAs 相当。不同 SSRIs 药物间的整体疗效无显著性差异。有 Meta 分析比较了 12 种新型抗抑郁药的急性期疗效，结果显示米氮平、艾司西酞普兰、文拉法辛和舍曲林的疗效优于度洛西汀、氟西汀、氟伏沙明和帕罗西汀；而艾司西酞普兰、舍曲林、安非他酮和西酞普兰的可接受性（中断治疗率）优于其他新型药物。艾司西酞普兰和舍曲林的疗效和耐受性最为平衡。在巩固期预防复燃方面，与安慰剂相比，使用 SSRIs 可有效预防抑郁障碍复燃，不同 SSRIs 类药物其预防抑郁复燃的疗效相似。关于维持期预防复发的研究较少，病例对照研究结果表明，与安慰剂相比，SSRIs 在预防抑郁障碍复发方面具有明显优势，可显著减低抑郁复发风险。有效治疗剂量分别为氟西汀 20～60 mg/d、帕罗西汀 20～60 mg/d、舍曲林 50～200 mg/d、氟伏沙明 50～300 mg/d、西酞普兰 20～60 mg/d、艾司西酞普兰 10～20 mg/d，均不能与 MAOIs 药物合用。

(2)SNRIs：代表药物为文拉法辛和度洛西汀，具有 5-HT 和去甲肾上腺素双重摄取抑制作用，高剂量时对多巴胺摄取有抑制作用，对 M_1、H_1、α_1 受体作用轻微，不良反应相对较少。此药物特点是疗效与剂量有关，低剂量时作用谱和不良反应与 SSRIs 类似，剂量增高后作用谱加宽，不良反应也相应增加。度洛西汀和其他双重作用机制的 SNRIs 在治疗共病糖尿病性慢性疼痛性躯体症状的抑郁患者比 SSRIs 更有优势。另外，度洛西汀也能有效治疗纤维肌痛。研究显示文拉法辛和米那普仑的疗效与 TCAs 相当，尚无度洛西汀与 TCAs 比较的系统研究。Meta 分析表明，文拉法辛、度洛西汀和米那普仑治疗抑郁障碍的疗效与 SSRIs 相当。文拉法辛的临床治愈率优于 SSRIs，但耐受性逊于 SSRIs。在疗效上，文拉法辛与度洛西汀相当。文拉法辛的常用剂量为 75～225 mg/d，普通制剂分 2～3 次服用，缓释剂日服 1 次；度洛西汀常用剂量为 60 mg/d。

(3)NaSSAs：米氮平为此类药物代表，此类药物主要通过阻断中枢突触前去甲肾上腺素能神经元 α_2 自身受体及异质受体，增强去甲肾上腺素、5-HT 从突触前膜的释放，增强去甲肾上腺素、5-HT 传递及特异阻滞 $5-HT_2$、$5-HT_3$ 受体，此外对 H_1 受体也有一定的亲和力，同时对外周去甲肾上腺素能神经元突触 α_2 受体也有中等程度的拮抗作用。米氮平对抑郁障碍患者的食欲下降和睡眠紊乱症状改善明显，较少引起性功能障碍。随机对照试验（randomized controlled trial，RCT）研究表明米氮平治疗抑郁障碍的疗效显著优于安慰剂，与文拉法辛相当。Meta 分析表明，米氮平的疗效与 TCAs 及 SSRIs 相当。米氮平常用治疗剂量为 15～45 mg/d，分 1～2 次服用。

(4)NDRIs：代表药物为安非他酮。Meta 分析表明，安非他酮治疗抑郁障碍的疗效优于安慰剂，与 SSRIs 相当。对于伴有焦虑症状的抑郁障碍患者，SSRIs 的疗效优于安非他酮，但安非他酮对疲乏、困倦症状的改善作用优于某些 SSRIs。安非他酮对体重增加影响较小，甚至可减轻体重，这一点可能适用于超重或肥胖的患者，并且是转躁率最低的抗抑郁药物之一。与安慰剂相比，安非他酮可有效预防抑郁障碍的复燃和复发，安非他酮还应用于戒烟治疗。常用药物剂量为 75～450 mg/d，需分次服用。

(5)其他新型抗抑郁药物：Meta 分析显示，MT_1/MT_2 激动剂和 $5-HT_{2c}$ 拮抗剂阿戈美拉汀急性期的抗抑郁疗效优于安慰剂，与 SSRIs 和 SNRIs 相当。多项临床研究证实阿戈美拉汀具有明显的抗抑郁作用，此外对于季节性情感障碍也有效。由于作用于褪黑素受体，阿戈美拉汀具有与褪黑素类似的调节睡眠作用，这种对睡眠的改善作用往往在用药第 1 周就会显现。用药剂量范围为 25～50 mg/d,每日 1 次,睡前服用。使用该药物前需进行基线肝功能检查,血清氨基转移酶超过正常上限 3 倍者不应该使用该药治疗,治疗期间应定期监测肝功能。

2.B 级推荐药物

(1)TCAs 和四环类药物:TCAs 和四环类药物由于其安全性和耐受性问题,作为 B 级推荐药物。目前国内使用的有阿米替林、氯米帕明、丙米嗪、多塞平、马普替林和米安色林。大量研究证明 TCAs 和四环类药物对抑郁障碍有确切对疗效,其中阿米替林的疗效略优于其他 TCAs。

(2)SARIs:综合疗效和耐受性,曲唑酮作为 B 级推荐药物。曲唑酮的疗效优于安慰剂,逊于 SSRIs。低剂量的曲唑酮有改善睡眠的作用,但长期使用需要注意不良反应和药物耐受性问题。

(3)SSRAs:RCT 研究表明噻奈普汀治疗抑郁障碍的疗效与帕罗西汀相当。

(4)NRIs:一项 Meta 分析显示瑞波西汀的疗效逊于 SSRIs。

3.C 级推荐药物

MAOIs 由于其安全性和耐受性问题,以及药物对饮食的限制问题,被作为 C 级推荐药物。MAOIs 可以有效治疗抑郁障碍,常用于其他抗抑郁药物治疗无效的抑郁障碍患者。国内仅有吗氯贝胺作为可逆性单胺氧化酶再摄取抑制剂,与 TCAs 疗效相当。

4.其他药物

目前获得国家药品监督管理局正式批准治疗抑郁障碍的药物还包括中药,主要用于治疗轻至中度抑郁障碍。

(1)圣·约翰草提取物片:从圣·约翰草中提取的一种天然药物,其主要药理成分为贯叶金丝桃素和贯叶连翘,主要用于治疗轻至中度抑郁障碍,同时改善失眠及焦虑。

(2)舒肝解郁胶囊:舒肝解郁胶囊是由贯叶金丝桃、刺五加复方制成的中成药胶囊制剂。治疗轻至中度单相抑郁障碍属肝郁脾虚证者。研究发现,舒肝解郁胶囊治疗轻、中度单相抑郁障碍的疗效,与盐酸氟西汀相当。

(3)巴戟天寡糖胶囊:被批准用于治疗轻中度抑郁障碍,中医辨证属肾阳虚证者。

(三)药物选择

可基于药物药理作用的不良反应、安全性或耐受性对个体的影响,同时充分遵循个体化治疗原则,并考虑风险因素及患者和家属的意愿等,根据患者症状特点、年龄、躯体共病状况、药物耐受性等选择治疗药物。

1.伴有明显激越的抑郁障碍

伴有明显激越和焦虑的抑郁障碍患者往往病情较为严重,有较高的自杀风险,药物治疗起效也较慢,且疗效不佳。治疗中可选用镇静作用相对较强的抗抑郁药,如米氮平、帕罗西汀、氟伏沙明、曲唑酮、阿米替林、氯米帕明等;也可选用抗焦虑效果较好的艾司西酞普兰、文拉法辛及度洛西汀等抗抑郁药物。在治疗早期,由于抗抑郁药物起效较慢,可考虑合用苯二氮䓬类药物如劳拉西泮(1～4 mg/d)或氯硝西泮(2～4 mg/d)。当激越焦虑症状缓解后可逐渐停用苯二氮䓬类药物,继续使用抗抑郁药治疗,以避免出现药物依赖。

2.伴有强迫症状的抑郁障碍

临床研究发现伴有强迫症状的抑郁障碍患者预后较差。药物治疗可使用 SSRIs 中的氟伏沙明和舍曲林,以及 TCAs 中的氯米帕明治疗。通常使用药物的剂量较大,如氟伏沙明 200～300 mg/d、舍曲林 150～250 mg/d、氯米帕明 150～300 mg/d。

3.伴有精神病性症状的抑郁障碍

抑郁障碍患者可伴有幻觉、妄想或木僵等精神病性症状,针对该型抑郁障碍在使用抗抑郁药物的同时,可选择合用第二代新型抗精神病药,剂量可根据精神病性症状的严重程度适当进行调整,当精神病性症状消失后,继续治疗 1~2 个月,若症状未再出现,可考虑减少抗精神病药的剂量,直至停药。减药速度不宜过快,避免出现撤药综合征。

4.伴有躯体疾病的抑郁障碍

伴有躯体疾病的抑郁障碍,其抑郁症状可为脑部疾病的症状之一,如脑卒中,尤其是左额叶、额颞侧的卒中;抑郁症状也可能是躯体疾病的一种心因性反应,或者是躯体疾病诱发的抑郁障碍。躯体疾病与抑郁症状同时存在,相互影响。抑郁障碍常常会加重躯体疾病,甚至使躯体疾病恶化,导致死亡,如冠心病、脑卒中、肾病综合征、糖尿病、高血压等,躯体疾病也会引起抑郁症状的加重,故需要有效地控制躯体疾病,并积极的治疗抑郁障碍。抑郁障碍的治疗可选用不良反应少,安全性高的 SSRIs 或 SNRIs 药物。如有肝肾功能障碍者,抗抑郁药的剂量不宜过大。若是躯体疾病伴发的抑郁障碍,经治疗抑郁症状得到缓解,可考虑逐渐停用抗抑郁药。若是躯体疾病诱发的抑郁障碍,患者的躯体不适主诉较多,躯体性焦虑较严重,应选用对抑郁和躯体性焦虑症状均有效的度洛西汀、文拉法辛等抗抑郁药物,若同时伴有躯体性疼痛症状应选用度洛西汀治疗,抑郁症状缓解后,仍需巩固及维持治疗。

(四)常见药物不良反应

药物不良反应会影响治疗的耐受性和依从性,需要在临床使用中注意观察并及时处理。不同抗抑郁药其常见不良反应也有所不同,大部分新型抗抑郁药的总体耐受性要优于 TCAs,治疗中断率更低,安全性更好(表 6-4)。

表 6-4　抗抑郁药物常见不良反应及处理措施

常见不良反应	相关药物	处理措施
心血管系统		
心律失常	TCAs	心功能不稳定或心肌缺血者慎用;会与抗心律失常药产生相互作用
高血压	SNRIs、安非他酮	监测血压;尽量使用最小有效剂量;加用抗高血压药
高血压危象	MAOIs	紧急治疗;如果高血压是严重的,需使用静脉内抗高血压药(如拉贝洛尔、硝普钠)
直立性低血压	TCAs、曲唑酮、MAOIs	加用氟氢可的松;增加食盐的摄入
消化系统		
便秘	TCAs	保证摄入充足水分;泻药
口干	TCAs、SNRIs、安非他酮	建议使用无糖口香糖或糖果
胃肠道出血	SSRIs	确定合并用药是否会影响凝血
肝脏毒性	阿戈美拉汀	提供有关的教育和监测肝功能
恶心、呕吐	SSRIs、SNRIs、安非他酮	饭后或分次给药
泌尿生殖系统		
排尿困难	TCAs	加用氯贝胆碱

常见不良反应	相关药物	处理措施
性唤起、勃起功能障碍	TCAs、SSRIs、SNRIs	加用西地那非、他达拉非、丁螺环酮或安非他酮
性高潮障碍	TCAs、SSRIs、文拉法辛、MAOIs	加用西地那非、他达拉非、丁螺环酮或安非他酮
阴茎异常勃起	曲唑酮	泌尿科紧急治疗
神经精神系统		
谵妄	TCAs	评估其他可能导致谵妄的病因
头痛	SSRIs、SNRIs、安非他酮	评估其他病因（如咖啡因中毒、磨牙、偏头痛、紧张性头痛）
肌阵挛	TCAs、MAOIs	氯硝西泮
癫痫	安非他酮、TCAs、阿莫沙平	评估其他病因，并加用抗惊厥药物
激越	SSRIs、SNRIs、安非他酮	早晨服用
静坐不能	SSRIs、SNRIs	加用β-受体阻滞剂或苯二氮䓬类药物
失眠	SSRIs、SNRIs、安非他酮	早晨服用；加用镇静催眠药；增加褪黑素；提供睡眠卫生教育或CBT
镇静	TCAs、曲唑酮、米氮平	睡前给药，添加莫达非尼或哌甲酯
其他		
胆固醇增加	米氮平	加用他汀类药物
体重增加	SSRI、米氮平、TCA、MAOI	鼓励运动，咨询营养师，更改抗抑郁药物，可考虑使用仲胺基（如TCAs）或其他较少引起体重问题的药物（如安非他酮）
视物模糊	TCAs	加用毛果芸香碱滴眼液
磨牙症	SSRIs	若有临床指征，需牙科医师会诊
多汗	TCAs、某些SSRIs药物、SNRIs	加用α$_1$-肾上腺素能受体阻滞剂（如特拉唑嗪）、中枢α$_2$-肾上腺素能受体激动剂（如可乐定）或抗胆碱能药（如苯扎托品）
跌倒风险	TCAs、SSRIs	监测血压；评估镇静作用、视物模糊或精神错乱；改善环境
骨质疏松	SSRIs	进行骨密度监测，并添加特殊的治疗，以减少骨质流失（如钙、维生素D、双膦酸盐、选择性雌激素受体调节剂）

（1）SSRIs最常见的不良反应是胃肠道反应（恶心、呕吐和腹泻）、激越/坐立不安（加重坐立不安、激越和睡眠障碍）、性功能障碍（勃起或射精困难、性欲丧失和性冷淡）和神经系统不良反应（偏头痛和紧张性头疼），SSRIs还会增加跌倒的风险，某些患者长期服用SSRIs可能会导致体重增加。

（2）SNRIs的常见不良反应与SSRIs类似，如恶心、呕吐、性功能障碍和激活症状。SNRIs还有一些与去甲肾上腺素活动相关的不良反应，如血压升高、心率加快、口干、多汗和便秘。

（3）米氮平治疗中断率和SSRIs相当，其常见不良反应包括口干、镇静和体重增加，因此较适合伴有失眠和体重下降的患者，但有可能升高某些患者的血脂水平。

（4）安非他酮由于没有直接的5-HT能系统作用，因此很少发生性功能障碍，神经系统的不良反应有头疼、震颤和惊厥，应避免使用过高的剂量以防止诱发癫痫发作，一般不用于伴有精神病性症状的抑郁患者，其他常见的不良反应还有激越、失眠、胃肠不适。

(5)阿戈美拉汀常见的不良反应有头晕、视物模糊、感觉异常,整体耐受性与 SSRIs、SNRIs 相当,因为有潜在肝损害的风险,因此开始治疗和增加剂量时需要常规监测肝功能。曲唑酮最常见的不良反应是镇静,比其他新型抗抑郁药更明显。心血管系统不良反应和性功能障碍也较常见。

(6)TCAs 最常见的不良反应涉及抗胆碱能(口干、便秘、视物模糊和排尿困难)、心血管系统(直立性低血压、缓慢性心律失常和心动过速)、抗组胺能(镇静、体重增加)和神经系统(肌阵挛、癫痫和谵妄)。对于患有较严重心血管疾病、闭角性青光眼、前列腺肥大、认知损害、癫痫和谵妄的患者不应使用 TCAs。

(7)曲唑酮最常见的不良反应是镇静,比其他新型抗抑郁剂更明显。心血管系统不良反应和性功能障碍也较常见。

(卢立明)

第四节 心理治疗

一、焦虑障碍

(一)心理治疗原则

(1)处理焦虑症状,如放松、生物反馈。

(2)处理恐惧或恐惧障碍,如放松和暴露(克服回避行为)。

(3)改变不恰当的焦虑认知。告知患者焦虑如同爬山,山再高也有顶,只要坚持就会翻过山,焦虑其实是自限的,不会持续永久、也不会大难临头。

(4)学会耐心、小心和细心地"透过症状表象来了解患者的真实内心体验或冲突"。

(二)心理治疗方法

焦虑障碍常用的心理治疗包括 CBT、分析性心理治疗、森田疗法、支持性心理治疗等。各根据临床经验,以下几种情况较适用心理治疗:自愿首选心理治疗或坚决排斥药物治疗者;孕产妇;有明显药物使用禁忌者;有明显心理社会应激源导致焦虑证据的人群。

心理治疗的目标应注重当前问题,以消除当前症状为主,不以改变和重塑人格作为首选目标;心理治疗应限制疗程时长,防止过度占用医疗资源及加重患者对自我的关注;如治疗 6 周焦虑症状无改善或治疗 12 周症状缓解不彻底,需重新评价和换用或联用药物治疗。

1.CBT

在 CBT 中,通过行为矫正技术改变患者不合理的认知观念,从而治愈疾病。首先,与患者建立良好的医患关系,了解患者的心理问题及相关的原因,通过解释和提问等方式,使患者了解焦虑的性质、惊恐的实质,侵入性思想的认知偏差,惊恐时灾难化思想和惊恐反应之间的恶性循环等,使患者明白心理治疗的机制,增加其治愈的希望和信心;其次,帮助患者重建新的正确的认知,包括识别自动性想法、识别认知性错误、真实性检验、去注意、监察苦闷或焦虑水平;最后,布置家庭作业,通过家庭作业可以让患者练习那些新的行为,并且帮助患者建立新的条件反射。绝大多数的 CBT 方法较复杂,需要经过特殊训练,一般由临床心理学家或精神科医师来实施。但是,一些比较简单的方法,如放松训练、暴露和自控技术可以由非专科人员(全科医师、护士)进行。特殊技术有如下几项。

(1)放松训练:这类治疗是通过降低肌肉紧张和自主神经兴奋来减轻焦虑的。应该向患者解释主要的放松内容,使患者一步一步地放松肌肉,减慢呼吸的频率(像睡眠时那样深而缓慢),集中注意于精神松弛而减少不必要的多思多虑;另外,某些放松方法是通过反复想象一个安静的场景进行的。这些技术在某些情况下使用会取得相当好的疗效,如放松训练对应激反应体验作用较好,但对已发展成为焦虑障碍的患者往往效果欠佳。但如果与其他技术结合起来应用仍不失为一个好的辅助方法。

(2)暴露技术:这类方法主要用于治疗恐惧障碍,因为恐惧实际上是患者在焦虑的基础上产生回避行为,是患者采取了不恰当的方式来应对焦虑。单纯恐惧障碍(如怕蛇、怕登高)一般单用暴露即可取得效果,但对社交恐惧和场所恐惧障碍一般采用暴露合并认知疗法的方法效果较好。基本的方法是说服患者必须面对其回避的境遇。一般采取进入害怕的场合作为实体暴露(即身临其境),但如果实践应用不可能的话,亦可采取让患者想象的方法(想象暴露或系统脱敏)。如果采用的暴露是缓慢、逐步递增的方法,则称为脱敏;如果是快速暴露的话,则称为满灌。研究表明,中等速度的暴露可以达到相同的疗效,而且绝大多数患者能接受。这种介于两者之间的方式通常就是指暴露。

(3)社交技巧和自信心的训练:此类方法适用于过度害羞或社交回避的人,目的是鼓励患者直接用社会所认可的方式来表达思想和感情。第一步是分析患者的行为,其中包括面部表情、眼神接触、姿势、语调及社交场合的交际语汇。然后帮助患者在某些适当的场合练习社交的技能和自信,如面对百货店营业员白眼和冷面孔时,治疗医师帮助其制订恰当的反应,并使患者学会怎样应付。有时治疗医师和患者可以反串各自的角色,用来帮助患者了解他人的看法(如患者扮营业员,医师扮顾客)。鼓励患者在院外适当地练习所学到的方法,并每天记录下练习的过程和结果。

(4)协议处理:此方法用于矫正因社会后果而强化的异常行为。治疗的目的首先是消除异常行为的强化源,然后是奖赏合理行为,奖赏可以是社会性强化,也可以是物质奖励。协议处理有4个阶段:第1步,由患者或他人记录下将改变的行为;第2步,明确紧跟在行为之后的事件(或强化源),如父母给予关注;第3步,安排新的奖赏后果来强化适当的行为;第4步,在适当的时机给予奖赏,而在患者发脾气时尽可能不予注意。这种治疗主要是考虑紧随行为之后的强化,但同时也要重视行为前的诱发事件。这种方法常用于少儿患者。

(5)厌恶疗法:此方法是将不正常行为与负性强化(如轻度电击)结合起来。此法很少用,因为在治疗中反复给予患者痛苦的刺激,存在医德问题。厌恶疗法的效果维持较短暂,在疗效的巩固上并不比其他治疗技术好。

2.分析性心理治疗

首先详细了解病史,确定治疗目标,制定治疗计划。其次要指出患者产生焦虑、恐惧的心理问题,分析隐藏于症状背后的心理冲突,用通俗的语言给患者作出分析与解释,并慎重地提醒患者所忽略的没有意识到的问题,帮助患者认清潜意识里的心理冲突对焦虑、恐惧症状的影响,目前症状的根源,启发患者探索自我,消除不恰当的情感和行为模式,促使他们以比较现实的、成熟的态度和行为去面对生活,最终消除症状,并取得较为持久的疗效。短程治疗每周1~2次,一般全程治疗不多于50次,每次45~50分钟。方法较为灵活,处理移情不再是中心任务,不太强调治疗师保持中立,治疗过程中更关心现在、现实,鼓励、赞扬患者,减少挫折、幻想和对过去的关注,少用或不用自由联想,对问题的解释少用引向"不可改变"结论的说法。

3.森田疗法

森田疗法的理论基础是森田提出的独特的神经质学说,即具有神经质的人因注意力集中于此感觉,从而造成"精神交互作用"的恶性循环,最后导致各种神经症。森田疗法主要适用于各种神经症,尤其是焦虑障碍、强迫症、恐惧症、疑病症、抑郁障碍和神经衰弱。

森田疗法的基本要求是"顺其自然,为所当为",即放弃个人的主观认知,顺从其客观的自然状态,承认症状,但不追溯病因,一切从现在开始,通过行动让现实生活充满活力,以促使精神能量指向外界,在成功的体验中去重新适应环境,适应社会,从而恢复社会功能。

森田疗法是一种具有东方特色的心理治疗方法,分住院式治疗和门诊式治疗。住院式治疗分为四期:第一期为绝对卧床,让患者除进食、大小便外几乎绝对卧床,使其产生烦闷的体验,并使患者身心疲劳得到调整;第二期为轻作业期,此期卧床时间减少,白天到户外接受空气和阳光,促进患者心身的自发活动;第三期为重作业期,患者可随意选择各种重体力劳动,指导患者在不知不觉中养成对工作的持久耐力;第四期为社会康复期,对患者进行外界变化的训练,使患者洞察到自己存在顺其自然的常态,从根本上促发其自然治愈力。

门诊式治疗的原则是让患者顺其自然地接受焦虑、恐惧的情绪,把应该做的事情作为真正的目的,作为行为的准则,启发患者"从现在开始""让现实生活充满活力""像健康人一样生活就会变得健康",指导患者努力发扬性格的长处,避免短处,逐步陶冶其性格,并在生活上也给患者加以指导,通过改变患者的行动,促使焦虑、恐怖情绪的恢复。

4.支持性心理治疗

支持性治疗的一个重要内容就是患者与治疗医师之间的治疗性关系。如果关系建立良好,医师就可以在很大程度上支持患者面对困难;但如果关系过于紧张,患者可能会过分依赖和失去自信。虽然患者应该感受到自己受到医师的注意和关心,但也应该认识到这种关系是职业性、治疗性的医患关系。在医师这方面,治疗医师应该避免过多地卷入患者的事件之中,保持公正、客观地指导。因此,时刻检查治疗性医患关系是否正在变紧张就很重要。例如,患者可能会问及治疗医师的个人生活,想方设法拖长规定的治疗会谈时间,或者不必要地增加与治疗医师接触的次数。如果有这些现象出现,治疗医师应该向患者解释他可以给其进一步的帮助,但须注意不是医师个人与患者的关系。

一旦建立了适当的治疗性医患关系,治疗医师可采取倾听、解释、指导,及减轻患者痛苦或逆遇、提高患者自信心、鼓励患者自我帮助等支持性技术。其中,自助的目的是帮助患者在配合常规临床治疗需要和继续保持原有功能之间建立一恰当的平衡,这是支持性心理治疗的一个最重要目的。一般来说,大多情况下是可以达到这样的目的的,即医师所提供的保健服务不可能永久地让患者产生依赖。

对于病程较短或不适于应用其他心理治疗的患者,可以单纯应用支持性心理治疗。首先和患者建立良好的关系,获得患者的信任;其次对患者的病情及发病原因给予科学的分析和解释,给患者以安慰、鼓励和适当保证,加强患者克服焦虑、恐惧的信心,鼓励患者积极参加一些社会活动,培养其对有益事物的浓厚兴趣和开放的性格,锻炼自己的意志,支持协助患者适应现实环境。

二、抑郁障碍

(一)心理治疗原则

(1)目标为减轻抑郁的核心症状。

(2)每种心理治疗都有各自特殊的设置。

(3)心理治疗聚焦于患者当前的问题。

(4)治疗师和患者都要求保持积极主动,后者通常有回家作业。

(5)通常有症状的检测,一般为量表的评估。

(6)一般都具有疾病心理教育的环节。

(7)治疗是具有时间限制的,通常合并药物治疗。

现在,很多个体心理治疗的手段经过改良之后用于团体治疗,并加入了一些新的技术,但治疗的关键环节仍被保留。

(二)心理治疗方法

对于抑郁障碍患者可采用的心理治疗种类较多,常用的主要有支持性心理治疗、CBT、人际心理治疗、行为激活治疗、精神动力学治疗、家庭治疗等。这些治疗对轻中度抑郁障碍的疗效与抗抑郁药疗效相仿,但对于重度抑郁发作往往不能单独使用,需在药物治疗基础上联合使用。对于慢性抑郁障碍,CBT 和人际心理治疗的疗效可能逊于药物治疗,但心理治疗可有助于改善慢性患者的社交技能及其与抑郁相关的功能损害。

一般而言,支持性心理治疗可适用于所有就诊对象,各类抑郁障碍患者均可采用或联用;CBT 方法可矫正患者的认知偏差,缓解情感症状、改善行为应对能力,并可减少抑郁障碍的复发;人际心理治疗主要处理抑郁障碍患者的人际问题、提高患者的社会适应能力;精神动力学的短程心理治疗可用于治疗抑郁障碍的某些亚型,适用对象应该有所选择;家庭治疗可改善抑郁障碍患者的夫妻关系和家庭关系,减少不良家庭环境对疾病复发的影响。

1.支持性心理治疗

支持性心理治疗便于在基层医疗卫生机构开展,主要通过倾听、安慰、解释、指导和鼓励等方法帮助患者正确认识和对待自身疾病,使患者能够主动配合治疗。通常由医师或其他专业人员实施。

(1)积极倾听,给予患者足够的时间述说问题,通过耐心的倾听,让患者感受到医师对自己的关心和理解。

(2)引导患者觉察自己的情绪,并鼓励患者表达其情绪,以减轻苦恼和心理压抑。

(3)疾病健康教育,使患者客观地认识和了解自身的心理或精神问题,从而积极、乐观面对疾病。为患者提供有关疾病及药物治疗的知识,提高对疾病及不同治疗方案的理解和接受度,提高治疗依从性,加强对前驱症状的早期识别与干预,建立规律的生活模式与健康的行为习惯。

(4)增强患者的信心,鼓励其通过多种方式进行自我调节,帮助患者找到配合常规治疗和保持良好社会功能之间的平衡点。

2.CBT

CBT 是一种通过诘难或挑战抑郁障碍患者对自我、周围环境和未来的不合理信念和错误态度来减轻抑郁症状,鼓励患者在现实生活中改变不恰当的认知与行为的限时、强化、侧重症状的心理治疗。轻中度抑郁障碍急性期治疗推荐可单用或与药物合用,巩固期和维持期治疗推荐可单用或与药物合用。

(1)基本特征:在 CBT 中,患者需学会识别负性自动思维和纠正不恰当的认知错误,学习新的适应性行为模式和"换个角度看问题"(转变认知),让患者积极与所处环境互动并且增加其控制感和愉悦感,即"M 和 P"技术。其中一些行为干预技术如行为激活、回家作业等对于改善患者的症状非常重要,特别是存在社交退缩和兴趣缺乏的抑郁患者。其他有效的行为治疗技术和方法包括安排有计划的活动、自控训练、社交技巧训练、问题解决、逐级加量家庭作业、安排娱乐活动、减少不愉快活动等。

应用模式一般为个体干预,通常 10~25 次,每次 0.5~2.0 小时,每 1~2 周 1 次,治疗期 3~6 个月。急性期治疗的疗程一般推荐为期 12~16 周(平均每周 1 次,治疗初期可每周 2 次,以利于早期减轻抑郁症状)。有研究提示,对严重的抑郁障碍患者,为期 16 周的 CBT 疗效较为期 8 周的更有效。

(2)疗效评价:大量可靠证据显示,CBT 在抑郁障碍急性期治疗中可有效减轻抑郁症状,在巩固期和维持期治疗中可有效预防或减少复燃与复发,但对严重抑郁障碍患者疗效欠佳。可以作为一线治疗的选择。早在十几年前就有 Meta 分析显示 CBT 的疗效与抗抑郁药物相当,明显优于安慰剂对照组和等待对照组。对青少年抑郁障碍也同样如此。之后又有不少研究陆续证实 CBT 治疗与抗抑郁药物治疗差异无显著性。STAR*D 的相关研究结果显示,CBT 治疗作为对于西酞普兰治疗无效的患者选择的措施之一,选用 CBT 患者的缓解率与选用另一种抗抑郁药物治疗的效果相当,并且不良反应更少,但平均缓解时间要比服用抗抑郁药物的患者长 3 周。

3.人际心理治疗

人际心理治疗(interpersonal psychotherapy,IPT)是一种侧重抑郁障碍患者目前的生活变故,如失落、角色困扰与转换、社会隔离和社交技巧缺乏,以及调整与抑郁发作有关人际因素的限时的心理治疗。人际心理治疗是关注患者的关系压力源,包括损失、变化、分歧或人际敏感性,这些都与目前症状的发生或持续有关。治疗目标是减轻痛苦、缓解症状和改善运作。轻中度抑郁障碍急性期治疗推荐可单用或与药物合用,巩固期和维持期治疗推荐可单用或与药物合用。

(1)基本特征:人际心理治疗通常包括 3 个阶段共 16 次治疗(平均每周 1 次,治疗初期可每周 2 次,以利于早期减轻抑郁症状)。治疗初期通常为 1~3 次会谈,主要工作为采集病史、做出诊断及介绍人际心理治疗的一般情况;治疗中期为治疗的主要阶段,重点在 4 个人际问题(悲伤反应、人际角色的困扰、角色变化或人际关系缺乏)中的 1 个或 2 个以上;治疗后期为回顾治疗全过程,巩固疗效并准备结束治疗。主要通过帮助患者识别出这些诱发或促发其抑郁发作的人际因素,鼓励其释放哀伤、帮助其解决角色困扰与转换问题、学习必要的社交技能以建立新的人际关系和获得必要的社会支持,从而改善抑郁。

(2)疗效评价:已有很多设计严谨的随机对照研究证实人际心理治疗对治疗抑郁障碍急性期有效,目前将人际心理治疗作为治疗抑郁障碍的一线选择。并且人际心理治疗对治疗基层医疗保健门诊中的抑郁障碍患者,包括较严重者、青少年、孕妇和老年等也有效。对于抑郁障碍的维持治疗也有一定的证据支持,可以作为二线选择。在一项美国国立精神卫生研究院牵头的大型研究中,人际心理治疗明显优于安慰剂,疗效与丙米嗪相当。对于中重度的抑郁患者,人际心理治疗和丙米嗪药物治疗差异没有统计学意义。尽管有一项 Meta 分析提示人际心理治疗的疗效略优于 CBT,另有一项提示药物治疗优于人际心理治疗,但目前尚无充分证据证实人际心理治疗、CBT 和药物治疗之间孰优孰劣。由于人际心理治疗强调抑郁障碍是医学疾病而非单纯的心理问题,即是疾病和症状困扰了患者而非患者本人的问题,因此临床上多与药物治疗合用,但目前也没有证据证明药物和人际心理治疗联合治疗优于单一的药物治疗或者人际心理治疗。

4.行为激活

行为激活是最早应用实验和操作条件反射原理来认识和治疗临床问题的一类心理治疗方法,它强调问题,针对目标和面向将来,是以实验为基础的一类操作治疗方法,应用人的学习原则来克服精神障碍,具有针对性强、易操作、疗程短、见效快等特点。轻中度抑郁障碍急性期治疗推荐可单用或与药物合用。

(1)基本特征:行为治疗理论认为异常行为,即使是生物源性或躯体疾病所造成的,也可以通过对患者及其环境的相互作用,即通过学习进行治疗干预来取得改善。治疗往往是直接(而非间接)针对某一障碍的体征和症状,具体的技术包括系统脱敏、满灌疗法、自信心和社交技巧训练、厌恶疗法、行为辅助工具、阳性强化和消除法、自控法、治疗协议或临时合同等。

行为激活是以行为疗法为基础,将任务按照一定的方法和顺序分解成一系列较为细小而又相互独立的步骤,然后采用适当的强化方法逐步训练每一小步骤,直到患者掌握所有步骤,最终可以独立完成任务,并且在其他场合下能够应用其所学会的知识和技能,是近来比较流行的行为治疗的技术。行为激活通过增加抑郁患者的活动量,评估抑郁行为和非抑郁行为的不同结果,强调某些认知和情绪状态,从而让抑郁患者改善。行为激活对于改变抑郁患者的惰性,特别是避免社交退缩非常实用。行为激活的疗效与患者的依从性有关,与完成活动量的多少无关。

(2)疗效评价:病例报道和开放性研究表明,行为激活对不典型抑郁障碍或其他精神障碍伴发的抑郁均有较好的疗效。在2项抑郁障碍的随机对照研究中,比较CBT、行为激活和行为激活加部分但不是全部CBT的认知技术,结果显示3种治疗措施不论是在抑郁障碍的急性期还是预防复发方面都效果相当。系统综述表明,行为激活在抑郁障碍的急性期治疗和预防复发方面都有一定作用,具有一定的循证医学证据。有研究观察到,行为激活的疗效与患者依从性有关,与完成活动量的多少无关。总体而言,关于行为激活治疗抑郁障碍的研究数目较少,有力证据不足,目前作为二线治疗手段推荐。

5.精神动力学治疗

精神动力学治疗是建立在精神分析原理的基础上的一种心理治疗,其核心是假设一些有意识或无意识的情绪和防御机制导致了抑郁障碍的不良情绪和认知状态的发生发展。通过对这些因素的内省,如认识并理解这些躯体和精神症状的来源及对行为的影响,从而改善疾病。目前缺乏肯定的循证医学证据,不作为A级推荐。

(1)基本特征:经典的精神分析理论强调童年期的创伤经历,尤其是潜意识领域的内心冲突及性本能的作用对成年期异常行为或精神症状的影响。在精神分析治疗技术中,治疗师尽量忽视自己的存在而鼓励患者自由地谈论自己的想法和感受(即自由联想),通过提问来澄清问题,通过释梦和内省等技术帮助患者面对阻碍,并给予解释、指点,同时保持相对的被动,最终使得患者领悟,从而改变自我。心理防卫机制最初由弗洛伊德提出,用来说明人们在对付那些使人感到烦恼、焦虑的威胁和危险时常采取的自我保护策略,以减轻焦虑和痛苦。目前在心理治疗中,治疗师常应用心理防卫机制的理论给予患者以指导和知识教育,并取得一定的效果。传统的精神分析治疗的持续时间长达数年之久,每周会谈4~5次,每次1小时左右,费时较长,且花费昂贵。

(2)疗效评价:虽然在其他方面临床应用较广泛,但由于样本不均一、研究方法各异、评价指标多样等各种原因使得精神动力学治疗(不论短程还是长程)在抑郁障碍急性期治疗中的循证证据并不多。最早的 Meta 分析显示精神动力学治疗优于无任何治疗,但劣于 CBT,但该研究将人际心理治疗归为精神动力学治疗而饱受诟病,结论不可信。近 10 年又有 Meta 分析比较精神动力学治疗和 CBT/行为治疗,但结果并不一致,有的研究提示两者疗效相当,有的则显示精神动力学治疗不如 CBT/行为治疗。但这些研究同样因为人组的临床试验过少,样本不均一而被质疑结论的可信程度。维持治疗方面,目前认为,该治疗可提高患者药物治疗的依从性,一定程度上可改善与抑郁、焦虑、自责等有关的内心冲突和人际关系问题。现在一般作为二线推荐。新近一篇综述认为精神动力学心理治疗对抑郁障碍的疗效肯定,但仍需要进一步的研究提供更多的依据支持这一观点。

6.家庭与婚姻治疗

(1)基本特征:家庭治疗是旨在矫正家庭系统内人际关系的一类治疗方法。其理论假设将症状行为与问题视作异常家庭关系的结果而非某一成员的特性,即心理障碍产生于家庭内部人际关系而非个体本身。婚姻治疗是对婚姻关系出现问题的配偶进行心理治疗,旨在改善配偶间的婚姻状态。婚姻治疗所关注的是夫妻的关系,包括他们之间的情感、相处关系、沟通状况或所扮演的角色等。由于夫妻是家庭的一部分,因此婚姻治疗在某种意义上可以包括在广义的家庭治疗中。对于存在明显家庭或婚姻冲突的抑郁障碍患者,可考虑在药物治疗基础上合用家庭或婚姻治疗,可有利于降低复燃和复发的风险。

(2)疗效评价:抑郁障碍患者存在婚姻与家庭问题并不少见,其存在会妨碍抑郁的康复,可以是抑郁的后果,也可能是诱因。因此,婚姻与家庭治疗可有助于改善抑郁症状,常用的技术包括行为干预、问题解决和婚姻策略指导等。家庭治疗既用到其他心理治疗常用的策略,同时又有其针对家庭系统的独特策略。一般提倡与药物治疗合用。总体而言,由于研究方法、研究数量等问题,可供使用的相关循证证据比较少。已有研究表明,家庭治疗和婚姻治疗可以减轻抑郁症状并减少复发,有一项包括 8 个婚姻治疗的 Meta 分析研究显示其疗效与个体治疗相当,并且失访率明显低于药物治疗。但由于纳入研究少且研究方法问题,其研究结果的可信程度受到质疑。有研究提示接受家庭治疗的患者较不接受的患者更容易有症状的改善。目前认为,婚姻治疗的疗效很大程度上取决于抑郁症状是否与婚姻关系紧张有关。

7.团体治疗

(1)基本特征:团体心理治疗简称团体治疗,指治疗者同时对许多患者进行心理治疗。各种个体心理治疗的技术都可以应用在团体治疗中,这种方法不仅节省治疗所需的人力,同时还由于患者参与了团体互动,能产生一定的治疗效应。

(2)疗效评价:目前研究较多的是认知导向的团体治疗对于抑郁障碍的治疗作用。可寻找的循证证据不多,结果也不一致,现有较好的 Meta 分析研究显示团体认知疗法在各种抑郁障碍急性发作中是有疗效的,对于抑郁障碍的复发也有预防作用。有研究观察到随访 1 年的 CBT 团体成员获益多于支持性治疗的团体成员,但也有研究观察到团体 CBT 既没有对药物有增效作用,也没有有效改善患者的恶劣心境。团体 CBT 对预防住院抑郁障碍患者出院后再次住院的疗效可能不佳,但团体家庭治疗对住院抑郁障碍患者症状的改善可能有效。团体人际心理治疗的研究更少,有小样本研究提示其具有一定预防复发的作用,对于产后抑郁也有一定疗效。还有研究显示合并认知技术或者人际关系技术的团体治疗要优于单一氟西汀治疗。

8.其他

除上述主流的心理治疗外,随着社会技术的不断发展,一些新兴的治疗手段也逐渐出现,以下简单介绍几种治疗方法。

(1)问题解决疗法:这是简易手册指导的治疗方法,适用于轻度抑郁障碍、老年和内科疾病患者,一般由护士或社会工作者承担,疗程为6～12次。但在国内使用较少。相关研究较少,但操作成本低,易于普及。

(2)网络心理治疗:随着互联网的普及,网络心理治疗也逐渐兴起。相关研究多针对抑郁症状,专门针对抑郁障碍的很少,有Meta分析显示网络指导的CBT有助于缓解抑郁症状,但研究没有报告其有效率和缓解率。后来有人比较了由治疗师领导并有在线团体讨论的网络CBT和仅接受在线团体讨论的效果,前者的疗效更明显。还有一些设计不严格的研究显示网络指导的CBT有助于减轻抑郁症状和改善社会功能。

(3)基于电话的心理治疗:包括电话疾病管理和电话心理治疗2个部分。有很多慢性疾病管理的研究涵盖抑郁症状和抑郁障碍,研究结果显示电话管理在初步干预中有效,并且有即时性、匿名、价格低廉和容易获得的优点。有研究显示电话团体CBT与对照组相比抑郁症状并无明显改善,但治疗组的患者自我评估和满意度明显较高。但这些研究都因其样本量小及研究对象不均一而结论难以推广。

三、心理治疗的相关问题

虽然心理治疗的方法各异,但各种心理治疗都是基于特定的心理学原理,都有着特定的治疗技术和方法。心理治疗的有效性与治疗师接受的培训及其治疗技术有关。患者的症状严重程度、病程、对心理治疗的信念和态度也会影响心理治疗的疗效。因此心理治疗过程中,治疗师与患者建立良好的治疗性联盟是至关重要的。需要强调的是,心理治疗不是简单的谈话治疗,必须由经过规范培训的治疗师按照治疗规范进行心理治疗。

心理治疗和药物治疗的联合使用可以贯序进行(如药物治疗8周后进行心理治疗),也可以同时进行。正是由于所用的方式差异巨大,各种研究之间难以比较,甚至连Meta分析也难以得出较为可靠的结果。多数合并治疗的研究是关于CBT和人际心理治疗的,近来有研究观察到心理治疗和药物治疗联合对抑郁障碍的疗效优于任一种单一治疗,特别是部分特殊病例研究显示有显著的疗效叠加作用,如慢性抑郁、严重复发性抑郁、住院患者等。联合治疗的优势在于药物有助于早期改善抑郁症状,心理治疗有助于提高患者服药的依从性,以及整体、全面地改善患者的功能状态。心理治疗在抑郁障碍维持治疗中的研究较少。一项Meta分析显示,与药物治疗相比,接受CBT的患者复发率更低。如果在CBT有效的基础上维持CBT,与药物治疗相比能更有效地预防复发。并且,当CBT停止后,仍能够发挥其保护作用,在接受CBT后12个月里,患者的复发率仅为31%,而药物治疗的患者复发率为76%;但如果药物治疗者维持药物治疗的话,复发率则相近。目前CBT可作为维持治疗的一线推荐。关于其他心理治疗在抑郁障碍维持治疗中的研究比较少,人际心理治疗在特殊人群中有一定的预防复发的作用。一项荟萃分析也支持,无论是CBT还是人际心理治疗,都对抑郁发作有一定的预防作用。关于精神动力学治疗的长期疗效的研究则更少,有一项研究观察到,超过1年的精神动力学治疗总体而言有效,但该研究并不专门针对抑郁障碍。

(孙俊晓)

第五节 物 理 治 疗

一、MECT 治疗

MECT 治疗是在通电治疗前,先注射适量的肌肉松弛剂,然后利用一定量的电流刺激大脑,引起患者意识丧失,从而达到无抽搐发作而治疗精神病的一种方法。这是对传统电休克治疗方法的改良,应用肌肉松弛药(如氯琥珀胆碱),减轻了肌肉强直、抽搐,避免了关节脱位、骨折等并发症的发生。

(一)治疗原则

(1)若患者存在有危及生命的精神症状时,应当首选 MECT,如具有严重的自杀、自伤企图及自责、木僵、精神病性症状或在特定疾病如怀孕时发生的严重抑郁障碍。

(2)药物治疗无效、效果不理想或不能耐受药物不良反应的精神障碍,如精神分裂症和情感性精神障碍,部分器质性精神障碍,如帕金森病伴发的抑郁发作或精神病性症状等,可选择 MECT。

(3)MECT 可作为联合治疗。躁狂发作、紧张型精神分裂症、伴有强烈情感症状的精神分裂症、精神分裂症急性期等,可在药物治疗的同时,将 MECT 作为联合治疗的首选方案。

(二)适应证

1.一般适应证

(1)抑郁障碍伴强烈自伤、自杀企图及行为,有明显自责、自罪情况者为首选。

(2)精神分裂症具有急性病程、分裂情感性症状或紧张症表现者,抗精神病药物无效或效果较差者,有明显拒食、违拗、紧张性木僵和典型精神病性症状者为首选。

(3)躁狂发作,当原发性躁狂发作伴兴奋、躁动、易激惹、极度不配合治疗者为首选,同时注意配合药物治疗。

(4)其他精神障碍者药物治疗无效或无法耐受,如焦虑障碍、焦虑色彩突出的强迫症、人格解体综合征、冲动行为突出的反社会人格障碍等。

(5)顽固性疼痛,如躯体化障碍、幻肢痛等。

2.谨慎选择 MECT 的情况

(1)残留型精神分裂症或其他类型的精神分裂症。

(2)各种类型的谵妄状态患者,尤其是出现精神病性症状。

(3)具有典型情感症状表现、暴力行为或倾向的器质性精神障碍患者。

(4)严重药物不良反应,如帕金森病、恶性综合征和器质性紧张症(器质性木僵)患者。

(5)频繁发作的、药物控制不良的癫痫患者。

(6)伴发慢性颅内压升高、陈旧性心肌梗死病史、陈旧性脑出血、不稳定性血管瘤、未经治疗的青光眼病史的精神障碍患者。

(二)禁忌证

MECT 无绝对禁忌证。但掌握相对禁忌证可最大限度降低风险发生率。

(1)颅内高压性疾病,如大脑占位性病变、颅内新近出血、颅脑新近损伤、脑组织炎性病变及其他增加颅内压的病变,其中脑肿瘤和脑动脉瘤尤应注意,因为在治疗中可使原有的高颅压骤然增加,易导致脑出血、脑组织损伤或脑疝形成。

(2)严重的肝肾功能障碍、严重的营养不良等造成血清假性胆碱酯酶水平下降或先天性酶缺乏者,这些患者在治疗中容易导致肌松药作用的时间延长,发生迁延性呼吸停止的概率较高。

(3)严重的心血管疾病,如原发性高血压、高血压性心脏病、主动脉瘤、严重的心律失常及心功能不全等疾病。

(4)严重的肾脏疾病(如嗜铬细胞瘤)、严重的呼吸系统疾病、严重的青光眼和视网膜剥离疾病、严重的消化性溃疡、新近或未愈的大关节疾病等。

(5)急性、全身性感染性疾病,中度以上发热。

(6)正在服用含有利血平药物的患者,此类患者治疗过程中可能出现血压下降。

(7)对静脉诱导麻醉、肌松药物过敏。

(8)存在全身麻醉危险因素。

(三)治疗方法

1.治疗前准备

(1)应向患者或其家属解释说明治疗情况,取得其同意,合作,并签署知情同意书。

(2)应做详细的体格检查、必要的实验室检查和其他辅助检查。包括治疗前测量体重,做心电图、胸透检查,测血钾等。年老、体弱及以往有躯体疾病者检查更应详细。

(3)全面了解病情:特别是既往疾病史和近期服药史,如禁忌证中包括的疾病和药物。此外,服用 MAOIs 的患者,停药 10～14 天后再给予 MECT 治疗。服用苯二氮䓬类、抗痉挛药的患者MECT 治疗前最好停用,如继续服用,治疗时需更强的电流。治疗期间应用的抗精神病药或抗抑郁药或锂盐,应采用较低剂量。

(4)治疗前 6 小时内禁止饮食、排空大小便、取出义齿、解开衣带领扣。如患者唾液多,或曾有治疗后呼吸恢复不畅者,可在治疗前 1 小时注射阿托品和洛贝林。

(5)准备必要的急救用品,如洛贝林、咖啡因、尼可刹米、肾上腺素、毛花苷 C 及开口器、压舌板、注射器等。

(6)治疗前半小时测血压、体温、脉搏、呼吸,如体温在 37.5 ℃以上,脉搏＞120 次/分或＜50 次/分,血压＞20.0/13.3 kPa(150/100 mmHg)或＜12.0/6.7 kPa(90/50 mmHg),应禁用。

(7)在专门治疗室内进行治疗。准备好心肺复苏急救药物、气管插管与活瓣气囊人工呼吸器、氧气筒、吸引器、拉舌钳等急救器材。

(8)工作人员不少于 3 名。1 名护理人员做器材准备及负责静脉穿刺;1 名麻醉师负责麻醉及活瓣气囊加压人工呼吸;1 名精神科医师操作电休克治疗机,负责观察药物用量及通电后情况。

(9)药品准备:镇静药(丙泊酚、依托咪酯或氯胺酮,任选一种)、琥珀胆碱、山莨菪碱(或阿托品)、血管活性药(如肾上腺素、去甲肾上腺素、多巴胺等)。在麻醉师参与下,治疗前肌注阿托品0.5 mg。按患者年龄、体重给予 1%硫喷妥钠 1.0～2.5 mg/kg 或其他静脉麻醉药,待患者出现打哈欠、角膜反射迟钝时,给予 0.2%氯化琥珀酰胆碱 0.5～1.5 mg/kg 静脉注射,观察肌肉松弛程度。当腱反射减弱或消失,面部或全身出现肌纤维震颤,呼吸变浅,全身肌肉放松(一般约为给药后 2 分钟)时,即可通电 2～3 秒。观察口角、眼周、手指、足趾的轻微抽动,持续 30～40 秒,为一次有效的治疗。使用麻醉药和肌肉松弛药时,要面罩加压给氧,密切注意患者血氧饱和度变化,使血氧饱和度尽量保持 100%。

2.操作方法

(1)与患者沟通,消除患者紧张情绪。患者仰卧,开放静脉,连接心电监护,吸氧,清洁局部皮肤。治疗前 2～4 分钟,常规静脉滴注东莨菪碱 0.15～0.30 mg 或阿托品 0.5～1.0 mg(推荐用东莨菪碱,因阿托品无抑制口腔腺体分泌的效果)。注意老年患者青光眼及前列腺肥大患者禁用。

(2)MECT 电极涂导电胶,紧贴患者相应部位,按照 MECT 仪器的要求进行电压、电流、时间、刺激能量等参数设置,并测试电阻。

(3)使用麻醉药物。静脉推注丙泊酚(1～2 mg/kg)(由于依托咪酯可加重术后认知功能障碍和诱发心脏事件,不推荐使用),至患者意识消失,瞬目反射消失后给予肌松药,氯化琥珀胆碱(0.50～1.25 mg/kg),完全肌松后置入口腔保护器(纱布卷或牙垫),注射琥珀胆碱后约 1 分钟可见患者眼面、口角及全身肌肉抽搐后肌肉松弛,自主呼吸停止,此时为刺激最佳时机。

(4)获得麻醉医师同意后按治疗键。发作停止后继续辅助通气直至患者恢复自主呼吸。

(5)专人护理观察至少 30 分钟,防止跌倒,待患者生命体征平稳后返回病房,门诊患者建议观察 2 小时后评估符合标准后方可离院。需做好麻醉、治疗等记录。

3.疗程及治疗频率

(1)治疗次数和频度尚无统一标准。我国多数专家倾向于每个疗程 8～12 次,频率为隔日一次。实际操作中应根据患者的诊断、年龄、病情严重程度、既往电休克效果综合评估,注意个体差异。在制定抑郁障碍患者的治疗时,如病情严重的青壮年、口服药物的依从性差,可以采取前三次连日,后几次间日的方式,治疗总次数也可适当增加。实践中发现认知障碍主要与治疗频率相关,可以根据治疗后认知评估制定以后的治疗频率,病情控制后可以适当降低治疗频率。

(2)一般情况下,抑郁发作时治疗次数为 6～8 次,躁狂发作时治疗次数为 8～10 次,精神分裂症治疗次数为 8～12 次。可以根据病情适当增加或减少治疗次数。也可以在间隔一段时间后,通常为 1 个月左右,实施第 2 个疗程。个别患者采用口服药物预防复发有困难时,也可采用每间隔 3 周或 4 周实施 1 次 MECT,连续 2～3 年进行预防性治疗。

(3)如果超过 1 个疗程未达到治疗平台(即没有进一步改善),则不建议继续进行 MECT。

(4)此外,可在治疗期间调整治疗频率。如果患者需要快速起效,可以在前几次每天治疗 1 次;如果患者出现谵妄或者严重认知损害,治疗频率就应减至每周 2 次或 1 次。

(四)特殊情况及处理

1.发作后抑制

出现即刻的心率下降,心率<50 次/分时,快速滴入山莨菪碱,确保心率>50 次/分;随时准备心脏复苏。

2.避免术中知晓

患者恢复过程中,始终保持脑电双频指数在 35～40,直至肌松恢复。可视患者情况,操作完成后给予舒芬太尼 5～10 μg、咪达唑仑 1.0～1.5 mg,再根据脑电双频指数值用异丙酚单次 20 mg 进行滴定。术后 2 小时评估患者有无术中知晓、肌痛等并发症。

3.术后认知功能障碍

严重抑郁状态本身对认知功能就有影响。使用异丙酚麻醉,患者术后认知功能障碍发生率低。MECT 相关的认知损害主要在治疗后 3 天内。多数在治疗 2 周后可恢复。视觉及视觉空间记忆缺失多在 1 周内发生,1 个月内恢复,发生率较低。在 MECT 早期,人工过度换气可能减少 MECT 后短暂的定向障碍。治疗频率可以根据治疗后记忆力评价来进行频率滴定。

4.其他

可能会出现头痛、恶心和呕吐、轻度焦虑,个别患者治疗后可出现短时间的轻度发热,一般可自行缓解。

(五)疗效

MECT 有效率>80%,有抑郁情绪者有效率更高。药物治疗疗效差者有效率降低,抗抑郁药无效者,有效率为 50%~60%。MECT 后缓解的严重抑郁患者,在不进行后续治疗的情况下,6 个月内的复发率为 80%。服用抗抑郁药的非精神病患者接受 MECT 后症状快速缓解后,更容易复发。

为防止抑郁障碍的复发,在 MECT 后仍需继续进行药物治疗。研究显示,MECT 后早期坚持合用抗抑郁药,抑郁障碍复发率为 12.5%。在有高复发风险患者中使用巩固或维持 MECT,可以从每周到每 2 周、每个月,逐渐延长治疗间隔。也可以每月治疗 1 次,直至数年。

二、rTMS 治疗

经颅磁刺激(transcranial magnetic stimulation,TMS)治疗是一种在脑的特定部位给予磁刺激以影响神经细胞功能的新技术。在某一特定皮质部位给予重复刺激的过程,称作 rTMS 治疗。

(一)适应证

目前 rTMS 用于治疗的精神障碍主要包括抑郁障碍和精神分裂症。

(二)禁忌证

1.绝对禁忌证

治疗部位 30 cm 内有金属异物存在,如人工耳蜗、内置脉冲发生器、动脉瘤、支架等,禁止进行经颅磁刺激治疗。

2.相对禁忌证

下述情况进行经颅磁治疗存在风险,在治疗前需结合病症仔细权衡利弊。

(1)长时间、多部位、双脉冲刺激。

(2)强度、频率等超出推荐使用范围。

(3)严重脑出血、脑外伤、肿瘤、感染等可能诱发癫痫的疾病。

(4)严重或最近有心脏病发作。

(5)服用可能降低癫痫发作阈值的药物。

(6)同时服用抗抑郁药物,不能忍受停用现有的抗抑郁药物。

(7)既往或同时使用电休克疗法或迷走神经刺激。

(8)由一般医疗状况或药物引起的抑郁。

(9)睡眠剥夺,酒精依赖。

(10)孕妇、儿童。

(三)治疗方法

1.治疗前准备

(1)rTMS 治疗前,须向患者及其家属告知治疗方案、可能发生的不良反应及应对方案。临床医师须明确患者的病史和药物使用情况,核查心电图、脑电图、MRI 等检查结果,排除 rTMS 禁忌证和可能存在的安全风险,判断患者是否适合接受 rTMS 治疗,并确定治疗参数。影响 rTMS 治疗的风险因素及应对方案,见表 6-5。

表 6-5　影响 rTMS 治疗的风险因素及应对方案

风险因素	应对方案
癫痫病史、癫痫家族史、抽搐史、颅脑外伤史、晕厥发作史、脑卒中史、脑肿瘤病史、外伤性脑损伤史、存在任何植入式医疗器件、头颈部有金属物、妊娠	①判断患者接受 rTMS 治疗的风险获益比 ②患者有相关风险因素中的至少 1 项时,告知其 rTMS 治疗的不良反应的风险可能升高 ③通过会诊,评估 rTMS 相关不良反应的风险
使用可能降低抽搐阈值的药物	①记录药物使用情况(药物名称和剂量),在 rTMS 治疗期间及时更新 ②rTMS 治疗期间尽量保持药物使用方案不变,如有改变,患者需及时告知医师和操作人员
酒精、物质滥用	①记录酒精、物质使用类型剂量及数量 ②告知患者酒精、物质滥用对 rTMS 的影响

(2)rTMS 治疗场所需有足够的空间放置 rTMS 仪器并进行操作,故建议治疗室面积 ≥20 m²。建议患者卧位或坐位接受治疗,并为其提供耳塞、耳罩等听力保护装置。治疗场所应保持合适的温度,避免 rTMS 设备因持续工作导致机器过热。治疗室需配备供氧及监护设备、抢救设备和药品、通信工具,以及紫外线照射消毒装置。

(3)新开展 rTMS 临床技术的医疗机构,应配备至少 1 名具有资质的临床医师,其须在已经获得开展 rTMS 资质的临床机构接受 1 个月以上的理论和实践培训,并独立完成一定数量患者的 rTMS 治疗,且经考核合格。由临床医师制订患者的 rTMS 治疗方案,监督 rTMS 治疗全过程,评估治疗效果,处理不良反应等。rTMS 设备可由医技人员操作,在临床医师督导下实施治疗。医技人员上岗前须接受 rTMS 理论和操作培训,内容包括 rTMS 治疗操作、运动阈值测定、不良反应的观察和处置等。

(4)关键参数的选择:关键参数包括刺激频率、刺激强度、刺激时间、脉冲数量、间歇时间等。临床上使用 rTMS 治疗抑郁障碍时,刺激强度、刺激频率及刺激部位的设置,需根据个体化原则来确定。抑郁障碍的治疗,通常选用刺激强度为 80%～110%运动阈值,当选用低频刺激时,常为 1 Hz,刺激部位选右侧背外侧前额叶,每次治疗总脉冲数为 1 200～2 400 次,治疗次数 10～20 次;选用高频刺激时,常为 10～20 Hz,刺激部位选左侧背外侧前额叶,每次治疗总脉冲数为 800～2 000 次,治疗次数 5～20 次。右侧背外侧前额叶低频 rTMS 刺激的安全性高于左侧背外侧前额叶高频 rTMS 刺激,诱发抽搐的可能性大大降低,也更容易被患者接受。

治疗焦虑障碍时常采用的刺激强度为 80%～90%的运动阈值,频率为 1 Hz,刺激部位为右侧背外侧前额叶皮质,每次治疗的脉冲数 1 200～1 600 次,总刺激次数 10～20 次。治疗药物难治性强迫症时常选用刺激强度 100%～110%,低频 1 Hz,部分研究选用 10～20 Hz,刺激右侧背外侧前额叶皮质、双侧背外侧前额叶皮质或辅助运动脑区,每次治疗脉冲数 1 200～2 400 次或 12 000～60 000 次,总刺激次数 10～30 次。

2.操作方法

(1)刺激强度旋钮旋至最小。

(2)将线圈与高频磁刺激器连接。要保证连上线圈后才能打开治疗仪。

(3)打开激发器,然后在测试选择项目下,选择其中运动诱发的磁刺激项目。

(4)打开开关。

(5)确定刺激强度。

(6)检查危险物品,接受 rTMS 者不能携带心脏起搏器、金属物品、金属植入物、耳蜗植入物、听力辅助装置、手表、计算机、信用卡、计算机软盘或磁带等物品。

(7)rTMS 接受者取坐姿,背对仪器,线圈放在所选择的颅骨某部位上。

(8)在激发器上选定刺激频率。

(9)通过设定每次的平均数及步骤数来设定刺激次数。

(10)按下"激发"按钮。如果准备灯亮,当激发器触发刺激时,就会产生一次刺激。如果激发器处于重复的模式,高频磁刺激器就会在特定频率或最大频率触发。

(11)调整刺激强度,直至在激发器的屏幕上看到合适的反应。

(四)特殊情况及处理

为降低 rTMS 不良反应的发生风险,推荐在临床实践和研究中保证 rTMS 安全性,考虑伦理和应用指南建议的安全刺激参数范围内选择 rTMS 治疗方案。治疗过程中,rTMS 操作人员须持续观察是否有影响 rTMS 治疗安全的情况发生,如患者出现严重不良反应,建议立即中止 rTMS 治疗。

1.诱发抽搐发作

该反应为 rTMS 引起的最严重的不良反应。在 rTMS 的安全指南和操作规范制订后,rTMS 诱发抽搐发作的患者比例显著降低。rTMS 治疗室须制订意外抽搐发作的处理方案,并对临床医师和操作人员进行相关培训。处理措施:①立即停止 rTMS 治疗,移开刺激线圈;②确保患者安全,检查呼吸情况;③清理呼吸道,以防误吸;④当患者安全时,将患者转至侧卧位;⑤当患者安全时,判断是否需要联络急救服务;⑥记录抽搐发作的开始和结束时间;⑦在医学评估期间暂停 rTMS 治疗;⑧患者抽搐发作结束且意识清醒后,予以解释和心理支持。

2.晕厥

该反应发作短暂,较抽搐发作更为常见。先兆期,患者可有"我想躺下来"或"我透不过气",以及视野变窄、黑视和感觉发热等主诉,并伴有心动过缓和脉搏缺失等支持循环性晕厥的体征;当患者出现循环性晕厥时,可主诉内脏不适、恶心、呕吐、头晕、面色苍白、出汗等。处理措施:①记录晕厥的持续时间和严重程度;②告知患者晕厥是可能的不良反应,但预后良好;③指导患者在治疗前补充水分;④监测直立性低血压相关药物的使用情况;⑤如果患者发生晕厥,立即停止 rTMS 治疗,使患者平卧、双腿抬高;⑥在 rTMS 治疗前后检查患者血压、脉搏。

3.疼痛

该反应较常见,多为一过性,与患者敏感程度、刺激方案有关。治疗前应告知患者 rTMS 可能会产生疼痛不适。

4.一过性精神症状

一过性精神症状如躁狂、焦虑、激越、自杀意念和失眠等,较少见。若出现相关反应可暂时中止治疗并观察。处理措施:①监测 rTMS 治疗可能诱发的失眠、焦虑、激越,对易感个体使用标准的躁狂评估量表进行评估;②评估合并使用药物的作用;③评估 rTMS 治疗是否应终止。

5.听力损失或耳鸣

rTMS 治疗产生磁刺激时的瞬间声音强度可超过听觉系统能承受的安全范围,建议治疗中采用听力保护装置(如耳塞)。应特别慎重应用 rTMS 对幼儿、耳部噪声导致听力下降或合并使用耳毒性药物的患者进行治疗,仅在治疗可获益的情况下使用。处理措施:①评估听力损失程度、耳鸣持续时间和严重程度,以及与 rTMS 疗程的关系;②检查听力保护装置是否完好;③指导患者监测听力损失、耳鸣的情况,及时报告 rTMS 操作人员;④必要时建议患者咨询耳科专家。

(五)疗效

焦虑情绪几乎是每个人都会经历的一种体验,统计表明焦虑障碍在一般人群中的终生患病率均为 4.1%～6.6%。rTMS 技术是一种无创、无损、无不良反应的神经调控疗法,对焦虑障碍的治疗有其独特的优势功能影响学研究表明,焦虑激活了大脑右侧前额叶背外侧区的功能,通过低频脉冲磁场刺激右侧前额叶皮质,可以降低该侧皮质兴奋性,通过刺激还可以使苯二氮䓬类受体敏感性增高、促进 5-HT 等神经递质释放增加。已被临床证实 rTMS 技术对急性焦虑和慢性焦虑均有显著的效果,作为一项物理治疗技术,可以单独用于改善焦虑,也可以与药物同时应用,并对药物起到增效的作用。

抑郁障碍是首个被批准的 rTMS 临床治疗适应证。rTMS 是针对抑郁障碍患者和抑郁发作药物治疗抵抗或不能耐受患者的推荐治疗方案。rTMS 可单独或联合抗抑郁药物应用于患者抑郁发作急性期的治疗和抑郁发作缓解后的维持治疗。经 rTMS 治疗有效的抑郁障碍患者,抑郁复发时可再次应用 rTMS 治疗。治疗方案推荐使用高频刺激左侧背外侧前额叶皮质或低频刺激右侧背外侧前额叶皮质。急性期患者通常需要每天 1 次,每周 3～5 次的刺激治疗,20～30 次为 1 个疗程,根据患者病情和疗效,疗程可延长至 6 周。巩固期患者的治疗可持续 3 个月,每周 2 或 3 次,再过渡至终止 rTMS 治疗。对于病情严重、伴有明确消极计划或精神病性症状的抑郁障碍患者,除开展临床干预研究外,一般情况下不建议单独选择 rTMS 作为临床抗抑郁治疗的方案。

三、迷走神经刺激治疗

迷走神经刺激治疗通过植入颈部迷走神经周围的电极对迷走神经给予反复电刺激脉冲。与心脏起搏器类似,迷走神经刺激术(vagus nerve stimulation,VNS)是一项新的有创性持续神经电刺激技术,需外科手术永久性植入脉冲发射器和刺激器。脉冲发射器埋在胸部皮下,刺激电极则附着在颈部迷走神经。VNS 在治疗癫痫患者的癫痫发作时,发现患者伴发的情绪障碍也得到缓解,而且这种作用独立于抗癫痫作用。后来,人们开始关注 VNS 在精神科的应用。目前,VNS 在精神科领域主要集中在抑郁障碍治疗方面的应用和研究。2006 年,美国 FDA 批准 VNS 可以作为难治性抑郁障碍患者的治疗技术,难治性抑郁障碍患者是指经过至少 4 种抗抑郁治疗后疗效不佳的慢性或复发性成年抑郁障碍患者。

迷走神经是第十对脑神经,起源于脑干,行经颈部到达胸、腹部,是行程最长、分布范围最广的一对脑神经,由副交感纤维、一般内脏感觉纤维、一般躯体感觉纤维和特殊内脏运动纤维组成,其中传入纤维成分占迷走神经纤维的 80%,负责将头、颈、喉和胃的信息传递到大脑,大部分传入纤维止于孤束核,小部分止于三叉神经脊束核、网状结构和疑核等核团结构,并通过孤束核向室旁核、蓝斑核、中缝核及丘脑、边缘系统和大脑皮质等结构进行投射,形成广泛的纤维联系。

迷走神经由 A、B 和 C 三类不同的纤维组成。A 类纤维为粗大的有髓纤维,其传导速度为 $30 \sim 90$ m/s;B 类纤维为较小的有髓纤维,其传导速度为 $10 \sim 20$ m/s;C 类纤维为无髓纤维,其传导速度为 $0.3 \sim 1.6$ m/s。各类纤维对电刺激的兴奋阈值不同,A 类纤维最低,C 类纤维最高。有研究发现,低频刺激只引起 A 和 B 两类纤维兴奋,可引起脑电图的同步化,在动物实验中无抗癫痫作用;当刺激频率 >4 Hz 时,则使脑电图产生去同步化,VNS 表现出抗癫痫作用。可见,VNS 通过较高频率刺激迷走神经的特定传导通路,引起脑电图去同步化,是 VNS 抗癫痫机制的电生理学基础。

尽管迷走神经传入大脑的通路固定,但是 VNS 仍可能通过跨突触传递来调节和改变很多脑区功能。末梢感觉通过迷走神经传入,直接投射到很多与神经精神障碍相关的脑区。迷走神经的这种中枢传导通路解剖,为 VNS 治疗神经精神疾病提供了可能。目前,除了治疗抑郁障碍的应用和研究外,也有些学者开始关注 VNS 治疗焦虑、药物依赖和疼痛。

(一)适应证

目前迷走神经刺激器已经获美国 FDA 批准用于癫痫和难治性抑郁障碍的治疗。临床上迷走神经刺激器也被用于孤独症、阿尔茨海默病、意识障碍、卒中后康复、克罗恩病等疾病的探索性治疗。

(二)禁忌证

(1)双侧迷走神经损伤或切断史。

(2)植入部位存在局部感染。

(3)特异性排异体质,不能耐受异物植入。

(4)心、肺慢性疾病史。

(5)胃、十二指肠溃疡史。

(6)非胰岛素依赖性糖尿病史。

(7)严重精神性疾病患者。

(8)全身情况不能耐受手术者。

(9)植入部位需微波或短波热疗、严重心脏传导阻滞、严重消化系统疾病、快速进展的危及生命的遗传代谢性疾病及阻塞性睡眠呼吸暂停等为相对禁忌。体内存在可调压分流管等磁控设备者需要注意其与 VNS 设备间可能的相互影响。

(三)治疗方法

1.迷走神经刺激系统的组成

进行迷走神经刺激需要一套迷走神经刺激装置,该套装置主要由脉冲发射器、电极和可控性程序调节器等所组成。VNS 类似于植入一个心脏起搏器。刺激电极套置于左侧迷走神经干,通过皮下隧道与脉冲产生器相连接,可调节和改变刺激的频率、强度及持续时间等参数。它改变了以往局灶切除和传导通路毁损的治疗模式,是一种可逆的、体外无线程控治疗方法。VNS 发射器可由个人电脑或个人掌上电脑控制,连接到一个红外线棒上。出于安全性考虑,设计时添加了一项安全装置,在出现连续磁场情况下关闭刺激仪。因此,每位患者应随身携带一块磁体,用以在脉冲发射器出现问题时关闭刺激仪。移开磁体,正常的程序刺激就会恢复。当患者在进行某些重要行为时,如公众讲话(声音颤抖)、剧烈运动(呼吸短促),可以控制或暂时消除刺激。

目前,临床应用的植入式神经刺激器的结构和外形均与心脏起搏器类似,核心功能是电压或电流脉冲刺激和遥测/程控,技术关键在于高集成度/低功耗电路设计和多种生物相容材料的集成制造,植入人体的神经刺激器由内部的一块锂电池供电。

2.手术步骤

放置神经刺激器与放置心脏起搏器相似,方法有多种,代表性的 VNS 植入手术是一项门诊手术,由神经外科医师进行操作。

(1)手术在全身麻醉下进行,以尽量减少术中癫痫发作的风险,也可采用颈段局部阻滞麻醉。患者采用仰卧位,头部稍向右偏。

(2)在左侧胸锁乳突靠环甲膜水平作一横向切口,打开颈阔肌,切口长 2.5～3.5 cm,暴露颈动脉鞘。迷走神经通常位于颈动脉鞘后槽颈动脉和颈静脉之间,仔细分离,暴露神经约 3 cm 长。

(3)在左侧锁骨中线下约 8 cm 做一切口,在皮下形成一口袋形空间,用于放置发射器。从美观考虑也可在腋窝附近胸肌下作一口袋形切口放置脉冲发射器。然后用隧穿工具在锁骨下切口至颈区之间形成一皮下通道,把连接系统连接到脉冲发射器上。将 2 个螺旋状双极电极及 1 个锚状拴绳小心地缠绕在暴露的左侧迷走神经上,同时注意避开喉上神经及上颈心支。在发射器放置前及关闭皮肤切口前,发射器应通电保证其功能正常。

(4)切口按层缝合。术后常规进行颈部和胸部 X 线检查,以进一步证实发射器的位置。在放置刺激器后应留院观察,应用抗生素预防感染,2 周后开始刺激治疗,电流通常设置为 0.25 mA。

3.主要参数

目前,尚不十分清楚不同的 VNS 治疗方法对疗效的影响及长期不良反应。目前 VNS 治疗参数设置主要根据临床前实验结果及部分临床试验资料,最大程度地保证 VNS 治疗的安全性和有效性。

(1)刺激强度:推荐的刺激强度为 0.25～3.50 mA。通常开始时给予低强度刺激,然后根据患者的耐受程度和治疗反应逐渐增加。目前尚无电流强度对治疗反应影响的前瞻性研究,所以尚不清楚进一步增加刺激强度治疗效果是否也会进一步增加。在此范围内既安全又有效。太大的刺激强度将减少患者的耐受性,或许不会额外获益。

(2)脉冲宽度:脉冲宽度一般采用 500 μs。由于 250 μs 脉冲宽度耐受性更好,且刺激效果变化不大,因此当患者出现气短、咳嗽或喉部不适时,可将脉冲宽度由 500 μs 减至 250 μs,以增加患者的耐受性,必要时还可增加电流强度。250 μs 以下的脉冲宽度暂不推荐。

(3)刺激频率:推荐的刺激频率为 20～30 Hz。低的刺激频率容易反复刺激慢传导的 C 类纤维,增加自主神经的不良反应。有研究发现,当刺激频率超过 20 Hz 时,VNS 对大鼠心率的影响消失了,其原因可能是 C 类纤维对较高频率的刺激无反应。有学者对 6 例成人抑郁障碍患者VNS 治疗时进行 fMRI 检查,发现 20 Hz 刺激产生的脑部激活区域较 5 Hz 刺激显著增多。

(4)工作期:工作期(开时间＋关时间)目前一般采用开 30 秒、关 5 分钟(工作期 10%)。有学者将 61 例初始治疗的患者随机分为 3 组:7 秒开/18 秒关(工作期 28%),30 秒开/30 秒关(工作期 50%),30 秒开/3 分钟关(工作期 14%),结果显示所有设置的疗效相当。总的来说,≤50%工作期相对安全有效,但临床上更愿意采用标准的工作期 30 秒开/5 分钟关,以尽量增加患者的耐受性,同时可延长电池使用寿命。对 269 例 VNS 治 1 年的癫痫患者资料回顾分析,发现采用不同关闭时间(≤1.2 分钟、1.8 分钟、3.0 分钟、≥5.0 分钟)治疗的患者癫痫发作频率减少没有显著性差别,说明增加工作期并没有使癫痫发作频率进一步减少。

4.参数调节

为避免设备开机叠加手术时分离缠绕刺激迷走神经水肿所产生的不良反应,通常建议在植入VNS治疗系统后1~2周开机开始刺激迷走神经。每次程控前,需测试电极阻抗处于正常范围。脉冲发生器的初始参数设置通常如下:输出电流0.2~0.5 mA,信号频率30 Hz,脉冲宽度250 μs或500 μs,刺激时间30秒,间歇时间5.0分钟。第一阶段程控:如患者可耐受,每2周可增加输出电流0.2~0.5 mA,其余参数不变,观察癫痫控制效果及耐受性。术后8~12周,通常输出电流可调至1.0~1.5 mA。此后进入第二阶段程控:根据患者发作情况及耐受情况,每3个月可调整参数1次。调整模式有2种:一种模式为固定占空比,每次上调输出电流0.1~0.3 mA,直至出现理想的癫痫控制效果或达到患者可以耐受的最大输出电流(一般<3 mA),如果效果仍不佳,再上调占空比;另一种模式为固定输出电流,通过调整刺激及间歇时间而上调占空比(建议<50%),如果仍无效再上调输出电流。每3个月根据发作及耐受性进行调整。

需要强调的是,目前尚缺乏参数与疗效的相关性研究证据,以上程控模式仅供参考。需结合患者对VNS的耐受性、疗效并兼顾电池寿命等因素,在程控过程中寻找最适合患者的个体化参数组合。

(四)特殊情况及处理

VNS植入和治疗总体而言是安全的,临床可能遇到以下不良反应。

1.与VNS设备植入手术相关的不良反应

(1)感染:由于迷走神经刺激装置是植入体内的异物,因此有感染的风险,如果感染严重,应将仪器取出。VNS植入部位感染一般发生于术后1个月内,可发生于颈部或胸部切口。发生率约为2%,对于轻症的感染可应用抗生素及伤口换药控制,严重的感染可能需要摘除设备。

(2)出血:VNS植入手术有出血的风险,植入时有可能损伤迷走神经或伴行的血管。当患者服用有可能改变凝血倾向的药物如丙戊酸钠时,出血概率增加。

2.与设备相关的不良反应

与设备相关的不良反应包括电极导线断裂、脉冲发生器故障、脉冲发生器与电极的连接不当等,发生率约为3%。应根据不同原因采用相应的处理措施,如需更换,需到正规的医院进行评估和更换手术。

3.与刺激相关的不良反应

VNS治疗时可因电流刺激引起一过性声音嘶哑、咳嗽等,通常程度轻微能耐受,通常1~4周后随着时间推移而减轻。在VNS植入术中阻抗测试时及高刺激电流下罕见出现心动过缓。

(五)疗效

1.焦虑障碍

正如之前所述,VNS刺激迷走神经的感觉传入纤维进入大脑并最终到达孤束核。这些纤维是大脑接受来自内脏及横膈膜器官信息的最基本通道。信息从那里传入到大脑中的蓝斑——去甲肾上腺素神经纤维始发位置。去甲肾上腺素长期被认为是重要的神经传递系统,与焦虑的病理机制及调节有关。一种直接刺激去甲肾上腺素调控部位的技术很可能对焦虑有重要影响。

VNS对这条通路有调节作用,通过一台直接刺激这一信号通路的仪器能很有效的改善焦虑。有学者采用多个生活质量量表对VNS治疗的30例抑郁障碍患者(30例患者中,激惹9例、精神性焦虑10例、躯体性焦虑11例)检测后发现,VNS对焦虑有明显的改善作用。其中激惹平均改善率为73%、精神性焦虑为50%、躯体性焦虑为36%。在一项10例难治性焦虑障碍(其中

7例为强迫症患者,创伤后精神障碍2例,惊恐障碍1例)患者接受VNS治疗的多中心开放临床试验,通过汉密尔顿焦虑量表评估,治疗前4周评分为22.5分,VNS治疗10周后,评分平均减少23%。第4年时随访,仍有4例患者继续应用VNS治疗,汉密尔顿焦虑量表评分持续改善,说明VNS治疗对一些难治性焦虑障碍患者可在急性期缓解症状,并且其作用效果可以长期维持。

2.抑郁障碍

VNS是近来受关注的用物理方法改变脑功能的治疗技术之一,多项研究提示VNS有望成为抑郁障碍尤其是难治性抑郁的治疗方法。目前可作为难治性抑郁障碍的备选方案之一。根据对迷走神经功能和神经解剖学的知识、大脑影像学研究、动物实验及脑脊液研究,均支持了难治性抑郁障碍的初期前瞻性临床试验。与抑郁障碍的心理治疗、药物治疗,甚至电休克治疗相比,VNS需要外科手术在体内植入一个仪器,因此在选择VNS治疗前应慎重考虑。目前,在永久植入前,还不能用非侵入性的VNS治疗尝试,非常关键的一点是根据以往资料确定最有可能对治疗有效(或无效)的参数。另外,VNS治疗花费比较昂贵,且为自费项目,同时在连续刺激7～10年后需要更换电池。对于那些复发、慢性和药物控制不佳或依从性差的患者,可选择VNS治疗,这样患者可以摆脱住院、电休克治疗及过量药物治疗的困扰。

四、脑深部电刺激治疗

脑深部电刺激(deep brain stimulation,DBS)又称为脑起搏器,是一种神经系统疾病外科控制疗法与电子技术相结合的临床新疗法,主要采用立体定向手术将脉冲发生器(impulse generator,IPG)植入患者体内,通过发放弱电脉冲,经微电极刺激脑内控制运动的相关神经核团,抑制了引起疾病症状的异常脑神经信号,从而改变相应核团或神经环路的兴奋性,以消除疾病症状、使患者恢复自如活动和自理能力为目的的一种植入式医疗电子设备。

DBS是近30年来神经外科领域发展最迅猛的技术,是治疗运动性神经系统疾病的新方法。DBS是通过刺激发生器发出的高频电脉冲信号刺激脑神经核团或神经传导束调节异常的神经环路。近年来,DBS的临床适应证不断地扩大,从最初的运动障碍病逐渐发展到治疗其他神经和精神疾病,如抽动秽语综合征、强迫症、抑郁障碍、神经性厌食症、难治性疼痛、癫痫、植物状态和阿尔茨海默病等,可以预见,未来的DBS技术将成为众多疾病的重要治疗方法。

脑深部电刺激术取得成功的关键在于选择合适的手术适应证、正确的制定手术计划、精细的手术操作确保靶点定位精准及术后制订合理的调控模式,其中DBS手术治疗作用靶点的选择是先决条件。目前,应用较为广泛的治疗核团有丘脑底核、苍白球内侧核、丘脑腹中间核。

(一)适应证

脑深部电刺激的适应证包括特发性震颤、原发性帕金森病、肌张力障碍、癫痫、舞蹈症、阿尔茨海默病等疾病,国内最常用于原发性帕金森病的治疗。目前该疗法已涉及精神领域,如难治性强迫症,效果较好,还可用于抽动秽语综合征、重度抑郁障碍、神经性厌食、成瘾性疾病等疾病的治疗。

(二)禁忌证

(1)1年内有酒精或其他药物依赖。

(2)现存自杀观念或有自伤企图。

(3)1年内反复自杀史。

(4)身体其他部位植入刺激器,如心脏起搏器等。

(5)有严重的神经系统、内科疾病不能耐受手术。

(6)外科手术绝对禁忌证，如凝血功能障碍等。

(三)治疗方法

1.DBS系统的组成

DBS系统主要有3个部分组成：埋藏在锁骨下的脉冲发生器，探头和延长线，三者均需通过外科手术植入人体内。脉冲发生器由锂电池供电，接受皮肤外部的控制器调节，可以调整刺激的强度、频率和脉宽，以获得最佳的治疗效果；探头是涂有绝缘材料的线圈连接4个电极构成，应用立体定位的技术放在大脑靶区域（根据治疗疾病的种类不同，定位的区域也有显著的差异），通过植入皮下的延长线与埋藏在锁骨下的脉冲发生器相连。

2.手术步骤

(1)术前影像准备和靶点定位：随着MRI技术的发展，目前立体定向的靶点定位多依赖于MRI。一般来说，可以直接采用安装定位头架和显影框后的立体定向MRI扫描图像进行定位。也可以在术前行相应序列的MRI扫描，手术当天采用CT获得立体定向影像，再将两者进行影像融合处理。根据手术靶点，对于扫描参数（包括层厚、层间距、扫描次数等）均有不同的要求。对于部分有体内植入物的患者，如不能行MRI检查，也可以仅行立体定向CT薄层扫描。

不同靶点的定位可分为2类。第一类是直接定位，也就是靶点结构可以直接在影像学上显示，如丘脑底核在磁共振T_2加权像上显示为一个杏仁样低信号区，参考扫描参数为TE 128毫秒，TR 4 000毫秒，层厚2 mm，层间距0 mm，图像采集次数2～4次。另一些核团在磁共振上并无明显的轮廓显示，这样就需要参考立体定向图谱及靶点周围的其他结构进行定位。

常规的入颅位置一般选择前额叶，经验性的入颅点为Kocher点，即鼻根向后10～11 cm，中线旁开3 cm的位置。如果设计手术路径，可根据计算得出Ring和Arc的角度值，在切皮前确定好皮瓣中心和钻孔点的位置。切开头皮可采用纵行直切口、小马蹄形(C形)切口或冠状切口，后两者伤口张力较小，可能会减少术后电极外露的发生率。如果不设计路径，术前MRI显示脑萎缩致脑室扩大者可适当增加旁开距离，使穿刺路径避开侧脑室，防止术后出现电极移位。

(2)安装头架：体表标志是进行头架安装的基础，常用的体表标志包括中线和耳鼻线。保持头架基座侧方横梁与患者鼻翼和耳垂连线平行（该线基本平行于AC-PC线），同时避免头架遮挡患者视线以便进行术中测试。另外还需注意，头钉安装的位置要避开额窦，避免头钉安装过紧造成颅骨骨折。

(3)术中神经生理监测：利用术中电生理监测，可有助于确认手术靶点的位置是否理想，常用的方法是术中电生理定位和刺激测试。一般情况下术中电生理定位需要在患者清醒状态下完成，可以记录到微电极电极尖端单个或数个神经元的电活动记录。由于不同神经结构的放电活动有所不同，所以在微电极植入的路径上可以记录到靶点及靶点周围结构的电信号特征，区别不同结构间的边界。

如果手术时患者是清醒的，在DBS电极植入后，可将电极接在体外刺激器上进行电刺激测试。首先应测量电极各触点间的阻抗值，确认电极连接正常后开始电刺激测试。测试时的触点和参数一般首先选择最腹侧触点作为负极，脉宽设置为60～90 μs，频率130～150 Hz，逐步增加电压以观察效果和不良反应，并按照上述方法依次测试其他触点。通过刺激测试时患者的症状变化和不良反应的情况，可以推测出电极植入位置的准确与否。

当患者在局部麻醉下不能良好配合测试的刺激效果，或者是在全身麻醉情况下植入电极而无法测试时,可采用体外临时刺激。体外临时刺激也就是仅把电极植入脑内,用临时的延伸导线连接电极并将导线末端从头皮上穿出,患者回到病房后,可连接至外临时刺激器,调整参数进行刺激,并观察患者的效果及不良反应。如效果改善明显且双方均认同,可继续植入神经刺激器。另外,有条件的单位还可进行术中 MRI,以验证靶点位置。

(4)固定电极和连接刺激器:测试效果提示靶点位置准确后,行电极固定。当抽出电极内芯和穿刺针外套管时,应注意电极是否纵向移位,使用普通电极帽或锁定装置固定电极。使用隧道器先向对侧术区,再向耳后建立皮下隧道,并将 DBS 电极颅外端引导穿出至耳后上方并固定,将穿出点作为耳后切口的上端。耳后切口一般于耳郭后缘 2~3 cm、上缘 1 cm 处取直切口,作为电极与延伸导线连接处的植入处。在胸部皮下建立囊袋,通过载线器将耳后与胸部囊袋穿刺连通。穿刺时防止隧道过浅而导致术后延伸导线与表皮粘连而致疼痛或皮肤破溃、外露,同时还需防止过深伤及颈外、颈内静脉,另外可在胸锁乳突肌外侧面穿行,防止刺伤肺尖部。DBS 电极与延伸导线连接头植于颅骨表面与帽状腱膜下,严密缝合肌肉和筋膜,防止头皮破溃,装置外露。连接延伸导线和神经刺激器,测试各触点的电阻确认连接通畅后缝合所有切口。

3.参数调节

DBS 治疗精神障碍刺激参数的标准范围:电压 0~8 V,脉宽 60~450 μs,频率范围 30~190 Hz,否则可能产生严重的不良反应。有学者研究 20 例抑郁障碍患者进行双侧 SCC-DBS 治疗,经过 4 周至 6 个月的 DBS 刺激后,患者临床症状改善明显。高频刺激效果更佳,而低频刺激效果不理想,甚至出现临床症状恶化。6 个月后随访显示,对患者进行无规律非持续性 DBS 刺激会使患者抑郁症状出现反弹或加重。术后刺激频率增加过高时,患者阴性症状明显缓解,而阳性症状增多;当刺激频率降低或不进行刺激时,上述现象消失。

(四)特殊情况及处理

1.手术直接相关的不良反应

(1)颅内出血:当靶点不同时,其发生率也稍有不同。往往在术后 24 小时内发病,以癫痫发作、意识障碍或头痛为首发或主要表现,CT 检查可见血肿,周围可有水肿,电极位于出血中央或远离血肿,可表现为脑实质内出血、硬膜下血肿和蛛网膜下腔出血。如出血量不大可保守治疗,少数需开颅手术并尽力保留电极。经及时正确的治疗,患者大多恢复尚可。穿刺部位选择在脑回表面而不是脑沟,避开脑表面血管并避免电凝损伤,轻柔的手术操作,缓慢进退套管针,尽量减少术中调整电极位置的次数,减少微电极记录的针道和次数,可有效减少颅内血肿的发生率。

(2)术后癫痫:术后引起癫痫的原因多种多样,真正分清 DBS 植入设备相关性的癫痫发作是几乎不可能做到的,但术后合并颅内出血的患者发生癫痫的风险明显增高。术后发生癫痫的患者需服用抗癫痫药物 3~6 个月,长远来看再发癫痫的概率极低。不推荐常规预防性使用抗癫痫药物,因为这会带来药物不良反应,在老年患者中尤其常见。

(3)术后意识障碍:DBS 术后意识障碍是比较多见的,尤其是以丘脑底核为靶点的 DBS 植入术后。术后意识障碍出现的概率为 1%~36%,有许多因素都与术后意识障碍有关,比如术中额叶的损伤、手术时间过长、术前存在认知障碍等,但术后意识障碍大多是短暂的,且是自限的。如果意识障碍的时间较长,且无好转迹象,需行全面的神经系统查体和神经影像学检查,另外仔细回顾术前的体征、生化检查指标及神经影像学资料,或许可以找到意识障碍持续存在的危险因素。

(4)DBS 电极植入位置不佳:是导致 DBS 手术失败的常见原因,可以由以下因素引起,如因设备条件受限制定位不准,术中手或框架的移动,误读了术中电生理定位数据,以及脑组织的移位等,这个并发症的发生率为 1.2%～12.0%。DBS 电极植入位置不佳可以使用如下策略使其发生率明显减少:①提升外科手术设备性能;②术前再次核实定位,术中评估再次定位,术后还要通过 CT 及 MRI 来对比定位是否准确;③固定电极时,切勿过度牵拉。如果发现电极植入位置不佳后,术后 1 个月应尽可能地调试各组刺激位点与参数,并记录数据,行 MRI 扫描评估每个触点的位置,结合收集到的所有数据,选择最合适的、疗效最佳的刺激模式以达到疗效最大化。如果最佳程控效果持续时间过短,或刺激带来的效果远远低于预期值,则应考虑重新植入电极。

(5)其他:其他与手术直接相关的并发症发生率相对较低,比如无菌性积液,多见于胸部 DBS 刺激器皮下部分,一般多由于缝合不严密,留有无效腔发生,可以予以穿刺抽吸,大多数能自愈。肺栓塞、肺炎等并发症,发生率较低,但也应引起足够重视。

2.植入设备相关的不良反应

(1)电极移位:如电极经过脑室其移位的风险会增加,因此,对术前 MRI 显示脑萎缩致脑室扩大者可适当增加旁开距离,使穿刺路径避开侧脑室,或设计电极路径避开脑室防止术后出现电极移位;为减少手术当中固定电极时的电极移位,可采用带锁定装置的电极,而对骨孔较大或者骨面曲度较大致电极固定装置基环部分不稳定的情况,可将基环用生物蛋白胶粘贴固定在颅骨上;准确植入电极后,拔除电极内芯时,注意观察电极有无纵向移位;固定电极后,可行二次术中测试;另外在植入电极后,需在手术操作中避免用力牵拉电极尾端。

(2)硬件外漏/皮肤破溃:术前仔细评估患者营养状态,根据患者年龄、性别、症状表现,制定患者脉冲发生器植入部位及延伸导线走行等手术方案,教育患者及其家属术后加强营养,避免植入部位长期受压。额部采用小马蹄形(C 形)切口或冠状切口,较竖直切口可能减少术后电极外露的发生率,头部的 DBS 电极与延伸导线应埋置在帽状腱膜下,DBS 电极与延伸导线连接头植于颅骨表面,严密缝合肌肉和筋膜,防止头皮破溃,装置外露。在颈部建立皮下隧道时,应防止穿刺隧道过浅致术后延伸导线与表皮粘连而致疼痛或皮肤破溃、导线外露。对于营养状况差、皮肤较薄、局部血液循环差的患者可将神经刺激器植于胸肌筋膜下,或植于腋下、腰部,丝线将神经刺激器固定牢靠。

(3)伤口感染:常见感染类型多为刺激器植入区域的感染,而不是颅内电极处的感染。通过相应的干预措施,可降低相应的感染率。围术期控制好患者血糖,术前治愈患者呼吸道感染,切皮前半小时给予抗生素,强化无菌观念,重视无菌操作,精确定位,确保疗效,减少手术时间,简化术中测试。尽量缩短外挂测试时间,定期换药,检查伤口。术后注意患者体温、血象、有无脑膜刺激征等。一般来讲,一旦发生感染,植入设备需要立即移除,并使用抗生素抗感染治疗,单纯使用抗生素治疗设备相关性感染是无效的,尤其是颅内电极引起的感染时,必须尽快移除,否则会引起严重的颅内感染,如硬膜下积脓、脑脓肿等。抗感染治疗 6～8 周,在感染完全控制住后才可考虑重新植入设备。

3.神经刺激相关的不良反应

神经刺激相关并发症,多由电流波及的大脑区域过大或电极位置不佳所导致。DBS 术后程控师必须要知道,当 DBS 电极靶点位置准确无误时的情况下,低到中等强度的刺激出现刺激相关性并发症的可能性较低,而选择中到高强度刺激的时候,刺激相关并发症发生的概率和种类均会增加。不同刺激靶点的刺激相关并发症也有一定的区别。刺激相关的并发症有构音障碍、发音无力、吞咽困难、感觉异常、眼睛偏斜、注视偏斜、恶心、眩晕、出汗、脸红、失平衡、运动失调等。

当 DBS 植入电极位置不佳时,在低强度的电刺激下出现的不良反应要大于临床获益。神经刺激相关性并发症常常是可逆的,而且绝大多数情况下可以通过调整刺激参数来避免其发生。反复多次的测试 DBS 电极上的每一个刺激靶点,刺激幅度由小到大,刺激相关并发症最严重时的幅度阈值可以通过这个办法测算出,如果超出预计值,则应该立即行影像学检查,来评估电极位置,选择合适的刺激靶点。

(五)疗效

1.焦虑障碍

脑深部电刺激治疗是一种利用电子仪器检测神经-肌肉及自主神经系统活动状态,并将其反馈给患者而开展的治疗手段,目前已有大量研究证实了其良好的疗效。有学者选取 340 例接受 DBS 的帕金森病患者,对比患者术前术后评分,统计术后汉密尔顿焦虑量表评分改善率;并分析年龄、性别、病程、术前统一帕金森病评定量表评分、术前帕金森病患者生活质量问卷评分、起病症状、文化程度、靶点、Hoehn-Yahr 分期、术前汉密尔顿焦虑量表评分对焦虑改善率的影响,发现 DBS 可以改善帕金森病患者的焦虑症状,且 Logistic 回归分析显示帕金森综合评分量表改善率及术前汉密尔顿焦虑量表评分是 DBS 后焦虑改善率的影响因素。

2.抑郁障碍

有学者报告 1 例 ROSA 机器人辅助下 DBS 植入外侧缰核治疗难治性抑郁障碍患者的治疗过程,并分析讨论安全性,证实 DBS 能显著改善患者的抑郁症状、睡眠及焦虑。由于精神疾病的复杂性,患者依从性及家庭、社会支持对于稳固疗效也是非常重要。

目前共有扣带回膝下部、内囊/纹状体腹侧部、伏隔核、外侧缰核、丘脑下脚、前脑内侧束 6 个靶点用于治疗难治性抑郁障碍,这些靶点的开放性研究虽然样本量较低,但几乎一致性地报道了 DBS 治疗难治性抑郁障碍的良好疗效。由于缺少对照组及情感障碍自身病程转归的特性,不能完全除外安慰剂效应。现有资料中尚没有足够的证据来支持 DBS 治疗难治性抑郁障碍的有效性及提供最佳的治疗靶点,因此目前 DBS 治疗难治性抑郁障碍仍是实验性治疗,随着对抑郁障碍病因中多个神经环路的功能障碍深入研究,针对不同病因、症状的抑郁障碍亚型,DBS 的治疗靶点应该随之相对应,未来才有可能在疗效有所提升。

(谭乐富)

第六节　中医治疗

一、焦虑障碍

(一)辨证论治

本病属本虚标实,虚实夹杂之证。本虚以肾精亏虚、心脾两虚、心胆气虚为主;标实以肝郁气滞、痰浊、血瘀为主。治疗当注意辨别阴阳虚实,注重虚实兼顾之大法,实证予以理气开郁,或伴活血、清热、化痰、祛湿;虚证则予以养心、健脾、滋肝、补肾。

1.肝郁化火证

(1)主症:情绪不宁,郁闷烦躁,胸胁胀痛,脘闷嗳气,不思饮食,大便不调,或见急躁易怒,口苦而干,或头痛、目赤、耳鸣、或嘈杂吞酸,大便秘结,舌质红,苔黄,脉弦或弦数。

(2)治法:清肝泻火,理气畅中。

(3)方药:丹栀逍遥散加减。

(4)加减:热势较重,口苦、大便秘结者,可加龙胆草 9 g、大黄(后下)6 g 泻热通腑,肝火犯胃而见胁肋疼痛、口苦、嘈杂吞酸、嗳气、呕吐者,可加黄连 3 g、吴茱萸 5 g,肝火上炎而见头痛、目赤、耳鸣者,加菊花 10 g、钩藤(后下)10 g、刺蒺藜 12 g、蔓荆子 15 g。

2.瘀血内阻证

(1)主症:心悸怔忡,夜寐不安,或夜不能睡,多疑烦躁,胸闷不舒,时有头痛胸痛如刺,舌黯红边有瘀斑,或舌面有瘀点,唇紫暗或两目暗黑,脉涩或弦紧。

(2)治法:活血化瘀,理气通络。

(3)方药:血府逐瘀汤加减。

(4)加减:身外凉、多汗、恶风者,加生黄芪 30 g、防风 10 g、麦冬 10 g、五味子 10 g、元参 20 g;胀痛明显者,加香附 12 g,青皮 9 g,郁金 12 g;食欲缺乏脘胀者,加鸡内金 15 g、焦三仙(各)12 g、陈皮 10 g;如有寒象,加乌药 9 g,木香 12 g;兼有热象者,加牡丹皮 10 g,栀子 12 g。

3.痰火扰心证

(1)主症:惊恐不安,心烦意乱,性急多言,夜寐易惊,头昏头痛,口苦口干,舌红苔黄腻,脉滑数。

(2)治法:清热涤痰,宁心安神。

(3)方药:黄连温胆汤加减。

(4)加减:若实火较盛,烦躁不安者,可加黄连至 15 g 以助泻火宁心之力;若痰盛者,可加浙贝 20 g,石菖蒲 30 g。如热久气阴两伤者,加五味子 10 g,黄精 10 g。

4.心脾两虚证

(1)主症:心悸头晕,善恐多惧,失眠多梦,面色无华,身倦乏力,食欲不振,舌淡苔薄,脉细弱。

(2)治法:益血健脾,宁心解虑。

(3)方药:归脾汤加减。

(4)加减:心悸失眠,舌红少苔等心阴虚症状明显者,加百合 15 g,柏子仁 12 g,炙首乌 12 g。若纳呆食少、食后腹胀、少气懒言者,上方重用党参 20 g,加砂仁(后下)6 g、陈皮 15 g。

5.心胆气虚证

(1)主症:心悸胆怯,善恐易惊,精神恍惚,情绪不宁,坐卧不安,少寐多梦,多疑善虑,苔薄白或正常,脉沉或虚弦。

(2)治法:镇惊定志,宁心安神。

(3)方药:安神定志丸加减。

(4)加减:躁扰失眠者,加酸枣仁 20 g,磁石 30 g(先煎);心惊胆怯者,加珍珠母 30 g(先煎),龙骨、牡蛎各 30 g(先煎)。

6.心肾不交证

(1)主症:情绪低落,多愁善感,虚烦不寐,心悸不安,健忘,头晕耳鸣,腰膝酸软,手足心热,口干津少,或见盗汗。舌红,苔薄,脉细或细数。

(2)治法:滋阴清心,养脑安神。

(3)方药:交泰丸加减。

(4)加减:如虚热较甚,低热,手足心热,可加白薇、麦冬 10 g;失眠者,加合欢皮 15 g、炒枣仁 30 g。

7.肾虚肝郁证

(1)主症:情绪低落,倦怠疲乏,反应迟钝,烦躁易怒,腰膝酸软,短气胸闷,善太息,健忘,失眠多梦,舌质淡或暗,舌苔白,脉沉细或沉弦。

(2)治法:益肾调气,解郁安神。

(3)方药:解忧安虑方加减。

(4)加减:偏肝郁者,可加佛手 15 g、玫瑰花 10 g。偏阳虚者,加巴戟天 15 g,枸杞子 12 g;加杜仲 9 g,菟丝子 12 g。偏阴虚者,滋补肾阴,加熟地 12 g,黄精 10 g;失眠烦躁,加磁石 30 g（先煎）。

(二)针刺治疗

1.体针

(1)主穴:取风府、百会、神门、通里、内关。

(2)配穴:肝郁化火型加太冲、合谷;瘀血内阻加血海、膈俞;痰火扰心型加丰隆、阴陵泉;心脾两虚型加心俞、脾俞;心胆气虚型加心俞、胆俞;心肾不交型加心俞、肾俞、太溪;肾虚肝郁型加太溪、太冲;肢体震颤加阳陵泉、四神聪、百会以息风定惊;记忆力减退加百会、四神聪、太溪、悬钟、足三里以醒脑开窍、补益肝肾、健脑益智;失眠加百会、安眠以安神定志;心慌心悸加厥阴俞、巨阙、膻中以宁心定悸、安神通络;血压偏高加百会、曲池、三阴交以清肝泻火、滋阴潜阳;肢体痛取阿是穴或循经取穴;胃痛、呃逆加中脘、足三里、公孙以通调腑气、和胃止痛;肠易激加天枢、神阙、大肠俞、上巨虚、三阴交以通调腑气;胁肋胀痛加支沟、阳陵泉、足三里以疏肝利胆、行气止痛;尿频加中极、关元、秩边以健脾补肾、泌别清浊。

(3)操作:用提插、捻转补泻法,平补平泻,留针 30～60 分钟,10 分钟行针 1 次。隔日一次,10 次为 1 个疗程。

2.耳针

(1)主穴:取神门、交感、心、胆、肝、三焦、枕、皮质下。

(2)配穴:肢体不利可加肘、膝等;伴有过敏症状加风溪;消化不良、脾胃虚弱加脾、胃、胰腺等;胸闷不舒加胸、肺等;呼吸不畅加气管等;强迫症状加口等;腹胀、腹痛加十二指肠等;相关部位的疾病均可选用直接加减的处理方式。

(3)操作。①毫针法:以直径 0.32 mm、长 13 mm 毫针,直刺(也可根据耳穴部位的特点和病情需要进行斜刺或横刺)相应耳穴,深度以 4～8 mm 有感觉即可。进针前须先行常规消毒,术者右手拇、示、中指持针,左手拇、示二指固定耳郭,取穴进针。进针后,小幅度捻转或提插,并留针,留针时间根据需要决定一般为 15～30 分钟,疼痛性病例可延长至 1～2 小时。最后出针,并压迫片刻,以免出血。②皮内针法:先将耳穴部皮肤常规消毒,然后将撳针埋于耳穴处,再在埋针处贴一小块胶布,可根据病情决定留针时间,一般为 3～5 天,最长可达 1 周。③敷贴法:一般用中药王不留行子敷贴,也可用白芥子、急性子、绿豆等。也有用磁珠(磁铁粉制成的圆珠)的。先行常规消毒,左手托住耳郭,右手用止血钳将粘有上述圆形颗粒物的胶布对准所选耳穴贴压,并用手指轻压耳穴 1～2 分钟。一般留压 3 天,每天上、下午由患者自行轻压敷贴部位各 1 次,每次 1 分钟左右。

(三)其他治法

1.灸法治疗

(1)主穴:取大椎、百会、心俞。

(2)配穴:腹胀腹痛加灸关元、中脘、足三里;头痛加灸风池;尿频加灸中极、关元、秩边以健脾补肾、泌别清浊;肠易激加天枢、神阙、大肠俞、上巨虚、三阴交以通调腑气;心慌心悸加厥阴俞、巨阙、膻中以宁心定悸、安神通络;失眠以加百会、安眠安神定志;同时可配合针刺治疗。

(3)操作:灸百会穴可采用仰卧位或俯卧位,操作者用手或纱布将头发压平,避免艾火燃烧头发;灸大椎穴可采取坐位或俯卧位。点燃艾条,吹艾条至红火状态开始施灸;将艾条垂直悬于穴位上方1.5~2.0 cm处灸治;每燃烧2分钟,掸去艾灰1次,以保持艾条红火状态。若患者灼痛难忍时,可稍抬高艾条,不做旋转等动作。每穴灸治15分钟,每日1次,每周治疗5次,治疗6周为1个疗程。

2.推拿

(1)头部推拿:施开天门法、推坎宫法、按揉风池穴、拿揉颈项部以开窍醒脑、清利头目、镇静安神、止痛除烦,心经原穴神门穴、心包经之络穴内关相配,有扶正祛邪,宁心安神的作用,二穴与肝经原穴太冲相配,以理气柔肝、养心安神;气海穴所在为元气生发之所,有总调下焦气机的作用,点按气海穴,配合膻中、中脘同调周身三焦之气,总调一身阴阳之气;攘揉脊柱两侧膀胱经一线畅达一身之气血,旺盛一体之生机,点按胆俞、脾俞、胃俞穴等背俞穴,与肝俞穴相配,柔肝养血、调理诸脏腑气血。

(2)腹部推拿:顺时针揉腹、运腹、推腹,胃气以降为和;掌振胃脘部及下腹部以镇静安神、温中理气,既可调理脾胃,又可平肝舒肝;点揉中脘、足三里、三阴交,取"土能生万物旺盛生机之意",有和胃健脾,通腑化痰,升降气机,兼调肝肾的作用;以上手法相伍,宽胸理气、疏肝解郁、健脾养血。

二、抑郁障碍

(一)辨证论治

1.肝气郁结证

(1)主症:精神抑郁,善太息;脘痞,嗳气频作,胸胁作胀,女子月经不调。舌苔薄白,脉弦。

(2)治法:疏肝和胃,理气解郁。

(3)方药:柴胡疏肝散加减。

(4)加减:胁痛甚者,加青皮、延胡索;肠鸣腹泻、腹胀者,加茯苓、白术;胁肋隐痛不休,眩晕少寐,舌红少津,脉细者,去川芎,加枸杞、菊花、何首乌、牡丹皮、栀子;气滞兼见血瘀者,加牡丹皮、赤芍、当归尾、川楝子、延胡索、郁金。

2.肝郁脾虚证

(1)主症:精神抑郁,善太息,倦怠乏力;胸胁胀满,诸多猜疑,思虑太多,食欲缺乏,大便时干时溏,嗳气脘痞,舌苔薄白,脉弦细或弦滑。

(2)治法:疏肝解郁,养血健脾。

(3)方药:逍遥散加减。

(4)加减:胁肋胀痛者加川楝子、延胡索、白芍;胸中烦闷者,加瓜蒌、琥珀(先煎)、合欢花、豆豉;失眠多梦者,加酸枣仁、茯苓、石决明(先煎)。

3.气郁化火证

(1)主症:情志不畅,急躁易怒,目赤,口苦;头痛,咽干,胸胁胀闷,胃中嘈杂泛酸,便结尿黄。舌红,苔黄,脉弦数。

(2)治法:清肝泻火,解郁和胃。

(3)方药:丹栀逍遥散加减。

(4)加减:胃脘嘈杂吞酸、口苦严重者,加黄连、吴茱萸;口苦、苔黄、大便秘结者,加龙胆草、大黄。

4.心脾两虚证

(1)主症:忧虑不解,心悸,面色萎黄,乏力;头晕,失眠,健忘,劳则汗出,纳谷不馨。舌淡,苔薄白,脉弦细或细数。

(2)治法:健脾养心,补益气血。

(3)方药:归脾汤加减。

(4)加减:心胸郁闷、情志不舒者,加郁金、佛手;头痛者,加川芎、白蒺藜。

5.肾虚肝郁证

(1)主症:情绪低落,兴趣缺乏,腰酸背痛,善太息;性欲低下,善忘,忧愁多虑,胸胁胀满,脉沉弦或沉细弱。

(2)治法:益肾调气,解郁安神。

(3)方药:颐脑解郁方加减。

(4)加减:胸胁胀满者,加玫瑰花、绿萼梅、合欢花;耳鸣者,加磁石、远志、丹参;如有早泄、滑精、尿失禁者,可加益智仁、桑螵蛸、覆盆子温肾固摄;气短乏力可加党参、太子参以益气。

6.肝胆湿热证

(1)主症:情绪抑郁焦虑,烦躁易怒,口干口苦;头胀闷、头晕耳鸣,胸胁胀满,多梦,小便短赤,舌质红,舌苔黄腻,脉弦数或滑数

(2)治法:清肝利胆,宁心安神。

(3)方药:龙胆泻肝汤加减。

(4)加减:若肝胆实火较盛,烦躁不安者,可去车前子,加黄连以助泻火宁心之力;若湿盛热轻者,可去黄芩、生地,加滑石、薏苡仁以增利湿之功;如湿热日久伤阴,见低热,手足心热者,可加银柴胡、白薇以清虚热;月经不调者,可加泽兰、益母草,利湿活血调经。

(二)针刺治疗

1.体针

(1)取穴:主穴归经主要以督脉、心包经等为主,取百会、印堂等为主穴。

(2)配穴:肝郁气滞证,加太冲、期门、合谷、肝俞、膻中;肝郁脾虚证,加肝俞、脾俞、三阴交、太冲、足三里;气郁化火证,加风池、肝俞、大陵、行间、侠溪;心脾两虚证,加心俞、脾俞、足三里、三阴交、内关;肾虚肝郁证,加肝俞、肾俞、四神聪、照海、太溪;肝胆湿热证,加行间、侠溪、太冲、神门、内庭。

(3)操作:采用常规刺法,实证采用泻法,虚证采用补法。针百会时,针与头皮呈30°夹角,进针0.5寸;针印堂时,提捏局部皮肤,平刺0.5寸,其余各穴直刺0.5~1.0寸。针刺时避免大幅度提插捻转,以免针感太强引起受术者不耐受。每周3~5次,每次留针20~30分钟,4~6周为1个疗程。

2.电针

(1)一般人群:以百会、印堂为主穴进行电针治疗,参考体针辨证取穴加减。电针更擅长改善睡眠障碍,以及焦虑、躯体化症状,而单纯针刺更擅长改善抑郁障碍的阻滞症状群。

(2)围绝经期女性。①取穴:以百会、印堂、双侧子宫、双侧天枢穴进行电针治疗。②操作:常规针刺,取穴捻转得气后,接电针仪,留针 30 分钟后起针。电针参数为疏密波,频率为 10/50 Hz,电流强度为 0.5~1.0 mA,1 周 3 次,隔日一次。

3.耳针

(1)取穴:选取肝、胆、心、脾、肾、神门、内分泌、皮质下、交感、小肠、胃、三焦等中的 6~7 个穴位,双耳交替针刺治疗。

(2)配穴:肝郁善太息者,加大肠穴;暴躁易怒者,加耳尖穴;记忆障碍者,加脑干穴;痰瘀气滞者,加三焦穴;食欲不振、体重明显变轻者,加口穴和食道穴;气滞血瘀伴疼痛不舒者,加耳中穴;脘腹胀闷不舒者,加十二指肠穴;气血不足、神疲倦怠者,加胰穴。

(3)操作:耳部严格消毒,根据穴位特点进行针刺,针刺的深浅程度以不刺穿耳部软骨为佳。一般留针 30~40 分钟,留针过程中需要定时行针以保证对穴位足够的刺激量。也可采用揿针埋藏,或王不留行子贴压,埋针或耳穴压豆每日进行,嘱患者自行按压穴位局部。

4.穴位贴敷

(1)取穴:神阙、足三里(双侧)、中脘、天枢(双侧)。

(2)用药:肉桂、吴茱萸、当归、五味子。将各药物研粉装瓶备用,使用时按 0.5:1:1:1 比例混合,调入适量蜂蜜,平铺切成 1 cm×1 cm×2 mm 大小的药块。每次使用时取一小块粘于胶布,用棉签清洁穴位皮肤表面,贴于穴位上。

(三)其他治法

1.推拿

(1)取穴:以督脉和手足厥阴、手少阴穴位为主,多选用太冲、合谷、百会、印堂、内关、神门、劳宫等穴。

(2)手法:㨰法、点按法、揉法、推抹法、拿捏法、摩法、一指禅推法、肘运法、掐法、梳理法、拍打法等。

(3)时间:每次 30~45 分钟,治疗时间可根据患者病情、患者观点和意愿适当延长。

2.五行音乐疗法

(1)选曲:肝郁气滞证用角调式和/或徵调式乐曲;肝郁脾虚证用角调式和宫调式乐曲;气郁化火证用角调式和/或徵调式乐曲;心脾两虚证用宫调式和/或徵调式乐曲;肾虚肝郁证用羽调式和角调式乐曲;肝胆湿热证用角调式和商调式乐曲。

(2)操作:音量 40~60 dB 即可,以患者感觉舒适、悦耳为度;每天 2~3 次,每次 30 分钟为宜,10 天为 1 个疗程,至少持续 3 个疗程。应考虑患者实际情况,可以居家治疗,符合患者的作息时间表。

(王亚男)

第七节　治疗研究进展

一、焦虑障碍治疗研究

诊断焦虑障碍后,应先向患者解释焦虑障碍相关知识,就患者目前的症状表现进行说明,给予运动、调整生活节奏、放松等一般性建议。如患者采纳以上建议后症状未改善,或患者焦虑症状严重、明显影响社会功能,考虑给予药物治疗或心理治疗。对焦虑障碍而言,心理治疗与药物治疗都很重要,选择治疗方案时应考虑患者的意向,对于中重度焦虑障碍患者,建议常规选择心理治疗和药物治疗联用方案。

(一)药物治疗的新证据

目前临床常用治疗焦虑障碍的药物主要通过以杏仁核为中心的环路及其相关联的神经递质起作用而缓解焦虑症状,如苯二氮䓬类药、5-HT$_{1A}$受体部分激动剂及有抗焦虑作用的抗抑郁药。

1.苯二氮䓬类药

GABA 是中枢神经系统主要的抑制性神经递质,在降低杏仁核及皮质-纹状体-丘脑-皮质环路神经元活性上起重要作用,是参与调控焦虑的关键神经递质。GABA 受体主要有 3 种类型,其中 GABAA 是苯二氮䓬类药的作用靶点。苯二氮䓬类药已被使用半个世纪之久,因其抗焦虑作用强、起效快等特点被广泛应用于临床。20 世纪 80 年代,苯二氮䓬类药依赖、戒断、物质滥用等问题使其临床应用相对谨慎,目前主要用于焦虑障碍的急性期治疗或作为增效剂,尽量避免长期单药使用。有研究显示,苯二氮䓬类药长期使用治疗焦虑及相关障碍安全、有效,与抗抑郁剂或认知行为干预联用可能获得较为理想的治疗效果。对舍曲林治疗无效的社交焦虑障碍患者,分别联用氯硝西泮、文拉法辛或安慰剂治疗后,患者焦虑症状缓解率分别为 27％、19％、17％,且联用氯硝西泮患者耐受性优于文拉法辛。而对于抗抑郁药治疗无效的社交焦虑障碍患者,使用苯二氮䓬类药可能是较好的选择。

2.5-HT$_{1A}$受体部分激动剂

研究显示,与焦虑行为相关的海马区是含突触后 5-HT$_{1A}$受体最丰富的区域,5-HT$_{1A}$受体部分激动剂坦度螺酮可能通过激动突触后 5-HT$_{1A}$受体,抑制海马神经元活动而发挥抗焦虑效果。推测 5-HT$_{1A}$受体部分激动剂可能通过激动海马和杏仁核的突触后 5-HT$_{1A}$受体,而非中缝核的突触前受体发挥抗焦虑作用。目前临床常用的 5-HT$_{1A}$受体部分激动剂为丁螺环酮和坦度螺酮。该类药物因其安全性较高,耐受性好,无停药戒断症状而受到关注,同时具有抗焦虑作用明确,无镇静、共济失调、呼吸抑制的不良反应且对认知功能影响较小的特点。坦度螺酮应用过程中紧张、烦躁不安、疲乏、睡眠失调、腹泻等不良反应更少见。这种差异或许与 5-HT$_{1A}$受体亲和力不同相关;但研究显示,两者的差异主要源于对多巴胺 D$_2$ 受体作用的差异,与丁螺环酮比较,坦度螺酮对多巴胺 D$_2$ 受体作用较弱,因此相应的不良反应较少。5-HT$_{1A}$受体部分激动剂除治疗焦虑障碍外,似乎也具有治疗其他神经精神疾病的潜能。因大部分抑郁障碍患者海马体积均呈缩小状态,而 5-HT$_{1A}$受体部分激动剂(坦度螺酮)具有促进海马神经元再生的功能,因此刺激海马神经元再生可能发挥抗抑郁作用。精神分裂症患者杏仁核部位的 5-HT$_{1A}$受体结合力数值明显低于健康志愿者,且与患者的阴性症状、抑郁、焦虑症状评分负相关;而齐拉西酮、喹硫平、氯氮平等抗精神病药均有 5-HT$_{1A}$ 受体部分激动作用,或许从药理学机制来看,通过对 5-HT$_{1A}$ 受体的调节可能在精神分裂患者的治疗中也有着极为重要的作用。

　　3.具有抗焦虑作用的抗抑郁药

　　临床常用的具有抗焦虑作用的 5-HT 能相关抗抑郁药主要为 SSRIs 和 SNRIs,该类药物主要通过选择性抑制 5-HT 再摄取、升高突触间隙 5-HT 含量而发挥抗焦虑作用。但临床实践发现,30％～40％的社交焦虑障碍患者 SSRIs 治疗无应答;约 25％对 SSRIs 应答的患者,经急性期治疗后,6 个月内也会出现再次复发风险。有学者认为,神经炎性因子与慢性焦虑障碍相关,炎性因子水平或可体现药物应答效果。研究显示,高水平炎性因子(TNF-α、IL-6、IL-1β 与 SSRIs (盐酸氟西汀)治疗无应答相关。相较于 TCAs 和 SSRIs,患者对 SNRIs 耐受性较好,但依然存在性功能障碍、停药症状、出血风险、代谢综合征等不良反应,即使是对 SNRIs 治疗应答的患者,但整体痊愈率仍欠佳。SNRIs 类药度洛西汀与去甲肾上腺素、5-HT 转运体亲和力较高,但对中枢神经系统内单胺受体亲和力差,或可作为焦虑障碍治疗的另外一个选择。总的来说,SSRIs、SNRIs 类抗抑郁药已在大多数焦虑障碍的治疗中显效,目前尚无证据证明患者治疗前的焦虑水平是否影响抗抑郁剂的疗效,有学者针对 56 项抗抑郁剂(SSRIs、SNRIs 类抗抑郁药)短期治疗焦虑障碍的临床研究的荟萃分析显示,与安慰剂比较,药物治疗效果并未随患者焦虑基线水平改变,即对于不同焦虑水平的患者,抗抑郁剂均显效。

(二)焦虑障碍发病机制与药物研发的探索

　　焦虑障碍发病机制及其治疗药物的研发是当前各国学者探索的课题。基于焦虑障碍核心症状(焦虑/恐惧),焦虑障碍发病机制研究主要集中在以杏仁核为中心的环路及其相关联的神经递质(如 5-HT、GABA、CRH 及去甲肾上腺素等)及焦虑障碍关联基因等。

　　1.以杏仁核为中心的环路及其相关联的神经递质

　　近年来神经影像学技术在精神医学领域的应用发展,很大程度上促进了焦虑障碍特征性神经解剖学结构和功能的识别。与健康志愿者比较,焦虑障碍患者背侧前扣带回灰质体积较大;额下回(腹外侧前额叶皮质)、中央后回、楔叶/楔前叶灰质体积缩小,提示焦虑障碍患者较健康人脑部结构存在差异。大量研究证实,焦虑障碍患者主要的病理生理学变化可能与杏仁核、海马、前额叶皮质等脑区的功能障碍相关。杏仁核位于大脑底部边缘系统,是调节动物情绪的核心区域。恐惧情绪可能通过杏仁核与调控情绪的前额叶关键部位(眶额叶及前扣带回皮质)相互连接调控,而部分恐惧行为反应由杏仁核与脑干的导水管周围灰质的连接所调控,确切地说,因为这些环路的过度活跃产生了恐惧反应。有研究显示杏仁核的激活与焦虑情绪紊乱相关,但确切的潜在机制尚不清楚,有报道基底外侧杏仁核区 5-HT 耗竭可致恐惧增强、谷氨酸受体表达增加。虽然大量研究显示以杏仁核为中心的环路与焦虑相关,但该理论仅在动物研究中被证实,目前尚缺乏人体研究对这一理论肯定性的答案。去甲肾上腺素是对杏仁核及其投射区域信号传递具有重要调节作用的神经递质,有学者认为,去甲肾上腺素释放增加与负面情绪激发密切相关,如焦虑和(或)恐惧。去甲肾上腺素作为一种主要的单胺类神经递质,对多个脑区觉醒及应激反应调节产生影响。慢性应激条件下,下丘脑-垂体-肾上腺系统的去甲肾上腺素活动失调,可能将机体由一个稳态应激转换为病理性应激。相关数据显示,去甲肾上腺素与 5-HT 系统相互作用与焦虑相关。因此,药物靶向干预去甲肾上腺素系统可能用于焦虑症状的改善。以杏仁核为中心的神经环路相关递质还有多巴胺及 CRH。多巴胺系统的活动由内侧前额叶皮质的谷氨酸能神经元、伏核的 GABA 能神经元及外侧被盖核神经元调节,故多巴胺系统的调节或可影响焦虑样行为。关于小鼠高架十字迷宫实验的研究显示,位于杏仁核的 CRH 受体 1 起着调节焦虑的作用。如今,与去甲肾上腺素、DA、CRH 相关的抗焦虑药的研究正在进行中。

2.焦虑障碍关联基因

随着遗传学研究技术的进展,学者们对焦虑障碍发病机制的研究也进行了基因层面的探索。有研究显示,5-HTR_{1A} 基因敲除与小鼠焦虑行为相关。惊恐障碍患者皮质区 5-HT_{1A} 受体水平下调,但于治疗后恢复正常;社交焦虑障碍患者杏仁核、扣带回、中缝核 5-HT_{1A} 受体水平下调。综合当前重要的临床和临床前研究结果证实了 5-HT_{1A} 受体在焦虑障碍发病机制中的核心作用。另一个研究较多且与 5-HT 相关的基因为 5-HT 转运体基因,尤其是启动子区 44bp 重复序列多态性。因 5-HT 转运体基因(SLC6A4)重复上游区域的遗传多态性与应激反应、情感障碍及药物应答的个体差异相关联,有学者对狨猴研究显示,严重焦虑症状相关的单倍型纯合 AC/C/G 个体表现出剂量依赖性及焦虑治疗应答;轻度焦虑相关的单倍型 CT/T/C 纯合个体却与之相反,该研究对于正常及异常的 5-HT 活动及精神疾病个体化药物治疗发展有着特殊的意义。鉴于一氧化碳合酶 1 基因编码的 NOS-1 调节焦虑及海马依赖性学习的作用已在啮齿动物研究中被证实,因此 Kuhn 等于 2016 年对 1 019 名健康受试者进行了相关研究,发现携带一氧化碳合酶 1 基因外显子 1f-短等位基因的受试者其特质焦虑、担忧及抑郁得分均明显增加。此外,有学者对二酰基甘油脂肪酶 a 基因敲除小鼠的研究显示,约 80% 的 agla-/-小鼠脑内 2-花生四烯酸甘油水平明显下降,且皮质、杏仁核区花生四烯酸乙醇胺减少,表现出明显的恐惧、绝望、焦虑等行为,提示二酰基甘油脂肪酶 a 基因敲除与负面情绪状态相关,并增强焦虑、恐惧反应。

3.其他

除上述研究外,当前焦虑障碍相关的研究还包括海马等脑区的功能障碍、杏仁核-内侧前额叶皮质通路等。2016 年有学者提出了基于海马的焦虑/抑郁两种疾病共同的神经通路,纳入 32 例广泛性焦虑(伴或不伴抑郁)患者的研究显示,广泛性焦虑障碍/抑郁障碍共病患者海马 CA1、CA2-3 显微结构异常,即海马微观结构的变化与威胁处理之间强烈关联,这可能是焦虑/抑郁的一个新的神经环路。鉴于内侧前额叶皮质也与焦虑行为相关,有学者对杏仁核及内侧前额叶皮质共同调节焦虑行为的方式进行了探究,结果显示,激活杏仁核-内侧前额叶皮质投射可增加焦虑样行为,减少社会互动,而抑制这一途径,焦虑样行为减少和社会互动增加,即杏仁核-内侧前额叶皮质通路具有双向调节作用,但仍需进一步的研究。

(三)认知行为疗法治疗焦虑障碍的新理论和新技术

认知行为治疗已经在临床实践中被确立为一系列疾病的特定治疗方案,随着对其深入研究的开展,在其基本原理之上不断发展出新的治疗理论和技术。继 20 世纪 50 年代聚焦于行为改变的第一次浪潮和 20 世纪 60 年代第二次浪潮更多关注人类思维的"黑匣子"之后,出现了强调关注情绪等理念的第三次浪潮,其中正念认知疗法、接纳与承诺疗法、辩证行为疗法等被尝试用于焦虑障碍治疗中。

2015 年,Kocovski 在研究中发现 MBCT 与传统 CBT 在治疗社交焦虑障碍时疗效相当,并提出"正念"可能是传统认知行为治疗中的一个过程变量。2016 年 Wong 通过 182 例样本的研究发现,在减少广泛性焦虑障碍焦虑症状的方面,MBCT 和传统 CBT 都显示出较好的疗效。2019 年,Sewart 在一项 80 例样本的研究中发现 ACT 和传统的 CBT 在治疗社交焦虑障碍上都能起到减少负性情绪,增加正性情绪的作用。在 Simona 等的研究中,ACT、理性情绪行为疗法与传统 CBT 在治疗广泛性焦虑障碍上同样有效。

DBT 强调对情绪的关注以及情绪的调节,能显著降低焦虑状态和特质性焦虑的水平,在减少情绪失调方面也比一般支持性心理治疗更有效,这在 2018 年的一项研究中得到证实,DBT 对于改善焦虑障碍患者的问题情绪和痛苦程度有效。Fitzpatrick 在 2020 年也提出,DBT 能显著地降低焦虑障碍患者恐惧和内疚的水平。

上述研究提示,应用认知行为治疗第三次浪潮的治疗理论和技术,与传统认知行为治疗相比,治疗焦虑障碍的疗效是相当的,但在其作用机制和起效因素方面还需要更深入的探索。

(四)认知行为疗法治疗焦虑障碍的长期疗效研究

既往研究表明,心理治疗比药物治疗疗效更持久。为进一步评估心理治疗对焦虑障碍的长期影响,针对认知行为治疗的长期疗效研究也在逐步开展。

Oerbeck 等在前期研究的基础上,在 2018 年进行了一项前瞻性长期随访研究,对 30 名患有选择性缄默症的儿童采用了 CBT 治疗,经过 5 年的随访研究,大部分患者的生活质量良好,临床症状显著减少,证明 CBT 的长期有效性。

2020 年 Bilet 对 112 名惊恐障碍和广场恐惧症患者进行 CBT 团体心理治疗的 12～31 年长期随访研究,发现超过 93% 的患者预后良好,生活质量改善明显,这也为 CBT 团体心理治疗的长期有效性提供了实证支持。

(五)疾病所致焦虑障碍治疗的研究

1.心理治疗

健康焦虑的 CBT 主要目的是帮助患者认识到自身对健康或疾病的病态顾虑、行为所造成的身体不适和精神上的痛苦,以改善患者失调的认知与行为模式。CBT 治疗疑病症/健康焦虑研究证据已有积累。荟萃研究显示 CBT 对疑病症和健康焦虑具有良好疗效,有效率约 66%。多中心 RCT 研究显示,444 例 HAI 评分≥20 分且 DSM-Ⅳ 诊断为疑病症的患者 1∶1 随机进入 CBT 组和标准护理组,CBT 组患者治疗后 1 年 HAI 分数减分值高于标准护理组,5 年随访显示 CBT 组 HAI 评分的改善程度持续优于标准护理组。对 DSM-5 诊断为 IAD 或健康焦虑伴 SSD 的患者进行的随机对照研究显示,基于网络的 CBT(Internet-delivered cognitive-behavioral therapy,ICBT)比抗焦虑心理教育降低 SHAI 和 CSS 评分更显著;二次分析的结果显示,ICBT 降低 CSS 评分也优于抗焦虑心理教育。非劣效 RCT 研究显示,ICBT 治疗健康焦虑并不逊于传统 CBT,且两者不良事件发生率差异无统计学意义,ICBT 治疗社会成本更低。另有研究显示治疗师引导的网络 CBT、非引导的网络 CBT 和认知行为阅读疗法对于健康焦虑患者都具有持续疗效,且具有很好的成本效益。此外,基于 CBT 的正念认知疗法(mindfulness based cognitive therapy,MBCT)对患者的健康焦虑和其他身体功能也有改善作用,具有良好的即刻疗效和长期疗效。IPT 是疑病症患者的一种有效治疗选择,可减轻患者对躯体症状的持续抱怨、关注和依恋,改善患者人际关系,缓解疾病焦虑症状。其他疗法如行为压力管理和暴露疗法也可能对治疗疑病症/健康焦虑有帮助。

2.药物治疗

药物治疗应用于疑病症患者的推荐级别低于心理治疗,目前尚无药物获批用于治疗 IAD。1 项随机、双盲、安慰剂对照研究显示,疑病症患者服用氟西汀后第 8 周开始起效,并持续到第 24 周,且耐受性良好。18 个月随访亦显示帕罗西汀治疗长期疗效与 CBT 相当,差异无统计学意义。多项开放标签临床试验也支持 SSRIs 药物氟西汀、帕罗西汀和氟伏沙明用于治疗疑病症。

1项对接受 SSRIs 治疗疑病症患者的长期随访调查显示,60%使用 SSRIs 治疗的疑病症患者在治疗结束平均 8.6 年时不再符合疑病症诊断标准,使用 SSRIs 至少 1 个月的患者在随访时平均缓解率为 80%,而未使用 SSRIs 的患者缓解率仅为 40%。在 SSRIs 无效的情况下,可采用其他抗抑郁药如 SNRIs、TCAs 等,或抗焦虑障碍药、抗精神病药等,但目前临床证据仍不足。药物联合心理治疗目前研究较少。1 项临床试验中,疑病症患者随机接受氟西汀联合 CBT、氟西汀、CBT 和安慰剂治疗,主要终点为治疗应答率,在意向治疗分析人群中联合治疗组、单一治疗组(氟西汀或 CBT)、安慰剂组患者的有效率分别为 47.2%、41.8%、29.6%,各组间差异无统计学意义;而在对完成研究的患者进行的二次分析中,氟西汀组的有效率最高为 81.3%,联合组、CBT组、安慰剂组分别为 62.2%、51.7%、44.0%。

二、抑郁障碍治疗研究

抑郁障碍治疗的前提是建立共同致力于患者健康的联盟,抑郁障碍的诊断和治疗均要有良好的医患关系作为基础。治疗联盟本身就是基本的治疗措施之一,建立治疗联盟包括对患者及其家属进行疾病相关知识的教育,使其能够清楚地认识病情,并对抑郁障碍的严重性有足够的认识。告知患者治疗目标、适用的治疗方法,各种方法的利弊及起效所需时间。向患者及家人阐明药物性质、作用和可能发生的不良反应及对策,争取主动配合,遵医嘱按时、按量服药。抑郁障碍的治疗包括药物治疗、心理治疗和物理治疗等。

抗抑郁药物治疗是当前各种抑郁障碍的主要治疗方法,主张首先选择安全性高、疗效好的第二代抗抑郁药物,如 SSRIs、SNRIs、NaSSAs 等,作为一线用药。药物治疗需要保证足够剂量、全病程治疗。一般药物治疗 2~4 周开始起效,治疗的有效率与时间呈线性关系,如果患者使用足量药物治疗 4~6 周无效,换用同类其他药物或作用机制不同的药物可能有效。恢复期(巩固期)治疗原则上应继续使用急性期治疗有效的药物,并维持原剂量不变。维持期治疗可缓慢减药直至终止治疗,有关维持治疗的时间意见不一,如需终止维持治疗,应缓慢(数周)减量,以便观察有无复发迹象,亦可减少撤药综合征,一旦发现有复燃的早期征象,应迅速恢复原治疗。

对于抑郁障碍患者可采用的心理治疗种类较多,常用的主要有支持性心理治疗、动力学心理治疗、认知疗法、行为治疗、人际心理治疗、婚姻和家庭治疗等。心理治疗的作用:①减轻和缓解心理社会应激源相关的抑郁症状;②改善正在接受抗抑郁药治疗患者对服药的依从性;③矫正抑郁障碍继发的各种不良心理社会性后果,如婚姻不睦、自卑绝望、退缩回避等;④最大限度地使患者达到心理社会功能和职业功能的康复;⑤协同抗抑郁药维持治疗,预防抑郁障碍的复发。心理治疗常与药物治疗联合使用。轻中度的抑郁障碍患者可以单独使用心理治疗,但不主张对重度抑郁障碍患者单独使用心理治疗。

抑郁障碍的物理治疗包括以下几种。①MECT 治疗:大量的临床研究和观察证实,MECT是一种非常有效的对症治疗方法,它能使病情迅速得到缓解,有效率高达 70%~90%。②rTMS治疗:是一种无创的电生理技术,对抑郁症状有一定的缓解作用。临床上目前尚不能推荐以rTMS 替代电休克治疗,但是在不良反应方面,rTMS 不会像电休克治疗那样影响患者的记忆功能,因此安全性更高。

(一)抗抑郁药治疗

SSRIs 和 SNRIs 仍是抑郁障碍的一线用药,但其治疗有效率较低,仅 30%的患者能够治愈。

2020 年,加州大学研究团队解释了 SSRIs 类药物治疗抑郁障碍效果不佳的原因,指出代谢指标和 HPA 轴的失调与其密切相关。同时,致力于寻找抑郁障碍治疗靶点的研究从另一个角度为提高抗抑郁剂疗效的发展奠定了基础。2020 年,有研究提示选择性刺激小鼠内侧前额叶皮质的 5-HT$_{1A}$ 受体可显示出快速和持久的抗抑郁作用,且该作用是通过激活谷氨酸 AMPA 受体-BDNF-mTOR 通路发挥作用。该研究为5-HT$_{1A}$ 受体作为抗抑郁剂治疗的靶点提供了证据。而通过对众多研究的总结,氟西汀被认为是治疗成年人和儿童抑郁障碍的最佳选择。

近年来受到众多关注的氯胺酮在 2020 年引发了热议,即其是否能够用于难治性抑郁障碍的治疗。尽管至今为止,氯胺酮并没有被批准用于难治性抑郁障碍的治疗,但其优势已逐渐显现。与 SSRIs 和 SNRIs 相比,氯胺酮不良反应较少,可极大地减少难治性抑郁障碍患者的经济负担,为难治性抑郁障碍患者带来更多获益。此外,很多激素和激素调控的化合物也被认为可用于抑郁障碍治疗,其治疗作用不仅可以归因于外周内分泌系统的调节,还可归因于激素对非内分泌相关的脑神经环路的作用。对包括 HPA 轴、HPT 轴和 HPG 轴在内的内分泌系统的深入研究将为提高抑郁障碍的治疗效果指明方向。

1.SSRIs

SSRIs 是目前在临床中应用率最广的抗抑郁药物,具有抗抑郁谱广,可用人群受限较小等特点,且各个年龄段的病患用药后自杀风险小,但有研究表明该类药物会对骨代谢带来负面影响。SSRIs 主要作用机制是可选择性的抑制突触前膜,并对突触间隙产生摄取作用,合成并提高 5-HT浓度,强化神经冲动传导。有学者认为氟西汀除有显著的抗抑郁疗效外,同时可改善脑卒中后的认知功能障碍。舍曲林可有效改善经皮冠状动脉介入术焦虑抑郁情绪,且安全性良好,同时对氧化应激造成的大鼠结肠黏膜上皮细胞损伤有保护作用,为肠应激综合征伴抑郁障碍的治疗提供新思路,但有研究证实舍曲林对认知会造成一定损害。草酸艾司西酞普兰对去甲肾上腺素等影响不大,在临床中以其安全性和弱不良反应被使用较为广泛。也有研究发现草酸艾司西酞普兰联合降压药物不仅能够有效缓解焦虑抑郁症状,同时还能够抗血小板聚集、改善血管内皮炎症并保护其功能,调整血压变异性,进一步提高了患者的生活质量,同时还能调控脑源性神经营养因子,可提升认知功能水平。目前治疗以抗抑郁药物为主,心理治疗和物理治疗为辅。对于首次发病的抑郁障碍患者精神科首选 SSRIs 类,其中氟西汀的半衰期2~3 天,撤药反应最小,疗效和耐受性较平衡,治疗中断率更低,安全性更好。

2.SNRIs

SNRIs 中主要包含义拉法辛和度洛西汀。这类药物通过调节 NA 及 5-HT 水平可有效治疗抑郁障碍。但如果在临床使用中,由于医患的不当操作导致病患在用药过程中超剂量使用,反而会限制人体对多巴胺的摄取。这一定程度上导致了 SNRIs 在临床中不良反应多于 SSRIs 药物的。文拉法辛口服情况下容易被人体吸收,虽然起效是比较快的,但镇静作用较弱。而且文拉法辛使用过程中会伴随着其余不良反应如出汗、乏力、肢体不调等。临床实践表明,文法拉辛的不良反应强烈程度与使用剂量的相关度不高。虽然文拉法辛的镇定效果不强,但在治疗围绝经期妇女的抑郁障碍时,如果联合雌激素一起作用会有不错的疗效。度洛西汀可增加 NA 及 5-HT在人体组织内的浓度。SNRIs 起效虽然比较快但会升高高血压的风险。这一缺陷导致临床使用具有很大的限制,让部分心脑血管疾病患者无法使用这类药物。

SSRIs 和 SNRIs 的主要作用都是增加突触间隙中 5-HT 和去甲肾上腺素的含量,恢复突触的正常功能。SSRIs 或 SNRIs 的长期给药会导致神经递质的中枢释放,但在治疗 2～4 周后可见临床效果,这意味着不仅单胺递质的增加是缓解抑郁症状的原因。越来越多的证据表明,SSRIs 和 SNRIs 类抗抑郁药具有抗炎作用,这对其治疗效果很重要。

3.NaSSAs

NaSSAs 的代表药物是米氮平,这类药物起效时间短、镇静作用强,是临床上疗效较好的一类药物。同时,由于 NaSSAs 有较好的耐受性,不良反应较小,对于心脑血管疾病患者也是十分友好的。其药理机制是通过阻断中枢突触上有关受体,促进 NE 和 5-HT 的释放过程。研究表明,NaSSAs 的 2 种旋光体都具有抗抑郁活性。

4.MAOIs 和 TCAs

MAOIs 和 TCAs 都属于初代抗抑郁药。MAOIs 的作用机制是通过抑制单胺氧化酶的活性,防止单胺类神经递质的降解,提高 5-HT 和 NE 等单胺类物质的含量而发挥作用。TCAs 则是通过阻断神经末梢对 NE 和 5-HT 的再摄取,增加突触间隙单胺类递质的浓度而发挥作用。在临床应用中,这两类药物易有不少不良反应,比如 5-HT 综合征、癫痫等。而且药物使用时患者的不良反应发生比较高频,还有着不可忽视的病死率,目前已被临床一线用药淘汰。但由于其效果较强,目前仍可在其他药物无效的时候来施加治疗。

(二)心理治疗

在抑郁障碍的心理治疗方面,心身医学的文章对序贯联合药物治疗和心理治疗干预抑郁障碍的效果进行了总结,研究指出在急性期的药物治疗后实施心理治疗、单独心理治疗或联合抗抑郁剂治疗,均可降低抑郁障碍的复发风险。有研究比较了药物治疗与心理治疗的效果,提示氟西汀联合 CBT 的效果优于单一 CBT,但单一 CBT 的效果却优于单一氟西汀治疗。由此可见,心理治疗在提高抑郁障碍治愈率中与药物治疗一样,均扮演着重要的角色。

(三)物理治疗

抑郁障碍的物理治疗方式多种多样,其中 rTMS 和经颅直流电刺激(transcranial direct current stimulation,tDCS)应用广泛。相对于抗抑郁药而言,物理治疗没有肝脏毒性和胎儿毒性;而相对于心理治疗而言,物理治疗省时省力。2020 年 rTMS 相关的研究发现,rTMS 治疗可有效改善抑郁障碍患者的精神运动迟滞症状和认知功能水平;治疗时将 rTMS 定位于左背外侧前额叶或视觉皮质能够显著改善抑郁症状,且能够显著增加外周血环状 RNA 蛋白的表达。东南大学张志珺教授团队同样证实重复刺激视觉皮质 5 天后,抑郁障碍患者异常增高的视觉皮质和前扣带回之间的功能连接出现了降低。与 rTMS 类似,tDCS 也是一种能够改善神经系统功能、认知和行为的物理治疗方式。

该研究报道,在任务训练中给予前额叶皮质 tDCS 治疗可能是提高抑郁障碍患者行为表现的有效方法。此外,tDCS 对抑郁障碍患者的神经认知具有积极作用,而 tDCS 刺激参数对不同个体表现出的疗效差异可能与 BDNF 及 COMT 的多态性相关。综合上述研究,物理治疗似乎更适用于孕产妇抑郁障碍患者等特殊人群,但其疗效机制仍需继续深入探索。

(四)疗效评估

由于客观生物标志物的缺乏,个体的主观感受仍然是评价抑郁障碍治疗效果的金标准。目前,常用于评估抑郁障碍治疗效果的工具有汉密尔顿抑郁量表和蒙哥马利抑郁量表。2020 年,有研究明确指出,常用评估工具并不能最合理地反映抑郁障碍的治疗效果。首先,这些量表并不适用于难治性抑郁障碍患者,也无法长期监测抑郁症状;其次,蒙哥马利抑郁量表并不能完全捕捉到 DSM-5 中定义的所有核心症状,而汉密尔顿抑郁量表也太过于关注抑郁的生理症状;再次,这些量表并没有区分抑郁的不同方面(如快感缺失、忧郁症状和情感失调),而这些不同的方面很可能受不同的神经生理基础所调控,代表了抑郁障碍的不同亚型及其所伴有的特殊症状。最后,患者在接受评估时进行的是回顾性的阐述,而事实证明 1~2 周前的情绪状态在评估时已经发生了改变。要解决上述问题,则亟待制定新的评估工具以涵盖抑郁障碍的各个方面。

(曲晓英)

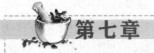

第七章

精神疾病伴发焦虑和抑郁障碍的诊疗

第一节　焦虑障碍伴发抑郁障碍

一、概述

(一)定义

焦虑障碍伴发抑郁障碍又称焦虑和抑郁障碍共病,焦虑和抑郁障碍共病是指患者同时存在焦虑和抑郁障碍,且两组症状分别考虑时均符合相应的诊断标准。焦虑和抑郁障碍共病是目前精神科领域中研究最多也是最为常见的共病,其共病病程可以是半年,一年甚至终生。资料显示,目前焦虑障碍与抑郁障碍的共病率达 19.2%~80.0%,其中前者 50% 伴有抑郁,后者 60%~90% 伴有焦虑。焦虑和抑郁障碍共病与单纯焦虑或抑郁障碍相比具有症状重、病程慢性化、社会功能损害重、自杀率高和预后差等特征。

焦虑和抑郁的共病存在多种模式,主要有以下 3 种情况。①交替型:焦虑和抑郁两组症状在疾病的不同阶段交替出现。②叠加型:焦虑和抑郁属于完全不同性质且相互独立的疾病单元,同时发生在同一患者身上。③共病型:焦虑和抑郁共病既不同于单纯焦虑障碍,又不隶属于抑郁障碍,而是一个独立的疾病单元。

(二)流行病学

欧洲和美国的研究资料表明,老年、妇女、青少年等人群更加容易罹患焦虑抑郁共病障碍。此外,焦虑抑郁共病障碍与文化程度低,失业等因素关系密切。有学者对 3 001 名年龄在 18~70 岁的瑞典人进行了一项焦虑、抑郁及焦虑抑郁共病障碍方面的临床研究。研究结果表明:在样本人群中,17.2% 报告具有临床意义抑郁和焦虑体验,而在 17.2% 体验抑郁和焦虑的人群中,将近 50% 同时体验到抑郁和焦虑两种情绪。明确诊断重症抑郁的为 5.2%,广泛性焦虑障碍的为 8.8%。在重症抑郁和广泛型焦虑障碍患者中,28.2% 罹患焦虑抑郁共病障碍。中国大陆社区流行病学研究资料表明:63% 的抑郁患者至少共患一种类型的焦虑障碍。

欧洲精神疾病联盟老年抑郁障碍流行病学调查资料表明:67.3% 患者存在焦虑障碍合并亚阈值抑郁障碍,其中老年女性的共病率达 73.6%。86.2% 的患者存在焦虑障碍合并阈值抑郁障碍,其中老年女性的共病率达 87.7%。在青少年抑郁障碍患者中,与焦虑障碍的共病率为 15%~75%。而在青少年焦虑障碍患者中,合并抑郁障碍的患病率为 10%~15%,低于前者。由此可见，焦虑抑郁共病率可能随着抽样人群、临床状况、筛查工具及诊断标准不同而有所浮动。然而，在临床实践中，焦虑和抑郁共病比例之高，涉及人群之多，影响范围之广，应该是重要的医疗问题。

有学者将 2017 年 1 月～2019 年 12 月接收的 60 例抑郁障碍患者作为观察对象，根据患者有无焦虑障碍进行分组探讨，包括非共病组（单纯焦虑障碍）和共病组（抑郁障碍共病焦虑障碍）。经过此次研究调查，共病组的发病年龄及患者自身年龄均高于非共病组；城镇所占比例高于农村，且家族存在精神病史的患者，发生共病的风险更大，占比 43.75%，提示家族有精神疾病的抑郁障碍者，更要多给予关注，警惕共病的可能。虽然单纯抑郁障碍患者、抑郁障碍共病焦虑障碍患者在家庭环境、教育水平、性别、诱发因素等方面并无明显的差异，但需注意的是，高中及以上者占比更多，达到了 62.50%；相对而言，男性患者占比较多，占比 53.13%，而女性占比 46.88%；家庭氛围不和睦 75.00% 高于和睦者 25.00%；共病患者中，90.63% 患者存在诱发因素。相较于单纯抑郁障碍患者而言，抑郁障碍共病焦虑患者防御方式更加倾向于消极状态，便有可能会成为抑郁障碍共病焦虑障碍的易感因素。

二、病因与发病机制

焦虑和抑郁障碍共病存在特定的临床表现、基因类型、病理生理学过程和发病机制。此外，也有理论认为有共病现象是原发疾病在发生发展过程中，衍生出其他疾病而形成的（衍生论），共病的精神疾病具有相同的人格缺陷基础（人格缺陷论）。甚至，认为共病的病理生理学基础相同，只是临床表现不同而已（一干多枝假说）。

（一）遗传因素

研究表明，焦虑和抑郁障碍共病患者家族中焦虑障碍和抑郁障碍的患病率均增高。双生子研究发现，广泛性焦虑障碍和抑郁障碍具有遗传相关性，家庭环境在 2 种障碍中均无病因学作用。有学者认为造成广泛性焦虑障碍的因素——遗传和环境增加了抑郁障碍的危险性。对不同性别双生子的研究显示，广泛性焦虑障碍和抑郁障碍具有共同的遗传易感性，而且环境的决定作用相对明显。

（二）心理社会因素

有学者认为焦虑和抑郁障碍共病与患者丧失性的生活事件和危险性的生活事件同时或先后发生有关。有学者通过大量的心理测验发现焦虑和抑郁障碍共病患者具有一种共同的神经质基础，表现为自卑、排斥、沮丧、害羞及情感苦恼。研究发现，焦虑和抑郁障碍共病患者的 A 型行为发生率与抑郁障碍相似，显著低于焦虑障碍；焦虑和抑郁障碍共病患者和抑郁障碍、焦虑障碍一样，艾森克人格问卷神经质评分均显著高于国内常模，但焦虑与抑郁障碍共病患者具有与单纯焦虑障碍和单纯抑郁障碍不同的防御方式。

（三）生化因素

中枢 5-HT 含量增多，出现病理性焦虑。有学者认为病理性焦虑可能是下丘脑、丘脑基底神经节、边缘系统，特别是下丘脑隔区和杏仁核等脑区存在 5-HT 能活性增高。有证据表明，5-HT 合成下降，释放下降，则焦虑减轻或消失。社会环境中的生活事件的应激刺激可以激活下丘脑突触后 $5-HT_{1A}$ 受体，出现保护性焦虑。前脑边缘部分过分刺激 $5-HT_2$ 受体，使其过分兴奋激动，可出现焦虑。以上资料显示，中枢 5-HT 含量增多，突触后膜 $5-HT_{1A}$ 及 $5-HT_2$ 受体激动则出现焦虑。

有学者提出 2 条通路假说,一条是背侧中缝核至杏仁核额叶皮质上行通路激动,发生条件性恐惧。另一条是背侧中缝核至导水管周围灰质通路激动,则抑制条件性恐惧。SSRIs 对每条通路作用大小不同,对前者作用大时,则出现焦虑,对后者作用大时则消除焦虑,SSRIs 使 5-HT 含量上升,激动 5-HT$_{1A}$ 受体,抗抑郁,但出现焦虑。5-HT 激动 5-HT$_2$ 受体或受体超敏,则出现焦虑抑郁。长期使用 SSRIs,则使 5-HT$_2$ 受体脱敏,改善抑郁,消除焦虑。这就是 SSRIs 药应用时出现焦虑,又可治疗社交焦虑障碍的原因。当然焦虑的发生还与去甲肾上腺素、多巴胺、GABA 等各种神经递质有关。

(四)免疫学因素

有研究发现伴有焦虑的抑郁障碍与不伴有焦虑的抑郁障碍相比,前者有免疫功能的增强。还有学者发现,伴有惊恐障碍的抑郁障碍患者的淋巴细胞转化反应、T 细胞总数明显高于不伴有惊恐障碍的抑郁障碍,提示前者有不同程度的细胞免疫功能的增强。

(五)内分泌因素

有学者综述了有关文献后认为,位于前脑边缘脑干核(包括蓝斑)的神经元中存在 CRH,能控制垂体前部的 ACTH 分泌和 HPA 轴活性,而 CRH 升高可产生各种体征和焦虑、抑郁症状,包括性行为减少、进食减少、睡眠障碍及自主神经功能紊乱。

(六)神经电生理因素

有学者对抑郁障碍和焦虑及抑郁障碍共病患者对照研究发现,后者的前脑区 α 功率不对称性与正常对照组存在着显著性差异,而抑郁障碍患者则未见这一结果;在后脑区共病患者右侧 α 活动性范围比左侧更大,这可能与焦虑引起的右顶颞区 α 高活动性有关。

三、临床表现

目前相关的临床研究资料不多,大多数学者的观点认为焦虑和抑郁障碍共病有以下临床特点。

(1)共病患者主诉较多,主观感觉痛苦,表现出的焦虑抑郁症状更加严重,自评症状明显高于其本身实际情况。

(2)共病患者的各种躯体症状尤为突出,临床表现复杂,致使其焦虑和抑郁的情绪似乎更多地表现为对自身躯体生理障碍的担忧。

(3)共病患者常年龄较大,起病急,且症状多不典型,易反复。

(4)多数共病患者所表现出来的悲观、消沉、疲乏、无能及忧虑、不安、恐惧、疑惑等症状较单一的焦虑或抑郁症状重,且症状相互重叠,增加自杀的危险性。

(5)共病患者病程多数呈慢性迁延,容易反复发作或加剧,疗效不稳定,不经治疗难以自愈。

(6)共病患者往往在精神科治疗之前,先行在内科、神经内科、中医科之间周转,各种医学检查过多过频,容易产生医源性心理负担,多科用药合并服用机会增多,容易产生药物间的相互干扰,增加了药物不良反应的发生。

(7)因为就诊科室较多,不少患者长期服用多种抗焦虑药物,往往存在对抗焦虑药物的耐受和依赖性,从而延缓其症状的缓解。

(8)因为患者久久无法摆脱精神心理上的痛苦,致使其对医师的处方不够信任,治疗依从性差。

四、诊断

该病的诊断因焦虑症状和抑郁症状的程度不同而有差别,主要有如下几种情况。

(一)混合性焦虑抑郁障碍

焦虑症状不符合焦虑障碍的诊断标准,抑郁症状也不符合抑郁障碍的诊断标准,此时称为混合性焦虑抑郁障碍(mixed anxiety and depressive disorder,MAD)。MAD 的概念由 ICD-10 首先提出,但未定义诊断标准,DSM-IV 则予以补充,制订诊断标准如下。

1.病程标准

持续或反复发作的烦躁不安至少 1 个月。

2.症状标准

患者必须在同一时间至少具有注意力不集中或脑子空白、睡眠紊乱、疲劳或无力、警觉性增高、预感到有某种坏事发生、无望感、自卑和无价值感 10 项症状中的 4 项。

3.排除标准

(1)症状直接由物质依赖或常见的内科疾病引起。

(2)具有抑郁障碍、心境恶劣、惊恐障碍或广泛性焦虑等轴 I 诊断史。

(3)处于部分缓解期的某种焦虑或抑郁障碍。

4.严重程度标准

存在显著的社交、职业或其他重要功能的损害。

(二)以焦虑障碍的诊断为主

焦虑症状符合焦虑障碍的诊断标准,但抑郁症状不符合抑郁障碍的诊断标准,此时以焦虑障碍的诊断为主。

(三)以抑郁障碍的诊断为主

焦虑症状不符合焦虑障碍的诊断标准,但抑郁症状符合抑郁障碍的诊断标准,此时以抑郁障碍的诊断为主。

(四)焦虑和抑郁障碍共病

焦虑症状符合焦虑障碍的诊断标准,抑郁症状也符合抑郁障碍的诊断标准,此时焦虑障碍和抑郁障碍的诊断均成立,此时称为焦虑抑郁障碍共病,但按照精神病学中抑郁障碍诊断优先的原则,一般主张以抑郁障碍的诊断为主。

五、治疗

焦虑抑郁共病治疗的关键在于早期认识到共病状态,有效治疗可以防止或减轻继发的慢性疾病,降低残疾的危险。共病通常会使抑郁障碍的治疗复杂化,临床疗效更差。应遵循综合治疗原则,注意早期快速起效及临床症状的完全缓解。

(一)药物治疗

1.抗抑郁药

焦虑抑郁共病对临床提出了新的挑战,治疗上既要同时改善两方面症状,又不能加重任何一项症状。过度应用抗焦虑药有加重抑郁的可能,而抑郁药的应用则会使抑郁转为躁狂,加重焦虑。药物治疗上尽可能选择既有抗抑郁效应、又有抗焦虑效应和镇定的药物。

目前关于抑郁障碍共病焦虑障碍治疗的相关研究尚不多见。但由于焦虑症状在抑郁障碍患者中是一个常见的共患症状,大量临床证据证明抗抑郁剂对焦虑症状也有较好的疗效。SSRIs、SNRIs 药物可被优先用于治疗抑郁障碍共病焦虑。安非他酮治疗抑郁焦虑障碍或伴有焦虑症状的效果与 SSRIs 相当。另外,还可考虑选用有镇静作用的抗抑郁药,如 NaSSAs 中的米氮平、SARIs 中的曲唑酮、TCAs 中的阿米替林等。需要特别提出的是,抗抑郁药物在初始阶段有可能加重患者的焦虑症状,故在临床使用时,初始剂量要小,然后缓慢加量。

新型抗抑郁药 SSRIs 作用谱较广,对焦虑和抑郁均有效,且安全性好,故可以作为共病的一线用药。文拉法辛、帕罗西汀和西酞普兰均具有双重的抗抑郁和抗焦虑作用。其中文拉法辛的不良反应少,对细胞色素 P450 的抑制或蛋白结合诱导的药物相互作用的危险性较小,还被推荐用于对其他抗抑郁药耐受性差和不良反应敏感的老年患者。米氮平是一种新型的作用于多通道的抗抑郁药,同时具有抗焦虑和抗抑郁的双重作用,也被推荐用于一线治疗。

研究资料表明,SSRIs、TCAs 及 MAOIs 对此类共病障碍均具明显疗效。西酞普兰是一种新型的 SSRIs,5-HT 再摄取抑制作用强,选择性高,而且具有抗焦虑和抗抑郁双重作用,临床上用于治疗重度抑郁障碍和广泛性焦虑。曲唑酮的药理作用较 SSRIs 弱,常用于治疗抑郁障碍伴焦虑、失眠及情绪躁动。曲唑酮 255 mg/d,持续服用 2 个月,其抗焦虑作用与地西泮 26 mg/d 相当。Meta 分析结果显示:与安慰剂对照组相比较,米氮平对抑郁障碍患者的焦虑症状疗效明显。尤其是,控制早期焦虑症状,预防自残、自杀等精神症状起效更快。

2.抗焦虑药

由于 SSRIs 药物在应用初期,有可能会加重焦虑症状,早期配合抗焦虑药物,在临床中可合并使用苯二氮䓬类药物,如氯硝西泮、阿普唑仑等,但不建议长期使用。其他抗焦虑药如丁螺环酮、坦度螺酮可以有效缓解焦虑症状的同时,减轻某些抗抑郁药物所致的紧张、不安等症状,提高治疗的依从性。然而,地西泮对焦虑抑郁共病障碍的疗效却不是非常理想。应该指出的是,苯二氮䓬类抗焦虑药容易引起药物成瘾,且可能会导致患者认知功能损害,应该尽量使用劳拉西泮等短效的苯二氮䓬类药物,或者使用丁螺环酮等非苯二氮䓬类药物。停药所致的躯体戒断反应可以加重患者的抑郁症状。5-HT$_{1A}$ 受体激动剂丁螺环酮可明显缓解大鼠的焦虑及抑郁行为。临床研究资料表明,广泛性焦虑和轻度抑郁共病患者连续 6 周服用丁螺环酮,疗效明显优于安慰剂组。根据抑郁和焦虑症状的偏重调抗抑郁药和抗焦虑药的使用分量,必要时可应用抗躁狂药以预防焦虑症状加重。如有研究用氟西汀和丙戊酸钠合用治疗焦虑抑郁共病,取得了很好的疗效。严重者,可合用少量的抗精神病药如奥氮平或利培酮,如有研究用氟西汀合用利培酮治疗本病,疗效明显。

与单一用药相比,医师更倾向多药联合治疗。必须指出的是,联合用药可能增加多药滥用、耐受和治疗抵抗的风险。因此,应该合理选择用药种类,数量和剂量。丁螺环酮对 SSRIs 具有明显的增效作用,二者联用既可以改善共病患者的焦虑抑郁症状,又可以减少 SSRIs 的剂量及其不良反应。抗抑郁药氟西汀与短程小剂量非典型抗精神病药物奥氮平、利培酮或抗癫痫药丙戊酸钠联合应用对焦虑抑郁共病郁障可以达到增效减副的目的,疗效优于单用氟西汀。

(二)心理治疗

联合使用心理治疗对于焦虑和抑郁障碍共病较为有效,其中 CBT 和人际心理治疗常作为治疗首选,如 CBT 中的认知暴露和认知结构重组放松、生物反馈等技术可以取得与药物治疗类似的疗效。因此,心理治疗与药物治疗合用被建议用于该病的治疗。

(李 猛)

第二节　精神分裂症伴发焦虑和抑郁障碍

一、概述

精神分裂症伴发焦虑和抑郁障碍是指分裂症状和焦虑抑郁症状同时存在又同样突出,常有反复发作的精神疾病。分裂症状为幻觉、妄想及思维障碍等精神病性症状。

焦虑症状在精神分裂症整个病程中都相当常见,实际上这种共病的概率非常高,有资料表明高达 60％的病例存在这种问题。常与精神分裂症共病的焦虑障碍包括社交焦虑障碍(14.9％)、广泛性焦虑障碍(10.9％)、惊恐障碍(9.8％)等。共病焦虑会使患者的自杀倾向、物质滥用、对药物治疗的抵抗等风险大大增加,并且可能会导致病情复燃,社会功能低下,预后不良。

精神分裂症是一组病因未明的慢性疾病,起病较早,多见于青壮年。在临床表现上,超一半的精神分裂症患者,在患病过程中出现了抑郁障碍、自杀念头、睡眠障碍、攻击行为等一系列的症状,且部分患者在治疗过程中,认知功能方面也会受到一定损伤。精神分裂症患病过程中抑郁障碍的患病率约为 40％,且根据患者疾病分期(早期与慢性)和状态(急性与精神病后)的不同,患病率也存在相对较大的差异。首次发作治疗后,发生率约为 50％;慢性精神分裂症中,发生率约为 20％;急性发作中,发生率可高达 60％。

二、病因与发病机制

精神分裂症伴发焦虑和抑郁障碍的病因、病理及发病机制目前尚不明确。迄今为止,精神分裂症患者抑郁发作的可能原因在不同研究中有时是相互矛盾的。但可以确定的是,没有单一、直接的证据可以解释精神分裂症中抑郁发作的高发病率,更多的证据指向多因素病因,包括神经生物学因素、药物因素、遗传因素和社会心理因素。

(一)神经生物学因素

针对精神分裂症与焦虑障碍的神经生物学及影像学研究证据主要集中于强迫症状。精神分裂症的强迫症状可能与 5-HT_2 受体阻断相关;也可能与患者服用的一些抗精神病药有关,尤其是氯氮平、奥氮平及利培酮,机制可能是 5-HT_{1C}、5-HT_{2A} 及 5-HT_{2C} 受体拮抗,以及谷氨酸能传递异常及多巴胺能脱抑制。

与单纯强迫障碍或精神分裂症的患者相比,两者共病的患者具有特定的神经解剖学异常。功能磁共振显示,对于共病的患者,左背外侧前额叶皮质活动水平与强迫症状严重度之间呈负相关;相比于单独罹患精神分裂症的患者及对照,儿童起病的共病患者海马左侧体积下降;疾病病程与额叶体积之间的相关性仅见于共病患者。

(二)药物因素

有一些研究发现,服用抗精神病药组的抑郁症状明显高于未服药组。抗精神病药的主要机制就是阻断多巴胺,而多巴胺参与奖赏、情感、认知的调节等,若是多巴胺功能受到抑制,那么则会导致类似抑郁障碍表现的快感缺乏等症状出现。还有一些研究提示,对于一些高效价多巴胺 2 受体拮抗剂,患者更易发生抑郁症状,但非典型抗精神病较少发生药源性抑郁。抑郁障碍常作为精神分裂症的前驱症状出现,当使用抗精神病药之后,随着病情的缓解而消退。

(三)遗传因素

与抑郁障碍的发病原因类似。

(四)社会心理因素

社会偏见、缺乏社会支持、社会功能受损,患者的精神分裂症病情好转,自知力得以恢复,担心复发,对未来充满无望或绝望感等继发的抑郁障碍。

三、临床表现

精神分裂症易并发抑郁障碍、焦虑障碍,出现兴趣减退、学习能力下降、睡眠障碍等抑郁表现及过分焦虑、警觉性增强、注意力不集中等焦虑障碍表现。精神分裂症伴发焦虑患者的临床症状复杂多样,除有典型的幻觉、妄想等精神病性症状外,在不同病期均可出现焦虑症状,表现为紧张、害怕、惊恐、手足颤抖、静坐不能、躯体疼痛、心悸、头晕、呼吸困难、尿频、多汗、睡眠障碍、噩梦等。康复期的精神分裂症患者因心理负担较重,也常见焦虑,如经常担心长时期服药会有不良反应,疾病不能彻底治愈,自己的学习、工作、婚姻、家庭、个人前途会受到影响,害怕被人歧视等,患者经常有紧张感和不安全感等。有很多抗精神病药物在服用期间可以出现药源性焦虑,临床要引起重视。

患者有显著的精神分裂症的症状(如妄想、幻觉、思维形式障碍、被影响体验、被动体验、被控制体验),同时伴有典型的心境发作症状,如抑郁发作(抑郁心境、兴趣缺乏、精力减退等)、躁狂发作(心境高涨、言语增多、躯体和思维活动速度增快等)或混合发作。

在疾病同一次发作中,患者的精神分裂症症状和情感性症状在临床上都很突出,难分主次。明显而确定的精神分裂症症状和情感性症状同时出现或只差几天。

精神分裂症伴发焦虑和抑郁障碍反复发作的患者,尤其是具有典型躁狂发作而非抑郁发作者,通常急性起病,症状鲜明,虽然常伴有广泛的行为紊乱,但一般在数周内即可完全缓解,仅极少数发展为慢性残余症状状态。

精神分裂症具有典型抑郁发作者,症状表现通常不如躁狂发作鲜明,但持续时间一般较长;预后较差。大部分患者可完全缓解,少数患者逐渐演变成精神分裂症性残余状态。

四、诊断

精神分裂症伴发焦虑和抑郁障碍目前尚无特异性辅助实验室检查,主要根据病史、临床表现进行评估,需要综合考虑发病时间、症状过程及抗精神病药物与症状的关系。评估的目的在于明确精神分裂症伴发焦虑和抑郁障碍的相关症状、严重程度及风险,为诊断和制订治疗干预方案提供依据。

当患者满足在疾病的同一次发作中明显而确定的分裂性症状和焦虑抑郁症状同时出现或只差几天(故该发作既符合精神分裂症亦符合抑郁或躁狂发作的标准)时,方可做出精神分裂症伴发焦虑和抑郁障碍的诊断。患者可出现社会功能严重受损、自知力不全或缺乏。

在诊断评估中要注意症状在整个病程中的演变,不可只以某一段时间的症状表现为诊断依据,否则容易误诊。有一些患者可在典型的躁狂或抑郁发作之间插入 1～2 次的分裂情感性发作,只要躁狂或抑郁发作临床相典型,则应维持双相障碍或反复发作性抑郁障碍的诊断。

五、治疗

(一)药物治疗

1.抗精神病药物

有证据显示,典型抗精神病药物中的三氟拉嗪,非典型抗精神病药物如阿立哌唑、奥氮平、利培酮和喹硫平都能够减轻精神分裂症患者的焦虑症状。目前对喹硫平的研究较多,当用来治疗精神病性症状的时候,需要的喹硫平剂量较高;而当治疗抑郁和焦虑时需要的剂量则较低。还有证据显示,当患者由第一代抗精神病药物或第二代抗精神病药物换至阿立哌唑治疗时,其焦虑和社交回避的症状得到了显著改善。而中高剂量的奥氮平也有类似的作用。

有研究比较了第一代抗精神病药物和第二代抗精神病药物之间对相关抑郁症状的治疗效果,但总体上关于评估抗精神病药对精神分裂症患者抑郁发作的治疗有效性的研究数量很少。目前大部分第二代抗精神病药物都具有良好的治疗效果,同时和第一代抗精神病药物相比又减少了药物不良反应,可以直接选用,但需要遵循足剂量足疗程的治疗原则。但我们可以看到,不同的第二代抗精神病药物对相关抑郁症状的治疗效果存在差异,之前的研究结果显示奋乃静、奥氮平、喹硫平、利培酮或齐拉西酮组患者的抑郁症状均有所减轻,并且这些组之间没有显著差异。此外,有学者汇总了探索鲁拉西酮对抑郁症状影响的双盲随机对照研究。尽管这些试验的持续时间很短,但与安慰剂相比,接受鲁拉西酮治疗的患者的抑郁症状得到显著缓解。有研究证明,新型抗精神病药物鲁拉西酮可通过 $5\text{-}HT_7$ 拮抗介导,缓解抑郁症状,即通过鲁拉西酮使中缝 $5\text{-}HT_7$ 阻断血清素释放,同时前额叶皮质中 $5\text{-}HT_7$ 受体可阻断锥体神经元谷氨酸释放,临床上也可见到上述的研究结果。

因此,根据之前的荟萃分析,对于精神分裂症患者抑郁发作和抑郁症状的治疗方案,首先考虑降低目前抗精神病药物的剂量,平衡药物的疗效和耐受性。如果效果不佳,则可以替换为具有抗抑郁特性的第二代抗精神病药物。需要注意的是,大多数研究评估了精神分裂症患者抑郁症状治疗的有效性,而关于抑郁发作治疗有效性的研究很少。有限的证据表明,在抗精神病药物中加入 TCAs 和其他抗抑郁药物,特别是第一代抗精神病药,在治疗抑郁障碍和精神分裂症的共病中可能获益有限。此外,在联合用药的过程中,还需要考虑药物之间可能产生的药代动力学和药效方面的相互影响。抗精神病药物和抗抑郁药物在体内和细胞色素 P450 酶的相互作用会导致血药浓度发生变化,进而对药效产生影响,同时也可能使不良反应增多或减少,不过目前还需要更充分的研究来证实这方面的影响。

如果患者接受抗精神病药物治疗后,精神病症状缓解但存在持续性抑郁症状,可以考虑以下方案:①降低抗精神病药物的剂量,因为抑郁可能是医源性导致;②考虑换用其他具有抗抑郁作用的抗精神病药物(如舒必利、氯氮平、奥氮平、阿立哌唑、鲁拉西酮、喹硫平或氨磺必利)。如果自杀风险显著且持续增加,应考虑使用氯氮平。如调整后仍存在残留抑郁,鼓励进行体育运动等非药物干预,观察抑郁相关症状的变化。如果在非药物干预后抑郁仍持续性存在,可考虑开始CBT 或选择 SSRIs 等药物干预。

2.抗抑郁药物

SSRIs 是需要合并治疗时首选的一线药物。但由于 SSRIs 治疗有可能会引起精神症状的恶化,因此大部分的临床医师都会在精神症状得到一定控制之后再选择加用 SSRIs 药物来控制患者焦虑症状。可选择的药物包括西酞普兰、艾司西酞普兰、氟伏沙明、氟西汀、帕罗西汀和舍曲林等。选择药物时必须考虑选用的 SSRIs 药物是否会影响肝脏 P450 酶,进而影响到抗精神病药物代谢,以及其他相关不良反应。比如,当氟伏沙明、氟西汀和帕罗西汀与氯氮平合用时就会增加氯氮平的血药浓度,从而增加药物不良反应的发生概率。其他的选择还包括 SNRIs 的文拉法辛,TCAs 的丙咪嗪和氟米帕明,以及 NaSSAs 的米氮平。应用这些药物时亦需要关注可能发生的药物不良反应。

抗抑郁药物主要被提倡作为精神分裂症稳定期的辅助治疗,大多数指南建议将抗抑郁药给药作为辅助治疗,证据水平有限。大多数研究仅涉及在正在进行的第一代抗精神病药治疗中添加抗抑郁药;关于在正在进行的第二代抗精神病药治疗中添加抗抑郁药的证据仍然很少。有限的证据表明,当某些抗抑郁药与抗精神病药物联合使用时,TCAs 和其他抗抑郁药可用于治疗符合精神分裂症患者重度抑郁障碍标准的抑郁症状。在联合用药时由于潜在的相互作用风险,非常有必要进行治疗监测。抗抑郁药可治疗自杀倾向,并密切监测自杀意图。

3.抗焦虑药物

苯二氮䓬类药物是常用的抗焦虑药物,如劳拉西泮、艾司唑仑、阿普唑仑、奥沙西泮等。其缺点是容易产生耐受性和依赖性,不宜长期服用。也可应用非苯二氮䓬类抗焦虑药物,如丁螺环酮、坦度螺酮等。

4.心境稳定剂

对于伴发抑郁症状的精神分裂症患者,在联用抗抑郁药物基础上,如果疗效不满意者,可考虑使用碳酸锂、丙戊酸盐、拉莫三嗪等心境稳定剂治疗。碳酸锂、拉莫三嗪等心境稳定剂对改善抑郁症状方面具有明显的作用。同时碳酸锂、丙戊酸盐等心境稳定剂是抗精神病药物的增效剂,协调改善精神症状、抑郁症状,稳定情绪,促进患者的康复。精神分裂症患者存在自杀倾向时的另一种药物选择是锂盐。锂盐已被证明可改善精神分裂症患者的情感症状。

(二)心理治疗

加拿大临床实践指南推荐使用 CBT 来改善共病焦虑症状,也可以是正念疗法;尽管系统综述显示,渐进式肌肉放松对精神分裂症患者的总体精神病理学并无显著影响,但是该手段或可作为联合疗法减轻焦虑状态。当精神分裂症患者在抑郁症状的影响下或处于疾病缓解期,随着自知力恢复,患者会因为病耻感、社会关系破坏、患者角色的变化、经济条件变差等问题,出现自卑、无助感、无望感等心理问题,易产生消极观念或自伤自杀行为。心理治疗可帮助消除患者以上不良的心理问题,尤其认知心理治疗可使患者负性认知改变,情绪也会好转。此外,心理治疗联合抗精神病药物可消除患者的精神症状及抑郁症状。另外,团体正念疗法有助于缓解精神分裂症的负性情绪状态。

(三)物理治疗

药物控制不理想或对药物耐受性差的患者,以及有严重自杀威胁的精神分裂症伴抑郁症状患者,采用电休克治疗可以快速改善患者的抑郁症状、精神症状及行为障碍,减少患者的自伤自杀风险,缩短起效时间,提高疗效及患者治疗依从性。

(曲晓英)

第三节 双相障碍伴发焦虑和抑郁障碍

一、概述

双相障碍是一种临床常见的、较为复杂的疾病,多有家族遗传背景。患者会表现出多种心境状态,并且常与躯体疾病和其他精神障碍共病。接近 1/2 的双相障碍患者会共病焦虑和抑郁障碍。这种共病会使患者的临床症状、治疗更加复杂化,甚至在情绪平稳的阶段焦虑也不会缓解,这明显增加了患病者的自杀风险和心理社会功能紊乱的风险。

双相障碍共病现象十分突出,共病对双相障碍的病程和预后产生很多不良影响,故需关注重视。研究报道,双相障碍共病其他精神障碍的比例高达 90% 以上,双相障碍与焦虑障碍共病最为常见,共病率约为 74.9%。

二、病因与发病机制

(一)情绪因素

尽管双相 I 型障碍的诊断并不必须要有重度抑郁发作的病史,但大多数双相障碍患者其实都有过抑郁的体验,而焦虑常常与抑郁情绪同时存在。但只在抑郁发作阶段出现的焦虑症状不足以解释共病焦虑障碍的发病率如此之高。举个例子,广泛性焦虑障碍诊断只有在没有其他情绪症状时才能成立,而双相障碍的患者罹患广泛性焦虑障碍的可能性是一般人群的 5 倍。与普通人相比,双相障碍的患者更有可能在童年期遭遇创伤和生活压力事件。而这两项也是之后患者罹患焦虑障碍的风险因素。

(二)低自尊

有研究发现不管是双相障碍的患者还是焦虑障碍的患者,他们的自尊水平都较低,即使在情绪正常的时候也是如此。因此低自尊有可能是导致双相障碍共病焦虑障碍发病率较高的共性因子。

(三)遗传因素

焦虑障碍患者的亲属患有双相障碍的情况十分常见,并且其能够提前预测双相障碍的可能。这提示焦虑障碍和双相障碍有共同遗传易感性的表现。

三、临床表现

双相障碍患者在抑郁发作时期及躁狂与抑郁转相时常常会出现明显的焦虑症状。

(一)情绪高涨

患者感到自己正处于极度的情绪高峰,充满精力。他们描述这种感觉犹如站在世界的顶峰,无所不能。

(二)精力增加,活动过度

睡眠需要量减少。伴有明显的运动性不安,如搓手跺脚,坐立不安,紧张激越,有时不能控制自己的行为,暴躁发怒,甚至打骂亲人、冲动伤人。

（三）激惹性增强

当别人不赞成或者不执行轻躁狂、躁狂患者脱离现实的计划或想法时，他们会感到气愤、烦躁。焦躁不安，感觉脑子乱，思维内容没有条理，反复考虑一些没有目的的事情，不能集中注意力来思考一个中心问题，轻度刺激就可以产生强烈的反应，情绪极度不稳定、脾气大、容易冲动。

（四）思维、言语速度加快

思维速度比平时加快，内容从一个主题挑到另一个主题。

（五）缺乏自我约束力

缺乏自我约束力可能与患者对自己行为后果的预见能力降低有关。

（六）夸大症状

夸大症状在轻躁狂、躁狂患者中相当常见。患者相信自己具有超常的能力，或者相信自己是天才、明星等。

（七）缺乏自省力

轻躁狂、躁狂患者发作期可能会指出他人的不适当、轻率或者非理性的行为。但是由于缺乏自省力，他们却认识不到自己行为的不适当性。

四、诊断

惊恐障碍的特征是突发的、反复的强烈恐惧，大约 1/5 的双相障碍患者会出现这种症状，在抑郁和双相混合状态的患者中更为常见。身体症状包括胸痛、心悸、呼吸短促、头晕和胃痛，而双相障碍会增加惊恐发作的可能性。

在惊恐障碍之后，广泛性焦虑障碍是双相障碍中第二常见的一种共病焦虑障碍。广泛性焦虑障碍患者对日常事务（个人健康、工作、社交互动）处于持续过度担心的状态，至少持续 6 个月。主要症状包括易怒、肌肉紧张、注意力难以集中、睡眠障碍、容易疲劳、烦躁不安或紧张。

社交焦虑障碍患者在社交场合会经历压倒性的和极端的自我意识。当面对他人时，社交焦虑障碍症状包括心跳加速、恶心、恐慌或感觉大脑"一片空白"、害怕评判。一些研究表明，社交焦虑障碍和双相障碍共病的患者患非典型抑郁障碍（当有积极的事情发生时，他们的情绪会改善），以及其他焦虑障碍的概率更高。

超过 1/10 的双相障碍患者也有特定恐惧症，而且女性比男性更常见。恐惧症是一种焦虑障碍，它的定义是对某种事物极度恐惧或厌恶，导致身体或心理残疾。在许多情况下，恐惧始于儿童时期，一些研究表明，家庭因素在双相障碍的共病中发挥着作用。

五、治疗

（一）药物治疗

1.抗抑郁药物

SSRI 是焦虑障碍急性期治疗和预防复发的一线治疗选择。但在双相障碍患者中，抗抑郁药物会放大心境稳定剂的不良反应，并且可能诱发躁狂发作或使其加重。因此当某些需要使用抗抑郁药物的时候，比如抑郁发作急性期伴焦虑的阶段，一般是和情感稳定剂或非典型抗精神病药物合用来发挥治疗作用的，并且多是选择转躁率相对较低的药物，如安非他酮和舍曲林。

2.苯二氮䓬类药物

苯二氮䓬类药物也是常见的治疗焦虑障碍的药物，长期应用的患者应当注意药物依赖的问题。

3.抗精神病药

抗精神病药物是焦虑障碍治疗的二线选择,但一些非典型抗精神病药物已成为双相障碍共病焦虑障碍患者的一线选择。有研究发现,奥氮平合并碳酸锂治疗可以有效降低患者的汉密尔顿焦虑量表的评分。多项非典型抗精神病药(如喹硫平、奥氮平)的研究指出,非典型抗精神病药可减轻双相障碍患者的焦虑症状。奥氮平联合氟西汀治疗双相抑郁有效,在治疗焦虑共病亦可能有效。然而,奥氮平单一治疗的疗效很小。

非典型抗精神病药也可以改善焦虑。在双相抑郁和非特异性焦虑患者的大型、随机、安慰剂对照试验中,喹硫平和奥氮平降低了焦虑(均为次要分析)。效应量大。喹硫平在300 g和600 g剂量下具有相似的抗焦虑作用,而奥氮平与单药治疗或与氟西汀搭配使用时具有相似的抗焦虑作用。

这些抗焦虑特性似乎没有扩展到其他非典型抗精神病药。齐拉西酮和利培酮在双相焦虑障碍的安慰剂对照试验中都失败了,而利培酮在双相恐惧症并存的研究中实际上加剧了焦虑。这里悬而未决的问题是这些药物是直接针对焦虑还是治疗轻度混合状态。大多数患者有1~2种躁狂症状及抑郁症状,从平均青年躁狂量表来看,随着躁狂症状的增加,焦虑程度更高。另一方面,喹硫平在广泛性焦虑障碍中具有较大的效应量,表明其效应更为直接。喹硫平在广泛性焦虑障碍中接近于美国FDA批准,但由于美国FDA认为这种疾病的严重程度不足以保证抗精神病药的所有风险,因此被阻止。这也适用于躁郁症。喹硫平可能对焦虑障碍非常有效,但不应在轻度患者中使用。

4.心境稳定剂

在双相障碍中,焦虑是一种非特异性症状,有多种原因,包括情绪发作、压力和共存的焦虑障碍。可能不是,但我们确实有一些试验可以为患有严重焦虑障碍的患者选择心境稳定剂时指明方向。在抗惊厥药中,丙戊酸盐和拉莫三嗪在双相障碍伴发焦虑和抑郁障碍的小型对照试验中改善了焦虑和抑郁症状。丙戊酸盐在这里的证据更加有力,这种药物也改善了没有双相障碍的患者的焦虑,这可能是因为它具有类似苯二氮䓬类的加巴能特性。有研究表明,拉莫三嗪合并碳酸锂治疗能降低患者的汉密尔顿焦虑量表的评分。加拿大专家共识提出当双相障碍共病焦虑时丙戊酸钠、加巴喷丁都可作为一线治疗用药。

(二)心理治疗

由于使用药物治疗双相障碍伴发焦虑和抑郁障碍有着诸多的限制,目前心理治疗越来越成为除药物治疗之外的另一个重要手段。有研究已发现CBT,包括放松训练的心理教育都对双相障碍伴发焦虑和抑郁障碍有效,并且不会使患者的情绪症状恶化。

1.心理教育干预

心理教育是最早介入双相障碍治疗的心理方法,其关注的内容是具有普遍性的、每个患者都共有的问题。绝大多数患者对双相障碍的相关知识缺乏足够认识,有些甚至还存在误解和偏见,而对疾病缺乏正确了解与认知就会缺乏相应的治疗依从。因此,在研究初期心理教育的主要内容是为患者提供有关疾病及其药物治疗的知识,心理教育的目的就是告知患者双相障碍是一种生理功能紊乱,治疗的焦点是药物,以此来提高患者对疾病及不同治疗的理解与接受。近年来,心理教育干预的范围扩展到试图改善治疗结果,提高社会功能等领域。

心理教育干预首要的关注点在于为患者提供疾病及治疗的知识和信息,其中心在于提高对药物治疗的依从性。在过去的近 20 年,已有相当数量的关于心理教育在双相障碍患者中的应用研究。有关心理教育的研究结果证实,心理教育不仅可以强化患者对躯体治疗的依从性,而且对预防双相障碍的复发有效,住院率也同样低于对照组。

随着研究的深入,发现心理教育的作用至少可扩展到以下 3 个方面:即提高治疗依从性、加强对前驱症状的早期识别与干预、建立规律的生活模式与健康的行为习惯。研究发现对前驱症状的识别和应对与患者的社会功能及其预后密切相关,Colom 的研究则显示行为与生活习惯改变的重要性,且这种改变要比对症状的早期识别在心理教育的初期更容易操作和实现。因此,心理教育在预防患者复发中的意义和重要性要远远超出简单的提高治疗依从性。

心理教育的主要形式是小组模式,教育次数不等,从 Perry 的只有 2 次有关锂盐的影像资料教育到 Colom 多达 21 次的系统心理教育。

Colom 系统心理教育的核心有以下 4 个方面:疾病的认知、治疗的依从、前驱症状及复发的早期监测和建立规律有序的生活方式。心理教育小组每组 8~12 名患者,由 2 位治疗师完成,每周 1 次,每次 90 分钟,每次小组活动的结构安排为 30~40 分钟当次主题教育,之后是一些综合性练习(如案例展示或示教、时间控制表、书写列举潜在的诱发因素等),在此阶段治疗师要鼓励成员进行讨论。

2.CBT

CBT 是一种短程心理治疗方法,最初设计主要是用于治疗单相抑郁。其基础是认知重建,目的在于减轻抑郁症状与提高自尊,通过自我监控、自我审查与自我调节来纠正患者的自动化非理性认知,它常常与行为技术结合使用以减轻环境应激和增强社会适应性。由于 CBT 用于治疗双相障碍取得令人鼓舞的研究成果,极大地加强了人们对 CBT 研究使用的兴趣,而且近期还出版发行了有关专著来介绍 CBT 在双相障碍中的应用。

大量临床随机对照研究显示,CBT 组与对照组相比有明显少的双相发作、短的发作天数、少的住院率、少的亚综合症状、良好的前驱症状应对和高的社会功能。研究还发现,CBT 还可改善患者的整体功能,增加药物治疗的依从性和减少住院需求。

CBT 以素质-应激理论为基础。该理论认为,双相障碍患者因生物与遗传因素而存在生理易患性,这种生理易患性主要表现在,在某种外界应激因素的作用下会引起双相障碍的前驱症状,如较轻微的类躁狂和/或类抑郁症状,而此类患者又缺乏有效的应对策略或存在有不良的应对模式,患者这种消极的应对策略会加重与恶化情感症状群,最终导致疾病发作。反过来,情感障碍的发作又会引发和加重患者的社会人际关系与职业问题,如此又更易使患者遭受新生活事件或引发过度补偿行为,最后会使患者的社会日常生活陷入混乱及出现睡眠障碍,而这又会加重和放大患者的生理易患性,如此形成疾病的恶性循环而反复发作。

CBT 被认为是双相障碍患者心理治疗的理想选择,有如下 6 条理由:①CBT 已被证实对单项情感障碍是有效的,并可消除抑郁的残留症状,预防复发;②有较为广泛的适应证;③是一种成熟的结构式治疗;④使用方法较灵活;⑤患者合作度高;⑥最终目的是使患者获得自我改变与自我调节的能力。

CBT 方案分为 3 个阶段。①第 1 阶段:主要针对有关双相障碍及 CBT 框架的教育。②第 2阶段:利用已获得的综合信息,进行自我监控与自我调节技巧训练,以监控原有不良应对模式和调节提高应对策略,纠正自动化非理性认知,保持规律的行为活动模式、规律的睡眠模式,训练应激处理、时间管理能力等。③第 3 阶段:处理药物依从性及其他与治疗相关的问题,如早期复发征兆的应对技术。在整个治疗过程中,鼓励患者自我监测其症状,记录排列复发的危险因素,并对每一危险因素制定出相应的应对策略。需要注意的是,CBT应根据患者的不同状态(如情绪变化、自我需求等)灵活应用。

CBT的应用形式一般为个体干预,通常10～25次,每次30分钟～2小时,每周1次或每2周1次,治疗期3～6个月。

除了个体CBT外,CBT也可用于小组治疗。有学者对此进行了研究,每组患者7～12人,治疗共14次,每次2小时,每周1次,治疗的前2次为心理教育,后12次为CBT。结果显示,患者的社会适应与生活质量均有改善。

(谭乐富)

第四节　酒精所致的焦虑和抑郁障碍

一、概述

酒精是一种高度上瘾的物质,并且能给人带来短期和长期负面影响。过量饮酒除了损害身体以外,还会影响心理健康。取决于饮酒多少,酒精的短期影响包括语言含糊、平衡困难、判断力差和记忆力丧失等。

酒精对心理的其中一个影响是造成抑郁,或使本来已有的抑郁症状更加恶化。常见的抑郁症状包括疲劳、忧伤、失落和绝望等。酒精对中枢神经系统有镇静作用,并且能降低大脑的血清素水平。饮酒的危害在于越是抑郁的人往往喝的越多,并因此而遮掩住抑郁的严重程度。

与抑郁一样,酒精也会导致严重焦虑,尤其对焦虑障碍患者影响更大。酒精会通过抑制神经系统增强焦虑感,并因此而引起易怒和疲劳。此外,过度饮酒还会加快心跳和提高血压,并因此而使人更加焦虑并引起惊恐发作。

二、病因与发病机制

(一)神经生物学因素

1.抑制中枢神经系统

前额叶皮质与判断、理智、个人社会价值、计划、抽象、语言、动机、运算等功能有关,前额叶皮质的理智作用能抑制本能欲望,如性欲、食欲,能控制冲动、精细动作。急性醉酒后,首先损害的是前额叶功能,所以出现判断受损,常常做出冲动性决策和攻击性行为,语言不清、不连贯等。同时由于对皮质下结构控制下降,出现情绪释放,"酒后吐真言"。慢性损害可以出现明显的智能障碍、人格改变、反社会行为等,这些都与额叶皮质损害有关。

当然饮酒同样影响顶叶与颞叶功能,急慢性酒中毒可导致人格解体、现实解体感,空间判断失误可能与顶叶受损有关。颞叶与记忆、听力、语言有关。醉酒者不能回忆在饮酒时的情况,尽管醉酒者当时并没有明显的意识障碍。原因是酒精干扰了记忆的储存。酒精对海马的慢性作用可能与营养缺乏,特别是B族维生素,如维生素B_1、B_6、B_{12}的缺乏,出现韦尼克氏脑病、科萨科夫综合征等。严重醉酒导致的猝死可能与脑干功能损害有关。严重的酒急性中毒还累及脑桥的动眼中枢,可见瞳孔缩小、对光反射迟钝、眼球固定等。

GABA 是哺乳动物中枢神经系统抑制性递质,能使神经元产生突触前或突触后抑制。GABA 受体属于抑制性配体门控通道,酒精能易化 GABA 受体,激动 GABA 受体的产生抑制,如镇静、抗焦虑、催眠,甚至麻醉作用。

酒精也能易化 5-HT$_3$ 受体的活性,其机制可能与离子通道打开有关。酒精作用于 5-HT$_3$ 受体的重要意义在于,易化该受体能增加边缘系统多巴胺释放,后者与酒精所致快感与强化作用密切相关。

大量实验表明,酒精促进伏隔核多巴胺释放,说明酒精能够直接或间接增加中脑边缘系统多巴胺释放,产生犒赏作用。

2.吸收与代谢

酒精吸收主要在小肠,通过门静脉进入肝脏。酒精的作用取决于体内血液酒精浓度,而血液酒精浓度受肝肠的首过效应,环境因素(如饮酒量、饮酒速度、胃内食物、酒的种类等)及遗传因素(如参与酒代谢的酶类的活性)的影响。酒精代谢速度个体差异非常大,即使在饮酒量不大的情况下,血液酒精浓度的差异也可以达到 0.046%~0.092%。由于其脂溶性,酒精很容易透过细胞膜,分布在各种组织器官内。

酒精代谢的主要场所在肝脏,主要代谢的酶为乙醇脱氢酶与乙醛脱氢酶。乙醇脱氢酶是主要酒的肝内代谢酶,位于细胞质中,能氧化酒精,使之成为乙醛,乙醛为较高活性的毒性物质,与许多组织损害有关。酒精也能在肝外组织代谢,代谢酶为细胞色素 P450 酶与过氧化氢酶,增加组织损害的危险。过氧化氢是氧化酶催化的氧化还原反应中产生的细胞毒性物质。慢性饮酒能导致肝脏中心部位过氧化氢浓度增加。非氧化途径也参与酒精代谢。

(二)遗传因素

酒精依赖有家族聚集性,酒精依赖的遗传率为 51%~65%(男性)和 48%~73%(女性)。最强有力的饮酒问题预测指标是一级亲属有酒精依赖者。一般来说,一级亲属中有酒精依赖者是没有此遗传史者发生饮酒问题 2 倍,这种情况也发生在二级、三级亲属上。同卵双生子酒精依赖的共病率明显高于异卵双生子,寄养子研究也发现,双亲为酒精依赖的儿子被寄养在非酒精依赖的寄养父母中,仍然有较高的酒精依赖的发生率,皆说明遗传的重要性。

研究还发现,有品行障碍、抑郁和高神经质、反社会、追求好奇、外向的个体酒精依赖遗传的危险度明显增加。在易感基因方面,研究发现,乙醇脱氢酶和乙醛脱氢酶对酒精代谢和依赖倾向影响很大。但临床发现,有不少饮酒后即脸红者,在多次饮酒后饮酒量能逐渐增加,机制不清,可能与乙醛脱氢酶活性增加或通过其他途径代谢,或者对乙醛的耐受性较高有关。其他可能影响酒精代谢(使用和依赖)的基因还包括 GABAA 受体基因、μ-阿片受体基因、5-HT 转运体基因和神经肽 Y 受体基因等。

(三)社会心理因素

一般认为,酒精依赖患者并没有共同的病前人格特点。但临床上还是可以见到,酒精依赖患者往往比较外向、冲动、寻求刺激。根据行为理论,条件性刺激(线索)、正性条件刺激(如增加快感)、负性条件刺激(如减少焦虑、抑郁、应激刺激、戒断症状等)形成了条件反射,产生正性强化作用和负性强化作用。另外,个体的"期待"也起着重要作用,酒精滥用者往往在心理上过分强调酒精产生的快感,而对不良后果视而不见。

许多研究发现,饮酒相关问题往往与精神疾病同时存在同一患者身上(共病),因而导致了

"鸡生蛋,还是蛋生鸡"的争论,有人认为,因为事先存在的精神障碍,患者为了缓解精神障碍所出现的焦虑、抑郁、强迫、恐惧等,大量饮酒,久而久之,形成了酒精依赖;更多的人认为,长期大量饮酒,本身可以导致各种精神病理现象,如焦虑、抑郁等。显然这两种可能均可以在临床上见得到。

饮酒问题发生严重性在不同社会、文化环境中有不同,主要的影响因素如有价值观、社会习俗、社会角色、经济发展、饮食习惯、社会应激等。国内外研究均发现,以下社会因素与饮酒关系较大:男性、受教育程度较低、婚姻破裂、重体力劳动、社会对醉酒者的容忍度等。

三、临床表现

(一)精神症状

酒后诱发焦虑障碍,通常是过量饮酒对酒精产生依赖性的原因导致,饮酒时可能会出现暂时的愉快或者放松,如果酒精浓度开始下降,患者就会出现情绪不稳定,表现为焦虑、暴躁或者容易发火,还会出现兴趣减退、情绪低落,有些人会出现幻听、看东西重影等情况。

(二)认知功能障碍

酒后诱发焦虑障碍时会影响神经中枢,导致患者自主神经功能紊乱,患者就可能会产生认知功能障碍,导致注意力不集中,还会出现记忆力减退、意识模糊等情况,有些人会出现反应速度、逻辑思维能力明显下降的情况。

(三)急性酒精中毒

酒精是中枢神经系统抑制剂,个体对酒精的反应差异很大,取决于血液酒精浓度和个体耐受性。一般来说,酒精首先抑制的是大脑皮质,结果皮质下释放,则出现松弛感,使情绪释放,出现欣快而轻佻,"酒逢知己千杯少,话不投机半句多""酒后吐真言";决策、做事也往往缺乏深思熟虑,讲话常常凭一时冲动,不再做周详的考虑。随着饮酒量增加,抑制也进一步加深,出现所谓醉酒状态,精神活动、语言及运动功能抑制加深:对周围事物反应性降低,感觉迟钝,判断记忆受损,自控力下降,易冒险,动作不稳,可有攻击挑衅,联想散满,借题发挥,步态不稳、构音含糊,其后大脑处于高度抑制状态,醉倒不起,呕吐、便溺全然不知。当血液浓度超过 0.40% 时,则可能出现昏迷、呼吸心跳抑制,死亡的可能性很大。酒所致遗忘指一种短暂的遗忘状态,多发生在醉酒状态后,但当时并没有明显的意识障碍。次日酒醒后对醉酒时的言行完全遗忘,遗忘的片段可能是几个小时,甚至更长时间。

(四)酒精戒断反应

1.单纯性戒断

一般地发生在断酒后 6~12 小时后,开始有手抖、出汗、恶心,继之出现焦虑不安、无力等精神症状,患者有强烈的饮酒渴望。此时如果还没有酒喝,症状逐渐增加,在断酒后 24~36 小时,可见发热、心悸、唾液分泌增加、恶心呕吐等,体征上可有眼球震颤、瞳孔散大、血压升高等,戒断反应在 48~72 小时达到高峰,继之症状逐渐减轻,4~5 天后躯体反应基本消失。

2.重度戒断

(1)癫痫发作:突然停饮后 6~48 小时内发生,通常为癫痫大发作,可反复发作。

(2)震颤谵妄:通常在停饮 48 小时后出现,72~96 小时达高峰,是最严重和威胁生命的酒精戒断形式,表现为粗大震颤、发热、意识障碍、幻觉妄想和激越,幻视多为恐怖性场面。可以发展为高热和呼吸、循环衰竭,甚至死亡。治疗效果较差可能转为慢性谵妄、Korsakoff 综合征等。

(五)酒精性癫痫

有大约 30% 患者在戒酒期间出现癫痫样痉挛发作,表现意识丧失、四肢抽搐、两眼上翻、角弓反张、口吐白沫等,持续时间不定,一般在 5～15 分钟意识恢复,称为酒精性癫痫,这种情况危急,有生命危险,需要住院观察。

(六)酒精性幻觉症

患者在戒酒后出现不适、焦虑,短暂的视幻觉、触幻觉、视幻觉或各种错觉。在此阶段,患者的现实检验能力还存在。但严重者,上述精神病性症状更为明显,如无中生有听到别人的责骂声和威胁声,为此惊慌,向人求助,或企图自杀。亦可有错视、视物变形,多系恐怖场面,故有冲动伤人行为,会造成非常严重的后果。一般持续数日,亦可迁延不愈,往往向震颤谵妄发展。

(七)酒戒断性谵妄

严重的慢性酒中毒患者,如果突然断酒,开始出现前面描述的戒断症状,随着症状加重,大概在断酒后 3～4 天,出现震颤谵妄。震颤谵妄的前驱症状肠胃不适、焦虑、失眠等。症状的特点是意识模糊,分不清东西南北,不识亲人,不知时间,有大量的知觉异常,如常见形象歪曲而恐怖的毒蛇猛兽、妖魔鬼怪,患者极不安宁、情绪激越、大叫大喊。最重要的特征是全身肌肉有粗大的震颤,上述症状有昼夜节律。尚有发热、大汗淋漓、心跳加快、血压升高等自主神经系统症状。可出现白细胞计数升高、脑电图异常、肝功能异常等。如果处理不当,患者常因高热、脱水、衰竭、感染、外伤而死亡,死亡率大概在 5% 左右。感染、外伤而死亡,死亡率大概在 5% 左右。震颤、谵妄常突然发生,持续 2～3 天,常常以深而长的睡眠结束,清醒后,对震颤、谵妄的症状不能回忆。有些患者可能有遗忘综合征。

(八)酒精所致躯体损害

1.消化系统

(1)消化道疾病:食管炎、上消化道出血、食管癌等。过度饮酒后 6～12 小时,可出现急性胃炎及急性胃溃疡,表现为心口部疼痛、恶心、呕吐甚至呕血等。长期饮酒可致慢性胃炎,表现为消化不良、食欲不佳、贫血等。

(2)肝病:最为常见。发病初期通常表现为脂肪肝,逐渐发展成酒精性肝炎、酒精性肝纤维化和酒精性肝硬化,严重者可并发肝衰竭。

(3)胰腺炎:典型症状为饮酒后剑突下和左季肋部强烈疼痛,向背部放射,前屈位疼痛减轻,常伴有恶心、呕吐、便秘。

2.心血管系统

饮酒后可诱发心绞痛、冠心病、心肌梗死等。长期大量饮酒可引起酒精性心肌炎,表现为左心室扩大、心肌肥大,主要症状为呼吸困难、水肿等心功能不全症状。还可出现心律不齐、传导阻滞、期前收缩,甚至心脏停搏、猝死。

3.神经系统

常见末梢神经炎,临床表现为左右对称性四肢无力、感觉麻木、针刺样或烧灼样的感觉。

四、诊断

酒精相关问题的病史询问内容主要包括饮酒史、饮酒方式、每日饮酒量、戒断症状史、戒酒史、躯体疾病、精神障碍史、药物滥用史等,需要进行较为详细的精神状况检查。戒断症状可以分为 3 个阶段,其基本的表现和评分如表 7-1 所示。

表 7-1　酒戒断症状评分

症状	第一阶段(每项 1 分)	第二阶段(每项 2 分)	第三阶段(每项 3 分)
戒酒时间	5～8	24～72	72～96
体温(℃)	37.2～37.7	37.7～39.1	39.1～40.5
脉搏(次/分)	100～120	120～140	>140,可能有节律不齐
呼吸(次/分)	20～24	24～30	>30
	不稳或升高	>160/100	>180/120 或<100/60
焦虑、不安	轻度	中度	重度
震颤	轻度(可能不明显)	明显	严重,整个身体震颤
出汗	轻度	明显	大汗淋漓
恶心、呕吐	轻度	中度	严重甚至大便失禁
睡眠	较差,转型 2～3 次	在半夜转醒	彻夜不眠
意识	不能连续减 7,但定向好	在第 2 天出现定向障碍	定向障碍,不识亲人
幻觉	无	轻	明显
抽搐	无	持续时间不超过 5 分钟	反复发作

五、治疗

(一)积极治疗原发病和并发症

临床上酒精依赖患者常共患有精神障碍,最常见的是人格障碍、焦虑障碍、抑郁障碍、分裂症样症状等。精神障碍与酒精依赖的关系有 2 种:一种是精神问题是原发的,是导致大量饮酒的原因;另一种是酒精依赖为原发的,由于依赖导致了精神问题。但实际上,两者相互交叉、互为因果。我们在治疗酒相关问题时千万不能忽视心理问题。躯体并发症更是能忽视,特别是肝脏、心脏问题多见,需要与内科医师合作,认真诊治。

(二)加强营养

酒精依赖患者由于生活不规则、大量饮酒,抑制食欲,进食较差。酒仅能提供能量,不含机体所需的蛋白质、维生素、矿物质、脂肪酸等物质,加上患者的胃肠、肝脏功能损害,吸收障碍,所以营养物质缺乏是严重酒瘾者存在的问题。应加强营养,以提高机体的抵抗力。

(三)药物治疗

1.急性酒精中毒的治疗

急性酒精中毒的救治原则基本上同其他中枢神经抑制剂中毒的救治,包括催吐、洗胃,生命体征的维持,加强代谢等一般性措施。此外,近年来有人将阿片受体拮抗剂纳洛酮用于急性酒中毒的救治。据称及时、充分地使用此药,不仅可提高存活率,减少并发症,而且可缩短昏迷时间,目前已在很多地方作为常用的急救方案。

2.戒断症状的处理

(1)单纯戒断症状:由于酒精与苯二氮䓬类药理作用相似,在临床上常用此类药物来解除酒精的戒断症状。要足量,不需要缓慢加药,这样不仅可抑制戒断症状,而且还能预防可能发生的震颤谵妄、戒断性癫痫发作。地西泮剂量一般为每次 10 mg,每日 3～4 次,首次剂量可更大些,口服即可,没有必要加用抗精神病药物。由于酒精依赖者的成瘾素质,所以应特别注意,用药时间不宜超过5~7天,以免发生对苯二氮䓬类的依赖。如果在戒断后期有焦虑、睡眠障碍,可试用抗抑郁药物。

对于住院患者,可以给予地西泮10 mg,每小时1次,直到症状被控制为止。如果患者有呕吐,可给予甲氧氯普胺10 mg口服或肌内注射。

(2)震颤谵妄:谵妄在断酒后1~4天出现,多在72~96小时达到极期,需要注意的是脑、代谢、内分泌问题也可出现谵妄,应鉴别。处理原则有以下几点。①一般注意事项:发生谵妄者,多有不安、兴奋,需要有安静的环境,光线不宜太强。如有明显的意识障碍、行为紊乱、恐怖性幻觉、错觉,需要有人看护,以免发生意外。由于大汗淋漓、震颤,可能有体温调节问题,应注意保温。同时,由于机体处于应激状态、免疫功能问题,易致感染,应注意预防各种感染、特别是肺部感染。②镇静:苯二氮䓬类应为首选,地西泮每次10 mg,一天2~3次,肌内注射,根据患者的兴奋、自主神经症状调整剂量,必要时可静脉滴注,一般持续1周,直到谵妄消失为止,或者使用罗拉西泮。③控制精神症状:可选用氟哌啶醇,每次5 mg,肌内注射,随症状的强弱增减剂量。必要时可静脉滴注。④其他:包括补液,纠正水、电解质、酸碱平衡紊乱,大剂量维生素等。

(3)酒精性幻觉症:大部分的戒断性幻觉、妄想症持续时间不常,用抗精神病性药物治疗有效,可选用第二代抗精神病药物,如利培酮口服,剂量不宜太大,在幻觉、妄想被控制后可考虑逐渐减药,不需像治疗精神分裂症那样长期维持用药。

(4)酒精性癫痫:可选用苯巴比妥类药物,注射使用。在原有癫痫史的患者,在戒断初期就应使用大剂量的苯二氮䓬类,或者戒酒前4天给予抗癫痫药物,如丙戊酸钠,预防癫痫发生。

3.酒增敏药

酒增敏药是指能够影响乙醇代谢,增高体内乙醇或其代谢物浓度的药物。此类药物以戒酒硫为代表,还有柠檬酸氰氨化钙、呋喃唑酮等。预先3~4天服用足够剂量的戒酒硫,可使人在饮酒后15~20分钟出现显著的体征或症状,如面部发热,不久出现潮红、血管扩张,头、颈部感到强烈的搏动,出现搏动性头痛;呼吸困难、恶心、呕吐、出汗、口渴、低血压、直立性晕厥、极度的不适、软弱无力,严重者可出现精神错乱和休克。敏感者仅仅7 mL酒精即会引起症状,一旦出现反应,轻微者可持续30分钟,严重者可持续几个小时,症状消失后精疲力竭,深睡几小时可恢复。

(四)抗酒渴求药

1.纳洛酮

动物实验表明,内源性阿片类物质在酒精依赖的强化作用中起一定作用,阿片受体阻滞剂纳洛酮能减少实验动物饮酒量。其方法是在完成急性期脱毒治疗后,开始门诊的康复随访,纳洛酮在1周内加至每日25~50 mg。

2.乙酰高牛磺酸钙

该药在结构上与GABA相似,是GABA受体激动剂,阿坎酸钙肠溶片的口服推荐剂量是一次2片,一天2~3次。患者戒酒后即可立即开始使用阿坎酸钙治疗,当完成戒酒后也应维持用药,如果患者重新饮酒也应维持用药。阿坎酸钙应作为社会心理综合治疗的一部分。对于中度肾功能损伤患者,推荐剂量为一次1片,一天3次。重度肾功能损伤患者不能服用阿坎酸钙。

(五)心理治疗

酒精依赖原因复杂,不是能靠任何单一手段能解决所有的问题。对于患者来说,戒断动机是第一需要的,对于一个动机不强的患者,治疗不可能合作,效果可想而知。但戒断动机可能在不同的阶段会有变化。如患者可能在严重渴求或遇到应激时戒断的动机就会降低。所有动机增强的各种措施应该贯穿整个治疗中。任何成瘾性疾病,复发往往不可避免,似乎患者在酗酒一戒酒一再饮酒一酗酒的循环中。但是,患者从貌似重蹈覆辙的循环中明白了导致复发的社会、心理原因,学到了如何应付这些问题,加上社会、心理的支持、干预,还是有不少患者从这些循环中返回到主流社会中,我们永远不要放弃对这些患者的信心,只要患者还有戒酒动机。

（孙维滨）

第五节　药源性焦虑和抑郁障碍

一、概述

药源性焦虑和抑郁障碍是指因应用某些药物或药物戒断引起的一种焦虑和抑郁障碍。一些能够诱发焦虑和抑郁症状的药物包括麻醉药、镇痛药、拟交感神经药物和其他支气管扩张药物、抗胆碱能药物、胰岛素、甲状腺制剂、口服避孕药、抗组织胺药物、抗帕金森病药物、皮质类固醇、抗高血压药物和心血管药物、抗癫痫药物、碳酸锂、抗精神病药物、抗抑郁药物等。药源性焦虑和抑郁障碍的发生与性别无关,多见于 60 岁以上老年人。原因:①他们的代谢和排泄速度较青壮年缓慢,导致药物易在体内蓄积;②老年人大多存在神经元退变,导致中枢神经系统对药物敏感性增高;③各器官功能退化,常患多种躯体疾病。

不同药物引起焦虑和抑郁障碍的发病机制有所不同。对于治疗神经系统疾病的药物而言,由于药物固有作用的延伸,药物过量可引起中毒反应,如过度刺激或过度抑制;而治疗非神经系统疾病的药物可由药物的中枢作用引发焦虑和抑郁障碍,如利用药物的外周作用来降压,而其中枢作用却引起焦虑和抑郁障碍。具有精神活性的药物或致瘾药物在戒断时亦可引起精神损伤,尤其是半衰期短的抗焦虑药,焦虑和抑郁障碍与其应用时间较长,引起心理或生理依赖有关。联合用药时,药物相互作用引起中枢神经系统毒性反应的叠加也是药物引发焦虑和抑郁障碍的机制之一。

在精神科药物治疗的过程中,药物所致的焦虑和抑郁障碍表现非常多见。抗精神病药物、抗抑郁药物、甚至一些抗焦虑药物在治疗当中都有可能会引起焦虑和抑郁表现。如经典的抗精神病药可引起锥体外系反应,继发焦虑或抑郁症状,而经对症处理均能够好转,苯二氮䓬类的用药反应及 SSRIs 抗抑郁药物均可导致焦虑或抑郁症状。此外,临床上广泛使用的激素类药物也会引起的焦虑或抑郁症状,可卡因、大麻、海洛因的服用或戒断都可引起自主神经功能紊乱,甚至出现典型的类惊恐发作。如果对这些焦虑和抑郁症状不加以重视,轻者延长治疗时间,增加患者的痛苦,重者甚至导致自伤、自杀、冲动伤人等一些不可挽回的严重后果。

二、病因与发病机制

(一)神经生物学因素

药物的滥用及依赖是由药物引发的正性主观体验(如焦虑症状的缓解及睡眠的改善)导致的,然而并非所有个体都因这种正性强化而出现滥用,发生药物滥用的个体也并非均发展成为药物依赖,滥用与依赖间可能存在神经生物学机制上的差异。

目前一般认为精神障碍是属于多基因疾病,与多个受体系统有关。到目前为止,已知涉及的包括 5-HT 能、多巴胺能、去甲肾上腺素能和谷氨酸能系统等。而精神科药物非特异性的受体作用也预示着在治疗过程中不仅会出现我们期望的治疗作用,也会出现一系列相关的不良反应。

新型抗精神病药物(包括氯氮平、奥氮平、利培酮)可以拮抗突触后膜的 5-HT$_2$ 和 D$_2$ 受体,并且对 5-HT$_2$ 受体的作用比对 D$_2$ 更显著;低剂量的新型抗精神病药物即可以引起高水平的 5-HT$_2$ 拮抗作用。5-HT$_2$ 受体被阻断后,引起多巴胺脱抑制性释放,激动多巴胺受体,导致皮质-纹状体通路功能亢进导致产生强迫。而研究显示社交焦虑障碍与患者的多巴胺能低下有关,使用多巴胺受体拮抗剂则可能会导致焦虑症状出现或加重。

一些抗抑郁药物,比如 SNRIs(如度洛西汀、文拉法辛)、TCAs(如阿米替林),还可阻断去甲肾上腺素能受体,可激活蓝斑-膈-海马通路,引起唤醒和焦虑。但如果其对增加去甲肾上腺素能较为敏感,患者可能会表现为极度焦虑不安、失眠、震颤和心动过速。与此同时 SSRIs 药物还通过激动突触后膜上的 5-HT$_{2A}$ 受体而导致焦虑。

药物的临床疗效与其对脑内 GABA 功能的促进有关,通过对 GABA-Cl$^-$ 受体复合物的激动作用,增强 Cl$^-$ 内流,使细胞超极化,产生 GABA 介导的神经元抑制作用。当持续使用时,GABA 和苯二氮䓬类受体的敏感性发生适应性变化以抵消药物对 GABA 神经递质的促进作用——即出现耐受,个体需增加药物剂量以达到相同的药理效应(通常是带来正性体验的效应)。在形成耐受后若突然停药,由于受体功能的适应性调节仍存在,可导致 GABA 活性的突然下降,这一理论能够解释抗焦虑药物戒断时出现的焦虑、失眠和抽搐,也可以解释酒精、抗焦虑药和催眠药之间的交叉耐受现象。因此,在药物依赖的形成过程中,药物的正性强化效应是促进持续用药的主要因素,而避免戒断效应的发生(因其总是令人不适的)也发挥了相当的作用。

(二)个体易感性

在药物依赖患者中,精神疾病和人格障碍的家族史并不少见。药物依赖患者常存在共病其他精神障碍的情形,如酒精依赖患者共病安眠药依赖。与镇痛类药物滥用多与躯体疾病相关不同,镇静药的滥用与精神健康状况不良相关,且持续时间愈长,出现镇静药滥用的风险愈大。

(三)社会因素

社会压力(如失业、离异、社会关系发生重大变化等)对部分人群产生焦虑、抑郁等负面情绪及持续睡眠障碍的影响,可能是患者开始及持续使用本类药物的重要因素。匈牙利一项全国性的研究表明遭受虐待的女性发生大麻及镇静剂滥用的风险显著增高。增加社会联系及支持对于药物滥用的预防及康复均有着重大意义。

(四)药物的可获得性

巴比妥类药物、苯二氮䓬类、非苯二氮䓬类药物等大都属于处方药,故而出现有害使用或滥用存在相当的医源性因素,与药物使用前及使用过程中的宣教不足、处方标准过宽及缺少监督有一定关系。患者可能通过多次就医、由家人或朋友帮忙获取及"囤药"的方式获得药物,故而针对这些渠道采取相应对策能够在一定程度上预防药物的滥用风险。

三、临床表现

患者常有药物史,抑郁症状多在用药数日至两年内发生,且用药量越大、用药时间越长,病情越严重;而减药或停药后,病情就会缓解;再次用药后,抑有时再次出现。患者常表现为对生活中的事情都失去了兴趣,没有自信、情绪低落、焦虑、烦躁,还会失眠、精力下降。

(一)药源性抑郁

药源性抑郁主要表现焦虑、烦躁、消极悲观、情绪不稳或自责自罪甚至自伤自杀。应减药、停药或加服抗郁药。发生较多的是氟哌啶醇、氯丙嗪、奋乃静和三氟拉嗪。服用精神药物后出现不能控制的烦躁不安,紧张焦虑,静坐不能,患者常会主动向医护人员述说心烦、坐不住、周身不适、疲乏、心悸、四肢发抖等。患者常来回踱步,坐立不安,或在原地徘徊,或多次述说自己的不适感受。有些患者因药源性焦虑极为痛苦,可能会因忍受不住痛苦折磨而拒绝服药或藏药、吐药等,严重影响患者治疗的依从性。有的患者甚至会采取冲动伤人、外逃、自伤、自杀等极端行为。

(二)药源性兴奋

药源性兴奋表现焦虑不安、激动、凶狠、敌意、极度兴奋和冲动攻击行为。多为一过性,于用药初期发生。高效价药物和原有轻度脑器质性损害者易出现。

(三)意识障碍

1%～3%患者出现程度不同意识障碍,由意识模糊或梦幻样状态到谵妄状态。多见于用药早期,大剂量用药或剧增、骤停或更换药物时;联合用药。处理为减药或停药。

(四)紧张综合征

紧张综合征多与剂量大有关,表现为缄默、木僵、违拗、蜡样屈曲,重者吞咽困难,应酌情减药或加用抗帕金森病药。

(五)常见导致焦虑和抑郁障碍的药物

一般来说,主要作用于中枢神经系统的药物,通常能透过血-脑屏障,所以较主要作用于其他系统的药物更易对中枢神经系统产生直接毒性作用,从而引发焦虑和抑郁障碍。但当主要作用于其他系统的药物能透过血-脑屏障时,也可诱发精神障碍。目前发现几乎各系统用药都能诱发焦虑和抑郁障碍,其中,抗精神病药、心血管系统药物、消化系统药物、抗感染药物等导致焦虑和抑郁障碍的报道较为多见。

传统抗精神病药氯丙嗪、奋乃静和三氟拉嗪可导致药源性抑郁;中枢兴奋剂咖啡因可以引起焦虑;常规剂量苯丙胺可引起欣快和感觉过敏,偶有抑郁、妄想、幻觉等;常规剂量维洛沙秦可致过度兴奋,大剂量成瘾者可发生妄想性精神病;氨茶碱可引起头晕、焦虑情绪、精神不安、失眠、抑郁;敏感者应用麻黄碱可引起失眠及抑郁。

在心血管系统药物中,利血平可引起精神抑郁、嗜睡、惊梦、错乱。利血平为抗肾上腺素能抗高血压药,可耗竭脑内肾上腺素、5-HT 等神经递质,引发抑郁状态。近年来,由于新型心血管药物不断涌现,利血平的使用相对减少,利血平类药物所致抑郁的报道也随之减少,但其他心血管类药物所致抑郁的报道逐渐增多,如氟桂利嗪、美托洛尔、贝那普利、硝苯地平、氨氯地平、地高辛、普萘洛尔、普伐他汀等。用于治疗心力衰竭的洋地黄可引起患者坐立不安、幻视、认知障碍,甚至谵妄,尤其在老年患者中,洋地黄致谵妄的发生率较高。治疗心律失常的奎尼丁也能引起谵妄状态、反应迟钝、恐惧、幻听等,停药后症状消失。长期应用 β 受体阻滞剂者,可有激动、精神错乱、焦虑、抑郁及迟钝症状。

消化系统药物雷尼替丁、西尼替丁为 H_2 受体阻断剂,可透过血-脑屏障,阻断中枢神经系统 H_2 受体,而组胺作为中枢神经系统的神经传递介质,对网状激活系统产生控制,从而引起焦虑、烦躁不安、定向力障碍、谵妄等精神症状。甲氧氯普胺易透过血-脑屏障,阻滞中枢基底节多巴胺受体,使胆碱能受体相对亢进,从而引起幻觉、被害妄想、恐惧、乱语、意识模糊等精神损伤。

肾上腺皮质激素可致中毒性精神障碍,长期应用皮质激素治疗可发生严重的器质性精神障碍。据报道,与泼尼松有关的精神障碍发生率为 3%,最明显的是伴躁狂发作或抑郁的情感障碍和伴幻觉与妄想的精神病。

在抗感染药物中,喹诺酮类药物有一定的脂溶性,能通过血-脑屏障进入脑组织,可抑制中枢神经系统中的抑制性神经递质 GABA,从而使中枢神经系统兴奋性增高,导致精神异常。β-内酰胺类抗生素(如头孢曲松、头孢唑啉、头孢哌酮、泰能和青霉素)虽不易透过血-脑屏障,却可能使中枢神经系统抑制过程受到损害或对大脑皮质产生异常刺激从而使皮质兴奋性增高,出现一系列精神症状。甲硝唑引起中毒性精神病的机制可能与其容易通过血-脑屏障,使脑内 5-HT 和去甲肾上腺素的活性极度增高有关。

四、诊断

临床用药后出现焦虑和抑郁障碍,如能排除引起焦虑和抑郁障碍的其他原因,则应考虑药源性焦虑和抑郁障碍。如再次应用某种药物后,精神症状复发,则可以确诊。注意与其他原因,尤其是有精神病史或家族性精神病史患者复发相鉴别。

五、治疗

以上列举的几类药物可引起精神与神经系统的不良反应,大多与用药过量、时间过长有关,少数与个体体质有关。因此在应用上述药物时,应严格把握用药剂量和时间,切忌滥用,并在用药过程中注意观察患者的精神与神经系统变化。若出现相应症状,就要采取相应措施,或减量,或停药,或给予对抗性药物,一般可在短时间内恢复正常,预后良好。部分高危人群(如老年人、肝肾功能不全、有精神病史或家族精神病史的患者)可在常规治疗量范围内和正常用法下出现严重的精神症状,用药时应调整剂量及用药时间,并密切观察,注意生理指标的变化。

本病的治疗应以心理治疗为主、药物治疗为辅。药物治疗主要是缓解焦虑、抑郁的情绪,改善睡眠。目前通常认为本病的焦虑、抑郁和睡眠障碍为继发性症状。因此,药物治疗是辅助性的、暂时性的措施。有些国外学者甚至视药物治疗为禁忌,他们认为,这类患者的意识里相信或认定他们的疾病是器质性的,药物治疗将会强化他们这种观念,不利于疾病的康复。

对于出现药源性精神障碍的患者,首先应逐渐减药或停药,精神症状可采用抗精神病药、抗抑郁药或抗焦虑药对症治疗,治疗用药量不宜过大,防止滥用和误食。对于有兴奋、躁动等精神症状者,可用苯二氮䓬类药物治疗,不宜用抗精神病药物。

SSRIs 中由于氟西汀阻断 NA 回收比阻断 5-HT 回收的比率高,同时加上氟西汀还阻断 GABA 神经元上的 5-HT$_{2c}$ 受体,从而抑制了 GABA 神经元,引起去甲肾上腺素神经元脱抑制性兴奋,从而表现出焦虑。此时可换成镇静效果较强的氟伏沙明、米氮平等药物来降低焦虑水平。

苯二氮䓬类药物也是常见的治疗药物,如劳拉西泮、阿普唑仑、氯硝西泮、地西泮等。目前推荐可以在早期与抗抑郁药物联用以控制在治疗初始阶段出现的药源性焦虑。

伴有社交焦虑的精神分裂症者可尝试减少使用强多巴胺阻断的药物(如氟哌啶醇或奋乃静),或者换用有镇静作用的弱多巴胺拮抗剂(如氯氮平或喹硫平)。而当使用氯氮平、奥氮平、利培酮治疗中出现强迫时,可考虑停药、换药或加用 SSRIs 药物治疗。尤其是氯氮平治疗所致的强迫,目前更倾向于使用 SSRIs 药物治疗。

(李　猛)

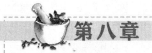

第八章

躯体疾病伴发焦虑和抑郁障碍的诊疗

第一节　心血管系统疾病伴发焦虑和抑郁障碍

一、高血压伴发焦虑和抑郁障碍

(一)概述

高血压伴发的焦虑和抑郁障碍是指在患者明确诊断高血压的基础上伴随其出现的焦虑和抑郁障碍,表现为头晕、胸闷、心悸、呼吸困难、口干、心烦、急躁易怒、冲动、担忧恐惧、尿频尿急、出汗、震颤、运动性不安等症状。由于原发性高血压使脑血管壁、血液成分和血流动力学发生改变,影响脑部血液的正常供应引起焦虑和抑郁障碍,一般进展缓慢,病程波动,常因卒中引起病情急性加剧,代偿良好时症状可缓解,故其临床相多种多样,但最终常发展为痴呆。

据国内心血管内科门诊调查显示,高血压伴有焦虑的发病率大约为38.5%。尽管国内外报告高血压伴发焦虑障碍的发病率有所不同,但是总体上讲,高血压伴发焦虑障碍的发病率高于正常人群的发病率;焦虑障碍影响到高血压的治疗和预后。研究认为,焦虑障碍的发生,可能与高血压具有相同的发病基础,也可能由于导致高血压的生活应激事件持续存在导致继发焦虑,还可能是因为某些降压药物的使用,对于高血压预后的不良估计和对于高血压并发症的过度思虑而产生。往往各种因素相互影响,互为因果。

(二)病因与发病机制

高血压继发或伴发的焦虑经常与患有高血压并不知晓、知晓后高血压疾病控制不良、对罹患高血压疾病的恐惧担忧、患病后病情波动、高血压带来的心脑功能紊乱,以及身体各种不适关系密切。一般常见到的情况是情志波动失调与遭遇不良生活事件、不能正确认识疾病、高血压进行性波动、间断服药、药物耐受、药物选择不佳、药物使用过度、未及时调整药物,以及季节、环境变化导致的血压变化有关,有些抗高血压药物也可以引起情绪问题。

现代研究认为,高血压伴发焦虑情绪的发生机制尚不明确,一般认为与环境因素、遗传和行为类型有关。伴有焦虑的高血压患者,往往焦虑和血压升高互相影响,互为因果。焦虑导致血压升高的机制,可能是通过焦虑导致交感神经系统活动增强相关。国外研究也表明,焦虑障碍与夜间和清晨高血压相关。

在高血压病血管壁病变的基础上,加上睡眠障碍、脱水、休克、心力衰竭、心律失常、红细胞增多等多种因素,可引起血压下降,血流缓慢、血黏度增加或血凝固性异常等因素,常常发生脑梗死,导致脑功能障碍。资料显示脑血流量降低的程度与痴呆严重程度呈正相关,多发性梗死的梗死灶数量面积对痴呆发生有重要作用,痴呆根据颅内血管病损范围,病理分类:①弥漫性病变引起的痴呆以大脑基底节多发性梗死较多见,病理解剖常见不同病期的多发性腔隙性梗死灶,血管可见广泛性粥样硬化。②局限性病变引起的痴呆与病变大小和部位有关,主要病理所见为脑动脉硬化,除了脑实质及脑血管病变外,也可累及视网膜与心肾等脏器,随着脑动脉硬化的严重发展可产生弥漫性脑萎缩。

另外,高血压患者常具有急躁、易怒、孤僻、爱生闷气等性格特点,随着患病时间的延长及药物费用的增加,以及高血压患者难以面对转变的角色,及对自身疾病的过分担忧,导致了患者焦虑的发生。在治疗高血压伴发焦虑障碍的时候,要充分地考虑社会环境因素,对于患者的焦虑情绪做出评估,除控制血压外,采用必要的治疗焦虑的措施,能使高血压的治疗发展到一个新的层次。

(三)临床表现

1.高血压症状

(1)一级高血压(轻度):患者仅有全身及脑部细小动脉痉挛,部分患者出现脑衰弱综合征,表现为头部不适、情绪易激惹、自主神经症状(如心跳加快或心前区不适感)、睡眠障碍等。患者易疲乏、无力、注意力不集中、记忆力差、工作能力减低等。

(2)二级高血压(中度):患者脑部有小动脉痉挛、硬化,使脑细胞出现营养不良性蜕变。临床上可出现发作性焦虑、抑郁,同时伴有兴奋不安,少数患者可出现幻觉和妄想,但其情感协调,接触良好。

(3)三级高血压(重度):患者可表现为高血压脑病或高血压危象,可出现明显的脑水肿,出现不同程度的意识障碍,同时伴有头痛、呕吐、视盘水肿、暂时性偏瘫失语、假性脑肿瘤样综合征、心肾功能不全的症状和体征。

本病的病程和预后常取决于高血压本身的严重程度,精神症状的出现可使高血压加重,意识障碍多阵发性出现,如果意识障碍持续存在则预后不好。

2.早期症状

精神障碍早期症状主要为脑衰弱综合征,表现头部不适,情绪不稳,睡眠障碍,注意力不集中,记忆力差,工作能力下降,自主神经功能紊乱等。

3.局限性神经系统症状体征

局限性神经系统症状体征较常见的有假性延髓性麻痹、构音困难、吞咽困难、中枢性面瘫、癫痫发作、尿失禁等,还会有程度不同的偏瘫、失语、失用或失认。不同部位的脑出血或脑梗死产生的局限性症状不同,如大脑后动脉供血区发生障碍时,可有同侧偏盲、空间失认及自知力缺乏等。

4.智能损害

早期为局限性,即认知功能损害不平均,尽管有记忆障碍,智能损害,但自知力和判断力保持较好,焦虑抑郁只表现对自身疾病的过分注意,以后即产生恐惧、忧虑、抑郁及疑病观念等。常突然起病,呈阶段性退化,在以后的进程中,部分患者出现感知觉障碍及思维障碍,产生各种幻觉、妄想状态,如关系、被害、疑病、嫉妒、被窃妄想等,常是中期高血压病的表现,但没有意识障碍。有的患者由情感脆弱逐渐发展为情感迟钝,强制性哭笑,少数发生情感爆发。随着病情进展,若出现躯体合并症,精神创伤,急剧环境变化,特别在发生急性脑血管意外的情况下,痴呆症状会呈阶梯式加重,晚期即成为全面性痴呆。出现高血压危象、脑病时,患者可出现意识障碍,可伴有恐怖性幻觉或片段妄想、兴奋、冲动、言语不连贯或出现假性脑肿瘤样综合征(颅内压升高体征)。有些患者意识恢复后,短期内仍有类似躁狂或抑郁表现。

5.精神症状

多数患者的病程呈阶梯性,波动性变化。有的因脑卒中而恶化,仅少数患者病情可缓解,病程短者约 2 个月,长者 20 余年,平均 5 年左右。半数患者伴有高血压病,有的伴有冠心病、糖尿病、高脂血症等。患者的高血压,颈动脉杂音,伴短暂抑郁心境的情绪不稳,哭泣或爆发性大笑,短暂意识混浊或谵妄发作等症状常因进一步的梗死而加剧。人格相对保持完整,但也可出现明显的人格改变,如淡漠,缺乏自控能力,或原有人格特点更突出,如自我中心,偏执或易激惹,多数患者因反复出现急性脑血管病发作或冠心病发作或继发感染死亡。

6.躯体症状

患者常有头痛、呕吐、眩晕、血压升高、眼底动脉短暂性痉挛或硬化,X 线检查可见心脏的改变,实验室检查见肾功能改变等。

(四)诊断

精神症状出现以前有明确的高血压史,即在患原发性高血压的基础上,患者出现脑衰弱综合征或出现焦虑、抑郁、幻觉、妄想状态及意识障碍等表现,且精神症状随血压和躯体症状波动,也就是症状的起伏与血压的波动关系密切。早期以脑衰弱综合征为主,晚期常有意识障碍。患者无意识障碍时情感鲜明,接触良好,但判断力欠缺。

(五)治疗

高血压伴发焦虑和抑郁障碍以治疗高血压病为主,同时控制精神症状。目前认为 SSRIs、SNRIs 可改善高血压共病抑郁患者的血压和抑郁症状。其中,文拉法辛可引起剂量依赖性血压增高,当剂量>300 mg/d 时尤为明显,使用时应监测血压。需要注意的是,TCAs 和 MAOIs 可引起直立性低血压,应慎用。

尽管目前认为高血压患者存在抑郁等心理问题,但尚无足够证据证明心理治疗可改善高血压患者的抑郁情绪。此外,生物反馈疗法也有助于高血压患者抑郁程度和血压水平的改善。

1.一般治疗

目前无法根治脑血管病伴发的精神障碍,但治疗能延缓病情进展,减轻或消除疾病症状和心理社会性不良后果,并减少伴发疾病的患病率及病死率。

应加强对脑血管病伴发的精神障碍的心理社会影响的了解和调整,识别疾病的促发或延续因素,提倡早期发现,早期治疗。对早期及恢复期的患者,采用支持性心理治疗,让患者了解所患疾病的性质,消除顾虑,恐惧和悲观情绪,树立治愈疾病的信心,从而改善情绪,这有利于血压的稳定和降低。多食用低盐和素淡食物,少食用高脂肪、高糖及辛辣饮食。安排好工作和生活、保持充足的睡眠时间、戒烟戒酒、适当参加文体活动等,对高血压状态的缓解也大有裨益。

根据病情调整综合性治疗,正确应用药物治疗、心理治疗、心理社会及康复干预等。制定全面的综合性治疗计划,并根据病情不断调整综合性的治疗护理,正确应用各种药物治疗,如溶栓治疗、抗凝治疗、极化治疗、降压药物等。降压是治疗本病的关键,目的是改善脑血流,预防脑梗死,促进脑代谢,缓解症状,阻止病情恶化。

2.精神症状的治疗

对于原发性高血压伴发的精神障碍,应根据其不同的临床特点给予不同的药物治疗。同时要注意保护患者,使其安静卧床、控制兴奋,防止衰竭和高血压危象及卒中发生。用药应从小剂量开始,缓慢加药,待症状改善后减药或停药,不宜长期应用。

对于早期的脑衰弱综合征,可予以心理治疗和药物治疗。心理治疗主要让患者对自己的疾病有充分的了解,并寻找对策,消除疑病心理,减轻焦虑烦恼。药物治疗主要以对症处理为主,如使用镇静安眠药改善睡眠。对于焦虑、抑郁可给予抗抑郁药和抗焦虑药,如丙米嗪、SSRIs 药物。对于幻觉妄想状态,则可使用小剂量的抗精神病药,如利培酮、喹硫平、奥氮平等。各药的使用均从小剂量开始,缓慢加药,用药时间宜短,如果症状控制,则应减药并逐步停药。对卒中发作后遗的瘫痪、失语等,可做针灸治疗及坚持恢复功能的训练。对智能损害患者或生活不能自理者应加强护理。

心理治疗已经成为治疗老年疾病必须考虑的措施。心理治疗所针对的不只是临床症状,而且涉及老年问题。器质性精神障碍越重和越危及老年人的安全性与独立性,也就会越多地表现寻求依靠与帮助的退行性行为。需要注意,在对这些问题的处理中,不应对老年人要求过高,以心理支持为主,丰富、充实的生活也有助于提高老年人的心理承受能力。在老年人的心理治疗中,应特别注意移情现象,对老人的体贴、尊重是建立良好关系的基础,不仅要使老年人感受到接纳和认同,而且要理解其弱点和奇特之处。对老年患者的心理治疗技术重点为心理支持、援助和交往。

二、冠心病伴发焦虑和抑郁障碍

(一)概述

冠心病是临床上常见的心血管疾病,严重危害人们的身体健康,是患者死亡的主要原因之一。焦虑和抑郁障碍是一种与情绪障碍有关的精神性疾病,与冠心病的关系近些年来越来越受到人们的关注与重视。研究表明,抑郁障碍是冠心病发生、发展及预后的重要独立危险因素之一,其能使冠心病的发病率增高,一项前瞻性研究表明抑郁障碍发生冠心病的相对危险为对照组的 1.5～2.0 倍。因此,美国心脏病学会曾经指出,治疗与心脏病伴发的抑郁障碍是一个十分重要的问题,这是因为心脏病发作后同时患有抑郁障碍的患者的死亡率是没有抑郁障碍患者的5 倍,因此在治疗心血管疾病的同时治疗抑郁障碍是同等重要的医疗内容。

(二)病因与发病机制

1.神经生物学因素

目前认为抑郁障碍的发生主要与中枢儿茶酚胺和 5-HT 类神经递质不足、HPA 轴激活、免疫紊乱等有关,三者相互影响和作用,共同构成复杂的神经-内分泌-免疫网络。冠心病患者内皮功能损害、炎症激活和免疫参与、急慢性应激等引起体内细胞因子激活,其可通过影响 HPA 轴和 5-HT 合成等机制引起抑郁发生,并可扰乱神经-内分泌-免疫网络平衡,尤其是急性冠状动脉综合征免疫或炎症激活。神经影像学的资料进一步表明,额叶、基底节深部等部位存在缺血性改变,而额叶、基底节、海马等区域参与构成大脑情绪调节的重要回路,并可在这些患者中发现中枢去甲肾上腺素和 5-HT 不足。

2.药物因素

不少治疗心血管疾病的药物有可能导致或诱发抑郁障碍。如抗高血压常用的利血平,它的作用机制是通过排空突触前神经元所储存的单胺神经介质,导致单胺类神经递质功能下降,进而起到抗高血压的作用。正是由于这一药理作用,也会削弱人体内 5-HT 的功能而导致抑郁障碍的发生。还有一些常用的治疗心血管疾病的药物也有可能导致抑郁障碍。此外,有情感障碍的患者可能对治疗依从性差;情感状态可能与副交感神经系统功能、免疫系统功能和心率变异性有直接联系。这些因素的共同参与使心血管疾病与抑郁障碍的发生密切相关。

3.脑部缺氧

冠心病伴发抑郁障碍可能是由于脑部慢性缺氧引起的精神障碍和神经症状。其病因:①冠状动脉硬化引起心肌缺血缺氧,心脏不能向脑部输送足够的血液,导致脑组织缺血缺氧,引起脑功能障碍,产生神经精神症状。②冠状动脉硬化的同时常伴有脑动脉硬化,影响脑的血液供应,出现精神症状。③动脉血氧含量及氧饱和度下降也引起脑缺氧,导致神经、精神症状。④心肌梗死发生时,可出现血压下降,血液凝固性增高,引起脑血栓形成。⑤A 型性格的人易得冠心病。

总之,冠心病合并抑郁障碍内在的发病机制比较复杂,目前尚不十分清楚,如都有炎症反应和/或免疫紊乱、血管内皮损害、血小板功能异常及合并存在多种心血管危险因素,这些因素共同存在、交互影响,内在的心理-行为生物学机制和因果关系复杂,也可能两者存在某些共同的遗传基础,尚需进一步研究。

(三)临床表现

冠心病患者在疾病的不同阶段均有不同程度的焦虑状态,临床主要表现为口干、出汗、胸闷胸痛、气促、心悸心慌、紧张、胆小害怕、呕吐、头晕和四肢无力等。焦虑、抑郁患者抑郁情绪。多见于病程较长,个性悲观的患者。幻觉、妄想在循环障碍严重时,常可发生幻听、妄想等。意识障碍可有失神、晕厥等,常见于心绞痛、心律失常和心肌梗死时。智能损害可见于慢性心功能不全、心力衰竭等的患者。

临床上抑郁障碍 3 个主要症状为情绪低落、思维迟缓、兴趣减低、主动性下降等。冠心病患者尚存在不同程度的焦虑抑郁等心理障碍,且有大量虽尚未满足重性抑郁障碍诊断标准的轻度抑郁障碍及亚临床患者,据估计具有轻度抑郁症状的患者至少与确诊重症抑郁障碍患者相当甚至为其 2～3 倍。

(四)诊断

抑郁障碍的诊断主要依据临床资料和各种抑郁障碍量表。尽管冠心病合并抑郁障碍有较高的发病率及严重影响患者的生活质量和增加心血管事件发生,但目前仍未得到临床医师足够重视和认识,在初级医疗环境中,大约有 50% 的抑郁障碍患者未能被发现和诊断,即便是在住院患者中,仍有约 3/4 的患者未能被确诊和治疗。而在繁忙的监护病房中,大约只有 10% 的心肌梗死后抑郁障碍患者被发现。因此,早期诊断和筛查出冠心病特别是心肌梗死合并抑郁障碍的患者显得尤为重要。目前用于临床筛查的量表主要有贝克抑郁自评量表、抑郁自评表、患者健康问卷等。

(五)治疗

冠心病患者中至少有 20% 的患者共病抑郁障碍。治疗上,SSRIs 在冠心病共病抑郁障碍治疗中具有较好的疗效和安全性,常被作为优先推荐使用。主要包括舍曲林、西酞普兰、艾司西酞普兰(西酞普兰和艾司西酞普兰大剂量使用可能会引起 Q-Tc 间期延长,特别是老年患者)。此外,NaSSAs 的米氮平也具有较好的治疗效果。研究显示 CBT、IPT 和问题解决疗法对冠心病伴抑郁情绪有明显改善作用。

1.药物治疗

抗抑郁药物使用的关键是慎重评估患者的心血管疾病和治疗方案,既要考虑心血管疾病的基本治疗又要考虑抑郁状态控制,避免使用对心血管系统有不良反应及影响远期预后的抗抑郁药物。尽管目前已有较多临床试验评价了抗抑郁药物治疗对心血管事件及预后影响,但其结果仍有争议。心血管疾病伴发抑郁的患者由于年龄较大并伴有各种躯体疾病对药物的耐受性较差,因此,在选用治疗药物时要将安全性和耐受性放在首位。

(1)传统 TCAs:传统的 TCAs 有较好的抗抑郁作用,但可早期出现心脏毒性和直立性低血压,由于其不良反应大,尤其对心血管系统,如直立性低血压、心脏传导异常、室性心律失常等,同时有较多的嗜睡、口干、便秘等抗胆碱能不良反应,过量时易引起中毒甚至死亡,几个 Meta 分析和系统综述均表明该类药物增加患者病死率,因此在心血管疾病伴发抑郁障碍的患者中应用受到限制。

(2)新型抗抑郁药物:SSRIs 临床上主要有氟西汀、帕罗西汀、舍曲林、西酞普兰等,米氮平是新型 NaSSAs 的主要代表,具有双重作用,主要药理机制为抑制突触前膜对 5-HT 及去甲肾上腺素的再摄取,增强中枢 5-HT 及去甲肾上腺素能神经递质的功能,疗效与氟西汀相当。此外,治疗合并冠心病患者 SSRIs 可能还有抑制血小板和内皮细胞激活,延长出血时间,这可能与其改善冠心病患者预后有关,但与阿司匹林等合用可能增加胃肠道出血危险;尚合并其他治疗效应,如抑制神经内分泌反应等。因其具有耐受性好,疗效确切安全,不良反应显著少于 TCAs,使用方便等优点而逐渐成为一线药物,尤其在抑郁障碍合并心血管疾病的患者中广泛应用,而且是循证医学证据最多的药物。一些研究检验了选择性 SSRIs 在心血管患者中的安全性。舍曲林治疗急性心梗或不稳定心绞痛伴发抑郁试验证实了舍曲林在不稳定型心绞痛和心肌梗死患者中的安全性。改善冠心病患者康复试验发现接受抗抑郁治疗的心肌梗死患者死亡、再梗率下降。SSRIs 对心血管系统不良反应小,不增加心血管事件的危险性。对心脏而言相对安全,过量时致死危险度低,在治疗合并心血管疾病的抑郁障碍患者方面迈进了一大步。在帕罗西汀对冠心病患者冠状动脉支架植入术后抑郁障碍的临床疗效中显示帕罗西汀治疗能减轻患者的抑郁障碍程度,且较安全。

2.心理治疗

与单纯药物治疗相比,心理治疗除可以使冠心病伴抑郁障碍患者情绪改善,躯体症状明显缓解外,还可使心肌缺血明显改善,心绞痛复发率及近期预后改善。心理干预就是通过心理学的手段和技巧,对心理活动的方向、性质、强度和表现形态进行控制和调整,从而使人的心理状态、行为方式归于正常。

三、慢性心力衰竭伴发焦虑和抑郁障碍

(一)概述

慢性心力衰竭是高血压、冠心病、风心病、心肌病等各种心血管疾病发展的终末阶段,此类患者长期遭受疾病的折磨,容易陷入焦虑不安、内疚、绝望的情绪之中,由于病情反复甚至会对死亡产生恐惧,也会逐渐对未来及前途失去信心,从而对患者的总体生存质量造成较大的影响,对慢性心力衰竭的预后带来干扰。

焦虑和抑郁障碍是两种较为常见的精神和心理障碍性疾病,有相关研究结果显示,焦虑和抑郁情绪的产生与高血压、心肌梗死、慢性心力衰竭等多种心血管疾病之间有着密切的关联,在我国慢性心力衰竭患者发生抑郁的发病率在 13.4%～80.0%,慢性心力衰竭患者发生焦虑的发病率在 17.5%～71.4%,慢性心力衰竭患者发生焦虑和抑郁的危险性是正常人群的 2～3 倍,甚至更多。相关研究显示,慢性心力衰竭患者发生抑郁的发生率在 10%～79%,发生焦虑的发生率

在 9%～53%。此外,还有相关的研究显示慢性心力衰竭患者焦虑和抑郁的发生率在不同种族的人群中也存在差异,慢性心力衰竭患者发生焦虑和抑郁的发生率范围非常广泛也有可能是由于种族差异所致。有研究显示,100 例慢性心力衰竭患者焦虑发生率为 52%,抑郁发生率为 43%。

(二)病因与发病机制

女性、文化程度较低、NYHA 心功能分级较高、共病数目较多是慢性心力衰竭患者发生焦虑和抑郁障碍的危险因素,应当针对这些因素提出干预措施,预防和缓解患者个良心理状态。慢性心力衰竭患者伴发焦虑和抑郁障碍的发病率较高,其发病机制尚未完全可知。心力衰竭和焦虑和抑郁障碍发病过程存在共病机制,包括神经内分泌失衡、炎症级联反应激活、心律不齐等。

1.性别

女性是慢性心力衰竭患者发生焦虑和抑郁障碍的危险因素之一,这可能和女性的生理特征、家庭地位及女性的内分泌特点有关。女性由于其家庭地位、生理特征及内分泌特点,相比于男性更容易发生抑郁或者焦虑。因此在临床上对于女性慢性心力衰竭患者要给予其更多的关心和帮助,付诸更多细心和耐心让其慢慢建立起战胜心力衰竭的信心,帮助其转移注意力,从而减轻焦虑和抑郁情绪。

2.文化程度较低

文化程度为初中及以下亦是慢性心力衰竭患者发生焦虑和抑郁障碍的危险因素之一。文化程度较低的患者由于其所接受的教育较少,不能对疾病形成较为准确的理解,且容易道听途说,因此容易产生恐惧、焦虑、抑郁等不稳定情绪,而且他们不懂得如何进行自我调节,再加上慢性心力衰竭疾病本身会给躯体带来不适症状,所以容易发生焦虑和抑郁障碍。因此临床上对于文化程度较低的慢性心力衰竭患者,要帮助患者建立正确的疾病认识,减轻患者焦虑和抑郁的情绪。

3.NYHA 心功能分级较高

NYHA 心功能分级为Ⅲ、Ⅳ级也是慢性心力衰竭患者发生焦虑和抑郁障碍的危险因素之一,这是因为患者的心功能越差,表示患者的心力衰竭病情就越严重,患者生活质量就越差,再加上慢性心力衰竭患者的症状和病情频繁发作,患者的心功能恶化迅速,在此种情况之下,患者容易失去生活的希望和目标,极易产生焦虑和抑郁的情绪。因此临床上对于心功能较差的患者要积极改善患者的心功能,告知患者治疗的必要性,让患者主动积极地配合治疗,从而提升治疗效果,减轻患者的症状,增加患者的自我防范意识,有利于改善慢性心力衰竭的治疗效果。

4.共病数目较多

共病数目≥3 种亦是慢性心力衰竭患者发生焦虑和抑郁障碍的危险因素之一。共病数目较多的慢性心力衰竭患者因多种疾病的长期持续存在,再加上慢性心力衰竭症状的反复出现,让患者容易产生强烈而持久的不愉快情绪,从而产生焦虑和抑郁情绪。这表明,对于共病数目较多的慢性心力衰竭患者应当对其进行耐心的解释以及合理的安慰,帮助患者减少和消除内心的恐惧感和压迫感,这对于患者的预后具有十分重要的意义。

5.神经内分泌失衡

心力衰竭伴发焦虑和抑郁障碍常会发生于疾病慢性迁延过程中,患者机体运动的耐受能力下降,满足不了患者日常的生理心理需求,诱发长期的压力状态,从而导致神经内分泌失衡。皮质醇、去甲肾上腺素和 5-HT 等单胺类物质可能是产生焦虑和抑郁情绪的分子机制基础,相关学者通过动物实验研究也证明了海马脑源性神经营养因子表达水平的异常也可以导致焦虑和抑郁障碍发生。

6.炎症级联反应激活

交感神经激活 HPA 轴,致使慢性心力衰竭患者心低输出状态下引起血管收缩,也会增加后负荷同时降低心排血量,进而导致激活肾素-血管紧张素-醛固酮系统,最终加重左室功能恶化。促炎细胞因子除了激活 HPA 轴和肾血管紧张素-醛固酮系统外,也促进了心肌细胞肥大及凋亡,加速心室重构;焦虑和抑郁障碍的产生可能通过促炎性细胞通过上调色氨酸代谢途径中的限速酶和改变 5-HT 的代谢,从而导致了焦虑和抑郁障碍等疾病的产生。

7.心律不齐

焦虑和抑郁障碍患者常常表现出较低的心率变异性,同时慢性心力衰竭患者多达 50％的死亡归因于心律不齐,尤其是心率变异性降低时,所以较低的心率变异性意味着更高的焦虑和抑郁障碍发病率风险和心血管疾病病死率。

8.其他因素

多种心血管药物均伴有神经精神病学作用,如常用的抗心力衰竭药物洋地黄类的毒性就会引起焦虑和抑郁障碍等精神障碍。相关研究表明慢性心力衰竭逐渐加重导致海马区灌注减少会引起焦虑和抑郁障碍相关症状。有相关学者提出高凝状态、氧化应激、内皮功能障碍、脂代谢异常、胰岛素抵抗、肠道菌群失调、膈肌功能障碍、基因层面等也可能是慢性心力衰竭伴发焦虑和抑郁障碍的相关因素。

（三）临床表现

在对慢性心力衰竭伴发焦虑和抑郁障碍患者的日常诊治中,由于症状上的交叉性,心力衰竭患者并发的焦虑、抑郁症状常常容易被忽视。如疲劳、难以集中注意力、无精打采和睡眠障碍可能是心力衰竭与焦虑、抑郁共同作用的结果。慢性心力衰竭伴发焦虑和抑郁障碍主要有以下几种表现形式。

（1）以心血管疾病临床症状为主要表现的精神心理障碍,如惊恐发作时可表现为胸闷、心悸、气促,在诊疗过程中很容易被误诊为急性冠状动脉综合征或者左心衰竭,患者在经过一系列检查后无明显心脏病变证据或仅提示轻度异常,辅助检查结果无法解释临床表现。

（2）情绪异常波动等心身因素诱发的心血管疾病,如应激性心肌病、心理应激性心肌缺血等。

（3）由于长期的心血管疾病因素继发的焦虑、抑郁,如慢性心力衰竭患者病程迁延不愈,服用药物多,反复多次入院,经济负担重,加上患者生活质量下降,容易导致焦虑、抑郁等精神心理异常;

（4）心血管疾病与精神心理障碍共患,如成功接受经皮冠状动脉介入治疗、冠状动脉旁路移植术或心脏永久起搏器置入术后,患者经正规的治疗措施治疗器质性心血管疾病后,症状无明显缓解甚至出现加重,应警惕其是否存在心血管疾病与精神心理障碍共患情况。

（四）诊断

慢性心力衰竭与焦虑、抑郁在临床症状上的重叠特点,增加了临床医师的诊断难度。在准确诊断心力衰竭疾病的同时有效识别精神心理相关症状,对"双心"诊断至关重要。

在临床诊疗过程中,可采用"三问法"或"两问法",对患者进行初步筛查。"三问法":①询问患者是否睡眠质量下降,已影响到白天的精神状态或需要药物助眠;②询问患者是否感到烦躁不安,对既往的兴趣爱好表现淡漠失去兴致;③询问患者是否经多次系统检查排除器质性心血管疾病后,仍有明显的躯体不适感。若满足以上 2 项或 2 项以上,患者有 80％左右的概率合并焦虑和抑郁障碍。"二问法"采用 2 项患者健康问卷和 2 项广泛性焦虑障碍量表进行筛查,当评分＞3 分时,采用情绪状态自评量表进一步筛查。

对上述筛查结果阳性或可疑阳性患者,还需要借助评估工具进行确诊,《在心血管科就诊患者心理处方中国专家共识(2020 版)》推荐使用 7 项广泛性焦虑障碍量表、9 项患者健康问卷,躯体症状较多时推荐使用 15 项患者健康问卷或躯体化症状自评量表。

除此之外,对心力衰竭患者应进行定期心理评估、观察患者的心理变化,并向患者家属了解患者情况,从而判断患者是否合并有精神障碍。当患者出现自闭、暴躁、拒绝治疗、情绪波动较大、存在明显的自杀倾向等症状时,需要高度怀疑患者是否合并焦虑和抑郁障碍。

有研究提示,游离脂肪酸水平与老年慢性心力衰竭患者的焦虑、抑郁呈正相关。因此,在临床工作中对心力衰竭患者进行常规游离脂肪酸检测有极大的必要性,对于高游离脂肪酸的慢性心力衰竭患者,应进一步筛查是否合并焦虑和抑郁障碍,若进一步筛查提示阴性结果,也应提前进行心理干预,预防焦虑、抑郁的发生。

(五)治疗

慢性心力衰竭伴焦虑和抑郁障碍患者的诊治方法尚未形成完全的理论体系,一般在慢性心力衰竭常规治疗基础上及病情允许情况下加用抗焦虑抑郁药物。有研究认为抗抑郁药物对心力衰竭患者的情绪与预后未有明显的积极影响,并提出多学科的个体化治疗、体育锻炼及鼓励患者积极参与管理其躯体疾病对疾病的转归更为重要。

1.药物治疗

目前临床治疗慢性心力衰竭合并焦虑和抑郁障碍的患者,症状严重且持续存在的患者通常在常规心力衰竭治疗的基础上合理运用抗焦虑和抑郁障碍的药物。然而在临床实际诊疗中心内科医师诊治精神障碍类疾病的水平良莠不齐,对于疾病的诊断不够明确、药物剂量及疗程问题的认识的不足以及患者的治疗依从性差等,都是亟待纠正的问题。

临床常用的抗抑郁药有安全性证据用于心血管科常用的抗抑郁药物首选 SSRIs,SSRIs 对治疗慢性心力衰竭患者常规用药具有较少的药物相互作用。而在 SSRIs 中,舍曲林、西酞普兰和艾司西酞普兰的药物相互作用风险低,而氟伏沙明、氟西汀和帕罗西汀的风险较高。临床运用抗抑郁药应以低剂量开始以确保耐受性,并不断调整达到有效剂量,以使症状有所缓解。SSRIs 对于室内传导的影响较小,但最近的 Meta 分析中 SSRIs 将 QT 间期平均延长了 6.1 毫秒;相关研究显示,服用影响 5-HT 再摄取的药物后可出现出血事件,所以对于合并心房颤动或冠心病的慢性心力衰竭患者,如果联用抗血小板及抗凝治疗可能会增加出血风险。三环类及四环类抗抑郁药因能导致直立性低血压、QT 间期延长和恶性心律失常,因此不推荐用于心力衰竭患者,尤其是存在严重房室传导阻滞及心电不稳定的患者。

然而国内外大量相关慢性心力衰竭合并焦虑和抑郁障碍的研究,SSRIs 抗抑郁药的使用对慢性心力衰竭合并焦虑和抑郁障碍患者的精神障碍及心功能远期终点的改善尚有争议,尤其是慢性收缩性心力衰竭的患者。近年来新型抗心力衰竭药物在临床取得了较好的疗效,有研究认为在慢性收缩性心力衰竭患者中从血管紧张素转换酶抑制剂、血管紧张素Ⅱ受体阻滞剂治疗向沙库巴曲缬沙坦治疗的转换可显著改善抑郁障碍和功能状态,并分析认为心功能的改善对于抑郁状态的调节更为重要。

心力衰竭作为心血管疾病终末期阶段,需要权衡抗精神类药物对心功能及心律失常的影响,临床治疗中更偏重于缓解心力衰竭的临床症状,改善患者预后,因此严重心力衰竭和抑郁障碍患者,不推荐使用 SSRIs、SNRIs 和 TCAs。SNRIs 抗抑郁药因其抑制去甲肾上腺素再摄取的特性,引起循环和组织中去甲肾上腺素水平增加,可能会抵消交感神经抑制剂的作用,加重心力衰竭。TCAs 的作用机制是抑制突触重摄取去甲肾上腺素和 5-HT,主要包括氯米帕明、地昔帕明、多塞平和阿米替林。由于该类药物抗胆碱能和心血管不良反应较大,禁忌证和药物相互作用较多,安全范围较窄,使其临床应用受限。而且 TCAs 心血管毒性较大,可引起 QT 间期延长、房室结传导阻滞、束支传导阻滞和/或室性心律失常及直立性低血压,因此在心力衰竭患者中也不推荐应用。

2.心理及运动疗法

"双心医学"即称心理心脏病学,为关于研究和治疗心脏疾病与情绪、社会环境和行为相关的科学,是社会-心理-生物医学模式下的一种新型医疗模式。CBT 治疗是唯一经过系统测试的心理治疗方法对心力衰竭患者有益的作用,近期的一项荟萃分析显示接受系统的 CBT 治疗的心力衰竭患者,相比于接受普通护理的患者 3 个月后抑郁评分明显降低,但远期病死率无明显变化。

另外,运动训练也是非药物治疗之一,适当的运动增加神经递质的释放,从而干预了慢性心力衰竭合并抑郁的病理生理发展。有研究认为基于患者个体心功能的状态而确立的运动训练可以有效改善慢性心力衰竭患者的生活质量及抑郁的水平。

(孙维滨)

第二节　神经系统疾病伴发焦虑和抑郁障碍

一、脑卒中伴发焦虑和抑郁障碍

(一)概述

脑卒中伴发焦虑和抑郁障碍是指脑卒中发生后,以情绪低落、兴趣减退焦虑、睡眠障碍、早醒、体重减轻等症状为主要表现的病症,是影响患者功能恢复和卒中复发的独立危险因素,是脑卒中后最常见的神经精神疾病之一。脑卒中伴发焦虑和抑郁障碍常发生于脑卒中后 6 个月到 2 年内。严重影响患者神经系统功能的恢复,脑卒中伴发焦虑和抑郁障碍患者的死亡率高于无抑郁卒中患者的 3.5～10.0 倍,脑卒中伴发焦虑和抑郁障碍患者 11.3% 有自杀念头。卒中后 6 个月内、6～18 个月、18 个月以上的脑卒中伴发焦虑和抑郁障碍患病率分别是 66.2%、60.2% 和 73.9%。

(二)病因与发病机制

脑卒中伴发焦虑和抑郁障碍的发生与性别、年龄、性格受教育程度、社会支持度、家庭经济情况、抑郁病史、负性生活事件、病灶数目及部位、神经功能缺损程度及病程等密切相关。

1.血管危险因素

研究表明,卒中患者合并有高血压、糖尿病、高脂血症、心脏病等血管性危险因素时出现脑卒中伴发焦虑和抑郁障碍的概率较高。其原因可能为高血压、糖尿病、心脏病等慢性疾病症状越多,引起的心理负担就越大,患者的身心长期处于非健康状态,应激反应明显,当出现脑卒中后,应激水平容易超过个体应变能力,容易引起情感的异常。此外,血管性危险因素与脑卒中伴发焦虑和抑郁障碍之间可能存在多重而复杂的关系。

2. 卒中部位

病灶部位与脑卒中伴发焦虑和抑郁障碍的关系尚有争议。进一步研究发现卒中部位和脑卒中伴发焦虑和抑郁障碍患病的相关性随卒中病程而发生改变。卒中后 6 个月内、7～12 个月、13 个月以上时脑卒中伴发焦虑和抑郁障碍的患病率分别为 48.0％、46.1％、52.5％，并没有显著下降的趋势。而额叶卒中患者脑卒中伴发焦虑和抑郁障碍患病率在卒中 6 个月后却明显下降，其原因可能与卒中后大脑的结构重塑和功能代偿有关。另一项相关性研究结果显示，左侧半球脑卒中患者脑卒中伴发焦虑和抑郁障碍发病率明显高于双侧和右侧半球脑卒中患者，尤其是左侧额叶、颞叶和基底节区具有显著相关性。完全前循环梗死也是易患脑卒中伴发焦虑和抑郁障碍的危险因素。

3. 神经功能的缺损严重程度

多数研究认为，神经功能的缺损严重程度与脑卒中伴发焦虑和抑郁障碍的发生呈正相关，神经功能缺损越重，脑卒中伴发焦虑和抑郁障碍的发生率越高。

4. 神经生物学因素

就神经解剖学而言，边缘系统、丘脑及蓝斑核等能使人类产生抑郁，而这些神经结构间的沟通主要是通过各种神经递质传递来完成的，其中 5-HT 神经递质与去甲肾上腺素递质系统相互作用，共同调节情绪、睡眠、认知及运动过程等神经活动；而患者脑卒中后产生部位病灶效应，破坏了去甲肾上腺素神经元、5-HT 神经元及其通路，使神经元递质合成效能较低，从而引起抑郁症状。研究发现急性脑卒中伴发焦虑和抑郁障碍患者脑脊液中 5-HT 的代谢产物 5-羟吲哚乙酸的含量明显下降，脑卒中伴发焦虑和抑郁障碍患者用增加单胺类递质含量的抗抑郁药物治疗后，抑郁症状可以缓解。

研究表明，脑缺血后中枢神经系统 BDNF 水平上升，继而诱导神经干细胞分化为神经元，并能促进新生神经元的存活，是卒中后海马齿状回神经再生水平增强的原因之一。另外，多个研究显示抗抑郁剂氟西汀能增加大鼠海马区 BDNF 的表达水平，进而有提高神经重塑的作用。因此，BDNF 可能有助于降低脑卒中伴发焦虑和抑郁障碍的发生，改善脑卒中伴发焦虑和抑郁障碍症状，并有可能成为一个潜在的治疗靶点。

（三）临床表现

卒中后抑郁的患者很少主诉自己的情绪低落，一般都是以躯体化症状表现为主，比如患者出现记忆力下降，头晕，头疼和睡眠障碍，患者很少主诉自己的情绪低落，心境异常。卒中所致的抑郁发病率很高，在卒中的早期、亚急性期和晚期可以到 33％的发病率。卒中后抑郁对患者会造成患者卒中恢复缓慢。卒中后抑郁一定要通过察言观色，通过观察患者的表情神态予以分辨。有一些患者由于卒中后失语、表达障碍，也会影响对卒中后抑郁的判断。

（四）诊断

对于脑卒中伴发焦虑和抑郁障碍，目前尚无统一的特异性诊断标准。由于脑卒中伴发焦虑和抑郁障碍是在脑卒中后出现的情感障碍，属于继发性抑郁，所以诊断必须具备脑卒中这个前提条件，且又符合抑郁状态或抑郁障碍的临床特征。

国内外学者基本采用功能性抑郁障碍的各种诊断标准、量表和参数进行诊断。至于定量标准，一般采用各种定量量表进行评定，常用量表有汉密尔顿抑郁量表、抑郁自评量表、抑郁状态问卷和美国流行病学调查中心的抑郁量表等。其中，因汉密尔顿抑郁量表简单、易操作，且涵盖抑郁的主要内容而在临床上应用最广。虽然这些量表是用于诊断功能性精神障碍，但由于没有可用于评定脑卒中伴发焦虑和抑郁障碍的特异性量表，故临床医师仍沿用这些量表评定脑卒中伴发焦虑和抑郁障碍。

(五)治疗

根据脑卒中伴发焦虑和抑郁障碍的发病机制，脑卒中伴发焦虑和抑郁障碍的治疗应该是全方位、长期的系统治疗，除积极治疗和预防脑卒中的再发、正确的神经康复训练外，还应包括药物治疗、心理治疗等。

1.药物治疗

脑卒中伴发焦虑和抑郁障碍的药物治疗主要包括病因治疗及抗抑郁治疗。病因治疗要积极治疗原发病，可使用扩血管药改善微循环，使用脑保护剂等。目前临床应用最广泛的抗抑郁药是SSRIs类，主要有氟西汀、舍曲林、帕罗西汀、氟伏沙明和西酞普兰5种药物。常用的SNRIs类药物为文拉法辛和度洛西汀，NaSSAs药物为米氮平。多项SSRIs类药物的RCT研究证实，对于心脑血管和老年人均具有良好的疗效和安全性，优先推荐使用西酞普兰、舍曲林、艾司西酞普兰。SNRIs能较好地改善情绪和认知功能，也被推荐用于治疗卒中后抑郁。抗抑郁药的使用原则是诊断要确切，全面考虑患者症状特点、年龄、躯体状况、药物的耐受性、有无合并症等，因人而异地个体化合理用药；剂量逐步递增，尽可能采用最小有效量，使不良反应减至最少，以提高服药依从性。小剂量疗效不佳时，根据不良反应和耐受情况，增至足量和足够长的疗程；如仍无效，可考虑换药(同类另一种或作用机制不同的另一类药)。

舍曲林在SSRIs中作用最强、选择性也较高，且与华法林等药物之间的相互作用小，是脑卒中伴发焦虑和抑郁障碍神经康复治疗中最有前途的一种。初始剂量50 mg/d对大部分患者有效，根据患者情况可在2周后加量至100 mg/d，若仍无效，理论上可加至150～200 mg。

2.心理治疗

研究表明，CBT、问题解决疗法等心理治疗对脑卒中后抑郁有效。脑卒中伴发焦虑和抑郁障碍的临床表现主要为情绪的控制能力差，可能与情绪控制的神经通路受损有关。情绪管理环路是后天形成的，发育最迟，最易遭到损害。感官将信息传递到丘脑，丘脑核再传递到前额，经过额叶皮质分析与理解，最后投射到杏仁核，出现情绪反应，形成个体情绪管理的基本构架。脑卒中患者常以表象或形象为思维的重要材料，自我为中心，凭借具体形象的联想来进行思考，认知中带有强烈的情绪色彩。CBT就是要改变脑卒中患者的认知活动过程，启发和引导脑卒中患者进行合乎理性的逻辑思维，指明其错误的思想方法和由此产生的错误信念，并说服其放弃对自身破坏性的观念和情绪，重新建立神经环路，从而达到矫正认知行为的目的。

二、帕金森病伴发焦虑和抑郁障碍

(一)概述

帕金森病是以运动障碍为主要特征的神经系统变性疾病，主要表现为静止性震颤、肌强直运动迟缓和姿势平衡障碍。除运动症状外，有相当多的患者出现许多非运动性症状，如情感障碍，其中抑郁被认为是最常见的精神症状，可以发生在约一半以上的患者身上，是严重影响帕金森病患者的生活质量和疾病的预后的因素。抑郁可以在帕金森病病程的任何阶段出现，但是有2个高峰，第1个高峰在疾病初期，第2个高峰则出现在疾病晚期。

国内帕金森病伴发焦虑和抑郁障碍的发病率报道为45%～48%。其原因可能归结于统计学抽样方法不准确、抑郁诊断方法不准确造成的。国外的一项荟萃分析显示重型抑郁占17％、轻型抑郁22％、恶劣心境13％；临床上存在明显抑郁症状的占35％。

(二)病因与发病机制

帕金森病合并抑郁障碍的一般危险因素包括抑郁家族史、女性、社会支持、高龄和伴其他躯体疾病，疾病特异性危险因素有低龄起病、残疾程度高、运动波动、帕金森病家族史、右侧肢体起病、强直-少动型、病情严重和高剂量左旋多巴治疗。

目前，关于帕金森病伴发焦虑和抑郁障碍的发病机制，尚未形成统一的认识。一般认为其发生机制主要有以下3个因素。

1.神经生物学机制

目前神经生物学的观点越来越受关注。帕金森病伴发焦虑和抑郁障碍是由眶额环路和皮质下神经核团包括蓝斑、中缝背核、腹侧被盖区的血清素能、去甲肾上腺素能和多巴胺能神经退行性变所致。尸检发现，腹侧被盖区多巴胺神经元、蓝斑去甲肾上腺素能神经元严重丢失、尾状核和壳核的5-HT转运体、色氨酸羟化酶减少。PET研究发现，帕金森病伴发焦虑和抑郁障碍患者蓝斑和边缘系统多巴胺和去甲肾上腺素神经分布减少；一项基于体素的形态测量学研究发现，帕金森病伴发焦虑和抑郁障碍患者的双侧眶额和右颞叶区域灰质密度下降。脑内5-HT标志物研究发现，帕金森病伴发焦虑和抑郁障碍患者脑脊液中的5-羟吲哚乙酸下降，皮质的$5-HT_{1A}$受体结合力下降，有关5-HT受体基因启动子区多态性方面的研究尚未取得一致性结果。自我奖赏相关机制失调假说认为，由起源于黑质的黑质纹状体多巴胺投射系统和起源于腹侧被盖区的中脑边缘、中脑皮质多巴胺投射系统组成的额叶多巴胺环路参与了奖赏、动机和成瘾行为，患帕金森病时，环路中的多巴胺能投射纤维发生退行性变，自我奖赏机制受损，导致患者出现兴趣缺乏症状。据推测，抗忧郁药与安慰剂的对照试验中出现的高安慰剂效应，是由于这一机制被激活，引起环路中的多巴胺释放。

2.社会心理因素

心理社会学的观点认为，帕金森病患者表现出的抑郁是疾病所致的应激反应。社会心理学事件如社会关注、处理策略及自我认知对帕金森病患者的抑郁症状的发生有着很重要的作用。大部分学者认为随着病情的发展与迁延，患者了解了疾病的不可治愈性，且后期患者运动障碍进行性加重，对药物的反应越来越差，多巴制剂的不良反应越来越明显，造成极大的心理压力，运动功能的下降又导致患者社会交际功能退缩，从而诱发和加重抑郁症状。

(三)临床表现

帕金森病伴发焦虑和抑郁障碍与原发性抑郁在表现上有很多相似之处，但仍有一些不同，前者更多地表现为心境恶劣、悲伤、易激惹、悲观及自杀观念，其主观体验抑郁的程度、兴趣缺乏、罪恶感悲观情绪等症状不及抑郁障碍患者明显，较少出现自责自罪、挫败感及自杀行为。此外，有人报道说食欲降低、体重减轻、疲乏的程度及睡眠障碍在帕金森病伴发焦虑和抑郁障碍患者中明显重于不伴抑郁者。临床研究显示，伴发抑郁的帕金森病患者较无抑郁帕金森病患者更易出现认知功能障碍，其中注意力集中困难可能是帕金森病伴发抑郁的一个特点。

(四)诊断

帕金森病伴发焦虑和抑郁障碍的正确诊断存在一定的难度。首先，抑郁和帕金森病的症状常重叠存在。帕金森病可以像抑郁患者一样出现乏力、反应迟钝、食欲下降、体重下降、睡眠障碍等躯体症状及兴趣下降焦虑、恐惧等精神症状。抑郁伴有精神病性症状时很难确定是多巴胺或抗胆碱能药物不良反应还是抑郁本身的症状。另外,30%～40%的帕金森病患者有某种程度上的认知功能损害,即所谓的痴呆,这就增加诊断的难度。其次,帕金森病患者"开关"现象也会干扰抑郁的诊断。患者在"开期"症状突然缓解,表现为多动;在"关期"时表现为运动迟缓,此时更难区分这究竟是帕金森病本身的症状还是抑郁的表现。

帕金森病患者抑郁诊断的金标准是 DSM-5 关于抑郁发作的定义。该标准指出患者表现为持续的心境低落、兴趣缺乏或快感缺失至少 2 周,同时满足 5 条其他的症状,包括体重及食欲变化、失眠或睡眠过多、精神运动性迟滞或激越、疲乏或精力不济、无用感、自责或自罪、注意力不集中、犹豫不决、反复出现做人没意思的想法或消极意念。

一些抑郁量表则可以提供有用的帮助,一个好的量表要包括 DSM-5 关于抑郁发作的所有症状,又能帮助排除帕金森病与抑郁相重叠的症状,避免过度诊断。目前常用的抑郁量表有汉密尔顿抑郁量表、蒙哥马利抑郁量表、Beck 抑郁自评量表、老年患者抑郁自评量表、抑郁自评量表。

(五)治疗

帕金森病患者中有 40%～50%共病抑郁障碍。目前尚没有任何证据表明有特定的抗抑郁药对帕金森病伴抑郁障碍有较好的疗效和安全性。其中,推荐使用 NRI、SNRIs;SSRIs 疗效不充分,且由于其 5-HT 激活可能使帕金森疾病恶化,仅作为一般建议。研究发现 CBT 治疗可有效改善帕金森患者的抑郁症状。

1.心理治疗

心理治疗包括 CBT、心理咨询和精神支持疗法等。心理治疗是治疗者运用心理学原则与方法,通过与患者密切沟通(如交谈)的特定方式,对其施加影响,达到使患者从病态心理向正常心理转变的治疗方法。成功的心理疗法不但能治疗精神障碍,而且能促进患者人格成熟和完善,改善适应性行为和人际关系。

临床心理治疗基本要点:①建立良好的医患关系。②正确对待患者。③倾听、疏导、支持、保证是心理治疗的基本原则。④解释、教育、指导、鼓励有机结合。⑤家庭、亲友、社会的支持和配合,鼓励家属多关心、问候。⑥对重度抑郁患者需严防自杀,严密观察,专人守护。目前较为普遍的观点,对新发的帕金森病患者,尤其是较为年轻的患者,行为治疗可以帮助患者适应疾病的慢性过程,同时对患者的运动及抑郁症状也有帮助。

2.药物治疗

帕金森病伴发焦虑和抑郁障碍患者的药物的使用应考虑到 2 个问题。①控制抑郁症状;②不加重运动症状,或兼能改善运动症状。尽管帕金森病伴发焦虑和抑郁障碍发病率很高,但只有10%～26%的患者服用抗抑郁剂治疗。目前知道的证据是 TCAs、SSRIs、SNRIs、NRIs、多巴胺受体激动剂有一定抗抑郁作用。

(1)TCAs:TCAs 中,丙米嗪有兴奋性,对运动不能和强直患者有效。去甲丙米嗪抗胆碱能作用发生率低,据报道有改善抑郁作用,但可能加重帕金森病的静止性震颤。因 TCAs 有诸多不良反应(如阻断 α 受体常引起直立性低血压、减慢心脏传导、抗胆碱作用可引起谵妄和认知功能损害),而使其临床应用受限。因此,TCAs 应从小剂量开始,并随访心电图,对伴有心血管疾病的患者尽量避免使用,对老年患者尤其如此。

(2)SSRI:选由于帕金森病影响 5-HT 代谢,造成脑内 5-HT 减少,提示 SSRI 可能对帕金森病伴发焦虑和抑郁障碍有效。调查发现 SSRIs 是帕金森病伴发焦虑和抑郁障碍最常用和最有效的抗抑郁药。盐酸氟西汀是能有效地抑制神经元从突触间隙中摄取 5-HT。增加间隙中可供实际利用的这种神经递质,从而改善情感状态,治疗抑郁性精神障碍。尤其适用于老年患者。氟西汀的毒性阈值高,服用过量亦不易中毒致死。因此单独用药或合并用药都比较安全。西酞普兰、艾司西酞普兰、舍曲林三种药物因其药物相互作用较少,可以较好地用于帕金森病患者。其他类型药物如文拉法辛、米塔扎平、萘法唑酮、安非拉酮等也有报道有效,但尚需进一步验证。文拉法辛由于具有抑制 5-HT 和 NA 再摄取的双重效应可能会有较好疗效,同时其引起血压升高的潜在的不良反应可能对帕金森病患者经常出现的低血压有利。

(3)多巴胺受体激动剂:少量临床数据表明多巴胺受体激劲剂有抗抑郁作用,目前研究较多的是普拉克索。有假说认为,涉及奖赏系统的中脑边缘系统的多巴胺能神经元变性,会导致患者出现抑郁。普拉克索是一种非麦角类中枢多巴胺 D_2/D_3 受体激动剂,可以作用于中脑边缘系统及其他脑区的 D_3 受体,并可能通过参与上调抗细胞凋亡蛋白 Bcl-2 而发挥神经保护作用,影响神经元的可塑性从而达到抗抑郁效果及改善帕金森病患者运动症状。在疾病早期可单独用于治疗帕金森病,在晚期可联合左旋多巴。临床应用中需要引起注意的是普拉克索 3 个罕见的不良反应:发作性睡眠、强迫行为及病理性赌博、诱发精神病性症状。

三、癫痫伴发焦虑和抑郁障碍

(一)概述

癫痫是指以反复癫痫发作为共同特征的慢性脑部疾病状态,是神经科常见疾病之一。原发性及症状性癫痫均可发生精神障碍,癫痫患者在发作前、发作时、发作后或发作间歇期表现出精神活动异常,有的患者甚至表现为持续性焦虑和抑郁障碍。由于累及的部位及病理生理改变的不同,症状表现各异。焦虑和抑郁障碍可大致分为发作性和非发作性 2 种。发作性焦虑和抑郁障碍是一组反复脑电异常放电所致的精神障碍,可表现为一定时间内的感觉知觉、记忆、思维和精神运动性发作,情绪恶劣及短暂精神分裂症样发作;非发作性焦虑和抑郁障碍则表现为焦虑障碍、抑郁障碍、人格改变及智能障碍等。

各国癫痫的流行病学调查其患病率为 0.4%～1.0%。我国流行病学调查癫痫终生患病率为0.7%,5 年内有癫痫发作的活动性癫痫的患病率为 0.49%,全国有 700 万～800 万人,活动性癫痫患者 500 万人。癫痫患者中 75% 通过常规抗癫痫药物治疗能够获得满意的疗效,大约 25% 为难治性癫痫。国内资料报道癫痫性精神障碍的原癫痫发作类型,以部分性发作为主,约为 60%。

随着对疾病认识的深入,发现癫痫患者除了癫痫发作以外,还存在精神、心理、认知等各个方面的问题,这就产生了癫痫共病的概念:癫痫患者同时患有非因果关联的两种及以上疾病,分别达到各疾病诊断标准就可以定义为癫痫共病。目前发现癫痫共同患病率远高于一般人群,高达63.4%,癫痫共病会使癫痫发作的风险增加 10 倍,从而也提示癫痫和共病之间可能存在共同的生理病理机制。癫痫共病分为精神类疾病和非精神类疾病。精神类疾病以抑郁和焦虑最为常见,其次认知障碍 11.6%,病耻感 26.6%。其他精神类共病包括精神障碍 6%～10%、注意缺陷多动障碍。因此癫痫已经成为世界卫生组织重点防治的五大精神疾病之一。

成人癫痫患者焦虑障碍的患病率为 11.0%～39.4%,是普通人群的 2.6 倍。加拿大一项研究发现癫痫伴焦虑障碍终身患病率为 22.8%。中国的研究发现癫痫患者有焦虑症状的比例为2.8%。癫痫患者伴发焦虑障碍会导致自杀率增加,是对照人群的 3.6～11.4 倍。

近期一项纳入 27 项研究的 Meta 分析结果显示,不同的研究类型、地区和不同年龄分布均显示癫痫与抑郁共病风险增加。另一项 Meta 分析从 5 个数据库中筛选 35 项研究,共纳入

5 434 例成人癫痫患者,结果显示癫痫伴抑郁患者高达 21.9% 且女性患病率高于男性。癫痫患者的抑郁障碍患病率是正常人群的 3 倍。癫痫患者伴抑郁平均发病率为 30% 明显高于普通人群。此外,癫痫发作频率与抑郁发生呈正相关,癫痫控制良好的患者共患抑郁概率较普通人群高 2~5 倍,癫痫控制不良或复发患者中抑郁共患概率可增加 10 倍以上。癫痫伴抑郁风险增加相关重要因素还包括颞叶起源的癫痫、女性患者、低文化程度,抗癫痫发作药物依从性差,无业状态、病耻感和共患焦虑。癫痫伴抑郁对患者的危害是多方面的。不仅影响癫痫预后,导致患者癫痫控制不佳、术后发作改善差,而且加重抗癫痫发作药物不良反应、降低用药依从性、加重病耻感、影响患者婚姻和就业。癫痫伴抑郁也是癫痫患者自杀的危险因素,癫痫患者自杀率为普通人群 3 倍,而癫痫伴抑郁患者自杀率为普通人群 29 倍。癫痫伴抑郁严重降低患者生活质量,加重社会经济负担,显著增加病死率。

癫痫儿童和青少年合并焦虑和抑郁也不少见,共患病率为 15%~36%。青少年癫痫患者伴焦虑的发病率为 32.8%,抑郁的发病率为 22.1%。儿童焦虑与年龄相关,幼儿多表现为分离性焦虑,青少年则以广泛性焦虑和社交恐惧为著。儿童和青少年的癫痫发作对家庭与正常家庭相比,癫痫家庭在生活中经历了更多的压力和受到限制。患儿父母的生活质量明显下降,常常表现出明显的抑郁和焦虑,母亲焦虑和抑郁的发生率更高。反之父母的心理状态也会对癫痫患儿的行为产生负面影响。儿童及青少年的焦虑和抑郁障碍症状和诊断标准均不同于成人。在评估和诊断焦虑和抑郁之前,应充分考虑到不同年龄阶段患儿可能存在的认知、语言、情绪、理解能力等差异。必要时,则需要精神儿科医师的协助。

(二)病因与发病机制

很多学者认为焦虑抑郁情绪的产生是癫痫患者的正常反应,但当代学者多认为癫痫合并焦虑抑郁可能和多种因素有关,其中包括遗传、神经性和医源性等多种不同的因素。而有抑郁障碍家族史的癫痫患者出现这种癫痫合并抑郁的发生率要高。另外有研究证明,将近 50% 的癫痫合并焦虑抑郁患者的家族之中层有过精神病史,从中也可发现,癫痫合并焦虑抑郁与遗传有一定关系。

癫痫伴发焦虑障碍的具体机制尚不明确。研究最多的假说有 2 个:①惊恐环路活化是癫痫患者伴焦虑障碍的一种主要假说。这个假说包含了杏仁核和海马相关的结构解剖机构,提出了惊恐环路的活化可以导致杏仁核神经元过度放电传播到下丘脑与中脑导水管周围灰质,引起恐惧体验、自主神经与内分泌反应及逃避行为,而海马神经元兴奋后,就可以引起惊恐重现。②神经递质研究提出颞叶内侧癫痫患者大脑中 5-HT 受体减少,伴惊恐障碍的患者还发现了脑内 GABA 受体减少。

癫痫伴发抑郁障碍的具体机制有以下几种。①解剖结构异常:有研究表明抑郁障碍患者的前额叶、海马、基底节等结构存在异常,特别是海马体积显著减小,是原发性抑郁发生的解剖基础。抑郁障碍患者海马体积减少的程度取决于抑郁障碍的病程长短。由于颞叶癫痫常见的病因是海马硬化,因此颞叶癫痫患者更易于产生抑郁症状,而且海马萎缩程度越明显,其抑郁程度越严重。②神经递质功能异常:存在于抑郁障碍和癫痫患者脑内的 5-HT、去甲肾上腺素和多巴胺均减少,这也在 PET 研究中得以证实。有学者在癫痫动物模型中也发现 HPA 轴的失调,以及海马 5-HT 传递异常,而 5-HT 和去甲肾上腺素能神经递质功能下降是抑郁症状产生的机制之一。③炎性因子异常:海马区域 IL-18 信号增强可能是颞叶癫痫抑郁产生机制因素之一。此外,其他促炎症细胞因子(IL-2、IL-6、IFN-7)和 TNF 也是会导致癫痫伴抑郁障碍的发生。

（三）临床表现

1.癫痫伴发焦虑障碍

癫痫伴焦虑障碍表现以惊恐障碍、广泛性焦虑障碍及社交焦虑障碍最为常见。根据焦虑发生时间和癫痫发作的关系，可以分为癫痫发作间期、发作前、发作中和发作后焦虑障碍；发作间期焦虑往往与癫痫发作无关，症状最容易被发现，临床表现也呈多样性。发作前焦虑常常表现为广泛性焦虑障碍，焦虑症状常出现于癫痫发作前的数小时至数天，随着发作逐渐临近，焦虑的程度越来越重。发作中的焦虑实际为癫痫的发作期症状，可表现为惊恐发作（单纯部分性发作）或复杂部分性发作的先兆。发作后焦虑在癫痫发作之后即出现，并可以持续存在至癫痫发作后 7 天左右。

（1）惊恐障碍：常表现为惊恐发作，患者突然感到心悸、胸闷、胸痛、呼吸困难、喉头堵塞感，强烈的恐惧感、失控感或濒死感，发作时间短暂，伴显著的自主神经功能紊乱症状和回避行为，常求救或就诊。

（2）广泛性焦虑障碍：表现为经常性或持续性无明确对象或固定内容的紧张不安，过分担心、害怕、烦躁、坐立不安，与现实很不相称，无法忍受，但又不能摆脱，常伴失眠、肌肉紧张、震颤、心悸、尿频、多汗等各种自主神经功能紊乱症状。

（3）社交焦虑障碍：常表现为显著而持续地害怕在公众面前可能出现羞辱和尴尬的社交行为，担心别人会嘲笑，而不愿或回避参与社交活动，可伴有出汗、脸红和口干等自主神经症状。

伴有焦虑的癫痫患者通常还可伴有抑郁障碍；同时伴有焦虑和抑郁障碍的癫痫患者的预后和治疗效果比单独焦虑或抑郁障碍的癫痫患者差。

2.癫痫伴发抑郁障碍

癫痫伴抑郁障碍与原发性抑郁患者相似，其中易怒情绪和绝望是最常见的症状。同时也可以表现出明显的低落、悲观、缺乏愉快感、兴趣减低、记忆力下降、注意力障碍。部分患者有自我评价降低，产生无用、无望、无助和无价值感，同时表现出自责、自罪。反应迟钝、主动言语减少、不愿与人交流也是明显的症状，严重者可以发展为不语、不动、不食的"木僵状态"。躯体症状也不少见，其中以睡眠障碍多见，可以合并乏力、食欲减退、全身游走性的疼痛、性欲减退等多种症状。

抑郁状态核心症状表现为情绪低落，丧失兴趣或愉悦感，伴有行为、躯体症状或自主神经功能异常的一组综合征，持续时间可稍长。抑郁障碍临床表现为显著而持久的心境低落，达到抑郁障碍诊断标准的精神障碍性疾病，显著影响患者的社会功能。抑郁状态虽未达到抑郁障碍具体诊断标准，但因其超出患者承受能力或自我调节能力，为病理状态，也需要早期识别及干预。

癫痫患者的抑郁症状中，比较突出的是睡眠障碍、食欲下降、精力下降，兴趣减少、社会接触减少、酒精滥用、工作和学习缺乏动力、自杀行为，而躯体症状相对少见。抑郁的发生也常与癫痫类型相关，全面性发作较局灶性发作患者发生抑郁少，而局灶性癫痫中又以颞叶癫痫伴抑郁最为常见。抑郁好发于颞叶癫痫患者可能与颞叶控制情绪精神行为的功能有关。

癫痫伴发的抑郁常为持续性，也可波动或阵发性加重。根据抑郁发生时间与癫痫发作的前后关系，癫痫伴抑郁可分为围发作期抑郁（发作前、发作后、发作时）和发作间期抑郁。围发作期抑郁与癫痫发作事件相关，25％的癫痫发作先兆表现为精神症状，15％与情绪变化有关。抑郁症状可能是单纯部分性癫痫发作症状之一，患者抑郁发作随后可出现意识改变，常进展为复杂部分性发作。发作前抑郁表现为情绪症状在癫痫发作数小时至 3 天前出现，发作前 24 小时症状明显加重并持续至发作后数天至一周。发作后抑郁出现在癫痫发作后 72 小时之内,常与发作后焦虑,发作后自主神经功能症状伴随出现。发作间期抑郁独立于癫痫发作,见于 2/3 患者,对生活质量影响最大。

(四)诊断

1.诊断要点

除详细收集病史外,躯体和神经系统与脑电图检查十分重要,必要时可做脑部 CT、MRI 及 SPECT 等检查。

有学者提出在癫痫患者首发癫痫时就该进行焦虑的筛查。若患者就诊时没有主动描述焦虑症状,癫痫医师需询问患者是否相应症状,同时排除抗癫痫药物的不良情绪反应。汉密尔顿焦虑量表、焦虑自评量表、综合性医院焦虑抑郁量表都可以用于焦虑的筛查和评估。国际抗癫痫联盟推荐 7 项广泛性焦虑障碍量表作为癫痫伴广泛性焦虑障碍的初筛量表。国内研究证实 7 项广泛性焦虑障碍量表得分>6 则提示癫痫患者伴有焦虑障碍。

癫痫患者伴有抑郁障碍可采用癫痫抑郁量表、汉密尔顿抑郁量表、抑郁自评量表、贝克抑郁问卷和简明国际神经精神访谈。癫痫抑郁量表是一个简单、准确性高的量表,易于在门诊进行癫痫合并抑郁的筛查。中文版癫痫抑郁量表最终将分值>12 定为筛选癫痫伴抑郁的分界值。癫痫患者发作频率越高,癫痫抑郁量表分值越高,越容易合并重度抑郁发作。

2.诊断标准

癫痫所致焦虑和抑郁障碍的诊断与分类,在 ICD-10 中被分类在多个疾病单元之中,临床学习和使用以及疾病编码相对复杂。而 CCMD-3 将其分类在 02.6 癫痫所致精神障碍,且有明确的诊断标准,与中国精神科医师的诊疗习惯相一致,故这里选取 CCMD-3 的诊断标准作为参考。

(1)症状标准:①符合器质性焦虑和抑郁障碍的诊断标准。②存在原发性癫痫的证据。③焦虑和抑郁障碍的发生及其病程与癫痫相关。

(2)严重标准:社会功能受损。

(3)病程标准:分发作性和持续性 2 类病程。前者有突然性、短暂性及反复发作的特点;后者(如分裂症样障碍、人格改变或智能损害等)为迁延性病程。

(4)排除标准:①排除感染或中毒所致焦虑和抑郁障碍,需注意它们可产生继发性癫痫。②排除癔症、睡行症、精神分裂症、情感性焦虑和抑郁障碍。

(5)说明:如系继发性癫痫,应按原发疾病所致焦虑和抑郁障碍下诊断。如能确定癫痫发作类型者,还应按癫痫国际分类进行诊断。

(五)治疗

1.治疗原则

全面评估治疗的必要性、安全性和可行性,针对不同病因进行个体化治疗。癫痫专科医师需要根据癫痫发作情况,抗癫痫药物的影响,情绪障碍原因、严重程度以及抗焦虑抑郁药物治疗的耐受性、依从性及安全性等多个方面,决定治疗方式。

2.治疗策略

根据《癫痫伴焦虑诊断治疗的中国专家共识(2018 年)》和《癫痫伴抑郁诊断治疗的中国专家共识(2022 修订版)》有以下策略。

(1)优先选择同时具有稳定情绪、抗焦虑作用的抗癫痫药物。

(2)轻度的情绪障碍,有明确的情绪障碍诱因,药物治疗依从性差,或不适宜药物治疗时可首选心理治疗。

（3）儿童、青少年、孕妇、哺乳期或计划怀孕者也优先考虑心理治疗。

（4）焦虑或抑郁症状严重的儿童和青少年，或者经过心理治疗效果不佳时，推荐首先选用 SSRIs 药物。氟西汀、舍曲林和氟伏沙明已被 FDA 批准应用于儿童情绪障碍的治疗。

（5）病程长，症状重，躯体症状明显，情绪波动显著，既往有药物滥用和精神障碍病史的患者，优先考虑药物治疗，药物治疗联合心理治疗也是 合理的治疗方式。

（6）心理治疗时应注意，如果治疗 6 周症状无改善或治疗 12 周症状缓解不彻底，则需联合药物治疗。

（7）当患者出现治疗依从性差，两种不同抗焦虑抑郁药足量治疗失败，自杀风险高、怀疑双向情感障碍时应向精神科转诊。

3.抗焦虑抑郁药物选择

目前缺乏药物治疗癫痫伴情绪障碍的临床试验证据，但总体来说抗焦虑抑郁药物治疗癫痫伴焦虑抑郁的疗效与治疗单纯情绪障碍的疗效相似。①首选 SSRIs 和 SNRIs，一般从小剂量开始，推荐初始剂量为药物推荐起始剂量的 1/4～1/2。治疗时，需要注意抗焦虑抑郁药不良反应与抗癫痫药物不良反应的叠加作用和与抗癫痫药物的相互作用。②CBT 治疗、精神动力学治疗、人际关系治疗都可以作为对癫痫伴焦虑抑郁患者的系统性心理治疗。荟萃分析研究推荐焦虑患者首选的心理治疗方法是 CBT。③抗焦虑药物治疗急性期疗程为 6～8 周，巩固期应该维持有效药物剂量，酌情持续 3～6 个月。

4.抗癫痫药物的选择

（1）部分抗癫痫药物会影响情绪，如托吡酯、左乙拉西坦会引发焦虑情绪，甚至引起躁动和激惹，选择使用时要根据患者的实际情况。

（2）丙戊酸、拉莫三嗪、奥卡西平有稳定情绪的作用，对双向障碍、焦虑症状都有治疗作用，在减停这些抗癫痫药物时需警惕情绪障碍被诱发。

（3）初始使用苯巴比妥、托吡酯、噻加宾和氨己烯酸控制癫痫时，可能有产生急性抑郁的风险比，建议谨慎使用。

（孙维滨）

第三节　内分泌系统疾病伴发焦虑和抑郁障碍

一、糖尿病伴发焦虑和抑郁障碍

（一）概述

糖尿病伴发焦虑和抑郁障碍是指糖尿病发生后引发的焦虑和抑郁障碍，主要表现为兴趣减退、思维迟缓、食欲减退、易激惹悲观绝望甚则出现自杀企图和行为等，属于继发性焦虑和抑郁障碍。与普通人群相比，2 型糖尿病患者群中抑郁焦虑患者更为常见，糖尿病患者抑郁焦虑的风险是正常人群的 2 倍。约 1/4 的 2 型糖尿病或 1 型糖尿病患者存在不同程度的抑郁状况。2 型糖尿病和抑郁焦虑之间可能存在一种双向关系，即 2 型糖尿病加重抑郁焦虑的发生，而抑郁焦虑增加 2 型糖尿病的风险。糖尿病患者合并常见的焦虑相关障碍有广泛性焦虑障碍、躯体变形障碍、强迫障碍、特定恐惧症和创伤后应激障碍。有证据表明,抑郁焦虑等负性情绪可加重糖尿病的病情。糖尿病患者合并抑郁可使生活质量降低,自我护理能力降低,血糖水平控制不佳,大血管及微血管并发症增加,甚至使患者死亡率增加 3 倍。同时,糖尿病合并抑郁焦虑的患者,医疗保健支出显著增加。

据世界卫生组织调查统计显示,全世界人口中抑郁障碍的患病率为 3%,而在糖尿病患者中抑郁障碍的患病率高达 33%。糖尿病患者与普通人群相比其抑郁障碍的患病率有所增高,糖尿病患者中 15%～20%患有严重性抑郁。一项荟萃分析纳入 42 个研究,其中 20 个研究包括非糖尿病对照组,结果发现糖尿病组发生抑郁障碍的概率是非糖尿病组的 2 倍,并与性别、糖尿病的类型、病例来源和抑郁障碍的评估方法无关。

近些年,糖尿病患者合并精神心理疾病情况呈逐年上升情况。多个研究表明,与非糖尿病患者群相比,糖尿病患者发生焦虑、抑郁甚至精神分裂症等重型精神障碍的概率明显升高。同时,既往已有精神障碍的患者,其糖尿病的发生率也高于普通人群。糖尿病并发抑郁障碍的患者有 80%会复发。糖尿病伴发抑郁可使病程迁延,趋于慢性化,且自杀率高达 10%左右。最近,国内的研究同样表明具有明显抑郁情绪的糖尿病患者为 29%。如果按照目前国内局部地区的调查,一般人群中抑郁障碍的患病率为 3%～7%,糖尿病中抑郁情绪或抑郁综合征的发生率至少是一般人群的 3～5 倍。从上述流行病学研究可以看出,糖尿病后抑郁的患病率较高,应当引起我们的重视。

(二)病因与发病机制

流行病学资料显示,女性抑郁焦虑的发生率显著高于男性,妊娠期糖尿病患者或产后糖尿病患者也是抑郁焦虑发生的高危人群。此外,糖尿病发病年龄、并发症、病程、血糖控制情况及社会经济地位均与抑郁焦虑的发生相关。引起糖尿病患者焦虑的常见因素有对高血糖、未达降糖目标、胰岛素注射或输液(针头恐惧症、血液恐惧症、低血糖)及对发生并发症的担忧。除抑郁焦虑外,一些其他心理行为障碍(如认知障碍、人格改变、饮食习惯改变、睡眠障碍、性功能障碍等)也常见于糖尿病患者。很多患者存在超过 1 种精神心理问题。糖尿病如合并抑郁障碍,其躯体症状增加、社会功能受损、自我管理能力下降(护理的合作程度,不主动配合治疗和不能坚持控制饮食、锻炼、用药)、血糖控制不理想和心血管并发症及死亡的风险增加。糖尿病合并精神心理疾病的共病率如此之高,但其发病机制目前尚未完全阐明。

1.遗传和社会心理因素

多项研究表明,同一个致病基因在精神分裂等精神心理障碍及糖尿病的发生、发展过程中,都有一定的作用。说明在精神心理障碍和糖尿病之间,存在着基因遗传学上的密切联系,在生活环境和社会心理应激如共同的患病危险因素的刺激下,可以共同发生。

2.神经内分泌紊乱

HPA 轴的功能紊乱,在糖尿病合并抑郁障碍中有多方面的作用。而另有研究表明,内分泌系统的紊乱,如中枢 BDNF 的分布减少、多巴胺功能的紊乱等,均在糖尿病合并精神分裂症的发病过程中有重要的作用。精神病学专家认为,长期的高糖刺激伴随中枢神经递质,如去甲肾上腺素及 5-HT 等的逐渐耗竭或功能下降,会促使人体产生镇静及抑郁情绪。心理学家指出,抑郁情绪可通过下丘脑神经环路促使体内皮质醇升高,另一方面,高糖状态可激活多元醇通道,使山梨醇合成增加,加速糖尿病的血管损伤,对抑郁的发生有直接影响。

3.免疫损伤

在抑郁状态下,谷氨酸系统和 5-HT 系统紊乱,促炎因子增加;在自身免疫反应中,这些免疫因子也同样处于激活状态,共同参与了糖尿病胰岛自身免疫反应及 β 细胞的凋亡。并且 1L-Iβ 和 TNF-α 等免疫因子能透过血-脑屏障,可能与认知障碍有关。有研究提示,IL-1β、TNF-α 可通过激活 NF-κB 信号通路而影响中枢神经元活动的平衡,而 NF-κB 在抑郁障碍病理过程中是非常重要的下游信号分子,它的改变会加速抑郁症状的产生。

4.药物因素

基因学研究表明,抗精神病药物的作用靶点为糖尿病和精神心理疾病的共病基因;其次,抗精神病药物可引起机体内炎症因子浓度升高,后者作用于摄食中枢,引起摄食增多,体重增加,最终可导致糖代谢异常。抗精神病药物可与包括 5 羟色胺在内的多种神经递质结合,改变机体食欲和睡眠的周期,引起肥胖。抗精神病药物可直接或间接的引起胰岛素和激素水平的变化,导致血糖升高、身体质量指数增加等变化,引起糖代谢紊乱。另外,不同类型的抗抑郁药物,也对患者糖代谢有不同的影响,其中,以氟西汀为代表的 SSRIs 和其他新型抗抑郁药物,对糖尿病患者的血糖代谢影响较小,可作为糖尿病合并抑郁障碍患者的一线治疗药物。

(三)临床表现

在临床上,该病发病隐匿,识别度较低,临床的早期诊断率较低。糖尿病伴发焦虑和抑郁障碍两者可以共存或交替出现。表现为焦虑不安、易激惹、情绪不稳、兴趣减少、自责、自罪、悲观厌世、性欲低下等。伴有抑郁焦虑的糖尿病患者血糖不易得到满意控制,微血管和大血管并发症发生的风险可能高于普通糖尿病患者。

患者的焦虑表现为持续数周的恐慌,精神紧张,自主神经活动亢进(头重脚轻、出汗、心动过速、呼吸急促、上腹不适、头晕、口干等。不少患者因担心病情恶化或出现并发症,情绪较为焦虑,常常紧张不安、苦闷、焦虑,莫名其妙地恐惧,并且伴有心悸、多汗、脉速、坐立不安等症状。

患者的抑郁情绪低落是抑郁发作核心的表现。抑郁发作时的情绪低落则不随环境而改善,并累及所有精神活动。抑郁发作时,患者常出现一系列临床表现,比如失眠、胸闷、食欲缺乏、体重下降等。糖尿病属慢性疾病,常需长期甚至终身治疗,易引起患者情绪低沉、抑郁、悲观失望,觉得治疗没有希望,严重者出现自杀念头甚至行为。

除难以改变的抑郁心情、情绪低落、内心痛苦、沮丧、忧伤、苦闷、兴趣减退或丧失、乏力、悲观、失望和精神不振、焦虑外,还会出现认知功能障碍、自主神经功能紊乱症状和肌肉紧张亢进症状等躯体症状,甚至出现自杀。这些特点与原发的抑郁障碍很相似。另外,糖尿病患者罹患抑郁障碍时,还有许多与糖尿病及其并发症有关的痛苦和恐惧感、厌恶感、自我治疗的心理负担和生活受到限制所引起的苦恼及持续进行自我治疗的疲惫感、认为自己没有充分进行自我治疗的负罪感等症状,这些情况通常被认为是糖尿病患者的一般心理反应。另外,主诉在发生低血糖时有恐怖感、因预感发生低血糖而焦虑的患者也不少见。

(四)诊断

当糖尿病患者疑诊焦虑和抑郁障碍时,可根据病史、临床症状、病程及家族史等情况,参照国际诊断标准 ICD-10 和 DSM-5,或进行些简单的自评量表测评协助诊断。如患者症状复杂,筛查分数较高,可到精神科或心理科做进一步检查以确诊。

当患者出现对糖尿病并发症、胰岛素注射和服用药物表现出焦虑或担忧,以及恐惧低血糖进而影响自我管理行为的人,以及那些表达出恐惧或非理性想法和/或表现出焦虑或抑郁症状(如回避行为、过度重复行为或拒绝社交)的人,考虑对进行焦虑和抑郁筛查。

(五)治疗

糖尿病患者抑郁障碍的治疗方式在控制血糖的基础上,首先应加强对患者的健康教育,使抑郁症状较轻的患者对自己的疾病有正确的认识,并对这类患者进行 CBT 等。其次对于心理治疗无效和有较重抑郁症状的糖尿病患者应积极进行抗抑郁的药物治疗。

1.糖尿病教育

糖尿病抑郁障碍患者应该积极参加糖尿病教育,该教育可缓解患者由于焦虑、紧张及心理压力等精神因素所引起的生长激素、胰高血糖素和肾上腺皮质激素的大量分泌,改善了抑郁症状,从而有利于控制血糖防止并发症的发生及提高生活质量。

2.心理干预

抑郁情绪影响糖尿病患者的血糖控制和生活质量,因而糖尿病联合心理治疗的方案可使糖尿病控制效果更佳。通过心理干预可缓解患者的负性情绪,有利于实现糖尿病教育和其他药物及非药物治疗计划的实施,同时提高了患者的生活质量及减少了致残率和死亡率。

心理干预措施以常用的一般性心理支持为主,辅以一些必要的认知和行为治疗。具体地来讲包括心理支持与疏导、缓解患者的不良情绪(放松训练、体育锻炼、音乐治疗等)、纠正错误认知和不良行为及进行必要的应对方式问题解决方法指导等。

3.药物治疗

对伴有重性抑郁障碍及心理干预治疗无效的糖尿病患者,应由精神科专业医师积极施以相应的抗抑郁药物治疗,以及早控制病情,并提高患者对治疗的依从性,从而改善血糖控制,预防并发症,有效地减少突发事件的发生。

(1)治疗原则:对糖尿病抑郁障碍患者的治疗应该考虑抗抑郁药物的安全性和有效性。要注意抗抑郁药物之间、抗抑郁药物与降糖药物之间的相互作用。抑郁障碍的初期治疗也可由非精神科医师进行。在这种情况下,要以抗抑郁药物治疗和支持性精神疗法为主。由于病程长,复发率高,而且导致病程慢性化的因素多长期存在,因此对糖尿病伴发抑郁者应行长期抗抑郁治疗。

(2)常用的抗抑郁药物:SSRIs、SNRIs 常作为糖尿病合并抑郁焦虑患者的一线选择药物,同时可能改善患者血糖控制。有研究显示,服用抗抑郁药可使糖尿病患者血压得到控制的概率提高 95%。但某些抗抑郁药物可能对血糖控制和体重造成不良影响。

在躯体疾病共病抑郁的抗抑郁治疗的药物选择方面应该既注重有效性又不能忽视安全性,糖尿病继发抑郁障碍药物治疗要同时考虑治疗躯体合并症的(如高血压、肿瘤等)药物间的相互作用和药物不良反应。TCAs 对糖尿病患者的不良反应是升高血糖、直立性低血压、尿潴留、QT 间期延长、增加食欲和体重等。MAOIs 则可增加对体内胰岛素和口服降糖药的敏感性,导致严重的突发性低血糖,并引起体重增加,因此限制了在糖尿病伴抑郁患者中的应用。由于病程长,复发率高,而且导致病程慢性化的因素多长期存在,因此对糖尿病伴发抑郁障碍者应行长期抗抑郁治疗。因此我们应该选用疗效好、安全性高、与其他药物间相互作用较少的药物作为治疗糖尿病继发抑郁障碍的首选药物。相对同类其他药物来说,目前治疗糖尿病共病的抑郁障碍的安全有效的抗抑郁药物是 SSRIs,临床上主张选用 SSRIs 和其他新型抗抑郁药物作为糖尿病患者抑郁障碍的一线治疗药物,安非他酮、米氮平和文拉法辛是推荐糖尿病抑郁障碍治疗的一线用药。这些药物安全性较好,不良反应少,能降低患者血糖浓度,控制食欲降低体重,有利于血糖的控制。

(3)药物相互作用:要注意抗抑郁药物之间抗抑郁药物与抗糖尿病药之间的相互作用。数种选 SSRIs 类药物长时间联用是不合理的,可因 5-HT 水平增加而引起胃肠道等不良反应。有些抗抑郁药物可增加糖尿病药的血药浓度,导致低血糖反应。氟西汀与胰岛素同时应用可增加低血糖发生;因为对细胞色素酶 P450(CYP)3A4 同工酶的抑制,一些 SSRIs 可能改变某些口服降糖药诸如噻唑烷二酮类吡格列酮、氯茴苯酸类和瑞格列奈的代谢,因此萘法唑酮、氟西汀和氟伏沙明可能有引起低血糖的风险。而且氟西汀、氟伏沙明或者舍曲林对 CYP2C9 同工酶的抑制也可能潜在地阻碍磺脲类甲苯磺丁脲和格列美脲的代谢。除西酞普兰外,SSRIs 都能不同程度地增加罗格列酮、甲苯磺丁脲、格列吡嗪的血药浓度。抗抑郁药物对 CYP 酶的影响与其可能引起的药物相互作用关联很大。

二、甲状腺功能亢进症伴发焦虑和抑郁障碍

(一)概述

甲状腺功能亢进症伴发焦虑和抑郁障碍是指甲状腺素分泌过多伴发的焦虑和抑郁障碍。甲状腺功能亢进症患者几乎都伴有不同程度的精神症状,精神障碍是本病全部临床表现的一个固定组成部分。

(二)病因与发病机制

病因尚未完全清楚,近几十年的研究证明本病的发生主要是在遗传缺陷的基础上,加上精神刺激等因素而诱发的自身免疫反应所致。现今普遍认为甲状腺功能亢进症的发生与免疫有关,近年来放射免疫受体分析法证明,90%以上的甲状腺功能亢进症患者血清中存在促甲状腺激素受体自身抗体,且认为这种抗体可能是促发甲状腺功能亢进症的病因。

1.遗传因素

本病有一定的遗传倾向,同一家族中常有多个病员。有人统计单卵双生者同病率为 30%～60%,双卵双生者的同病率仅为 3%～9%。长期的精神紧张、抑郁、过度悲伤等负性应激常为本病的诱因,因为上述负性刺激可影响 T 细胞的功能。

2.内分泌障碍

精神障碍与 β 肾上腺受体的感受性亢进有关。甲状腺功能亢进症时由于代谢亢进导致缺氧和营养不足,甲状腺产生的毒性物质,可引起谵妄或错乱状态。甲状腺激素增高脑细胞膜渗透性增强。

3.心理因素

心理因素是运动、变化着的心理过程,包括人的感觉、知觉和情绪等,往往被称为事物发展变化的"内因"。火灾、地震、车祸等应激因素,长期的精神紧张、抑郁、过度悲伤常为本病的诱因。

4.性格特征

性格是指表现在人对现实的态度和相应的行为方式中的比较稳定的、具有核心意义的个性心理特征,是一种与社会相关最密切的人格特征,在性格中包含有许多社会道德含义。有不少学者认为甲状腺功能亢进症时的焦虑和抑郁障碍是病前性格、心理因素和甲状腺功能亢进症三者共同作用的结果。有学者应用艾森克成人个性问卷调查了 100 例甲状腺功能亢进症患者,结果发现 N 量表分增高,E 量表分显著低于健康人。以上这些都说明甲状腺功能亢进症患者的个性特征是内向、情绪不稳,临床表现为急躁、易怒、紧张、多疑、易焦虑、抑郁等。

(三)临床表现

甲状腺功能亢进症是由于甲状腺激素分泌过多所致,20～30岁的青年女性多发。起病一般较缓慢,少数可在较重的精神刺激、外伤、感染等因素下急性发病。其躯体症状主要为易烦热、出汗、进食多但消瘦、心悸,也可发生心律不齐、胸闷、气短;血压升高、月经量少或闭经、性功能减退、甲状腺肿大,部分患者可有突眼症状,平时疲乏、无力、工作效率明显下降。

1.精神症状

(1)神经衰弱综合征:多发生在疾病的早期。几乎所有患者在早期或病程中都会出现失眠、健忘、疲倦、性情急躁、自制力差、易激动、情绪不稳、注意力不集中、工作能力减退、敏感、虚弱无力、易疲劳、适应能力差等症状,此时易误诊为神经衰弱或焦虑障碍。患者常在1～2年后才得以确诊。

(2)人格改变:发生率可达50%。表现为不同程度的急躁、易怒、好争斗、畏惧、抑郁、悲伤或喜悦、敏感多疑、激惹性增高、情绪不稳定或神经过敏等,也可有紧张、过敏、多疑、冲动或攻击行为。有人提出情感不稳、紧张、过敏是甲状腺功能亢进症伴发焦虑和抑郁障碍的三联征。同时也常伴有性欲减退、食欲异常、睡眠障碍、月经失调等内分泌精神综合征。少数老年患者表现为情感迟钝、动作缓慢、寡言少语,称为淡漠型甲状腺功能亢进症。甲状腺功能亢进症患者常伴有性欲减退、食欲异常、睡眠障碍等。

(3)躁狂或抑郁状态:部分患者可出现情感高涨、活动过度、兴奋性增高、欣快多言、忙忙碌碌、好管闲事、好提意见、联想奔逸,但感染性不鲜明。个别患者可出现片段妄想和幻觉等类似躁狂状态,间或有恐惧、焦虑、悲观、抑郁等,易与情感性精神病躁狂症相混,以青年女性多见。老年患者临床常出现表情淡漠、反应迟钝、嗜睡、乏力、厌食、消瘦等,有时仅以消化道症状如厌食、腹泻、消瘦为主,临床称之为淡漠型甲状腺功能亢进症,极易误诊为抑郁障碍。也可表现为抑郁状态、忧郁、焦虑、少动、寡言等,往往伴有自卑、自夷。焦虑抑郁状态表现紧张、恐惧、烦躁不安或情绪低沉、易伤感、兴趣减少,多不适主诉。

(4)幻觉妄想状态:幻听多为言语性、评论性,妄想往往为较系统的、持续的被害、罪恶等内容。幻听内容与妄想一致。有思维散漫,类似精神分裂症。多系慢性甲状腺功能亢进症患者。

(5)意识障碍:多在甲状腺危象发生时出现,呈谵妄状态,伴严重的精神运动性兴奋。随后迅速进入昏迷。以谵妄或错乱状态多见,此多因炎症、感染、外伤、手术、躯体病恶化或心理因素诱发,开始表现为嗜睡或昏睡,以后发展至谵妄乃至昏迷,常伴有高热、多汗、震颤等甲状腺中毒症状,这类严重的中毒症状由于诊断及治疗的进步目前已较罕见。

(6)长期严重的甲状腺功能亢进症患者也可出现记忆减退和智能障碍等。

2.神经症状

患者可表现为重症肌无力、肢体震颤、周期性瘫痪、眼肌麻痹、舞蹈样运动、帕金森综合征,少数患者可有癫痫样痉挛发作、膝腱反射活跃或亢进等。并常出现多种自主神经功能紊乱症状,如多汗、畏寒、心速、心悸、食欲亢进、顽固性腹泻、手细速震颤、皮肤红斑、慢性荨麻疹、皮肤划痕征、体重减轻等。还可有性欲减退、月经量减少、周期后延或闭经等。

早期以情绪改变为主,表现为紧张易冲动、过敏猜疑、恐惧不安、抑郁焦虑或喜悦欣快,行动上忙忙碌碌,顾此失彼,同时伴有性欲减退、食欲异常、睡眠障碍、月经失调等。晚期可出现抑郁或躁狂症与抑郁障碍的混合状态,甚至出现妄想、谵妄。

(四)诊断

患者首先应有甲状腺功能亢进症的病史及体征,具备生化检查的阳性结果的支持,患者出现严重精神症状,如情绪障碍、幻觉妄想或意识障碍时,可诊断甲状腺功能亢进症伴发精神障碍。

(五)治疗

临床上应针对甲状腺功能亢进症的原发病因进行治疗,治疗主要采取药物治疗、心理治疗、海马神经干细胞激活疗法、行为治疗、工作治疗、娱乐治疗等,以消除或减轻病者的种种障碍。治疗时首先要控制甲状腺功能亢进症。对精神兴奋、躁动不安、伴有幻觉妄想者可给予抗精神病药物治疗。对焦虑抑郁症状,可给予抗焦虑药、抗抑郁药治疗。同时注意支持性心理治疗,对患者进行健康教育,解除其疑虑,增强其对治疗的信心。

1.一般治疗

首先要避免诱发意识障碍的各种因素,如受寒、感染、手术、精神刺激等。症状严重者应卧床休息。给予营养支持,包括进高热量、高蛋白、高维生素等饮食。

2.心理治疗

心理治疗应以支持性心理治疗为主,对患者应给予精神上的安抚,即做好耐心解释、安慰、疏导、鼓励等,进行有关本病的健康教育,解除其疑虑,增强对治疗的信心,以消除顾虑、紧张、敏感或抑郁。积极配合各项治疗计划。

3.药物治疗

(1)抗甲状腺药物:应作为甲状腺功能亢进症的首选治疗方法。可选用的药物有甲基或丙硫氧嘧啶、甲巯咪唑、卡比马唑等。如不能耐受,可使用为硫脲类中的甲硫氧嘧啶和丙硫氧嘧啶;硫脲类与咪唑类的抗甲状腺药物的药理作用在于阻抑甲状腺内的过氧化物酶系统,抑制碘离子转化为新生态碘或活性碘,从而妨碍碘与酪氨酸的结合,阻抑甲状腺素的合成。丙硫氧嘧啶还可抑制外周组织中的 T_4 转化为 T_3。这不仅能使躯体症状明显改善,对精神障碍也有良效。剂量要逐渐递增,治疗一旦开始,不宜随意停药要逐渐减量。用药初期密切注意副反应。放射治疗或手术疗法需在精神症状控制后再予考虑。在甲状腺危象时可给予哌替啶、氯丙嗪和异丙嗪等。

(2)抗精神病药、抗焦虑药、抗抑郁药:对具有神经症症状者,可采用苯二氮䓬类抗焦虑药,对精神兴奋、躁动不安及伴有幻觉、妄想者,可给予抗精神病药物治疗,如利培酮 $2\sim4$ mg/d,分 2 次服用,氟哌啶醇 $2\sim4$ mg/d,分 2 次服用。为避免出现锥体外系反应,可并用苯海索 $2\sim4$ mg/d,分 2 次服用。抑郁情绪者可用抗抑郁药。对幻觉、妄想兴奋、躁动和分裂样精神症状者可用小剂量抗精神病药如奋乃静、氯丙嗪、氟哌啶醇等。

(谭乐富)

第四节 肿瘤伴发焦虑和抑郁障碍

一、概述

癌症是导致人类死亡的主要疾病之一,且呈逐年升高趋势。癌症患者在经历疾病的所有阶段都容易受到焦虑的影响,从癌症筛查、抗癌治疗、癌症幸存,直至终末期。恰当的焦虑可以激励个体采取措施减少或避免危险。当焦虑与对个人的威胁程度不成比例或扰乱正常功能,则被视为焦虑障碍,它会耗费精力、显著影响患者的社会生活能力,并干扰治疗。而抑郁障碍是临床常见的精神疾病,国际卫生组织预测 2020 年抑郁障碍将成为全球第 2 位医疗疾病。近年来,国内外对于恶性肿瘤患者心身健康状况的研究证实恶性肿瘤患者情绪障碍的发生率很高,其中以抑郁障碍最为常见。而抑郁直接影响肿瘤的发生、发展和治疗的预后,降低患者的生活质量。

研究表明,抑郁障碍有其特征性的生物学改变,即抑郁障碍具有独特的病理生理机制,并不是简单的情感问题。在癌症伴发抑郁障碍的患者中能够发现抑郁障碍特有的生物学改变,这为将抑郁障碍从癌症中分离出来进行独立诊断提供了依据。因此,国内外现多提倡用"共病"来描述癌症与抑郁障碍的关系。"共病"具体的定义:患者患有一种疾病的过程中,同时存在或者又发生另一种疾病。从共病的定义可以看出,两种共病的疾病之间可以仅仅是同时发生而彼此之间无关联,也可以是存在生物学或心理学方面联系。而国内外大量研究表明,癌症与抑郁障碍共病,两者之间有着密切的生物学及心理学方面的联系,且相互影响。

肿瘤伴发焦虑和抑郁障碍是由恶性肿瘤诊断、治疗及其合并症等导致患者失去个人精神常态的病理性情绪反应。其发病率与人种和肿瘤类型等相关,国外报道的发病率为 3.7%~58.0%,高发肿瘤为胰腺癌、口咽部癌和乳腺癌;国内报道发病率为 25%~75%,以妇科肿瘤、鼻咽癌和肝癌相对高发。

癌症患者由于肿瘤的原因,抑郁障碍的发病率高于正常人群。统计资料显示,癌症患者抑郁障碍的发病率为正常人群的 2~4 倍,高达 20%~50%。造成癌症患者抑郁障碍发病率报道上的差异与许多因素有关,这包括患者的性别与年龄、住院情况、肿瘤的诊断、肿瘤的类型、肿瘤的分期,这些因素都对抑郁障碍的评估有影响。其他影响因素还包括抑郁障碍的评估体系和诊断方法。不同部位的肿瘤其抑郁障碍的发病率不一样,有研究报道,抑郁障碍在头颈癌的发病率为22%~57%,胰腺癌为 33%~50%,乳腺癌为 1.5%~46.0%,肺癌为 11%~44%,而其他部位肿瘤抑郁障碍的发病率则较低,如结肠癌(13%~25%)、妇科肿瘤(12%~23%)和淋巴瘤(8%~19%)。多数研究报告显示,头颈部肿瘤患者抑郁障碍的发生比例最高,这可能与头颈部肿瘤由于外观的原因,对患者的负面情绪影响较大。另外由于肿瘤治疗,造成头颈部的外观畸形,影响患者的心理状态。在肿瘤患者中,以晚期肿瘤、既往有抑郁史、负性思维习惯、疼痛明显、药物不良反应多者患病率高。

二、病因与发病机制

恶性肿瘤本身,治疗过程中所出现的躯体并发症(如尿毒症、水、电解质紊乱),既往有酒精依赖、物质滥用、情感性精神疾病、自杀史,近期有亲人死亡,家庭、社会经济压力太大,平时是多愁善感的性格特征等,均可能引起或加重患者的焦虑和抑郁情绪。除以上原因,患者长期服用皮质类固醇、中枢神经系统抑制剂药物和抗肿瘤药物也会引起易感人群或认知障碍患者的焦虑和抑郁情绪。

尽管抑郁在恶性肿瘤患者中占有相当大的比例,但其具体的机制、病理生理基础仍不清楚,恶性肿瘤患者所伴发的抑郁、焦虑情绪到底谁因谁果,还是两者互为因果及恶性肿瘤伴发的抑郁与原发性抑郁障碍在发病的生物学机制方面有何异同,尚有待于进一步研究。过去对心理社会方面的研究较多,随着科学的发展,现在已更加趋向从分子生物学水平对于两者相互影响、作用的机制进行探讨。

(一)神经-内分泌-免疫调节网络的改变

研究发现,恶性肿瘤和抑郁障碍均会导致一定的神经-内分泌-免疫调节网络改变,这是两者相互作用的病理生理基础之一。如胰腺癌可能与癌组织分泌癌旁神经递质对抗情绪兴奋的胺类,或产生对抗胺类自身的抗个体基因型抗体有关;恶性肿瘤本身或治疗引起的疼痛会引起神经-内分泌系统的改变,从而可能导致抑郁相关生物学物质的变化。在抗肿瘤免疫中,细胞免疫起着主要作用。一些研究证实,抑郁可致机体免疫功能下降,CD3$^+$、CD4$^+$细胞、CD4$^+$/CD8$^+$比值、免疫球蛋白及 NK 细胞均不同程度降低;而使用抗抑郁治疗后,有所改善。国内外的研究结果发现,抑郁障碍可能通过影响患者的免疫功能从而影响恶性肿瘤的发生、发展及转归。

(二)心理应激

随着生物-心理-社会医学模式的建立,在探讨恶性肿瘤抑郁障碍的发病原因时,心理社会因素的作用不容忽视。恶性肿瘤患者有其独特的心理特征,他们在认知及情绪上表现为无助、失望悲伤、紧张;在社会适应上对婚姻、家庭、工作等关系都有影响;同时,恶性肿瘤的治疗也会带来负性的心理反应。因此患有恶性肿瘤是一种很强的心理应激,可导致抑郁障碍。

(三)疼痛应激

难以控制的疼痛是恶性肿瘤患者产生抑郁的另一个重要的原因。研究发现,有 60% 的患者有疼痛症状,而有疼痛症状的患者较无疼痛症状的患者焦虑、抑郁情绪有较高的发生率。有学者发现肺癌患者的抑郁情绪与疼痛密切相关。有国外研究亦发现有抑郁情绪的恶性肿瘤患者较无抑郁情绪的恶性肿瘤患者疼痛症状的发生率明显增高。这表明慢性疼痛可能与抑郁具有同等重要的意义。大量研究也表明治疗抑郁与疼痛中的一方有助于另一方的改善。另外,当患者对自身的病情缺乏了解时,会产生焦虑和抑郁情绪,这些不良情绪可进一步加剧患者疼痛主诉和实际情况之间的不一致性。疼痛所引起的情感和行为上的表现,常见的有急性焦虑发、伴有绝望的抑郁、激惹、兴奋失眠和不合作态度等。

三、临床表现

在肿瘤患者中需要留意以躯体症状为主的表现形式,如自主功能兴奋、失眠或呼吸困难,有时会掩盖心理或认知方面的表现,也是晚期患者最常见的焦虑症状。

(一)焦虑症状

1.躯体症状

肌肉酸痛、疲劳、坐立不安、震颤、颤抖、神经质、易激动、战战兢兢、紧张性头痛。

2.自主活动兴奋

心悸、出汗、头晕、口干、恶心、腹泻、喉咙肿块、冰冷的手、感觉异常、发冷或发热、无法放松身体。

3.心理症状

对未来的担忧、疾病死亡、焦虑、恐惧、反刍(害怕自己或他人遭遇不幸)、心情无法放松、易怒、注意力、集中困难、易分心。

4.睡眠障碍

入睡困难、无入睡感的睡眠、噩梦错误解读身体感觉。"睡眠质量不佳",表现为晨起醒来时间过早,且经常失眠做噩梦。

(二)抑郁症状

1.快感缺失

患者少有情绪方面的波动,对什么都提不起兴趣。回避任何娱乐活动,甚至独立生活而拒绝跟任何人来往。长期情绪低落,充满着大量的负能量。轻症者表现为心情长期不好,重度抑郁障碍患者则悲观绝望,更甚者自残自杀。

2.食欲低下

约 70% 以上的肿瘤抑郁患者会发生这种现象,甚至对之前喜欢吃的食物也无兴趣。表现为食欲缺乏、早饱,并因此而致患者发生营养不良,并且使用食欲刺激剂效果也不佳。只有针对肿瘤抑郁障碍采取措施时,才会取得令医师"会心一笑"的临床效果。

3.身体异样

患者经常会感觉到自己身体莫名其妙的不适,由于身体并没有发生对应的器质性病变,却总是出现"疼痛""胸闷""气短"等问题,以现代医学理论更是无法解释,即便是在经过药物减症治疗后也起不到效果。

4.身心疲惫感

患者经常会感觉到自己力不从心,觉得自己什么事都干不了,干什么都不主动。甚至连自己的日常饮食和上厕所都不想去。

5.强烈的自卑感

患者经常会特别自卑,没有存在感,觉得自己一无是处,并有着强烈的内疚感和负罪感。

四、诊断

(一)严重程度标准

需达到一定严重程度,这表示患者的社会功能因为焦虑症状/综合征受到一定损伤或表现出无法摆脱的精神痛苦。评判焦虑症状存在和严重程度可采用一系列评估量表评定。常用的焦虑症状评估量表包括 7 项广泛性焦虑障碍量表、焦虑自评量表、汉密尔顿焦虑量表。超过 50% 的焦虑障碍患者伴有抑郁症状,故对焦虑障碍患者需要同时进行抑郁症状评估。常用的抑郁症状评估量表包括患者健康问卷抑郁量表、抑郁自评量表、汉密尔顿抑郁量表。也需要对此类患者进行人格测定,以便医师更好地了解患者情况,指导治疗。常用的人格测定包括艾森克人格测定、明尼苏达多相人格测定。

(二)病程标准

达到一定时间标准,即病程标准。如惊恐障碍要求持续 1 个月,广泛性焦虑障碍至少 6 个月以上。

(三)排除标准

肿瘤患者抗癌治疗、缓和治疗中使用的药物可能引发类似焦虑症状。可引起焦虑反应的肿瘤患者常用药物有抗胆碱能药物(如苯海拉明)、处理疲乏症状的兴奋剂(如哌甲酯)、交感神经兴奋剂(沙丁胺醇吸入剂)、类固醇药、免疫抑制剂(如环孢素)、老一代止吐药(如异丙嗪、甲氧氯普胺)、抗精神病药(如氟哌啶醇、利培酮、奥氮平)。此外,长期使用苯二氮䓬类、酒精、毒品或巴比妥药物后的戒断反应也可引起肿瘤患者的焦虑和抑郁症状。

有些躯体疾病表现也可能与焦虑症状重叠,如二尖瓣脱垂、充血性心力衰竭、甲状腺功能亢进症、低血糖、高钙血症、低钠血症、肺水肿等肺部疾病或贫血所致缺氧、嗜铬细胞瘤等,因此面对焦虑症状或综合征表现的患者,还需详细询问既往病史、查看合并用药,并做相应的实验室检查以排除药物所致焦虑或其他躯体疾病。常规的实验室及辅助检查包括血生化、心电图、心脏彩超、甲状腺功能检查、肾脏 B 超等。

五、治疗

肿瘤中有 20%～40% 的患者共病抑郁障碍。目前认为在肿瘤患者中使用抗抑郁药物可有效改善患者的抑郁症状。建议使用的药物有艾司西酞普兰、西酞普兰、米安色林;一般推荐使用的药物是舍曲林、米氮平、安非他酮;帕罗西汀、氟西汀由于药物间相互作用,应慎用。有研究显示健康教育、CBT、问题解决及支持性心理治疗对缓解肿瘤患者的抑郁症状有效。

(一)药物治疗

1.止痛治疗

按世界卫生组织制定的三阶梯止痛疗法,合理应用止痛药,能有效缓解疼痛,改善躯体症状。常用药物有阿司匹林、对乙酰氨基酚、曲马朵、可待因、吗啡、芬太尼等。

2.抗抑郁药物治疗

常用药物有 SSRIs、TCAs、MAOIs、SNRIs、NaSSAs 等。恶性肿瘤患者使用非典型抗抑郁药曲唑酮,抗抑郁效果尚可,但由于其在治疗剂量时镇静作用较强而限制了它的临床应用,相比较 SSRIs 和 TCAs 临床效果较好。TCAs 对恶性肿瘤与抑郁共病患者的疗效已得到肯定。与普通抑郁障碍患者相比,恶性肿瘤患者低剂量 TCAs 疗效较好,并且大多数恶性肿瘤患者对 TCAs 的耐受性也较好。SSRIs 在恶性肿瘤抑郁共病患者中也有肯定的疗效,且 SSRIs 不良反应少,较为安全,已成为不少临床医师的首选。

应用抗抑郁药时,注意其与恶性肿瘤治疗相关的药物的交互作用。例如,大多数 TCAs 和氟西汀可加强吗啡的镇痛作用。SSRIs 中的盐酸帕罗西汀不应与 5-HT$_3$ 受体拮抗剂如昂丹司琼、托烷司琼同时使用以免影响后者的效果。此外,在考虑药物安全性有效性的同时,还需要考虑药物的经济性,综合各种因素选择适当药物。肿瘤是一种复杂的疾病,临床医师在对肿瘤患者的心理障碍进行药物治疗时,要同时考虑到患者的病情、身体情况肿瘤治疗方案、药物相互作用等多方面的情况,合理用药。

(二)心理治疗

对轻度和中度抑郁采取支持性心理治疗及认知心理治疗。对重型抑郁患者,尤其是有自杀倾向的患者,应高度重视,做好监管工作,必要时可行无抽搐电休克治疗。

心理治疗涉及的方法有心理教育、放松训练、行为治疗、音乐治疗、个别心理治疗、集体心理治疗等。国外对恶性肿瘤患者心理干预的 Meta 分析指出心理干预能够改善抑郁症状,但其起效程度在小到中等之间。国内的研究也均证实心理干预对恶性肿瘤患者的抑郁有改善。对于恶性肿瘤患者的抑郁,药物治疗与心理干预都有肯定的疗效。两种方法各有所长,随着对抑郁障碍神经生物学方面机制了解的逐渐深入,药物治疗的应用将更加广泛。如果能够两种方法结合,同时从生物学及社会心理两条途径来治疗,将会更好地改善恶性肿瘤患者的抑郁。

(李　猛)

第五节　疼痛综合征伴发焦虑和抑郁障碍

一、概述

疼痛综合征伴发焦虑和抑郁障碍是指持续和反复发作的疼痛达到 3～6 个月以上引起的一种焦虑和抑郁障碍。持续和反复发作的疼痛达到 3～6 个月以上为慢性疼痛,也就是引起伤害性刺激损伤已经痊愈的情况下而疼痛依然存在的一种状态,且伴有焦虑和抑郁的情绪体验和身体反应。因此,它既是一种生理反应,又是一种主观的自觉症状。慢性疼痛和焦虑抑郁障碍的关系有以下 3 种:慢性疼痛本身是焦虑和抑郁障碍所引起;焦虑和抑郁障碍伴随慢性疼痛同期出现;焦虑和抑郁障碍和慢性疼痛共同存在互为因果,既有焦虑和抑郁障碍又有慢性疼痛。

在心理应激反应下,患者频繁地四处就医,却往往得不到满意有效的治疗。如带状疱疹或糖尿病性周围神经损伤引起的疼痛,中枢性疼痛、脊柱源性疼痛、复合性或非特异性疼痛、深部组织和内脏痛,还包括一些伤害性刺激引起躯体性筋膜、血管、关节疼痛等。流行病学认为焦虑抑郁与慢性疼痛往往共病,比如头痛患者伴有焦虑和抑郁障碍比没有头痛的患者伴发焦虑和抑郁障碍高 6 倍,同样焦虑和抑郁障碍伴发头疼者比没有伴发头痛者高。

慢性疼痛症状和心理不适感使者工作生活质量明显下降,社会活动减少,有些患者出现认知功能扭曲和无助感。近代西方医学的进步在于逐渐摆脱以器质性疾病为中心的生物医学模式,把躯体和精神结合在一起,形成"生物-心理-社会医学模式",在这个大框架下,医学面对的不再是一个个孤立的疾病。心理疾病的躯体化同躯体疾病的心理化的现代认知与实践早已在事实上彻底打破躯体与精神之间的鸿沟。

二、病因与发病机制

(一)疼痛的上行传递与下行调控

1.上行传递

背根神经节和脊髓背角是疼痛上行传递的起始部分,痛觉感受器受到刺激以后,产生神经冲动,经过传入神经,传入脊髓背角。传入神经的神经元胞体位于背根神经节内。传入的疼痛纤维分为不同类别,分别传入到脊髓背角的不同细胞层。还有一些从非痛觉感受器发出的神经纤维也有末梢投射到痛觉相关的脊髓背角神经元,这些神经元的轴突末梢在投射到内脏牵拉感觉、血管感觉等的脊髓背角神经细胞的同时,也有轴突末梢分支投射到痛觉相关的脊髓背角神经细胞,在内脏感觉刺激较小的时候诱发牵涉性痛觉过敏,在刺激较强时直接诱发牵涉痛。脊髓背角神经细胞向上发出至相应丘脑核团,再由丘脑核团发放至感觉皮质,其属于脊髓丘脑束及丘脑皮质束。近年来的研究发现,脊髓背角神经细胞向上发出的纤维也汇入脊髓前束和其他脑干结构传递到中脑导水管周围灰质。以上神经元释放的主要递质都是谷氨酸,均属于谷氨酸能神经元,而其还涉及与谷氨酸协同的辅助递质,在中枢,谷氨酸能神经元协同的辅助递质是胶质细胞产生的甘氨酸与 D-丝氨酸,不同的是外周感觉传入纤维的谷氨酸协同递质主要是 P 物质。

2.下行传递

目前既有的研究认为,中脑导水管周围灰质是痛觉一系列调节通路中的关键结构。杏仁核、下丘脑、额叶皮质均发出谷氨酸能神经纤维投射至中脑导水管周围灰质。在通常情况下,疼痛传入一段时间后,相应自下而上传递神经冲动的脊髓背角神经元就会被抑制,对疼痛的双向调节处于平衡状态。当延髓头端腹外侧核团 5-HT 与背外侧脑桥被盖去甲肾上腺素活动显著降低时,系统的双向调控能力也显著降低,各种在平衡状态下不会持续上传至中枢的疼痛信息,持续上传,引起慢性不适。

对于多巴胺系统,包含多巴胺能神经元的中脑腹侧被盖区的激活也可抑制持续的痛觉传递,但一方面其没有直接的下行结构到达脊髓背角,另一方面其镇痛机制也可能不与多巴胺直接相关,而是与中脑腹侧被盖区向中脑导水管周围灰质的 GABA 能(抑制性)神经纤维投射相关。

抑郁障碍的发生与中缝核的 5-HT 能神经元的 5-HT 释放功能减弱密切相关,而中缝核 5-HT释放同时下行参与对疼痛的抑制,这可能是抑郁障碍中慢性疼痛常见的机制之一,这同时也解释了 SSRIs 对突触间隙 5-HT 的增加作用能够减少抑郁伴发的慢性疼痛。此外,一些研究显示,经过抑郁情绪诱导易化了前扣带皮质→腹侧额叶→杏仁核等通路的激活,上文提到,杏仁核、腹侧额叶等也发放谷氨酸能纤维至中脑导水管周围灰质,可以将情绪调节机制的变化与对疼痛的感受敏化联系起来。

(二)单胺递质缺乏假说

对于疼痛的研究,包括疼痛的感受器的类别及遗传的多样性,疼痛上行通路各级的递质受体类型及遗传的多样性等。对于抑郁障碍的研究,包括递质受体的遗传的多样性在抑郁障碍中的作用,突触形成和维持相关的因素及其遗传的多样性在抑郁障碍中的作用,轴索运输相关的因素及其遗传的多样性在抑郁障碍中的作用,皮质-垂体-肾上腺的神经免疫环路在抑郁障碍中的作用的研究,免疫因素对在抑郁障碍中的作用及免疫遗传的多样性对其的影响等。这些问题都会对疼痛感受,抑郁障碍的发病及程度类型,以及抑郁障碍与疼痛的关系产生影响。但在此处,为了能尽量直观的介绍抑郁障碍与慢性疼痛直接相互的相关因素,在此只介绍抑郁障碍的单胺假说。单胺假说是抑郁障碍发病机制的最经典的一个假说,其内容是认为心境与脑内单胺类神经递质(其中主要是去甲肾上腺素或 5-HT 的释放水平密切相关)。其主要依据是,目前用于抑郁障碍治疗的药物,大多可以增加中枢突触间隙的 5-HT 或去甲肾上腺素的浓度。

抑郁障碍的发生过程中,不同单胺递质能神经元之间也有相互调节作用,多巴胺能神经元上分布有 2 种 5-HT 受体。$5-HT_{1A}$ 可以促进多巴胺的释放,而 $5-HT_{2A}$ 可以抑制多巴胺的释放(与 5-HT 对皮质谷氨酸能神经元谷氨酸释放的调控机制刚好相反)。去甲肾上腺素能神经元则对 5-HT 的释放有双向反馈调节。目前的一些基因研究也支持了单胺假说。但传统单胺假说也存在着一些问题。例如,临床观察显示药物的抗抑郁作用都在用药后数周才能表现出来,但对于突触传递的作用却在用药后立即出现,说明改变单胺释放水平并不能马上缓解可见的抑郁障碍症状。而同时一些可以显著提高突触间隙去甲肾上腺素浓度的药物并没有抗抑郁作用,说明抑郁障碍的产生并不仅仅是单胺类递质释放量减少的结果。于是修正后的单胺假说提出,单胺类抗抑郁药实际上是通过影响脑的长期适应性变化而减轻抑郁症状,单胺递质分泌的减少继发于遗传与社会心理因素。

(三)HPA 轴与免疫因素的影响

HPA 轴是应激相关的重要内分泌轴。下丘脑的室旁核的神经内分泌细胞(轴突末端可以分泌激素的神经细胞)分泌的促肾上腺素皮质激素释放激素,经血液带至并激活垂体前叶相应的内分泌腺细胞上的受体。垂体前叶相应的内分泌腺细胞分泌 ACTH 再经血液带至肾上腺皮质,肾上腺皮质释放糖皮质激素。糖皮质激素再反馈回到室旁核与垂体前叶内分泌细胞上的受体,负反馈调控促肾上腺素皮质激素释放激素与 ACTH 的释放。研究发现室旁核接受来自海马、杏仁核的投射,也接受延髓头端腹外侧核团的 5-HT 能神经元与背外侧脑桥被盖的去甲肾上腺素能神经元的投射,促肾上腺素皮质激素释放激素受到上述结构的调控。同时糖皮质激素在反馈回HPA 轴的同时也反馈回到海马、杏仁核、延髓头端腹外侧核团等结构。

抑郁或慢性疼痛对 HPA 轴的影响,都可能通过下丘脑—垂体—肾上腺轴反馈回与两者相关的系统,进而导致抑郁或慢性疼痛的相互促进。在抑郁障碍中海马神经元中出现了 Tau 蛋白聚集,进而出现轴浆运输障碍及细胞凋亡,这与神经退行性疾病中发生的细胞生理病理过程十分相似,并且也有可能解释既往的抑郁障碍发作,作为阿尔茨海默病的独立危险因素的机制。近期的研究发现,促肾上腺素皮质激素释放激素通过反馈机制参与了抑郁障碍中海马神经元 Tau 蛋白聚集的发生。

在急性的应激事件或焦虑状态,来自杏仁核的等向 HPA 轴的投射也可以使短时间内肾上腺素快速分泌,激动心肌细胞上的肾上腺素 β_1 受体兴奋,心肌收缩力增强,心率加快,心肌耗氧量增加,同时血管内壁平滑肌上的肾上腺素 β_2 受体也被激动血管收缩提高血压。当急性的应激事件刺激或焦虑状态过度时,心动过速,血液不能充分充盈心腔时即开始射血,与惊恐发作中心前区不适及心碎综合征等的发生相关。

炎症因素在风湿性疾病等慢性疼痛疾病中是常见的因素,炎症因素对于抑郁障碍发生的影响也是近年来的研究热点之一。IFN-α 作为一种免疫因子,是恶性黑色素瘤及丙型肝炎的一种实验性治疗药物,在临床试验中,观察到在接受 IFN-α 治疗以后,患者出现了相对于普通人群较高的抑郁障碍发生率。IL-1β 作为一种免疫因子,在下丘脑室旁核等核团上具有受体,可能通过HPA 轴等机制影响抑郁或慢性疼痛共同的相关结构。一些对于小鼠的研究也表明,在鞘内(硬脑膜内)一些免疫因子浓度的变化可诱发小鼠出现抑郁障碍样表现。

三、临床表现

疼痛患者的精神心理方面改变差异比较大,短期急性剧痛,如急腹症、外伤性疼痛、手术痛等,可引起患者精神异常兴奋、烦躁不安;而长期慢性疼痛,如三叉神经痛、癌痛等,精神心理变化更加复杂,多数患者情绪低落,寡言少语,表情淡漠。对于大多数疼痛患者而言,虽然疼痛不足以导致精神疾病,但是可以使患者出现不良的心理反应,其中以抑郁和焦虑最为常见,此外,还有相当一部分患者会出现愤怒和恐惧等负性的情绪反应。

慢性疼痛与焦虑和抑郁障碍的发生关系复杂,彼此互为因果。在评估患者是否发生抑郁时,必须注意原发病本身和治疗可能产生的影响,如癌症患者在使用化疗药物治疗中,可能会使患者出现焦虑和抑郁状态,因此要加以鉴别。焦虑障碍与急性损伤性疼痛关系密切,慢性疼痛患者也会发生焦虑障碍,并常和抑郁障碍伴随出现。患者对疾病常感到极度担心和不安,而且难以自我控制。

1.精神症状

坐立不安、心情紧张、注意力不集中、易激动等。长期的慢性疼痛会使患者失去信心和希望,有些人会因此产生难以排解的愤怒情绪,他们可能会因为一些小事而向家人或医护人员大发脾气,以此宣泄其愤怒情绪,甚者会损坏物品或袭击他人。这种表现并非患者对他人的敌意,而是其极度痛苦和失望后所爆发出来的强烈不满情绪。恐惧是身患绝症患者比较常见的心理问题,引起恐惧的原因,除了即将来临的死亡以外,还有可能来自疾病所导致的各种不良后果。

2.躯体症状

呼吸困难、心悸、胸痛、眩晕、呕吐、肢端发麻、面部潮红、出汗、尿频、尿急、肌肉紧张、颤抖、搓手顿足、坐立不安等。

四、诊断

患者有明确的神经损伤病史和病理学改变,疼痛的性质表现为烧灼样痛、电击样痛、刺痛、放射痛等,也可为自发性疼痛、疼痛过敏和感觉异常;疼痛在受损神经或传导通路的神经支配区域内,也可出现自主神经症状;对常规镇痛治疗仅部分敏感,而抗惊厥和抗抑郁药物治疗则有较好疗效。

国内外学者基本采用焦虑障碍和抑郁障碍的各种诊断标准、量表和参数进行诊断。至于定量标准,一般采用各种定量量表进行评定,常用量表有汉密尔顿抑郁量表、抑郁自评量表、抑郁状态问卷和美国流行病学调查中心的抑郁量表等。其中,因汉密尔顿焦虑量表和汉密尔顿抑郁量表简单、易操作,且涵盖抑郁的主要内容而在临床上应用最广。虽然这些量表是用于诊断功能性精神障碍,但由于没有可用于评定疼痛伴发焦虑和抑郁障碍的特异性量表,故临床医师仍沿用这些量表评定疼痛伴发焦虑和抑郁障碍。

五、治疗

疼痛综合征和抑郁障碍共病较常见。调查发现,1/2～2/3 的抑郁障碍患者存在不同程度的疼痛,如果是长期的慢性疼痛或者涉及多种疼痛,则抑郁障碍的患病率可能会增加。SNRIs 对精神性及躯体性疼痛有较好的疗效。度洛西汀因具有更好的疗效和耐受性而被优先推荐使用;而 SSRIs 和 TCAs 由于其疗效不足或耐受性问题,常被用于二线推荐。CBT、IPT 及情绪控制疗法可在一定程度上减少疼痛。

治疗或妥善管理慢性疼痛一直被认为是一个尚未解决的问题,各种药物和心理治疗方法都显示出部分的疼痛缓解作用。而另一方面,慢性疼痛常与焦虑、抑郁等情况同时存在,给患者的健康状况增加了更多的复杂性。据世界卫生组织报道,除了抑郁和焦虑是自杀意念和自杀未遂的两个主要危险因素外,慢性疼痛也被认为是自杀的主要危险因素之一。

有证据表明,焦虑和抑郁会加剧疼痛强度,促进急性期向慢性疼痛的转变,甚至与疼痛的发生有因果关系,尤其是在焦虑的情况下。事实上,有证据表明,在大多数同时发生的情况下,焦虑先于慢性疼痛出现,而不像抑郁障碍通常在慢性疼痛的发展之后出现。研究显示,抑郁和疼痛共享某些神经通路和心理因素(如应激、失落感、回避行为),并对某些相同的治疗有反应,包括药物治疗(如 TCAs、SSRIs)和心理治疗(如 CBT)等。由于慢性疼痛与焦虑和抑郁之间的复杂关系,指南建议当慢性疼痛和抑郁同时存在时,应当同时给予治疗。有纵向证据表明,在基线水平上的高水平疼痛干扰可能导致焦虑和抑郁的不良治疗结果。治疗期间抑郁和焦虑的改善可以改善疼痛情况,如疼痛强度、影响和残疾结局。

疼痛和抑郁的一个重要的生化基础集中在 5-HT 和去甲肾上腺素系统上,这在 5-HT 和去甲肾上腺素抗抑郁药的止痛特性中很明显。氯胺酮和大麻素等替代药物治疗似乎是改善抑郁症状和减轻疼痛的安全有效的选择。此外,CBT 可能是治疗慢性疼痛和抑郁的一个有前途的工具。大多数文献表明,与单纯的抑郁障碍或单纯的疼痛患者相比,疼痛和抑郁患者的身体、心理和社会功能都会降低。考虑到合并症的复杂性,在评估治疗方案时必须同时考虑疼痛和抑郁症状。

(李　猛)

第六节　艾滋病伴发焦虑和抑郁障碍

一、概述

艾滋病,即获得性免疫缺陷综合征(acquired immunodeficiency syndrome,AIDS),其病原体为人类免疫缺陷病毒(human immunodeficiency virus,HIV),亦称艾滋病病毒。

据世界卫生组织统计截至 2019 年,全球约有 3 800 万 HIV/AIDS 患者。HIV/AIDS 患者的精神障碍患病率远高于普通人群。有流行病学研究表明美国的 HIV/AIDS 患者中,严重抑郁障碍的患病率为 16.2%～36.0%。在巴西的一项横断面调查中,有 32% 的 HIV/AIDS 患者出现抑郁障碍。而我国的一项系统综述也显示 HIV/AIDS 患者中有 50% 伴有不同程度的抑郁症状;虽然有报道称 HIV/AIDS 患者中的器质性精神障碍占比已从 1994 年的 15% 降低至 2014 年的 4%,但由于 HIV 感染者基数持续增加、HIV 感染人群老龄化等原因 HIV/AIDS 患者合并器质性精神障碍也仍是重要的卫生问题。另有研究报道,HIV/AIDS 患者合并焦虑患病率为 21～40%,创伤后应激障碍约为 30%,且精神障碍发病率可能随艾滋病加重而增加。

已有证据表明,精神障碍患者的 HIV、乙型肝炎病毒、丙型肝炎病毒感染等血液疾病的感染率显著高于普通人群。一项关于精神障碍患者中 HIV 感染率的系统综述显示,精神障碍患者 HIV 感染率达 7.59%,且发现女性 HIV 感染率高于男性。在美国和非洲地区,严重精神障碍患者中 HIV 感染率分别为 6% 和 19%,是普通人群的 10 倍以上。而我国关于住院精神障碍患者 HIV 感染率的调查则有 0.71%,但尚未发现神障碍患者中 HIV 感染率存在性别差异。由于地域差异、研究对象、方法、精神疾病诊断标准的不同,关于 HIV/AIDS 患者合并精神障碍患病率流行病学调查尚存在较大差异。还需进一步统一研究方法,进行多区域、标准化的大规模流行病学调查。

二、病因与发病机制

HIV/AIDS 患者合并的精神障碍可能是由于 HIV 感染所致,也可能是先前存在的精神障碍的恶化。而原先存在的精神障碍也增加了 HIV 感染风险。两种疾病可能互为因果关系,有复杂的相互影响机制。

(一)HIV 感染导致精神障碍

HIV 感染后 HIV/AIDS 患者需要面对疾病的恐惧、社会歧视或由于得知感染 HIV 带来的突然打击从而导致严重的情感障碍、应激障碍。HIV 在感染人体早期便可通过特洛伊木马效应侵入中枢神经系统,由于 HIV 本身及 HIV 感染后免疫细胞激活引发的炎症反应及病毒蛋白

tat/gp120 等的神经毒性作用可造成中枢神经系统损害，导致认知行为改变。HIV 破坏人体免疫系统造成免疫缺陷，从而使机体容易导致机会性感染（隐球菌脑炎、弓形体感染等）、肿瘤及其他躯体功能紊乱和脑损害而继发器质性精神障碍。抗反转录病毒药物的神经毒性作用也可导致患精神障碍的风险增加。此外，有研究发现 HIV 感染持续时间与个人抵抗负性事件的弹性成反比，意味着长期携带 HIV 的患者更有可能在遭受压力或处于不利社会环境（如较低的社会地位、经济水平、受教育水平低、性工作、药物滥用等）时出现抑郁、精神分裂症等精神障碍。

（二）患精神障碍增加感染和传播 HIV 的风险

精神障碍患者是 HIV 感染和传播的高危群体。已有充分的证据表明：精神障碍患者在对 HIV 的了解方面可能存在相当大的缺陷，或者由于自知力缺乏、降低而无法认识到自己行为的风险水平；其次当躁狂等情感障碍发作时无法控制自己的行为，导致该部分患者易发生感染 HIV 的高危行为，如无保护性行为，此外，精神障碍患者易发生注射吸毒、性虐待等高危行为。在调查中发现：情感障碍患者比精神分裂患者有更多的性伴侣及更频繁的无保护性行为从而有更大的感染和传播 HIV 风险。在对其制定 HIV 感染防控措施时，应根据不同的精神障碍类型制定个性化的干预手段。

HIV 感染后早期的特征是 CD4$^+$/CD8$^+$ T 淋巴细胞比率下降，导致细胞免疫反应迅速损伤。有研究发现，抑郁障碍可使 CD4$^+$/CD8$^+$ T 淋巴细胞比率下降速度加快两倍，并且对基线 CD4$^+$ T 淋巴细胞水平有负面影响。此外还有研究认为 HIV/AIDS 患者中的抑郁障碍对患者的认知功能产生负面影响，与语言、理解、注意力、记忆力等认知领域损害有关。

HIV/AIDS 患者合并精神障碍，可能使其他慢性非传染性疾病患病风险进一步升高。部分原因是精神障碍患者长期服用抗精神病药会增加患糖尿病、心血管疾病等的风险，且精神障碍患者可能有更高的不良行为，包括吸烟、药物滥用、身体活动下降和不良饮食等。HIV/AIDS 患者合并精神障碍不仅可加速 HIV 疾病进程、影响 HIV 治疗结局还可使得其他慢性非传染性疾病风险增加，从而使患者诊断、治疗变得更加复杂、疾病负担更为沉重，影响生活质量。

三、临床表现

HIV/AIDS 患者合并精神障碍临床特征多样且不典型，呼吸系统、神经系统症状较常见。精神障碍表现复杂多样，且多有社会功能受损，应注意对该部分患者的照顾管理，除积极预防其机会感染外还应重视其非机会性感染。咳嗽咳痰、乏力、头晕头痛、发热、双肺呼吸音增粗、口腔黏膜白色覆盖为 HIV/AIDS 合并精神障碍患者常见临床症状体征。其典型的精神症状为情感障碍、行为紊乱、思维形式障碍、焦虑、妄想、幻觉、记忆力下降、反应迟钝、计算能力下降、肢体活动障碍、意识障碍、自杀观念、定向力受损、社会功能受损等。

（一）情感障碍

患病初期，患者通常不能接受患病的事实，通常反应为否认、愤怒、恐惧、焦虑和抑郁。抑郁是最常见的精神症状，表现为情绪低落、睡眠节律改变、食欲下降、体重减轻、疲乏、激越、自卑、自责、注意力不集中、反复出现自杀观念等。患者还可以表现为焦躁不安、易激惹、心悸、多汗、周身不适、睡眠差，有时可出现恐惧及强迫现象。

（二）精神病性症状

精神病性症状常发生在疾病中、晚期，特别是当患者的免疫系统功能受到严重抑制时。意识障碍多在疾病的晚期发生,出现谵妄,可表现为意识模糊、定向障碍、言语杂乱、兴奋躁动,可伴有幻听、幻视等。

(三)痴呆综合征

痴呆综合征表现为记忆力明显减退,可出现错构及虚构,阅读困难,计算、分析及判断力减退,行为退缩,呈痴呆状。

四、诊断

研究对象诊断为"HIV/AIDS"且同时伴有"焦虑和抑郁障碍"。"HIV/AIDS"及"机会性感染"的诊断参照《中国艾滋病诊疗指南(2021版)》诊断标准,"焦虑和抑郁障碍"符合ICD-10诊断标准。

HIV/AIDS的诊断需结合流行病学史(包括不安全性生活史、静脉注射毒品史、输入未经抗HIV抗体检测的血液或血液制品、HIV抗体阳性者所生子女或职业暴露史等)、临床表现和实验室检查等进行综合分析,慎重做出诊断。HIV抗体和病原学检测是确诊HIV感染的依据。

五、治疗

(一)药物治疗

1.核苷酸反转录酶抑制剂

本药能够抑制酶反转录酶的活性,这些抑制酶减慢或者阻止HIV病毒的复制。大多数NRTIS需要每日多次服用,一般不会与其他药物发生相互作用,并且是否与食物同服均可。齐多夫定是常用的核苷酸抗反转录酶药物。

2.抗抑郁药

SSRIs抗抑郁药因为其确切的疗效和良好的风险效益比是HIV患者抑郁治疗的首选药物。其中,氟西汀半衰期最长,对生活不安定及可能漏服药物的患者是很好的选择。氟西汀可每周只服用一次。另一方面,一旦出现药物不良反应或药物相互作用,清除期需要2周。西酞普兰和艾司西肽普兰是SSRIs药物中药物相互作用最少的。

3.抗焦虑药

对于阵发性出现的难以忍受的焦虑症状,可使用短效至中效的苯二氮䓬类药物,它们无活性代谢产物且药物相互作用少(如劳拉西泮、奥沙西泮)。阿普唑仑起效快,作用时间短。然而,长期连续使用,其作用效果快速下降以致产生轻度戒断症状或致焦虑症状反弹。这种效果快速下降的特性使患者很容易增加每天服药次数及逐渐增加用药量,导致成瘾。

4.抗精神病药物

HIV感染者对抗精神病药物的不良反应非常敏感,高效价药物易出现锥体外系综合征及恶性综合征,低效价药物易导致意识障碍和癫痫。第二代抗精神病药物因其更好的耐受性、锥体外系不良反应少,使用得更加广泛,推荐低剂量起始并缓慢滴定。利培酮和奥氮平对于HIV所致的精神障碍有效,而且没有过度镇静和认知功能损害。喹硫平最少引起类帕金森症状,是晚期神经精神疾病的首选治疗药物。

(二)心理治疗

对于患者应给予关爱、理解、同情。及时提供支持性心理干预,以亲切、宽容、平和的态度为患者提供人性化关怀,帮助其消除各种疑虑、自卑感,接受现实。绝对避免歧视陪护,以免对其产生新的心理创伤。并且对患者宣传国家对 HIV/AIDS 的政策,鼓励其患者坚持进行抗病毒治疗、抗精神病药物治疗。尽快控制精神症状,以减少患者报复社会的行为。

　　对诸如抑郁或焦虑障碍等具体的疾病,采用其他行之有效的方法,如人际心理治疗或 CBT,被证实在该人群中也是有效的自我催眠、想象引导、冥想、肌肉放松、按摩、瑜伽、有氧运动、或针灸治疗只对部分患者有效。

（卢立明）

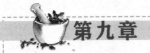

第九章

特殊人群焦虑和抑郁障碍的诊疗

第一节　儿童青少年焦虑和抑郁障碍

一、儿童青少年焦虑障碍

(一)概述

儿童青少年焦虑障碍是指起病于儿童和青少年时期,与发育和境遇有一定关系,以焦虑、恐惧、羞怯等为主要表现的一类障碍。与成年人不同,儿童的语言发育尚未完善,难以很好地表达自己的情绪体验。焦虑障碍被称为焦虑性神经症,以焦虑情绪体验为主要特征。会出现心悸、手抖、出汗、尿频等,及运动性不安。注意区分正常的焦虑情绪,如焦虑严重程度与客观事实或处境明显不符,或持续时间过长,可能是病理性的焦虑。

近年来,随着学业压力和电子产品的普遍使用,导致儿童青少年出现焦虑的情况越来越多。国外的一些大型的流行病学调查研究显示,儿童青少年焦虑障碍患病率为10%～20%。我国的一些儿童青少年相关研究发现儿童焦虑障碍患病率为14.4%,其中广泛性焦虑障碍为2.7%,分离焦虑障碍为2.5%。

(二)病因与发病机制

1.遗传因素

如果父母有焦虑障碍,那么对孩子的态度也会很焦虑。如果孩子们在这样的环境中长大,就很容易导致焦虑。焦虑障碍有一定的遗传倾向,但不是一种遗传性疾病。此外,非遗传因素(如神经衰弱)也会导致焦虑。

2.生理因素

植入的神经系统活动增加,如焦虑持续时间长,肌肉张力增加,伴有一些紧张或反复剧烈运动。部分患儿语言发育迟缓,或存在特定言语发育异常。

3.心理因素

过度的内部冲突也会导致焦虑障碍,童年的时候心理体验被压抑,遇到这种应激就会出现焦虑,焦虑体质易焦虑、不安全、缺乏自信、依赖性强、过分关心自己的健康、谨慎和不稳定。

4.社会因素

遭遇创伤、父母离异、搬家迁徙、亲属死亡或事业失败等重大生活环境变故也是直接原因,良好的家庭条件、富裕的经济、任性及从小被宠坏也会带来一些负面影响,不恰当的教育方法和对孩子过于严格的控制也容易使孩子产生焦虑。

(三)临床表现

年幼的儿童表现为爱哭闹,不易被安抚,烦躁不安;随着年龄增大表现为对父母和周围环境不满意,或过分的胆怯、害怕,如不愿独处、依恋父母、怕见生人等;常伴有食欲下降、睡眠不好、易惊醒、排便习惯紊乱等;在幼儿园或学校难以安静,注意力不集中,学习成绩下降。以上表现在其生活模式或生活环境改变时会更为突出。在青春期开始后出现的焦虑症状增多,如恐高、害怕当众讲话、脸红、过分担心过去的行为及自我意识过强。因此,青少年的焦虑障碍除了与儿童期一样的亚型,还容易出现惊恐障碍、场所恐惧症等。

惊恐障碍的患儿主要表现为反复出现不能预期的紧张害怕和不适,伴有胸闷、气短等症状。上述惊恐发作持续数分钟至数小时不等,发作前没有预兆,主要症状包括恐惧、紧张、心悸、头晕、头痛、胸闷、震颤、非真实感、濒死感等。与儿童期惊恐发作关联最密切的是分离焦虑障碍,患儿担心与依恋对象分离,由此产生一系列过度的情绪反应和躯体症状,如烦躁不安、哭闹、发脾气、头痛、恶心、呕吐等。惊恐障碍治疗不及时常造成患儿日常生活和社会功能受损。即便没有惊恐发作,患儿也处于焦虑紧张状态,回避曾出现惊恐发作的场景,如不去学校、待在家里不出门等,这也就是惊恐障碍的一个常见并发症,即恐惧性回避。有些惊恐障碍患儿会发展成抑郁并有自杀风险,还有些为缓解焦虑而出现酒精和药物滥用情况。

广泛性焦虑障碍的患儿,常不切实际地担心过去和将来可能发生的各种事件,症状表现形式多样。由于这种焦虑,患儿变得过度要求得到安慰和保证、自我意识过强、多疑、完美主义或对自己缺乏确定性,并严重影响患儿的学习、社交和家庭功能。儿童这种内心的焦虑不安不易被其养育者察觉,他们往往通过头痛、胃痛、失眠、心悸、口干等躯体症状表达出这种情绪。合并其他障碍较高,在儿童期常合并分离焦虑障碍,青少年期合并抑郁障碍。病程呈慢性,常持续到成年。需要注意的是,儿童或青少年广泛性焦虑障碍更易被忽视和漏诊。

社交焦虑障碍的患儿可能表现为哭闹、发脾气、惊呆、依恋他人、畏缩或不敢在社交情况中说话等。患儿可能不会认识到这种害怕是过分的或不合理的,并且如果患者年龄<18 岁,应有至少 6 个月的病期。不同年龄阶段儿童的心理发育状态对诊断此病是有影响的。学龄前儿童对陌生人产生焦虑可能是正常的,但对于青少年来说,就可能与其心理发育程度不相适应了。这些都可能是造成患病率调查有差异的原因之一。

(四)诊断

1.儿童焦虑障碍的诊断

儿童最常见的焦虑障碍是分离焦虑障碍、广泛性焦虑障碍和特定恐惧症。

(1)分离焦虑障碍:核心症状是当患儿与主要依恋者或家庭分离时出现明显的焦虑,大约 3/4 的社交焦虑障碍表现为拒绝上学。不同年龄阶段临床表现有所不同,5～8 岁儿童常不切实际地担心父母或主要依恋者被伤害,9～12 岁在分离时表现过分的苦恼,而在青少年,最常见的是体主诉和拒绝上学。年幼儿的症状比年长儿多,男孩和女孩症状相似;常合并广泛性焦虑障碍,长大后易于出现抑郁障碍、惊恐障碍。有学者对儿童焦虑障碍进行了大样本的调查,结果表明与其他型焦虑障碍相比,分离焦虑障碍的儿童起病年龄最早,平均为 7.5 岁,在性别方面无差异,常来自单亲、经济状况较差的家庭。

(2)广泛性焦虑障碍:儿童青少年广泛性焦虑障碍以过分地、广泛地担心自己的社交、学业,需要家人一再地安慰和保证为特征。与其他障碍共病较高,在儿童期常合并社交焦虑障碍,青少年期合并抑郁障碍。病程呈慢性,常持续到成年。由于儿童广泛性焦虑障碍所表现的主诉不如成人那么丰富,自主神经系统症状也不突出,故 DSM-5 的症状学标准中,成人要求 6 项症状中至少符合 3 项,儿童只要满足 1 项就可诊断。

(3)拒绝上学:又称学校恐惧症,是近年来在儿童青少年中发生较多的一种心理障碍,因其主要表现为对学校产生强烈的恐惧,不愿上学。临床表现可以分为两类,即精神焦虑和伴发的躯体症状。每当上学时出现紧张、哭泣、吵闹、焦虑不安,若被父母强行送到学校教室,常常表现退缩,不敢正视老师,害怕提问、考试;放学后如释重负。在家里则一切正常。常在上学日的清晨或前一天晚上出现头痛、头晕、腹痛、恶心、呕吐、腹泻等不适。有些患儿以躯体症状为首发症状,常转于综合医院的各科,误诊率相当高。拒绝上学在 ICD-10、DSM-5 中未列入诊断范畴,对这些儿童的诊断,最常见的是社交焦虑障碍;还可以合并许多诊断,如对学校的特定恐惧症、抑郁障碍或品行障碍等。有学者比较了拒绝上学和社交焦虑障碍伴学校的特定恐惧症儿童,发现不愿去学校可能是不愿与依恋对象分离,也可能是害怕学校的某些方面:如老师、校长、班级、伙伴、活动等。有研究发现在 96 例学校恐惧症的儿童中,53%符合抑郁障碍诊断标准、53%符合焦虑障碍诊断标准。

(4)特定恐惧症:以往称单纯恐惧症,是指儿童显著而持久地对日常生活中的事务和情境产生的过分的、毫无理由的恐惧情绪,如动物、暴风雨、巨响等,出现惊恐、哭叫、发脾气、呆住或依赖他人,并出现回避、退缩行为,其程度严重影响了儿童的日常生活和社会功能。儿童不像成人那样能意识到他们的害怕是过分的、不合情理的。

(5)选择性缄默症:是指具有正常或接近正常言语或语言能力的儿童,在某些特定场合明显由于情绪因素导致言语能力丧失,智力发育通常在正常范围。多在 3～5 岁起病,女孩比较多见。在 DSM-5 中选择性缄默症也被列为焦虑障碍的亚型。曾有学者系统地评估了 30 例选择性缄默的儿童,结果显示 90%符合社交焦虑障碍的诊断标准,对父母及老师的问卷调查显示出他们显著的社交焦虑状态,而其他精神症状不明显。

2.青少年焦虑障碍的诊断

青春期出现的焦虑症状要比青春期前多,如恐高、害怕当众讲话、脸红、过分担心过去的行为及自我意识过强。青少年除出现与儿童期一样的焦虑障碍外,在青春期开始后,易患其他焦虑障碍,如惊恐障碍、广场恐惧症。

(1)惊恐障碍:指一段时间内出现强烈的害怕或不适,必须至少有 13 条躯体和心理症状中的 4 条,不能摆脱惊恐发作的情节或惊恐发作时给予任何帮助都无效。常起病于青春期或成人初期,高峰年龄为 15～19 岁。有学者对 754 名女孩进行了惊恐发作与青春期的关系的研究,结果表明 5.3%的女孩至少有 4 项惊恐症状中的一项,随着性的逐渐成熟,惊恐发作的次数也逐渐增加。有学者对 194 名成人惊恐障碍患者的回顾性研究表明,54%在儿童期存在焦虑障碍,有儿童焦虑障碍的患者比无焦虑史者伴随其他焦虑和抑郁障碍更多见,且常患 2 种以上焦虑障碍。

(2)广场恐惧症:儿童青少年的广场恐惧症至今无严谨的研究,对成人的广场恐惧症回顾性研究发现他们童年早期常患焦虑障碍,尤其是社交焦虑障碍。有学者基于对伴社交焦虑障碍史的成人广场恐惧症的回顾性研究,提出社交焦虑障碍是广场恐惧症的特异性先兆,而不是大多数成人抑郁及任何其他焦虑障碍的先兆。

(3)社交焦虑障碍:基本特征为十分害怕成为注意的焦点,并表现出明显的回避。在儿童时期,应有明显的与熟悉的人交往的能力,而焦虑必须出现在与同龄人交往时,而不是与成人交往时。大多数起病于青春期的早、中段,男女患病率无差异,常常与其他焦虑障碍和情感障碍共病。ICD-10 将起病于 6 岁前的称为儿童社交焦虑障碍,以区别于青少年期起病的社交恐惧症。

(五)治疗

消除精神因素,对患儿的缄默表现不要过分注意,避免逼迫他们讲话而造成情绪紧张。针对具体情况,适当安排生活环境,鼓励参加集体活动和锻炼,也可给予适当的抗焦虑药物。心理治疗是儿童焦虑障碍的主要治疗手段,包括改善亲子关系、支持性心理治疗、CBT、家庭治疗(干预父母的焦虑、减少家庭冲突)、集体心理治疗等。药物治疗为辅,从小剂量开始,逐步调整。早期干预危险因素、发展保护因素,是预防儿童焦虑障碍的关键。

在儿童和青少年中,最多的焦虑障碍是特殊恐怖,相对于其他精神障碍而言起病较早。对于儿童和青少年的焦虑障碍,一般倾向于推荐使用心理治疗而非药物治疗。药物治疗的相关循证医学依据较少,需要仔细权衡抗抑郁药的安全性和治疗的获益。然而对于有严重功能损害或者由于认知因素或其他问题而对心理治疗反应不佳的儿童和青少年患者,使用药物治疗是值得考虑的选择。如果需要使用药物治疗焦虑障碍,一般倾向于使用 SSRIs 作为首选。苯二氮䓬类药物在儿童和青少年中的疗效并未受到循证依据的支持,且容易产生易激惹、嗜睡等不良反应,因此建议苯二氮䓬类药物仅用于需控制急性焦虑时或者在 SSRIs 药物治疗开始时的短期使用。在儿童青少年中,TCAs 对于焦虑障碍的疗效有一定争议,并且其不良反应较多,因此不推荐将其作为首选药物。同时在治疗儿童和青少年时药物剂量应遵循起始量低,缓慢加量原则。

儿童青少年焦虑障碍的治疗总体类似成人,但须注意:①较成人患者对苯二氮䓬类更易出现脱抑制反应。②使用 SSRIs 类药物治疗较成人患者更易出现自杀观念和行为(在用药的早期)。③对 TCAs 耐受性较成人患者差,更多心血管不良反应,应避免使用。④丁螺环酮对儿童患者易出现脱抑制反应和攻击行为,苯二氮䓬类广为使用来控制儿童急性焦虑,但不宜长期使用。

使用药物治疗时需注意抗抑郁药可能增加儿童青少年的自杀风险。虽然在焦虑障碍治疗中这种风险可能较治疗抑郁时小,但建议在治疗早期关注这一问题,并且注意抗抑郁药可能增加自杀的风险,如失眠、激越、震颤和焦虑等。同时也应注意未治疗的焦虑障碍患者本身的自杀风险。对于年龄小或者体重低的患者应注意给药剂量需更为保守。在进行治疗之前,应先与患儿及其监护人对药物治疗可能存在的风险和获益进行讨论,并征得患儿和监护人的知情同意,争取他们的主动配合和共同参与。

二、儿童青少年抑郁障碍

(一)概述

儿童青少年抑郁障碍是起病于儿童或青少年期的以情绪低落为主要表现的一类精神障碍。抑郁障碍可见于 6～18 岁的儿童青少年,患病率随年龄增长而升高。儿童青少年抑郁障碍的识别率较成人低,并可能持续到成年期。抑郁障碍严重影响儿童、青少年身心健康和社会功能,多数患者存在复发倾向,一些青少年的抑郁症状可持续到成年。儿童和青少年尚不具备充分描述自身情绪及感受的语言能力,往往通过行为来表达抑郁心情,表现为厌烦、孤僻甚至愤怒。

儿童青少年抑郁障碍发病率近年有升高趋势。抑郁障碍在儿童的发病率约为 2%,男女比例相当;在青少年为 4%～8%,男女比例约为 1:2。国外研究显示,18 岁以下社区人群青少年的抑郁累积发病率可达 20%。流行病学调查和资料分析,调查显示我国儿童青少年整体精神障碍流行率为 17.5％,其中重性抑郁障碍占 2.0％。

(二)病因与发病机制

1.遗传因素

家族内发生抑郁障碍的概率约为正常人口的 8~20 倍,且血缘越近,发病概率越高。双卵双生儿同病率为 19.7％。自幼分开抚养的单卵双生儿,后期同病率也高达 66.7％。有调查发现,儿童抑郁障碍中约 71％有精神病或行为失调家族史。抑郁障碍儿童青少年的一级亲属终身患病率为 20％~46％。儿童抑郁障碍的危险因素包括亲子分离或早期母婴联结剥夺、父母患有精神疾病、父母虐待或忽视、家族中有抑郁障碍和自杀史、某些慢性躯体疾病。

2.生物化学因素

5-HT 功能降低可出现抑郁症状,5-HT 功能增强与躁狂症有关。药理研究表明,中枢去甲肾上腺素和/或 5-HT 及受体功能低下,是导致抑郁障碍的原因。抗抑郁药作用主要是提高或调节中枢单胺递质及受体功能。因此,抑郁障碍的胺代谢障碍假说已逐步形成了受体过敏学说,用来解释发病机制。

有研究证明抑郁障碍患儿血浆皮质醇含量增高,提示可能有 HPA 轴功能障碍。对抑郁障碍儿童进行地塞米松抑制试验,结果为阳性。即患儿服用地塞米松后未见抑制皮质醇现象。住院儿童、少年抑郁障碍地塞米松抑制试验较门诊病例更为敏感,年龄越低越明显。

3.社会心理因素

研究表明,社会支持与抑郁有较高的负相关。有研究表明,同伴关系差的小学生与具有良好同伴关系的小学生相比,更易患抑郁障碍。

4.应激生活事件

抑郁障碍在儿童可由意外的事件或问题诱发,如父母死亡、朋友的搬离、调节学习的困难、结交朋友的困难。有研究者发现身体健康水平低下的儿童更易产生抑郁及焦虑情绪问题。生活环境的突然转变也可能引起儿童抑郁障碍的发生。有研究表明,临时接受寄养服务的学龄儿童在抑郁量表上的得分高于美籍非裔儿童,其原因可能是儿童因突然离开了原来的家庭、朋友、学校及对他们熟悉的一切而感到压力,暂时显得情绪抑郁。另外,住院也易引发抑郁,原因可能是住院扰乱了儿童正常的学习和生活秩序,患儿感受到挫折或限制、与熟悉环境分离,使儿童产生自卑感、变得不知所措,焦虑不安,孤立,对他人敏感等,归属感受到威胁。住院期间,亲人的情绪变化也成为影响儿童情绪的重要因素。有学者提出,抑郁和抑郁的反应,很容易被儿童从关系密切的成人,特别是父母那里学习和模仿。

(三)临床表现

儿童青少年抑郁症状的特点有情绪波动大、易激惹、腹痛、头痛、睡眠障碍、食欲下降、违拗、攻击或退缩行为、拒绝上学、与伙伴和成人关系不良等。在 DSM-5 诊断系统中,也将发生于 6~18 岁青少年的"破坏性心境失调障碍"纳入"抑郁障碍"的章节。该障碍临床特征为反复发作的、严重的情感暴发及行为失控,发作间期表现为持续的易激惹或愤怒。

1.主要临床特征

(1)情绪症状:感到心情压抑、不愉快。不活跃,对日常娱乐活动和学习缺乏兴趣和动力。部分患儿表现为反复的脾气爆发,易烦躁、易激惹,情绪爆发之间的心境呈持续性消极状态。

(2)思维症状:思维联想速度缓慢、反应迟钝。注意力不集中,常表现为发呆或走神。静坐困难,不能完成相关任务/作业。但自卑和自责、自罪并不多见。

（3）意志行为：行为被动、迟缓，不愿和周围人接触交往，不愿外出，不愿上幼儿园/上学。部分患者表现为不听管教、对抗父母、离家出走，严重的可出现言语暴力和/或冲动行为（如以肢体攻击他人或财物）。

（4）躯体症状：可能出现躯体不适症状，如头昏、头痛、疲乏、气促、胸闷、胸痛等。体重减轻、食欲下降、睡眠增多或入睡困难。也有少数患儿出现食欲增强、体重增加。

2.不同年龄段主要特点

（1）学龄前期：明显对游戏失去兴趣，有违拗行为、攻击行为或退缩行为，与其他儿童交往困难，出现睡眠和饮食问题。

（2）小学期：不愿上学、学习成绩差，与伙伴和成人关系不良。躯体化症状如腹部疼痛、头痛、不舒服等。恐惧、分离焦虑，情绪波动、痛哭流涕、大声喊叫、无法解释的激惹和冲动，部分患儿可出现躯体攻击行为。

（3）青少年期：进食障碍多见于女孩，躯体攻击多见于男孩。有自杀意念、酒精/药物使用，反社会行为如偷窃、撒谎。可出现一些类似于成人的抑郁症状（如悲伤、自我感觉差及对既往喜欢的活动丧失兴趣等）。冲动、易激惹、鲁莽不计后果。低自尊，学习成绩下降、拒绝上学，体重、食欲及睡眠出现变化。

3.对学习的影响

儿童青少年阶段主要的任务是学习，抑郁症状可影响到患儿正常的学习活动，主要表现如下。

（1）上学态度变化：最初流露出对上学不感兴趣、不想上学的愿望，但在家长的敦促下仍可勉强继续上学，但不如过去勤奋努力。以后逐渐发展到以各种理由或借口逃学，如头痛、身体不舒服、与同学关系不好、老师对待自己不公平、在家自学等。虽然身体不舒服、与同学关系不好、老师对待自己不公平、在家自学等。虽然家长和教师反复劝说也无济于事。在这段时间，患儿很少外出玩耍，也不与同学来往。独自在家里看课外书籍、看电视或做自己想做的事，对即将面临的考试、升学等都没有计划和打算。

（2）学习能力下降：很多患儿感到记忆力不如以前好，思维速度慢、思考问题困难，做作业花费的时间比过去多，以致不能完成作业。上课、看书或做作业时不能全神贯注，注意力容易受外界因素干扰。因此，自己虽然花费了大量的时间，尽到了最大努力，也达不到过去的学习效果，学习成绩明显下降。

（3）学习自信心不足：过去有自信心的儿童，现在每当考试临近前便开始担心自己没有充分复习，考试成绩会很差，甚至临到考试时不敢应考，在再三鼓励和敦促下才勉强参加考试，考试结果往往比他们自己预料的要好。

4.相关危险因素

儿童青少年发生抑郁障碍的危险因素主要包括家庭不和，曾被欺侮、躯体和性虐待，遭遇不良生活事件（如居丧、父母离异或分居、重大的失望、情感伤害等），父母有抑郁病史或共患精神疾病（如酒精依赖、药物依赖）。因此，考虑儿童青少年抑郁障碍的同时，需评估患者是否存在家庭、社交、教育等问题，有无自伤风险、自杀意念，有无寻求帮助的资源和途径，了解患者父母是否存在抑郁障碍及其他精神疾病，有无共患疾病等。此外，社会功能评估也十分重要，包括学校、家庭及同伴关系方面的情况。

(四)诊断

儿童青少年抑郁障碍的核心特征是慢性的、严重而持续性的易激惹,这种严重的易激惹有 2 个显著的临床表现。首先是频繁地发脾气。这些发脾气通常是对挫折的反应,可能是言语的或行为的(后者体现为对财产、自我或他人的攻击)。这些情况的发生必须是频繁的(一般每周 3 次或以上),至少持续 1 年,至少在 2 个不同的情境(如在家里和学校),而且必须与发展阶段不适应。其次表现在重度发脾气的期间,存在慢性、持续性的易激惹或发怒的心境。儿童所特有的易激惹或发怒的心境则必须存在于 1 天中大部分时间,几乎每一天,而且能被处境中的其他人观察到。

儿童青少年抑郁障碍的临床表现必须仔细地与其他相关疾病,尤其是儿童双相障碍的表现进行区分。与表现出典型的(即发作性的)双相障碍的儿童相比,他们具有慢性、持续性的易激惹特征,实际上,将破坏性心境失调障碍加入 DSM-5,就是为了考虑到对这部分儿童的恰当诊断及治疗。其具体的诊断标准有以下几点。

(1)严重的、反复的脾气爆发,表现为言语(如言语暴力)和/或行为(如以肢体攻击他人或财物),其强度或持续时间与所处情况或所受的挑衅完全不成比例。

(2)脾气爆发与其发育阶段不一致。

(3)脾气爆发平均每周发生 3 次或 3 次以上。

(4)几乎每天和每天的大部分时间,脾气爆发之间的心境是持续性的易激惹或发怒,且可被他人观察到(如父母、老师、同伴)。

(5)以上症状已经持续存在 12 个月或更长时间,在此期间,个体从未连续 3 个月或更长时间没有以上症状。

(6)诊断标准第 1 条和第 4 条至少在下列 3 种(即在家、在学校、与同伴在一起)的 2 种场景中存在,且至少在其中 1 种场景中是严重的。

(7)首次诊断不能在 6 岁前或 18 岁后。

(8)根据病史或观察,以上症状出现的年龄在 10 岁前。

(9)从未有超过持续 1 天的特别时期,在此期间,除了持续时间以外,符合了躁狂或轻躁狂发作的全部诊断标准。注:与发育阶段相符的情绪高涨,如遇到或预期到一个非常积极的事件发生,则不能被视为躁狂或轻躁狂的症状。

(10)这些行为不仅出现在重性抑郁障碍的发作期,且不能用其他精神障碍来更好地解释,如孤独症(自闭症)谱系障碍、创伤后应激障碍、分离焦虑障碍、持续性抑郁障碍(恶劣心境)。注:此诊断不能与对立违抗障碍、间歇性暴怒障碍或双相障碍并存,但可与其他精神障碍并存,包括重性抑郁障碍、注意缺陷/多动障碍、品行障碍和物质使用障碍。若个体的症状同时符合破坏性心境失调障碍和对立违抗障碍的诊断标准,则只能诊断为破坏性心境失调障碍。如果个体曾有过躁狂或轻躁狂发作,则不能再诊断为破坏性心境失调障碍。

(11)这些症状不能归因于某种物质的生理效应或其他躯体疾病或神经疾病。

(五)治疗

治疗时应坚持抗抑郁药物与心理治疗并重的原则。轻度抑郁障碍首选心理治疗,中至重度抑郁障碍应在心理治疗的基础上合并抗抑郁药物,部分严重病例可考虑电休克治疗。由于儿童青少年抑郁障碍治疗措施相关的疗效与安全性依据相对较少,选择治疗方法也较为困难,而且有研究显示抗抑郁药可能增加少年儿童自杀的行为,因此针对儿童青少年患者的治疗与一般常规治疗原则并不完全一致。目前在临床实践中应坚持抗抑郁药与心理治疗并重的原则。

1.药物治疗

目前还没有一种抗抑郁药对儿童和青少年绝对安全,TCA 类抗抑郁药物对儿童抑郁障碍疗效欠佳,且不良反应较多,故 SSRIs 药物可作为儿童青少年抑郁障碍的首选治疗药物。氟西汀是美国 FDA 最早批准用于治疗儿童青少年抑郁障碍的 SSRIs 药物,适用于 7 岁以上儿童,其疗效和安全性证据较为确切。此外,艾司西酞普兰、舍曲林、氟伏沙明和西酞普兰也是国外儿童青少年抑郁障碍的一线用药,疗效和安全性方面有循证医学证据支持。其他抗抑郁药物,因缺乏对儿童青少年抑郁障碍疗效和安全性的充分证据,临床实践中应谨慎使用。

用药应从小剂量开始,缓慢加至有效剂量。由于儿童青少年个体差异很大,用药必须因人而异,尽可能减少不良反应的发生。抗抑郁药与 18 岁以下儿童青少年自杀相关行为(自杀未遂和自杀观念)和敌意(攻击性、对抗行为、易怒)可能有关,使用时应密切监测患者的自杀及冲动征兆。

SSRIs 治疗儿童抑郁障碍的最优疗程为多长的证据不足。为巩固急性治疗期的疗效,建议药物治疗至少要持续 6~12 个月。新近证据表明,持续治疗大于 6 个月,可以明显降低复发率。应逐渐停药,减少撤药症状,减停时间最好持续 6~12 周,氟西汀由于半衰期长,可以在 2 周左右减停。

英国国家卫生和临床技术优化研究所(national institute for health and clinical excellence,NICE)不推荐 TCAs 和圣·约翰草用于儿童青少年抑郁障碍的治疗。TCAs 对青春期前的儿童抑郁效果不佳,对青少年抑郁可能有些效果,但使用剂量可能需要比成人高。现在没有证据表明对 SSRIs 无反应的青少年抑郁患者对 TCAs 有反应。ω-3 可能对儿童抑郁有效,但证据有限。

20%~40%的儿童青少年抑郁患者会发展成双相障碍。预测指标包括严重抑郁、伴精神病性症状或快速心境变化、抗抑郁药治疗症状恶化。有研究发现,单一抗抑郁药治疗会使约 23%的双相障碍患者出现新的快速循环发作或恶化快速循环,儿童年龄越小,风险越大。一旦出现状况发作,应考虑尽早使用第二代抗精神病药物和情绪稳定剂治疗。

2.心理治疗

心理治疗适合不同严重程度的儿童青少年抑郁障碍患者,有助于改变认知,完善人格,增强应对困难和挫折的能力,最终改善抑郁症状,降低自杀率,减少功能损害。规范、系统的 CBT 和人际心理治疗对于儿童青少年抑郁障碍有效,支持性心理治疗、家庭治疗也有一定疗效。轻度抑郁障碍患者如果 6~12 周心理治疗后抑郁症状无明显改善,通常提示需合并抗抑郁药物。

3.物理治疗

对于病情危重,可能危及生命(如自杀倾向或木僵、拒食等),采用其他治疗无效的青少年患者(12 岁以上)可采用 MECT 治疗。

(王茂荣)

第二节　老年焦虑和抑郁障碍

一、老年焦虑障碍

(一)概述

老年焦虑障碍是多发于老年期的以焦虑、不安、担心为主要表现的一类精神障碍。老年期身体功能的下降、躯体疾病的困扰、退休后生活状态的改变、独居、亲友生病或离世等负性生活事件都会增加老年人的失落和无助感,从而产生焦虑情绪。老年焦虑障碍多以躯体症状为主要表现,焦虑障碍被躯体不适症状所掩盖,容易误诊、误治。

对中国人群老年焦虑障碍患病率进行 Meta 分析,结果显示中国老年焦虑障碍的患病率为6.79%,焦虑症状的患病率为 22.11%。还有研究表明,老年焦虑障碍患者的 7 年死亡风险增加87%,其原因可能是焦虑症状和心理社会因素导致其自主神经敏感性增加,如应激相关的心血管系统功能障碍。在老年焦虑障碍中以广泛性焦虑障碍和场所恐惧障碍最为常见,临床表现以预期性焦虑、恐惧性回避及继发抑郁症状较为多见,严重的患者有自杀风险。老年焦虑障碍患者与躯体疾病共病率明显较年轻人群高,冠心病和高血压人群中的焦虑障碍发生率分别为 45.8% 和47.2%,在痴呆、帕金森患者中焦虑症状也很常见。

(二)病因与发病机制

发生焦虑障碍的原因既与先天的素质因素有关,也与外界的环境刺激有关。通常认为患者人格特质往往忧虑特质偏高。这种焦虑特质通常表现为容易焦虑、不安,对焦虑不安的耐受也差,交感神经容易兴奋等症状。惊恐障碍的发生往往同快节律、高压力的生活方式相关,患者往往具有自己催赶自己的 A 型人格倾向,障碍的发生往往在脑及躯体持续疲劳之后。广泛性焦虑往往同冗长的现实压力、患者对压力始终缺乏合理的应付方式、又对以上毫无自知有关。具体而言,主要有以下相关因素。

1.遗传因素

在焦虑障碍的发生中起重要作用,其血缘亲属中同病率为 15%,远高于正常居民;双卵双生子的同病率为 25%,而单卵双生子为 50%。有人认为焦虑障碍是环境因素通过易感素质共同作用的结果,易感素质是由遗传决定的。

2.生物学因素

焦虑反应的生理学基础是交感和副交感神经系统活动的普遍亢进,常有肾上腺素和去甲肾上腺素的过度释放。躯体变化的表现形式决定于患者的交感、副交感神经功能平衡的特征。动物实验及影像学研究结果揭示了焦虑恐惧情绪的基本神经通路。很多研究发现前额叶皮质-杏仁核-丘脑的功能与结构异常可能是焦虑障碍的脑病理机制之一;眶额皮质和尾状核代谢增强可能反映了强迫性思维或慢性焦虑的生理反应。此外,海马功能缺陷可能导致对潜在威胁信息过度评价,从而引起病理性焦虑。焦虑反应的生理学基础是交感和副交感神经系统活动的普遍亢进,常有肾上腺素和去甲肾上腺素的过度释放。目前认为焦虑障碍不是简单的去甲肾上腺素能活动和 5-HT 能活动的增强,而是多个神经递质间的活动失平衡所致。

3.人格与认知因素

自卑、自信心不足、胆小怕事、谨小慎微、对轻微挫折或身体不适容易紧张、焦虑或情绪波动。患者病前性格特征往往是自卑、自信心不足、胆小怕事、谨小慎微、对轻微挫折或身体不适容易紧张、焦虑或情绪波动。部分患者具有争强好胜、缺乏耐心、时间紧迫感强,急躁易怒的 A 型人格倾向。焦虑障碍与人格障碍有很高的共病率,一项研究发现焦虑障碍与人格障碍总的共病率为49%,其中创伤后应激障碍与人格障碍共病率为 35%,强迫症为 52%,广泛性焦虑为 47%,社交焦虑为 48%,广场恐惧症为 47%,特殊的恐惧症为 41%,其他焦虑障碍为 44%,而健康对照组为 15%。

对事情的看法和认知是焦虑情绪产生的重要原因,随着儿女的逐渐长大、独立,加上有些老人伴侣的先行离去,退休后社会关系的改变,老人的失落感与无助感、无用感与日俱增,觉得自己不被需要、重视,成为儿女负担等,可能会因为某一生活事件诱发焦虑障碍。有些老人习惯于把一些模棱两可的事件总是解释为负性的,或总是关注事物的消极面,低估自己处理问题的能力,有这样认知倾向的老人容易出现焦虑障碍。

4.精神刺激因素

轻微的挫折和不满等精神因素可为诱发因素。关于发病机制也有不同说法,有的学者强调"杏仁核和下丘脑等"情绪中枢和焦虑障碍的联系,边缘系统和新皮质中苯二氮䓬受体的发现,提出焦虑障碍的"中枢说";也有人根据β-肾上腺素能阻断剂能有效地改善躯体的症状、缓解焦虑,支持焦虑障碍的"周围说"。心理分析学派认为,焦虑障碍是由于过渡的内心冲突对自我威胁的结果。基于"学习理论"的学者认为焦虑是一种习惯性行为,由于致焦虑刺激和中性刺激间的条件性联系使条件刺激泛化,形成广泛的焦虑。还有学者提出,遗传素质是本病的重要心理和生理基础,一旦产生较强的焦虑反应,通过环境的强化或自我强化,形成焦虑障碍。

5.生活事件

引起老人焦虑情绪的更直接因素是丧偶、健康状况、经济收入、医疗保健、居住条件、子女关系、环境改变等生活事件。研究显示,无配偶老人生活质量远低于有配偶老人,空巢家庭老人生活质量低于非空巢家庭老人,无子女老人生活质量低于有子女老人,这些老人易出现焦虑、抑郁、孤独等情绪问题。拥有较高文化程度的老人,就业机会多,社交范围广,有较好的经济收入和养老、医疗保障,心理健康程度较低文化程度老人高。另外,家庭生活事件及随子女生活,对环境的改变不能适应等也是造成老人焦虑障碍的较常见因素。当经历生活压力或特殊生活事件时,老年人所采取的应对方式对情绪健康状况特别重要。根据王玲凤等在浙江三市进行的调查结果,城市空巢老人在面临困扰和挫折时采取的压力应对方式主要有解决问题、转移注意、合理化、退避、压抑、幻想和自责。其中,相对空巢老人应对方式最为积极,绝对空巢老人其次,而无子女老人应对方式最为消极,压抑、自责、幻想、退避和合理化应对方式使用频率相对较高。

6.躯体疾病

随着老人年龄的增长,躯体疾病日益增多。有的老年焦虑障碍是由一场较严重的躯体疾病引起的,如脑卒中、心肌梗死、癌症等。也有的老人并没有很严重的躯体疾病,但由于受一些慢性疾病或症状困扰,如高血压、糖尿病、前列腺增生、胃肠功能紊乱等,对躯体症状异常关注,总是担心症状会恶化,甚至危及生命,因此引起焦虑障碍。

(三)临床表现

在老年患者中其焦虑障碍有2种来源,一种是青年、中年时期的焦虑障碍延续至老年,另一种是在老年新发的焦虑障碍,其中广泛性焦虑障碍患者约半数为新发病例。而对于在老年期发病的患者来说,其躯体情况、社会心理因素均可直接影响患者焦虑障碍的发生、发展。老年患者往往也有较多的躯体不适主诉,因此对此类患者应考虑是否为相关的躯体疾病导致或者医源性因素所致,如药物不良反应或者药物相互作用。老年焦虑障碍主要临床类型包括惊恐发作和广泛性焦虑障碍。

惊恐发作也称急性焦虑,患者正在进行日常活动而非面临某些特殊的恐惧性处境时,突然出现极度强烈的恐惧、担心和濒死感,感到心悸、胸闷、胸痛、胸部压迫感、呼吸困难、窒息感,好像即将死去或失去理智。双手平举可见到细小震颤,并出现口周与手指、脚趾针刺及麻木感。患者会惊恐万状,四处呼救,常被误认为心脏病急性发作而由急救车送至医院抢救。这种发作历时不长,5～20分钟后多能自行平复下来,很少超过1小时。恢复后患者担心再次发作,害怕发病时得不到帮助,因而整日惴惴不安,不敢独自出门或要人陪同。

广泛性焦虑障碍为一种焦虑的慢性持续状态,是以经常或持续的、全面的、无明确对象或固定内容的紧张不安及过度焦虑感为特征。这种焦虑与周围任何特定的情境没有关系,而一般由过度的担忧引起。典型的表现常常是对现实生活中的某些问题,过分担心或烦恼,如担心自己或亲戚患病或发生意外,担心经济状况,担心工作或社会能力。这种紧张不安、担心或烦恼与现实很不相称,使患者感到难以忍受,但又无法摆脱,常伴有自主神经功能亢进,运动性紧张和过分警惕。老年人广泛性焦虑障碍一般表现为平时比较敏感、易激怒,生活中稍有不如意的事就心烦意乱,注意力不集中,生闷气、发脾气,运动性不安,不能静坐,有时可见眼睑、面肌或手指震颤,常伴有心悸、胸闷、气促、头痛、头晕、耳鸣、胃肠功能紊乱等自主神经系统症状。

(四)诊断

老年焦虑障碍的诊断需要全面评估病情严重程度、既往治疗、治疗应答、共病、认知状况及躯体检查等内容。临床医师应设计高质量的筛查问题,以检测老年焦虑症状。使用开放式提问评估以下内容:①精神痛苦及症状水平;②为控制症状而采取的行为改变;③回避类型。其中,回避是所有焦虑障碍类型的关键组成部分,但通常不被患者所承认。除了从患者本人处获得详细的临床病史外,家属及照顾者提供的间接信息同样十分重要。基于经验,焦虑和抑郁常同时存在,故有必要考虑同时将两者作为潜在的治疗目标。

晚发焦虑的鉴别诊断范围很宽,但应主要评估抑郁障碍及认知障碍(如阿尔茨海默病)等常见合并症,并排除谵妄、药物所引起的焦虑及躯体症状,通常为甲状腺疾病、维生素 B_{12} 缺乏、心脏疾病及代谢改变,但不仅限于此。

(五)治疗

健康教育、支持性心理治疗、CBT(放松训练)、生物反馈治疗等可以帮助老年焦虑障碍患者减轻精神负担、提高治疗的信心和增强对治疗的依从性。另外,药物治疗也是必要的,应注意根据药理特性和代谢特点合理选药,从小剂量起始、缓慢加量,注意药物不良反应(抗胆碱能作用及心血管不良反应),把握治疗时限。

1.药物治疗

循证研究表明抗抑郁药在老年患者中同样有效。大多数关于老年患者的临床研究主要关注广泛性焦虑障碍和惊恐障碍。在广泛性焦虑障碍相关研究中,普瑞巴林、度洛西汀、文拉法辛缓释剂、西酞普兰、艾司西酞普兰、舍曲林及丁螺环酮对老年焦虑障碍患者的疗效均优于安慰剂。而老年惊恐障碍患者药物治疗相关循证医学证据较少,有研究显示帕罗西汀的疗效优于未治疗组,疗效与 CBT 相当,也有一些小型开放性研究显示西酞普兰、艾司西酞普兰和氟伏沙明对老年惊恐障碍患者有效。TCAs 和 MAOIs 在老年患者中不良反应较多、药物相互作用较多,因此不作为首选药物。苯二氮䓬类药物在老年患者中应用较多,但由于其过度镇静、认知功能损害和成瘾性因素,故不宜长期使用。

在老年患者中,由于躯体状况较为复杂(如肝、肾功能改变等),因此可能对药物更为敏感。另外,老年患者多共病有其他躯体疾病而常服用多种药物,应特别注意药物相互作用。因此,在老年患者中使用药物治疗焦虑障碍时应注意患者的体重、肝肾功能、共病疾病和正在服用的其他药物等。各种抗精神病药物在老年患者中均可增加骨折的风险,苯二氮䓬类药物增加骨折风险和剂量呈正相关。在合并有痴呆的老年患者中使用抗精神病药可能增加死亡率。在 SSRIs 中,较少发生药物相互作用的是西酞普兰(包括艾司西酞普兰)和舍曲林,在同时服用多种药物的患者中可能更为安全。如患者合并高血压,需慎用文拉法辛,而使用米氮平时需注意过度镇静、防止跌倒。

2.心理治疗

(1)心理健康教育:有关本病的症状和药物不良反应等相关知识的教育,有助于患者对疾病的了解,缓解患者对健康的过度担心,增进医患配合,增加患者治疗的依从性。

(2)CBT:包括焦虑处理技术与认知重建2种方式。心理医师可以通过让患者回忆、想象焦虑时的场景诱导出焦虑,然后通过放松训练来减轻紧张和焦虑的躯体症状,从而改善患者的焦虑情绪。同时,医师也可通过帮助患者了解其不良的认知模式,寻找负性自动思维,纠正不良的信念,进行认知重建,提高自信以达到改善焦虑情绪的能力。

3.物理治疗

(1)生物反馈疗法:利用生物反馈仪将生物体内的生理功能记录下来,并转换为声、光等反馈信号,使患者根据反馈信号来学习调节自己体内内脏活动及其他躯体功能,以达到防治疾病的目的。生物反馈配合全身肌肉松弛训练对缓解老年患者的焦虑情绪及躯体症状都有良好的效果。

(2)rTMS:近来 rTMS 被应用于治疗老年焦虑障碍。有学者对 10 例广泛性焦虑患者使用功能性磁共振成像确定前额叶功能最活跃部位,对该部位进行 6 个序列的 rTMS 刺激后,6 例患者汉密尔顿焦虑量表减分率大于 50%,临床疗效总评达到进步或显著进步标准,但目前还没有应用 rTMS 治疗老年焦虑障碍患者的报道。

二、老年抑郁障碍

(一)概述

老年抑郁障碍障碍是指首次发病于 60 岁以上老年人,以持久抑郁心境为主要临床表现的一种精神障碍,是老年人最常见的精神障碍之一。随着社会的进步和老年人口比例的增大,老年抑郁障碍患者越来越多,且有逐年增加的趋势。从整体来看,首次发病的中老年抑郁障碍以 50~60 岁年龄段最多,55 岁以上老人中患抑郁障碍的比例会更高,其中女性的患病率明显高于男性。有研究显示,抑郁障碍是老年期的常见病,约占居家老年人的 10%,其中有一半需要到精神科治疗。住院老年人抑郁障碍的患病率为 15%~25%,明显高于社区老年人群。

(二)病因与发病机制

1.躯体疾病

老年人不但身体功能减退,而且时常患有多种疾病。这些躯体疾病会引发抑郁症状,或加重已有的精神症状,增加复发率,延长病程,或增加抑郁障碍的漏诊率。有研究显示,有内科疾病的老年人抑郁障碍的患病率较高。不同躯体疾病对老年抑郁情绪的影响有很大的差异。有人研究了抑郁障碍与头痛的关系,发现越经常头痛,头痛越厉害,越易患抑郁障碍,且最易引发抑郁障碍的是终身头痛即频发性头痛。另外,关于脑卒中与抑郁障碍发病率的研究显示,在脑卒中发病后 1 个月内,抑郁障碍的患病率为 38.8%;发病后 3~6 个月内,患病率为 53.4%;发病后 1 年以上,患病率为 23.6%,而且潜在性脑梗死对老年抑郁障碍有严重影响。

2.基因因素

许多研究结果都显示抑郁障碍有一定的遗传因素。研究显示,重性抑郁的遗传解释率高达 79%。在一级亲属中,单相抑郁障碍的患病率为 41%,高于群体发病率 0.02%;双亲之一患单相抑郁障碍,其子代患同病的风险为24%;双亲均患单相抑郁障碍,其子代患同病的风险为75%,因此,单相抑郁障碍具有明显的遗传效应。

3.心理因素

老年抑郁障碍的发作多与其病前的固执性格有关。性格固执者,发病率高于性格随和的患者。研究发现,破坏了老年人原有的生活模式就会引起各种不适感,导致抑郁症状。所以,尽量不改变老年人的生活方式也是一种预防老年抑郁的方法。

4.退休

退休这一因素主要见于老干部,特别是退休最初的两三年,由于地位发生变化、收入减少、同事关系疏远、社交圈子缩小,类似种种负性影响,常使他们接受不了,从而产生孤独、焦虑、抑郁、自卑、易被激惹等适应不良性心理。

5.婚姻状况

家庭是老年人生活的主要场所,甚至是唯一场所,所以家庭状况对老年人的影响最大。大量研究显示,婚姻状况对抑郁障碍的发作有重要影响。婚姻状况良好的发病率比婚姻状况较差的要小得多,如未婚、丧偶和独身老年人的抑郁障碍患病率分别为7.0%、9.6%、11.4%,未婚特别是寡居者更易患抑郁障碍。可见婚姻状况是影响抑郁障碍发作的一个重要因素,应引起足够的重视。此外,居住情况也是影响老年抑郁障碍发作的一个因素,特别是"与谁一起居住"这一因素的影响尤为明显。与家人同住的老年人有亲切感、安全感,因此患病率最低。

(三)临床表现

老年抑郁障碍的临床特点:有阳性家族史者较少,神经科病变及躯体疾病所占比重大,躯体主诉或不适多,疑病观念较多;体重变化、早醒、性欲减退、精力缺乏等因年龄因素而变得不突出;部分老年抑郁障碍患者会以易激惹、攻击、敌意为主要表现;情感脆弱,情绪波动性大,往往不能很好地表达忧伤的情绪;自杀观念的表露常不清楚,如患者可能会说"让我死吧!"却否认自己有自杀的念头。概括来说,老年抑郁障碍的临床表现往往不太典型,相对于老年期前发病的抑郁障碍,下列症状在其临床表现中显得较为突出。

1.焦虑、抑郁和激越

老年患者对忧伤情绪往往不能很好表达,多用"没意思、心里难受"来表示,常伴有明显的焦虑症状,有时躯体性焦虑可完全掩盖抑郁症状。激越即焦虑激动,临床表现为焦虑恐惧。终日担心自己和家庭将遭遇不幸,大祸临头,以至搓手顿足、坐立不安、惶惶不可终日。夜间失眠,或反复追念以往不愉快的事,责备自己做错了事,导致家庭和其他人的不幸,对不起亲人;对环境中的一切事物均无兴趣;轻者喋喋不休诉说其体验及"悲惨境遇",严重者撕衣服、撕头发、满地翻滚、焦虑万分。

2.认知损害

患者可表现为各种不同类型的认知功能损害,严重时与痴呆相似,患者对自己智能降低表现出特征性的淡漠,但常有较好的定向力,且无病理反射。需要提出的是认知功能障碍是老年抑郁障碍常见的症状。约有80%的患者有记忆减退的主诉,存在比较明显认知障碍类似痴呆表现的占10%~15%,如计算力、记忆力、理解和判断力下降,简易精神状态检查筛选可呈假阳性,其他智力检查也能发现轻至中度异常。国外作者称此种抑郁为抑郁性假性痴呆。其中一部分患者会出现不可逆痴呆。

3.精神运动性迟滞

通常是以随意运动缺乏和缓慢为特点,它影响躯体及肢体功能,且伴有面部表情减少、语言阻滞等。思考问题困难,对提问常不立即回答,经反复询问,才以简短低弱的言语答复。思维内容贫乏,大部分时间处于缄默状态。行动迟缓,重则双目凝视、情感淡漠,呈无欲状,对外界动向无动于衷。抑郁行为阻滞与心理过程缓慢相一致。

4.躯体症状

许多老年人否认抑郁症状的存在而表现为各种躯体症状,因而情绪症状很容易被家人忽视,直到发现老人有自杀未遂或行为时才到精神科就诊,有人把这种躯体症状所掩盖的抑郁障碍称为"隐匿性抑郁障碍"。这些躯体症状主要表现为自主神经功能障碍或有关内脏功能障碍。

(1)疼痛综合征,如头痛、胸痛、背痛、腹痛及全身疼痛。

(2)胸部症状,如喉部堵塞感、胸闷和心悸等。

(3)消化系统症状,如厌食、腹部不适、腹胀及便秘等。

(4)自主神经系统症状,如面红、手抖、出汗和周身乏力等。

其中,以找不到器质性背景的头痛及其他部位的疼痛最为常见,周身乏力和睡眠障碍也是常见症状。临床上遇到反复主诉躯体不适而查不出阳性体征的患者应考虑到隐匿性抑郁障碍的可能。

5.疑病症状

研究报道 60 岁以上的老年抑郁障碍患者中,大约 1/3 的老年患者以疑病为抑郁障碍的首发症状。因此有学者提出"疑病性抑郁障碍"的术语。疑病内容常涉及消化系统,便秘、胃肠不适是这类患者最常见也是较早出现的症状之一。患者常以某一种不太严重的躯体疾病开始,担心自己的病情恶化,甚至得了不治之症,虽经解释说明但仍然无法释怀。有时躯体症状虽然日益好转,但抑郁、焦虑却与日俱增。若老年人对正常躯体功能过度关注,对轻度疾病过分反应,应考虑到老年抑郁障碍的可能。

6.妄想

老年抑郁伴发出现妄想症状也较多。在妄想症状中,尤以疑病及虚无妄想最为常见,其次为被害妄想、关系妄想、贫穷妄想、罪恶妄想等。

7.自杀倾向

老年抑郁障碍自杀的危险比其他年龄组大得多。有报告 55% 老年患者在抑郁状态下自杀。自杀往往发生在伴有躯体疾病的情况下,且成功率高。导致自杀的危险因素主要有孤独、罪恶感、疑病症状、激越和持续的失眠等。人格特征和对抑郁障碍的认知程度是决定自杀危险性的重要因素,如无助、无望及消极的生活态度往往加重自杀的危险性。老年抑郁障碍有慢性化趋势,也有的患者不堪抑郁症状的折磨,自杀念头日趋强烈以致自杀以求解脱。

(四)诊断

对于老年抑郁障碍,目前国内外尚无统一的诊断标准,本病多需通过询问患者的病史、观察患者的临床症状并结合脑电图、脑 CT、抑郁障碍评价量表等相关检查来初步诊断,在排除痴呆及躯体疾病后进一步明确诊断。老年抑郁障碍虽发病于 60 岁以上这一老年群体,但其诊断应符合一般抑郁障碍的标准。

1.诊断量表

量表是临床筛查抑郁障碍的主要方法,目前主要包括汉密尔顿抑郁量表、抑郁自评量表、老年抑郁量表、一般健康问卷、流行病学研究中心抑郁量表、患者健康问卷等7种量表。其中，汉密尔顿抑郁量表是临床应用最普遍的量表，适用于有抑郁症状的成年患者，被认为是在临床研究中评估抑郁的"金标准"。其缺点是不能较好地鉴别抑郁障碍与焦虑障碍，因为在对它们的评估中都有类似的项目。抑郁自评量表也是最常用的抑郁自评量表之一，它能全面、准确、迅速地反映被试抑郁状态的有关症状及其严重程度和变化。此量表仅更适合于对老年人的调查。老年抑郁量表是针对老年人群抑郁状态最常用的量表。该量表简短且易于操作，在中国老年人群中具有较好的信度和效度。一般健康问卷是一个主要用于普通就医者和社区人群筛查和评定非精神病性精神疾病的自评问卷。对一般健康问卷内容及结构的分析表明，其不仅具有较高的信度和效度，且具有较高的敏感度和特异度。贝克忧郁量表是针对不同人群抑郁状态的量化评估，在精神科和非精神科人群中均具有良好的结构效度和内部一致性。流行病学研究中心抑郁量表可广泛用于不同年龄人员，包含老年人、成年人、青少年及儿童。其因信效度的优越和题目的精简而广泛被国内外所使用。患者健康问卷是目前国际普遍采用的对社区不同人群进行筛查的问卷，可快速有效地筛查抑郁障碍患者，非常有利于抑郁障碍患者的快速识别和干预治疗。

2.辅助检查

虽然目前尚无诊断老年抑郁障碍的可靠指标，但老年抑郁障碍患者在出现精神异常、躯体症状和体征的同时，常伴有生理功能的异常。通过检查这些异常的生化或病理指标，有助于老年抑郁障碍的诊断。

(1)精神检查：医师会重点关注患者的精神、情绪相关状况，以判断患者的情绪、思维能力、记忆力、感知觉、行为等方面有无异常。

(2)实验室检查：可以完善甲状腺功能及叶酸、维生素 B_{12} 等辅助诊断和鉴别。抑郁患者常伴有甲状腺功能异常，如总三碘甲状腺原氨酸异常、总甲状腺激素异常、促甲状腺激素异常及甲状腺自身抗体异常等。

(3)脑影像学检查：有助于鉴别和排除是否存在继发性抑郁障碍和其他脑器质性疾病。

(4)脑电图检查：脑电图检查有助于鉴别和排除是否存在继发性抑郁障碍和其他脑器质性疾病。

(五)治疗

老年抑郁障碍的治疗较为复杂，药代动力学研究表明老年人胃肠道血流减少。虽然不影响脂溶性药物的吸收，但会造成多数药物的达峰时间推后，半衰期延长。因为老年人脂肪含量增加，使药物分布容积增大。肝、肾功能减退导致排泄能力下降，肝功能下降导致合成血浆蛋白减少而使血浆游离药物浓度增加。此外，老年人因存在药效学改变，中枢神经系统对药物更加敏感，不良反应明显增加。由于常伴有躯体疾病而服用其他药物，老年人使用抗抑郁药物时，各种药物之间相互作用问题也应予以重视。

除遵循抑郁障碍的一般治疗原则外，还需注意老年人的病理生理改变及社会地位改变的影响，定期监测患者躯体功能状况。确定治疗方案前应系统评估患者的精神及生理状态，包括既往脑及躯体疾病。在此基础上尽早选择最佳的个性化综合治疗方案，使用心理治疗联合药物治疗，药物治疗可单药或根据临床特征采用增效剂，仍然无效者可考虑电休克治疗。

1.药物治疗

治疗老年抑郁障碍首选 SSRIs 药物，如舍曲林、西酞普兰、艾司西酞普兰等，除了抗抑郁疗效肯定，不良反应少，其最大的优点在于其抗胆碱能及心血管系统不良反应轻微，老年患者易耐受,可长期维持治疗。SNRIs 药物也可用于老年抑郁障碍治疗,代表药物为度洛西汀、文拉法辛,其不足之处在于高剂量时可引起血压升高,在使用时需逐渐增加剂量,并注意监测血压改变。NaSSAs 药物米氮平能显著改善睡眠质量,适用于伴有失眠、焦虑症状的老年抑郁障碍患者。应慎用 TCAs,此类药物有明显的抗胆碱能作用及对心脏的毒性作用,且与其他药物相互作用较多,不良反应较为严重。

目前对于老年人联合用药的相关证据尚不充分。可结合个体情况慎重选用,对难治性的老年抑郁障碍患者可优先考虑。可小剂量联合应用第二代抗精神病药物,如利培酮、喹硫平、阿立哌唑、氨磺必利等治疗,但应同时监测肝、肾功能及血糖、血脂等指标,同时注意药物间的相互作用。老年患者的起始剂量一般低于相对年轻的成人患者,缓慢加量,密切观察对药物的耐受程度。

2.心理治疗

心理治疗能改善老年抑郁障碍患者的无助感、无力感、自尊心低下及负性认知,常用的方法包括 CBT、人际心理治疗及精神动力治疗。

3.物理治疗

MECT 适用于老年抑郁障碍中自杀倾向明显者、严重激越者、拒食者及用抗抑郁药无效者,同时无严重的心、脑血管疾病,也可适用于老年抑郁的维持治疗。rTMS 对于老年抑郁障碍患者的疗效意见尚不一致。有研究显示,年龄在 65 岁以上的老年患者对 rTMS 的反应相对较差,可能与大脑皮质萎缩、皮质与颅骨之间的空隙加大有关,相关疗效研究仍需进一步临床验证。

（孙维滨）

第三节　特殊时期女性焦虑和抑郁障碍

一、特殊时期女性焦虑障碍

(一)概述

特殊时期女性焦虑障碍是指女性在特殊时期(如经前期、妊娠期、产后、围绝经期)出现的焦虑障碍。经前期焦虑障碍是经前期综合征的一种更严重的形式,是指育龄妇女在月经来潮前1周左右反复出现的一种焦虑障碍,常在月经来潮后即自行消失,尤其在 20～30 岁的女性多见。妊娠期焦虑障碍也称为产前焦虑,是指发生于妊娠期或由妊娠前延续至妊娠期的焦虑障碍。产后焦虑障碍是指通常发生在产后 4 周内的一种对于自身及婴儿健康过度担忧的焦虑障碍,往往与产后抑郁障碍相伴随。围绝经期焦虑障碍是围绝经期综合征中特征性的表现,是指女性在围绝经期(一般为 45～50 岁)时由于女性雌激素分泌减少,整个内分泌系统平衡失调,引起全身各系统、器官的变化后所出现的焦虑障碍。

(二)病因与发病机制

1.生物学因素

从青春期、孕产期到围绝经期,女性在不同生命周期,都伴随着卵巢激素水平的变化,而激素的剧烈变化,会导致焦虑的风险显著升高。有研究表明,对绝经期女性而言,雌激素水平的下降、卵泡雌激素水平的升高,都是出现焦虑和抑郁的危险因素。经前期紧张、产后的情绪波动、围绝经期的焦虑,都是女性激素不稳定的结果。此外,女性睡眠障碍者多于男性,而长期失眠会使人思考能力和记忆力下降、内分泌紊乱、精神萎靡、焦虑和烦躁,甚至诱发或加重精神痛苦,而引发焦虑障碍。

2.应激心理因素

从青春期开始,女性的情绪不稳定性就显著高于男性。女性更容易经历焦虑、愤怒、内疚和抑郁情绪,应对环境未知结果的抗压力能力较差。于是,女性朋友更有可能将普通情况诠释为"危险信号",将小挫折看成"大磨难",这种特质也是焦虑障碍的高危因素。

通常情况下,男性对社会心理应激的生理反应更大,如出现攻击他人的言行;而女性的应激反应相对较弱,对待负性生活事件,她们更倾向于将原因归结为自己的原因,并因此产生大量的担心和紧张情绪。虽然从进化角度出发,这一现象是为了保护胎儿免受母体应激的影响。然而,应激反应调整较弱与更高的焦虑风险相关,这种"引而不发"的压力持续积累,更容易引起焦虑。

在暗示性方面,女性更容易接受暗示。女性大多性格柔软,富有同情心,而同时,她们又较为脆弱、胆小、藏不住话、虚荣心和自尊心较强,更渴望亲密的人际关系和得到他人及社会的认同,所以在面对人际方面的压力和负性生活事件的时候,女性比男性更容易烦恼。

3.社会因素

研究发现,女性焦虑障碍和婚姻质量、人际关系等社会因素明显相关。婚姻或人际关系的不协调,使很多女性的心理和生理长期处于应激状态,情绪焦虑、敌对、内心痛苦、得不到配偶的理解和安慰,致使女性朋友心力过度劳累,进而诱发焦虑障碍。

针对女性的暴力也是一个重要的社会因素,包括躯体虐待、性虐待、强奸、性歧视等,这些应激事件可能升高女性罹患焦虑障碍的风险。早年成长经历中的负性事件,如躯体虐待、情感虐待、被忽视,只要有相关事件或场景的"唤醒",痛苦、焦虑、自卑等情感就会重现。

(三)临床表现

1.经前期焦虑障碍

经前期焦虑障碍患者往往表现为在月经来潮前1周左右,开始出现一些明显的不适症状,如焦虑、烦躁、紧张、易怒、注意力不集中、情绪不稳定,乃至争吵、哭闹,可能还伴有头痛、水肿、乳房胀痛、恶心、呕吐、食欲改变、油性皮肤、痤疮、性欲改变等,还可伴有自主神经系统功能症状,如潮热、出汗、头昏、眩晕及心悸等,上述症状逐渐加重,至月经前最后2~3天最为严重,而月经来潮后就骤然减轻或自然消失。之后在下次月经来潮前又出现同样的症状,如此周而复始,症状的出现与消退同月经的关系基本固定。

2.妊娠期焦虑障碍

妊娠期的焦虑症状主要集中在胎儿的健康及临近的分娩2个问题上,通常发生在妊娠后的前3个月和最后3个月,妊娠中期一般在遇到严重妊娠并发症,或其他心理问题时才会发生。妊娠期焦虑障碍的临床特点与广泛性焦虑障碍其实质上并没有明显区别,两者均表现为过分的担忧、紧张和预期性焦虑,所不同的只是两者所焦虑的内容有所不同。妊娠期焦虑障碍的患者更多的是关注于胎儿,如孕妇整日忧心忡忡,担心胎儿会畸形,担心胎儿大脑发育不好,担心电脑辐射影响胎儿发育,担心多做B超影响胎儿发育,担心睡眠姿势不对影响胎儿发育,担心自己生病服药后影响胎儿发育等。妊娠期焦虑的内容还包括对分娩时的疼痛、分娩的安全、新生儿健康等内容的预期性焦虑,尤其在分娩方式的选择上,对于究竟选择顺产还是剖宫产,许多孕妇都会出现一过性焦虑症状。她们整日处于这种恐惧、害怕和紧张的情绪之中,明知道这种担心是多余的、不合理的,但就是控制不住。常常可以见到孕妇表现为紧张不安、面容焦虑、难以入睡、食欲减低。此外,在妊娠期焦虑障碍的患者中,也可发生惊恐发作,其表现为,在某个特定的情境中,如电梯、地铁、高处,也可不伴有特定的情境,患者突然感觉胸闷气喘、心悸、大汗淋漓、全身颤抖,3～5分钟后才逐渐好转。惊恐发作时孕妇根本无暇顾及腹中胎儿,只是感觉到自己的生命即将结束。此后,孕妇因担心下一次的发作和害怕发作时不能迅速缓解或得到充分的帮助而出现回避行为,尤其是回避发作时的类似场所。

3.产后焦虑障碍

产后焦虑的内容多集中在分娩后母体的恢复及婴儿的健康上,如担心孩子的喂养、产后形体的恢复、坐月子、与婆婆的相处、请保姆、上班后孩子的带教等,部分患者也会出现对丈夫、家人、工作等出现一些不必要的担忧。临床表现为易疲劳、易激动、恐惧、紧张、不安、厌烦、主动性降低、创造性思维受损、食欲减退、性欲减低、便秘等。产后焦虑障碍患者与家人的关系日益紧张,对周围事情兴趣减退,严重者可出现自暴自弃、消极观念、厌食,甚至出现自杀和杀婴的念头,因而失去生活自理及照料婴儿的能力。

4.围绝经期焦虑障碍

围绝经期焦虑障碍患者多表现为情绪紧张、心神不宁、烦躁易怒、神经过敏、容易担忧、提心吊胆、杞人忧天、预感祸事临头等,整日担心自己的家人会遇到不幸而惶惶不可终日。除此之外,患者还会出现围绝经期综合征的潮热、出汗、心慌、头晕、尿急、阴道干燥、疲劳、失眠、关节疼痛、肢体麻木或沉重等表现。由于多种多样的临床症状和不适感,患者往往因自己身体的一些细微变化而无端猜测,怀疑自己是否患了不治之症而整日陷入烦躁、焦虑情绪之中。因为患者自己的性激素水平下降所引起的性功能减退,常会表现为对丈夫或亲人的怀疑加重,认为丈夫对自己不忠、有外遇、变心等。

(四)诊断

患者连续3次月经前出现经前期焦虑障碍的临床表现,且必须至少出现易怒、情绪波动、焦虑或抑郁中的1种精神症状,月经来潮4日内缓解,无症状期持续到周期第13日,可诊断为经前期焦虑障碍。

妊娠期或产后的妇女,只要符合焦虑自评量表和汉密尔顿焦虑量表者,即可诊断为妊娠期或产后焦虑障碍。

45～55岁的女性临床表现为精神性焦虑与躯体性焦虑并存,如忧虑、烦躁、易激惹、紧张、恐惧、同时伴有头晕、心悸、失眠、潮热等多种躯体症状,符合焦虑障碍的诊断标准,即可诊断为围绝经期焦虑障碍。

(五)治疗

1.药物治疗

女性焦虑障碍较男性更常见,越来越多的证据表明产前焦虑对于孕妇和婴儿的健康均有潜在的风险,因而对在妊娠期和哺乳期使用药物治疗焦虑障碍的利弊权衡非常重要。在考虑药物对于胎儿和新生儿影响的同时,也要考虑到未治疗的焦虑障碍对孕妇及胎儿可能造成的潜在负面影响。以下将具体阐述不同药物对于孕产妇和哺乳期妇女的影响。

(1)抗抑郁药:该类药物在孕期妇女中相对较为安全,使用抗抑郁药而导致胎儿出现先天性畸形的证据较少。在孕早期使用帕罗西汀增加心脏畸形的风险具有统计学意义,美国FDA也因此将帕罗西汀列为妊娠期药品安全分级目录 D 类。有研究报道孕期使用抗抑郁药和自发性流产增加有关,但最新的 Meta 分析结果并不支持这一结论。一项 Meta 分析显示抗抑郁药使用会增加早产、新生儿低体重和新生儿 Apgar 评分较低的风险,但其效应较小。关于在孕期使用抗抑郁药是否导致婴幼儿持续性肺动脉高压的证据不一致。然而有证据表明孕期使用抗抑郁药与新生儿适应不良综合征危险增加有关。关于妊娠期抑郁研究的系统评价表明预期使用抗抑郁药并不改变儿童的长期神经认知及行为发展,但疾病本身可能导致负面影响。有两项研究报道了妊娠期使用抗抑郁药和儿童孤独症相关谱系障碍相关,另有两项研究报道安非他酮在妊娠期的使用和儿童注意缺陷多动障碍相关,但这些研究均有一定局限,需要更进一步的研究予以证实。

同样,在哺乳期使用抗抑郁药需要权衡药物治疗的益处和对婴幼儿的潜在影响。虽然抗抑郁药可以通过母乳进入婴幼儿体内,但大部分研究表明药物进入乳汁量较少,且导致的负面影响并不大。目前缺乏哺乳期使用抗抑郁药对婴幼儿长期的神经行为发育是否有影响的相关证据。如果哺乳期确实需要使用抗抑郁药,建议选用舍曲林或者帕罗西汀。

(2)苯二氮䓬类:关于苯二氮䓬类药物在孕期使用的安全性证据更少。近期一项 Meta 分析显示孕期使用苯二氮䓬类并未增加严重畸形和心脏畸形风险,但基于病例对照研究数据发现唇腭裂的风险升高。虽然另一项 Meta 分析显示其绝对风险较小(<1%)。孕妇在产前使用苯二氮䓬类药物可能造成新生儿撤药反应和中毒反应,并推荐需对此类婴幼儿密切观察是否出现镇静、嗜睡、体重下降、吸吮无力等症状。关于孕期使用苯二氮䓬类药物是否对婴幼儿长期神经生长发育产生影响仍然有一定争论。通常苯二氮䓬类在乳汁中分泌较少,不良反应也报道较少。如果孕期需要使用苯二氮䓬类药物,建议避免选用阿普唑仑。如果哺乳期需要使用苯二氮䓬类药物,建议选用劳拉西泮,因其不需要肝脏进行氧化反应,婴幼儿肝脏负荷较小。

总之,在妊娠期和哺乳期使用药物治疗焦虑障碍需仔细权衡药物带来的风险和未治疗疾病的风险。哺乳期妇女若存在明显焦虑症状而需要药物治疗时,可考虑人工喂养。抗抑郁药一般较少引起胎儿畸形和产科并发症。但也需要注意新生儿适应不良综合征和心脏畸形的风险。

此外,围绝经期焦虑障碍的治疗上多采用雌激素替代疗法、孕激素和雄性激素治疗、抗焦虑治疗综合的方法。抗焦虑药物主要选用苯二氮䓬类药物,如劳拉西泮、奥沙西泮等。β-受体阻滞剂对于这类患者的心悸症状和焦虑情绪也有一定的改善作用。维生素 B_1 及谷维素可以调整自主神经功能,也可配合应用。但长期应用上述药物有较大的不良反应或依赖性,如激素长期应用可致癌,严重的肝病或肿瘤禁用;抗焦虑药物有不同程度的依赖性戒断症状,故安全有效的疗法是临床治疗的关键。

2.心理治疗

本病的治疗以心理治疗为主,集体心理干预结合个体干预,如认知疗法、分析疗法、人际心理治疗、家庭治疗,效果较好,必要时可辅以抗焦虑、抗抑郁药物。但大多数孕产妇不愿意选择药物治疗,担心对孩子产生影响。因此,在应用时要注意权衡利弊,避免药物对胎儿的影响。

健康教育对本病的预防和治疗具有很大作用。及早地对产妇进行一定的健康宣教,使其了解孕产期保健的知识,对产前、产后自身的生理变化,新生儿的特点及喂养知识认识清楚,消除其焦虑和担忧情绪。同时家庭成员应当理解孕产妇所处的状态,正确地关心和照顾孕产妇和新生儿,尽量消除引起焦虑的危险因素。

二、特殊时期女性抑郁障碍

(一)概述

特殊时期女性抑郁障碍是指女性在特殊时期(如经前期、妊娠期、产后、围绝经期)出现的抑郁障碍。经前期抑郁障碍是经前期综合征的一种更严重的形式,是指育龄妇女在月经来潮前1周左右反复出现的一种抑郁障碍,常在月经来潮后即自行消失,尤其在20~30岁的女性多见。妊娠期抑郁障碍也称为产前抑郁,是指发生于妊娠期或由妊娠前延续至妊娠期的抑郁障碍。产后抑郁障碍是指通常发生在产后4周内的一种对于自身及婴儿健康过度担忧的抑郁障碍,往往与产后焦虑障碍相伴随。围绝经期抑郁障碍是围绝经期综合征中特征性的表现,是指女性在围绝经期(一般为45~50岁)由于女性雌激素分泌减少,整个内分泌系统平衡失调,引起全身各系统、器官的变化后所出现的抑郁障碍。

抑郁障碍患者有明显的性别差异,大量流行病学研究一致发现女性发生抑郁障碍的概率是男性的2倍。终生患病率也存在性别差异,女性抑郁障碍发病率较高开始于青春期,持续到生育期,之后缓慢下降。

(二)病因与发病机制

目前提出了很多理论解释女性抑郁障碍的高患病率,比较公认的危险因素包括生物学因素和社会心理因素。特殊时期女性抑郁障碍不仅影响患者本人,也对家庭尤其对孩子造成不良影响。此外,与女性生育生活相关事件,如月经周期、妊娠、哺乳、绝经等,也可能引发抑郁发作和/或使其处理更为复杂。为了达到最佳疗效,临床医师在评估及治疗抑郁时都需要考虑性别的差异。

1.生物因素

(1)内分泌因素:激素在女性高抑郁风险中至关重要的作用,已发现心境障碍中雌激素和孕激素影响神经递质传导、神经内分泌和昼夜节律,如怀孕和分娩导致雌激素和孕激素水平剧烈变化,以及HPG轴的变化,这可能引发产后抑郁。妊娠后期体内激素水平会发生较大变化,进而影响了大脑的活动,其中雌激素、黄体酮显著增高,皮质类固醇、甲状腺素等激素不同程度增加,分娩后这些激素突然迅速下降,黄体酮和雌激素水平下降,导致脑内和体内分泌的儿茶酚胺减少,从而影响脑活动。围绝经期女性卵巢功能下降,是正常的生理变化时期,在这一时期,女性性激素水平锐减或雌激素的高水平波动都可能是围绝经期抑郁发作的生物因素。另外,有既往抑郁障碍病史的女性,在围绝经期也很容易复发抑郁障碍。

(2)躯体因素:月经周期不规则、睡眠差、产后饮食不好、曾有产后抢救、产后出现伤口疼痛及伤口感染者也容易发生抑郁障碍

2.社会心理因素

对母亲角色不适应、性格内向、保守固执的产妇好发此病。夫妻感情不和、为家庭经济问题烦恼且伴有其他不愉快事、对丈夫及娘家产后探望不满、经常担忧分娩安全担忧产后避孕、产前洁癖、产前有焦虑及抑郁(主观)、产前无思想准备、退休后角色变化、子女结婚离家、亲人丧失、慢性疾病、家庭经济状况、住房困难、婴儿性别及健康状况等都是重要的诱发因素。

(三)临床表现

由于性腺功能改变的影响,女性抑郁障碍的临床表现与男性不同,女性抑郁障碍患者往往伴有焦虑、烦躁、激动等症状。非典型抑郁障碍(主要表现为多眠、体重增加、食欲亢进、对药物反应

不典型)在女性中多见。最近的研究发现,抑郁障碍的临床表现及患者对治疗的反应存在性别差异。因此,临床医师必须了解女性抑郁障碍的临床表现,以改善该障碍的识别、处理和预后。

1.经前期烦躁障碍

在 DSM-5 诊断系统中,经前期烦躁障碍被纳入"抑郁障碍"。该障碍是指女性在月经来潮前1 周及月经周期期间,存在较为明显的烦躁、易激惹等症状,且这些症状在月经来潮后几天逐渐减轻,在月经结束后 1 周内几乎消失。月经周期与女性抑郁情绪密切相关,女性在月经期前后可出现易激惹或其他心理和行为的改变。经前期女性常出现烦躁、易激惹,易与他人或家人发生矛盾,对工作感到力不从心。经前期综合征是育龄期妇女在经前出现的一系列精神和躯体症状,随月经来潮而消失的一种疾病。临床以经前 7~14 天出现烦躁易怒、精神紧张、精神过敏、水肿、腹泻、乳房胀痛等一系列症状,除此以外,经前期女性还有许多躯体不适,如头痛、失眠、注意力不集中、疲惫、无力、感觉异常等。少数严重者,其症状可能符合抑郁障碍标准,并随月经周期性发作为特点。经前期综合征常见于 30~40 岁的育龄期妇女。典型的临床表现为经前 1 周开始,症状逐渐加重,至月经来潮前 2~3 天最为严重,月经来潮后症状突然消失。有些患者的症状持续时间较长,一直延续到月经开始后的 3~4 天才完全消失。经前期综合征的病因目前还不十分清楚,推测与神经内分泌、神经递质、遗传和社会心理因素等有关。女性出现月经期抑郁症状要考虑 3 个诊断:经前综合征、经前恶劣心境和经前抑郁障碍恶化。50%~80%的行经女性存在轻度的经前综合征,大约 20%报告有严重的经前综合征需要治疗,3%~8%满足经前恶劣心境的诊断标准。

2.妊娠期抑郁障碍

妊娠期抑郁障碍一般在怀孕的前 3 个月及后 3 个月比较明显。除具有上述症状外,前 3 个月还表现为早孕反应的加重,并有厌食和睡眠习惯的改变等;后 3 个月可表现为持续加重的乏力,睡眠障碍及食欲下降,对胎儿健康及分娩过程过分担忧等。既往认为,妇女妊娠期会改善心境。但现在发现,妊娠期卵巢最明显的变化是黄体功能继续存在,与此同时卵巢分泌的黄体酮增加,妊娠女性雌激素的浓度也明显升高,随着激素水平的变化,抑郁障碍的危险开始增加。妊娠期高达 70%女性出现抑郁症状,10%~16%满足重度抑郁发作的诊断标准。

3.产后抑郁障碍

产后抑郁障碍在分娩后的第 1 周,50%~75%的女性出现轻度抑郁症状,10%~15%的产妇罹患产后抑郁障碍。产后抑郁障碍是分娩后最常见的精神障碍,对母亲、家庭和发育中的孩子都有潜在的长期不良后果。产后抑郁障碍在症状、病程、病期和结局与其他抑郁障碍相似。除了分娩后血中激素的剧烈变化外,心理社会因素与产后抑郁障碍的发生密切相关。早年家庭关系、婚姻问题、不良生活事件、支持不足、社会经济地位低下、人际敏感、神经质等均为产后抑郁障碍发生的危险因素,有抑郁障碍史或有阳性家族史也是重要的危险因素。此外,甲状腺功能紊乱与产后抑郁障碍有关,因此对产后抑郁障碍患者需进行甲状腺功能的检查。抑郁障碍的母亲往往不能有效地照顾婴儿,患者往往会由此感到自罪自责。有严重抑郁障碍的母亲可能有伤害自己或婴儿的危险。研究显示既往有抑郁史者产后抑郁概率为 25%,既往有产后抑郁史者产后抑郁概率为 50%。

4.围绝经期抑郁障碍

围绝经期抑郁障碍指围绝经期妇女卵巢功能减退、垂体功能亢进,分泌过多的促性腺激素,出现精神心理、神经内分泌和代谢等方面的变化,引起各器官系统的症状和体征。围绝经期抑郁的症状主要有以下 4 个方面。

（1）精神症状：患者主要表现为抑郁、焦虑、偏执和睡眠障碍等症状。抑郁症状表现为情绪低落、缺乏动力、对事物缺乏兴趣和乐趣、生活无愉快感、思维迟钝、消极言行、懒散、睡眠障碍等。焦虑症状主要表现为患者终日焦急紧张、心神不定，无对象、无原因的惊恐不安。严重者可见坐立不安，搓手跺脚，并伴有多种自主神经系统症状和躯体不适感。偏执症状表现为敏感多疑，对人不信任、多思多虑、无事生非、猜疑丛生。患者可有疑病观念、恐癌、对自己的健康有不安全感也很常见，导致患者不断检查、不断就医、不断治疗。睡眠障碍主要表现为入眠困难、睡眠浅、易惊醒和睡眠时间减少。

（2）血管运动障碍症状：患者常发热，或忽冷忽热，出大汗，称为"潮热"。有时伴有头晕，每天可发生几次或几十次，并多在夜间发作。有的妇女甚至出现胸闷、气短、心跳加快、血压升高等症状，均由于血管功能失调引起。

（3）泌尿生殖系统症状：大约 40% 的围绝经期妇女出现应力性尿失禁、尿频、尿急。还可出现阴毛及腋毛脱落、性欲减退、阴道分泌物减少、性交时出现疼痛感等症状。

（4）代谢相关症状：①肥胖，尤其是腹部及臀部等处脂肪堆积。②关节疼痛，尤其是膝关节疼痛更为明显。③骨质疏松，主要表现为腰背疼痛。

（四）诊断

1.经前期烦躁障碍

50%～80% 的行经女性存在轻度的经前期情绪不佳，20% 报道有严重的经前期情绪问题需要治疗，3%～8% 满足经前期烦躁障碍的诊断标准。

（1）在大多数的月经周期中，下列症状中至少有 5 个在月经开始前 1 周出现；在月经开始后几天内症状开始改善，在月经 1 周后症状变得轻微或不存在。此标准应该在至少 2 个症状周期中，通过前瞻性的日常评估予以确认，在确认前可以临时做出诊断。

（2）必须存在下列 1 个或更多症状：①明显的情绪不稳定，如情绪波动、突然感到悲伤或流泪或对拒绝的敏感性增强。②明显的易激惹或愤怒或人际冲突增多。③明显的抑郁心境、无望感或自我贬低的想法。④明显的焦虑、紧张和/或感到烦躁或有站在悬崖边的感觉。

（3）除上述症状外必须存在下列 1 个或更多症状，结合诊断标准（2）的症状累计符合 5 个症状。①对日常活动的兴趣下降，如工作、上学、朋友、爱好。②主观感觉注意力难以集中。③昏睡、易疲劳或精力明显不足。④明显的食欲改变，进食过多或对特定食物有渴求。⑤嗜睡或失眠。⑥感到被压垮或失去控制。⑦躯体症状，如乳房疼痛和肿胀、关节或肌肉疼痛、感觉"肿胀"或体重增加。且在过去 1 年绝大多数的月经周期中，必须符合以上症状。

（4）这些症状与临床上明显的痛苦有关，或干扰了工作、上学、平常的社交活动或与他人的关系（如回避社交活动，在工作、学校或家庭中的效率下降）。

（5）这种障碍不仅仅是其他障碍症状的加重，如重性抑郁障碍、惊恐障碍、持续性抑郁障碍（恶劣心境）或某种人格障碍（尽管它可以与这些障碍中的任一种共同出现）。

（6）这些症状不能归因于某种物质（如滥用的毒品、药物或其他治疗）的生理效应或其他躯体疾病（如甲状腺功能亢进症）。

2.妊娠期抑郁障碍

妊娠期抑郁障碍多在孕期的前 3 个月与后 3 个月发生，前 3 个月可表现为早孕反应加重，并有厌食、睡眠习惯改变等；后 3 个月可表现为持续加重的乏力、睡眠障碍及食欲下降、对胎儿健康及分娩过程过分担忧等。妊娠期高达 50％的女性出现抑郁症状,10％～16％满足抑郁障碍的诊断标准。

目前没有妊娠期抑郁障碍特定的诊断标准,可参考一般抑郁障碍的诊断标准。诊断抑郁障碍标准为至少持续 2 周的情绪低落或丧失兴趣及乐趣,同时伴随至少以下 5 项情况:①食欲或体重改变;②失眠或嗜睡;③精神运动症状,如多动或迟缓(说话、思维及动作缓慢);④精力下降或疲乏;⑤无价值感、内疚、绝望或无助;⑥思考或做决定困难;⑦反复出现死亡或自杀的想法。

3.产后抑郁障碍

产后抑郁障碍是分娩后最常见的精神障碍,通常在产后 4 周内抑郁发作起病,其症状、病程和结局与其他抑郁障碍相似。产后抑郁障碍的母亲往往不能有效地照顾婴儿,患者会由此感到自责、自罪,严重患者可能有伤害自己或婴儿的风险。

在产后 4 周内发病或在产后 2 周内出现下列 5 条或 5 条以上的症状(必须具备①、②)可诊断为战后抑郁障碍。①情绪抑郁;②对全部或多数活动明显缺乏兴趣或愉悦;③体重显著下降或增加;④失眠或睡眠过度;⑤精神运动性兴奋或阻滞;⑥疲劳或乏力;⑦遇事皆感毫无意义或自罪感;⑧思维力减退或注意力涣散;⑨反复出现死亡想法。

4.围绝经期抑郁障碍

2018 年北美围绝经期协会和全国抑郁障碍中心网络妇女和情绪障碍工作组制定了《围绝经期抑郁的评估和治疗指南》,填补了国内外无围绝经期抑郁障碍诊断标准的空白。

指南发布前,围绝经期抑郁障碍的诊断是参照成人抑郁障碍的诊断标准。国际上通用的抑郁障碍诊断标准有 ICD-10、DSM-5 和 CCMD-3。界定为围绝经期的女性,即出现月经紊乱到绝经后1 年,满足以上抑郁障碍诊断标准所列的条件,社会功能受损,持续 2 周以上,可诊断围绝经期抑郁障碍。

指南发布后,围绝经期抑郁障碍的诊断包括了围绝经期的确定、抑郁障碍的诊断和鉴别诊断。精神科医师在原来的诊断基础上,根据患者的病史和临床表现、抑郁的严重程度、病史的长短、是否有应激事件及合并其他症状,与重度抑郁障碍、亚综合征性抑郁障碍、适应障碍、心理困扰、丧亲之痛及双相障碍相关的抑郁发作和抑郁障碍的一般医学原因相鉴别,排除之后,方可诊断围绝经期抑郁障碍。

(五)治疗

1.心理治疗

轻至中度经前期烦躁障碍的治疗以非药物干预为主,如对疾病相关知识的教育、生活方式的改变、支持性心理治疗、CBT 治疗等。

处理妊娠期抑郁障碍时,权衡治疗和不治疗对母亲和胎儿的风险很重要,应向患者及家属讲清楚抗抑郁治疗与不治疗的风险与获益。治疗应根据抑郁的严重程度、复发的风险、尊重孕妇和家属的意愿来进行调整。通常来讲,症状较轻的患者给予健康教育、支持性心理治疗即可,如既往有过轻中度发作,可给予 CBT 和人际关系心理治疗。

产后抑郁障碍的治疗原则仍遵循抑郁障碍治疗的一般原则。但必须考虑到患者产后的代谢改变、乳汁对胎儿影响、治疗对患者自我认知及能力改变等一系列因素。轻度患者可采用人际心理治疗、CBT 及家庭治疗。

有研究显示,曾有抑郁病史或有严重经前期烦躁障碍病史者发病率明显增高。治疗原则应遵循抑郁障碍的同时,强调围绝经期相关知识的教育及心理治疗。对于轻度患者可给予 IPT、

CBT 等心理治疗。

2.药物治疗

经非药物干预无效和重度经前期烦躁障碍的患者可以采用药物治疗,可用 SSRIs(如氟西汀)能同时改善患者的症状及生活质量。

重度或有严重自杀倾向的妊娠期抑郁障碍患者可以考虑抗抑郁药治疗,当前孕妇使用最多的抗抑郁药是 SSRIs,应尽可能单一药物并考虑患者既往治疗情况。目前抗抑郁药在孕期使用的风险与安全性尚无最后定论。在孕期前 3 个月不宜使用抗抑郁药,除非明显利大于弊才谨慎使用,产前要适量减少用药或停药,减少产时胎儿呼吸、神经肌肉异常反应的风险。妊娠期用药还应参考循证医学证据,参照孕期抗抑郁药使用分级,尽量选择对胎儿影响小的药物,如 B 类药物(表 9-1)。关于妊娠期使用抗抑郁药后产生的不良事件主要涉及胎儿发育、新生儿发育和长期发育 3 个问题。除帕罗西汀外,孕期使用 SSRIs 抗抑郁药并未增加患儿心脏疾病和死亡风险,但可能增加早产和低体重风险。队列研究显示,孕晚期使用抗抑郁药可能与产后出血有关。对于药物治疗无效或不适合的重度伴精神病性及高自杀风险的患者可选用 MECT 治疗。

表 9-1　妊娠期抗抑郁药使用分类等级

分类	说明	药物名称
A	随机对照研究显示无风险	无
B	在人群尚无风险性证据	安非他酮、马普替林
C	风险性尚未排除	西酞普兰、艾司西酞普兰、舍曲林、氟西汀、氟伏沙明、度洛西汀、去甲文拉法辛、米氮平、曲唑酮、阿米替林、多塞平、氯米帕明、地昔帕明
D	有风险性证据	帕罗西汀、丙米嗪、去甲替林

产后抑郁障碍患者如症状持续加重,应考虑采用药物治疗或心理治疗合并药物治疗,其中 SSRIs 抗抑郁药常作为治疗首选。除氟西汀外,抗抑郁药在乳汁中的浓度较低。此外还有研究显示哺乳可以减少产后抑郁发生风险,对产妇和孩子都有积极作用。

中至重度围绝经期抑郁障碍患者可合并药物治疗,其中可选用 SSRIs 和 SNRIs。此外,应用雌激素替代治疗也可有效缓解围绝经期抑郁障碍的抑郁症状,但需要注意雌激素治疗的剂量及时间,应采用个体化治疗原则,与抗抑郁药物合用可能有更好的治疗效果。对于围绝经期抑郁障碍伴有明显易激惹症状患者,也可选用镇静作用较强的抗抑郁药,如米氮平、曲唑酮等。

（王茂荣）

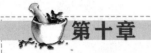

焦虑和抑郁障碍的健康教育

第一节 不同年龄段的预防

一、胎儿期

胎儿期指自受孕至胎儿出生为止,约 280 日,此期胎儿生长发育迅速。孕妇的营养、疾病及用药等,可直接影响胎儿的生长发育。尤其在妊娠早期,孕妇受到不良因素的影响(感染、药物、营养缺乏等),会导致流产及先天畸形等,最常见的是母体感染风疹、巨细胞病毒,先天性弓形体感染,以及怀孕期间接触铅、汞、甲醇、锰、砷、一氧化碳、四氧化碳等,都可影响胎儿神经系统发育。许多催眠药物、麻醉药物及成瘾性药物也存在致畸作用,应引起医务界的广泛注意。另外,孕妇的产前外伤、胎儿产伤缺氧等因素也对胎儿神经系统发育产生较大影响。因此,夫妻双方做好孕前检查,怀孕后保障充足的营养供给,避免不良的情绪刺激,适度活动,睡眠充足,保证胎儿脑神经系统、内分泌、器官的正常发育,预防日后抑郁障碍的发生。

二、婴幼儿及学龄前期

在这个时期,大脑功能发展特别迅速,也比较脆弱,有兴奋性活动较强、自制力较差、情绪不稳定、好哭闹吵叫等特点,他们的感觉有相当程度的发展。知觉逐渐产生,并且有初步识记能力和智力活动,情绪反应也开始发展起来,心理过程开始具有自觉性和随意性。婴幼儿抑郁障碍大多发生在 6 个月以后,主要与母子分离有关,患儿首先表现为不停地啼哭、易激惹、四处寻找父母、退缩、对环境没有兴趣、吃奶差、体重不增、睡眠减少。学龄前期儿童抑郁障碍可使患儿易激惹、社交行为退缩、不愿上幼儿园、对周围事物不感兴趣、食欲下降、易生病,导致孩子生长发育迟缓。

此时父母和幼儿教师在这个阶段对幼儿的性格特征形成起到示范作用,因此需要合理教育,既不能无原则迁就,使之任意胡为,更不应漠不关心,弃之不管或动辄打骂,使之产生畏怯、恐惧、退缩和自卑的心理。许多研究表明,此时如遭遇不良的家庭教育,往往可造成今后产生精神障碍的内在因素。认识到你的孩子生活中存在压力,耐心地和他们一起分析解决这些问题对每位父母来说都是必要的。当然,父母不可能解决孩子们生活中的所有问题,但可以为孩子提供处理问题的建议,帮他们成长为快乐的、有良好适应能力的人。

家长不可对孩子"控制"过严,应让孩子在不同的年龄段拥有不同的选择权。如,2岁的孩子允许选择午餐吃什么,3岁的孩子允许选择上街时穿什么衣服,4岁的孩子允许选择假日去什么地方玩,5岁的孩子允许告诉买什么玩具,6岁的孩子则允许选择看什么电视节目……从小就享有选择权的孩子,才会感到快乐自立。

家长应鼓励孩子多交朋友。不善交际的孩子大多性格抑郁,因为享受不到友情的温暖而孤独痛苦。性格内向抑郁的孩子更应多交一些性格开朗、乐观的同龄朋友。与他人融洽相处有助于培养快乐的性格。此外,父母自己应与他人相处融洽,热情待客、真诚待人,给孩子树立起好榜样。

三、儿童期

这个时期的儿童认知能力加强,社会心理进一步发育,逐渐适应学校环境并进入家庭及学校以外的社会,此时儿童大脑皮质进一步发育,求知欲、理解、分析、综合和学习能力大大增强,此时的不幸遭遇对抑郁的发生有明显影响。有研究显示,儿童期家庭结构失衡抑郁障碍患者个性更为内向且情绪更趋于不稳定,更易出现焦虑和自杀行为。儿童期抑郁障碍的患儿常性格孤僻、不合群、和同学关系不好、注意力不集中、记忆力减退、学习成绩不好、自我评价低,可产生消极意念或自杀行为,部分儿童出现攻击行为和破坏行为,孩子在躯体方面可表现出食欲减退、睡眠障碍、体重下降、头痛、胸闷、腹痛、乏力。

家庭环境是儿童青少年心理问题发生的重要因素,常见诱因有失去父母的关爱。一些大的家庭动荡会给孩子的心灵蒙上阴影;受蔑视和抛弃,心理长期自卑,抑郁成疾;家族中有抑郁障碍患者,遗传因素导致发病。提高家庭亲密性、情感表达、知识性、娱乐性、组织性及减少家庭的矛盾性可以降低儿童抑郁倾向的发生。

因此,应关爱子女,关注其成长,使孩子在家中有安全感,尽力避免子女在童年期遭受精神创伤,如父母感情不和,经常吵架、离异、酗酒、赌博、吸毒、犯罪等,可造成子女的心灵创伤;歧视、虐待子女,对子女管束粗暴严厉,动辄打骂;损害其自尊心和自信心,使孩子感到自卑,为其抑郁的个性形成和日后抑郁障碍的发生打下基础。家长应为子女提供良好的交流环境,保障子女有平等的话语权,让同龄孩子多接触,在不断的交流接触中,可以有效地锻炼孩子的心理素质。

四、青春期

青少年期是儿童到成人的过渡时期,矛盾、敏感、自我是他们突出的心理特点,由于在生理和心理上发生的巨大变化,容易产生各种心理障碍,其中抑郁障碍最为常见,近年来青少年抑郁的发病率逐年上升,而且青少年抑郁的复发率要高于其他年龄组,故应该引起人们的重视。青春期抑郁障碍表现除有心理低沉、思维迟滞、理解力和记忆力下降外,还可出现反社会行为,如吸烟、酗酒吸毒、犯罪、自杀等,并且可能出现一些行为的转变,如成绩明显下降、在课堂发白日梦和成为班里的笑柄等。此外,抑郁的情绪令他们变得非常沉默和远离他人,暴躁的情绪使他们有侵略性和好勇斗狠,甚至与老师和学校对着干,像是放弃了自己并不顾一切。还有,他们可能试图改变自己的情绪而尝试滥用药物。女孩进入青春期后会在生理、心理和社交等方面出现很大变化,那些比同伴发育早的女孩常常会没有足够的心理准备并感到孤单,从而出现更大的抑郁风险。因此学校和家庭需要注意这个问题,尽早为她们提供相应的帮助。

发现青少年的情感问题,应及时有效的和他们进行交流,争取能够给予青少年情感和心灵的支持,并能够在理解的同时加以引导。对青少年抑郁障碍的预防方法,根据其生理特点,可采用运动疗法。帮助孩子认识到生活中存在压力,耐心地和他们一起分析解决这些问题,可以为孩子提供处理问题的建议,帮他们成长为快乐的、有着良好适应能力的人。让孩子享有选择"民主"的权利,鼓励孩子多交朋友。性格内向、抑郁的孩子更应多交一些性格开朗、乐观的同龄朋友。父母可以带领孩子接触不同年龄、性别、性格、职业和社会地位的人,让他们学会与不同的人融洽相处。此外,父母自己应与他人相处融洽、热情待客、真诚待人,给孩子树立起好榜样。生活不宜过分优裕,物质生活的奢华反而会使孩子产生一种贪得无厌的心理,而对物质的追求往往又难以自我满足,这就是为何贪婪者大多并不快乐的真正原因。相反,那些过着普通生活的孩子往往只要得到一件玩具,他们就会玩得十分快活。

应培养孩子爱好广泛。开朗乐观的孩子心中的快乐源自各个方面,一个孩子如果仅有一种爱好,他就很难保持长久快乐,试想:只爱看电视的孩子如果当晚没有合适的电视节目看,他就会郁郁寡欢。有个孩子是个书迷,但如果他还能热衷体育活动,或饲养小动物,或参加演剧,那么他的生活将变得更为丰富多彩,由此他也必然更为快乐。要引导孩子摆脱困境。即使天性乐观的人也不可能事事称心如意,但他们大多能很快从失意中重新奋起,并把一时的沮丧丢在脑后。父母最好在孩子很小的时候就着意培养他们应付困境乃至逆境的能力。要是一时还无法摆脱困境,那么可教育孩子学会忍耐和随遇而安,或在困境中寻找另外的精神寄托,如参加运动、游戏、聊天等。帮助孩子树立自信十分重要,一个自卑的孩子往往不可能开朗乐观,这就从反面证实拥有自信与快乐性格的形成息息相关。对一个智力或能力都有限因而充满自卑的孩子,父母务必多多发现其长处,并审时度势地多作表扬和鼓励,来自父母和亲友的肯定有助于孩子克服自卑、树立自信。构建和谐的家庭的气氛、家庭成员之间的关系在很大程度上会影响孩子性格的形成,一个充满了敌意甚至暴力的家庭是绝对不可能培养出快乐的孩子的。

五、围绝经期

围绝经期是从性成熟期逐渐进入老年期的过渡阶段,是人体衰老进程中的一个重要而且生理变化明显的阶段。女性围绝经期是指卵巢功能从旺盛状态逐渐衰退到完全消失的一个过渡时期,包括绝经和绝经前后的一段时间。围绝经期妇女年龄一般为45~55岁,正值肩负社会、家庭、工作、生活的多重压力,加之身体各部分生理功能逐渐退化、体内性激素失衡、自主神经失调,不少人在不同程度上潮热、心悸、精神、神经症状表现异常、腰酸背痛等症状;男性围绝经期由睾丸功能退化、体内性激素的调节功能失衡所引起的,而男性围绝经期来得较晚,出现的时间很不一致,发病年龄一般在55~65岁,临床表现轻重不一,轻者甚至无所觉察,重者影响生活及工作,患者感到很痛苦。

在围绝经期,性激素水平逐渐减低,身体状况逐渐下降,围绝经期人群多临近退休或受到下岗的威胁,使患者心理存在多种顾虑和压力,有些人退休后就觉得无事可干,社会、经济地位下降,担心害怕家人的轻视或离弃,是围绝经期抑郁障碍的病因之一;在身体有病的时候,对于失去身体健康的恐惧,害怕失去独立自主的能力,必须依赖别人的照顾也是抑郁发生的诱因之一;还有一些人进入围绝经期后,不能主动参加社会活动,不能感受到美好的生活,整天闭门自思、闷闷不乐,自讨苦吃,产生强烈的孤独感,久之便产生精神忧郁。研究表明,婚姻质量、伴侣情况、经济收入、工作压力、慢性疾病、与子女的关系、与邻里关系月经状况、睡眠性格特征与围绝经期症状有相关性。

少数人在精神创伤的促发下,发生了围绝经期抑郁状态或偏执状态。在青年时期患有情感性精神病者,处于围绝经期时也易发病,临床多以焦虑抑郁状态为主要症状。处于围绝经期阶段的人们,要对围绝经期相关关知识进行了解,提前认识本病,做好心理准备,正确认识本病的发病原因及其转归,了解其临床表现,对预防本病的发生打下良好基础,即使提前出现早期临床症状,也不会因此而紧张不安;在生活上有规律地安排起居生活,保持心情舒畅,坚持适当体育锻炼和劳动,积极参加文娱活动,生活规律,每天抽些时间松弛神经,有效地舒缓身心,适当增加业余爱好,如养鱼、养花、绘画、下棋、听音乐等,可以增加生活的情趣,还能保持良好的大脑功能,增进身心健康;改进认识,对人生要抱着积极态度,不沮丧、不消极控制情绪,遇事不要着急、紧张、强迫自己不要胡思乱想;正视"负性生活事件",正确对待患病,身体功能下降,突发事件如丧偶、亲人离别等,对遇事要注意保持镇静,以自身健康为重,切不可忧心如焚,不思后果,从而诱发或加重本症;正确处理家庭社会关系,处于围绝经期情绪易于激动,容易与家人发生矛盾,遇事要镇静,不要为一点小事,一句不顺耳的话而大动肝火,尽量把看不顺眼的事情从对方的立场多考虑,有利于把家庭和自己所处的环境的和睦。家庭和睦是全家人的幸福,也是预防本病的重要因素;围绝经期的人群不但要适应家庭,更要适应社会,对当今社会上的一些现象要有一个正确认识,多参加集体活动,参加义务工作,在活动中可以互相探讨生活中存在的问题,有利于情绪的释放,并有利于建立良好的情感寄托,同时可以将自己不理解的事情与他人交流看法,不要闷在心里,自寻烦恼,要以乐观态度对待生活、对待社会,这对预防抑郁障碍十分有利。

对已存在围绝经期综合征者,要及时采取治疗。对疑有情绪反常、疑虑多端者,应早期检查诊治。家庭应给予围绝经期妇女更多的家庭支持,子女亲属也要对围绝经期的人,尤其是妇女的心理、生理变化有所了解。如果他们出现某些症状如烦躁、发怒时,需要家庭成员的谅解、同情和照顾,积极与其交谈,增进家人与围绝经期妇女的关系,防止围绝经期妇女自我封闭,有利于其早期脱离负性情绪,保持情绪健康;提倡丧偶者再婚,改善婚姻状况,鼓励围绝经期妇女多参加社会活动。

围绝经期抑郁障碍的发病与精神因素有关,相当于中医"百合病""脏躁""郁证""梅核气"等范畴。患者体质属肝郁气滞,痰气互结者,可以以姜半夏、厚朴、紫苏叶、茯苓、柴胡、绿萼梅、合欢皮煎汤饮用;体质属肝郁化火,阴虚内热者,可以用甘草、浮小麦、大枣、百合、生地、知母煎汤饮用。并饮用玫瑰花、菊花代茶饮,疏肝理气,有助于围绝经期抑郁障碍的预防。

六、老年期

抑郁障碍作为老年期的常见病,约占居家老年人的10%,住院老年人抑郁障碍患病率为15%~25%,高于社区老年人。进入老年期,脏器萎缩,器官功能减退,尤其是神经系统功能、消化系统功能及循环系统功能减退,免疫功能下降,对外界和体内环境改变的适应能力减低,体力下降,认知功能下降,记忆下降,视觉退化听力下降、味觉、嗅觉皮肤觉逐渐减退。多数老年人从原来的工作岗位下来,转而进入家庭生活,容易觉得孤独寂寞;适应性差,对事件的应变能力也有所下降,有时还表现出倾向拘泥、刻板的行为,观念趋于保守,生活方式渐趋单调。脑梗死、高血压、糖尿病、动脉硬化和心脏病等躯体疾病增多,躯体状况越来越差,极易出现多病缠身的情况。另外,老年人又是压力的易感人群,他们比较容易经历亲友丧亡、子女不合、离退休等创伤性生活事件;此时再加上自身的躯体状况及心理承受力等原因,他们比年轻人更易于体验到较大的社会心理压力,所以老年人不仅易患抑郁障碍,且该病对他们的致残性比其他疾病更加严重,与非老年患者相比,他们的自杀率也往往较高。

老年人抑郁与日常生活自理水平、主要照顾给予者、经济状况、健康状态、社会支持、认知功能、自尊评价、子女生活状况、邻里关系、健身运动、社会地位变化、丧偶等因素有关。

防治老年抑郁障碍主要从以下几个方面着手：①增加对抑郁的认识，做到及早发现，尽早陪同患者到医院检查、诊断、治疗。②家属要给予患者安慰、劝解、疏导和鼓励，帮助其解除精神压力负担。③生活上热情照顾，积极治疗其原有病症。④尽力保持家庭和谐气氛，家庭成员间要多关心、支持，谅解患者，尽可能为建立一个温馨和谐、相互支持的家庭气氛，尊老重老，让老年人感觉到老有所养，老有所用。⑤注重情感的交流与沟通，鼓励患者多参加文体活动，多听音乐，减少卧床时间，多交朋友，常谈心互助，在交流和沟通中宣泄郁闷，相互安慰，使心理保持平衡状态，有助于保持良好的人际关系，造就良好心理品质。⑥增加老人的心理认知，保持心明豁达，待人处世热情，关心理解别人，善于调节情绪，时时感觉到生活的充实，美满，幸福。⑦培养适宜的兴趣和爱好，适度参加体育活动，丰富晚年生活，使生命更有意义。⑧及时排解不良情绪，坦然面对死亡，死亡是生命历程的终结，是不可抗拒的自然规律，要正确认识，坦然面对，珍惜生命存在的价值，保持乐观情绪。⑨科学营养配餐，要多摄取高蛋白质、高维生素、低脂、低糖的食物，增强抵抗疾病的能力。

作为子女来讲，应注意改善老人的物质生活水平，要提高老年人的社会支持，特别是配偶子女及邻居的社会支持，加强对老人的亲情关爱，及时关注老人寂寞、空虚、失落等不良情绪，并予以精神慰藉和心理开导，并尽可能帮助老年人改善婚姻状况，为老年人营造良好的家庭环境，注重保持和睦融洽的家庭关系。

对已发生抑郁障碍患者，应注意环境因素，并予以及时、正规的精神治疗。另外，应积极防治躯体疾病，注意患者对使用的任何药物的耐受情况。当解除了躯体疾病或营养、代谢失调之后，老年性抑郁障碍有可能恢复常态。要防止脑动脉硬化的发展，加强脑血循环，注意改善脑功能状态，防治一些缺血性脑疾病导致的抑郁障碍。必要时可以进行预防性治疗措施。如服用降血脂、减轻血管脆性促进小动脉扩张的药物等。开展老年心理卫生的宣传与咨询，普及医疗卫生常识，增强老年人的适应能力，以早期发现，及时诊治老年人的抑郁障碍。

（王亚男）

第二节　生活起居

一、安全的环境

(一)家庭氛围

当焦虑和抑郁障碍患者发病时，除了个人无法控制自己的低落情绪之外，病情较重时患者心中还时常产生不同程度的无价值感，觉得一切不好的事情皆因自己而起，认为自己不值得被尊重、被关怀，更严重的时候甚至会认为家人甚至宠物都不再喜欢自己。此时作为患者的家人不应对其疏忽或漠视，这对他来说是更重的打击，会带给他更深的痛苦，对焦虑和抑郁障碍的治疗和康复都是极其不利的，也会对本病的护理造成更大的困难。因此，家人更多的理解、关怀与支持对焦虑和抑郁障碍患者本人来说是极重要的，但是这种理解、关怀与支持不应让患者本人觉得是负担,不应该只在患者发病时才出现,而是让患者感觉到自己一直以来都是被尊重、被关怀、被爱护着的。从某种角度来说,这是家庭护理的优越之处,并且家庭的照料免去了患者对医院等新环境的适应过程。

(二)布置环境

焦虑和抑郁障碍患者的家中可以摆放一些看起来充满生机的摆饰,如五颜六色的花草、水果,明亮新颖的画作等;经常开窗通风,让更多的阳光洒进屋子,患者阴郁的情绪会被明媚的阳光冲散;患者家中可以视情况养宠物,它们也是家人,从某种程度上说,于患者也是一种陪伴,无声的陪伴可能让患者更容易接受;家人用心做的营养美食,香味充满整间屋子,即使患者因服用药物而没有胃口,闻到这些香味也能让患者感到幸福满足。温馨的家庭环境能让患者更能体会到生活的美好,抑郁的心境也会慢慢开朗起来,这是医院环境取代不了的。

(三)预防自杀

自杀是焦虑和抑郁障碍患者最危险的表现,因此家属应密切关注焦虑和抑郁障碍患者的安全问题。家属可以经常检查患者身上及床上是否存留药物、绳子、刀片等危险物品,或患者书写的字条或遗书等;对于有严重轻生观念及行为的患者,家属应极其关注,外出或如厕时需有人陪伴;家属每次应叮嘱患者服药,并检查患者的服药情况,同时也要注意检查患者的口腔,严防患者发生积藏大量药物一次吞服而造成自杀等严重不良后果的情况;在药物起作用和患者情况有所好转时,家属也不要放松警惕,因为有些患者在病发的时候往往没有精力去实施自杀计划,而在精力恢复之后,也随时有可能实施轻生行动,或者因为有些患者可能会通过表现出好转的假象来让外人放松警惕从而实施自杀计划;如果不能与患者很好地沟通,家人也可通过与患者沟通较密切的朋友联系来了解患者的想法。在环境安全方面,家庭因为没有防范的设备与条件,家人也不如护理人员有护理经验,所以相对比不上医院,必要时需要选择住院治疗。

二、适当的运动

现代生活方式减少了人们运动的时间。运动是一种相对便宜和安全的干预措施,并且可以提供多种健康益处,有效改善人的情绪。研究显示,在运动后 10 分钟和 30 分钟,所有强度的运动都能有效缓解抑郁障碍,而且不管运动是自我选择还是被动决定,其对促进患者幸福感的效果是一样好的。运动除了能对神经内分泌系统产生明显的有益作用外,还可以提高个体的自我效能感和自尊心。此外,运动还可以通过增加社交参与度和改善自身形象来产生其他有益的效果。与普通人群相比,抑郁障碍患者罹患 2 型糖尿病、代谢综合征及心血管疾病的风险比一般人群要高。在一般人群中,运动是预防心血管疾病的关键因素,对抑郁障碍患者而言也是如此。

(一)运动抗抑郁的机制

研究表明,一种名为 PGC-1$_\alpha$ 的重要蛋白质介导了运动给身体带来的益处。在运动过程中和运动后,人体内都会产生大量的 PGC-1$_\alpha$。打个比喻,线粒体是我们所有细胞的"发电厂",负责细胞的能量供应,而 PGC-1$_\alpha$ 具有促进线粒体生物生成的作用。运动提高肌肉中 PGC-1$_\alpha$ 的水平,使其能够显著增加能量供应,从而改善肌肉耐力。运动还会提高大脑(尤其是海马体)的 PGC-1$_\alpha$,增加大脑能量供应,从而保护海马体免受压力影响。大脑的重量仅占人体总重量的 2%,但是每天消耗我们总能量的 20%。当能量供应不足或缺氧时,大脑会变得极其脆弱。大脑的皮质和海马体对能量供应不足特别敏感。运动通过诱导脑内的 PGC-1$_\alpha$ 合成促进线粒体的生物生成,还可以通过促进神经发生来保护大脑海马体。

在焦虑和抑郁障碍患者体内,血清中炎症(如 IL-6 和 IL-1β)和氧化应激的生物标志物水平升高。此外,焦虑和抑郁障碍患者的 BDNF 水平也有所下降。然而,运动能够促进抗炎和抗氧化酶的表达增加,还可以使 BDNF 的水平升高,从而保护大脑海马体。

最近,科学家在人的大脑中发现了一个类淋巴系统。它的功能是将营养物质带入大脑,然后从大脑中清除废物。人们认为在焦虑和抑郁障碍患者中,海马体周围的类淋巴系统可能功能不足。充足的睡眠可以改善类淋巴系统的活动,运动似乎也可以起到类似效果。

综上,运动可能通过多种生物学途径来发挥抗抑郁的功效。运动可以通过提高脑内 BDNF 和 PGC-1α 的水平来保护海马体。运动有助于将新的必需营养素带入大脑,并通过类淋巴系统清除废物。运动还能调节体内 HPA 轴并使压力激素皮质醇的水平正常化。

(二)运动项目的选择

以下几项运动在防治抑郁障碍中具有普遍的作用,值得注意的是,要达到防治抑郁障碍的效果,应该在运动保健专家的指导下,根据各自的具体情况选择适合的运动项目,并且要保持一定的强度、持续时间和频率。

1.跑步

科学研究证实,跑步时大脑分泌的内啡肽是一种似于吗啡功能的生化物质,是天然的止痛剂,并能给人以欣快感、对减轻心理压力具有独特的作用。选择跑步时间在傍晚为宜,速度120 步/分,每周至少 3 次,每次持续 15 分钟。

2.跳绳

跳绳能增加身体的协调性,由于在跳绳过程中头部的位置在上下快速移动,有效加强前庭功能,能产生良好的心理感受,提高自信心。速度为 30～60 次/分钟,隔天 1 次,每次持续 10 分钟。

3.散步

散步宜在优美安静的环境中进行,能改善心肺功能,提高摄氧效果,建议每天步行 1 500 米,并力争在 15 分钟内走完。以后逐渐加大距离,直到 45 分钟走完 4 500 米。

4.集体运动

集体运动如传球活动、排球运动或体育游戏等。集体运动要求团体合作,对提高抑郁障碍患者人际关系具有特别的意义;另外由于体育游戏带有一定的竞争性、情节性、趣味性,能提高游戏者的情绪,培养他们的活泼愉快、开朗合群的个性和团结互助、勇敢顽强、机智果断的心理品质,使身心得到健康的发展。建议每周至少参加 1 次集体运动,每次持续时间 30 分钟。

5.瑜伽

瑜伽练习是结合"正念"要素的一种新兴的运动形式。最近的研究显示,瑜伽练习比常规护理具有更好的抗抑郁效果,而与有氧运动相比则效果有限。瑜伽练习除了会带来生理的益处外,"正念"成分还可以减轻思维反刍。思维反刍是指患者反复在脑中回想负性经历,导致抑郁情绪的加重,这在焦虑和抑郁障碍中很常见。尽管瑜伽运动越来越流行,但我们还是需要考虑其安全性问题,尤其是一些过度拉伸颈部的动作。因此,人们应在合格的瑜伽教练的指导下谨慎练习瑜伽。

另外,在运动抗抑郁疗法过程中,患者的自主动机起着核心作用,可以从以下几方面帮助患者更积极地参加运动。①应该设法让运动成为焦虑和抑郁障碍患者最愉快的体验,促使患者产生自主运动的强烈动机。②鉴于高强度的运动对减轻焦虑和抑郁症状有更大的效果,应着重考虑运动强度级别的选择。③建议根据患者的状态和个人目标进行指导,由医师撰写运动的处方,并得到专业运动教练的建议或监督。研究表明,由训练有素的专业运动教练提供监督,是防止焦虑和抑郁障碍患者退出运动疗法的有效办法之一。④应鼓励焦虑和抑郁障碍患者与朋友或家人一起运动,这会促使焦虑和抑郁障碍患者坚持运动并提高运动疗法的成功率。

三、酒精、烟草和咖啡因的管理

流行病学调查发现,在患有酒精依赖的人中,抑郁障碍和焦虑障碍的终生风险增加了2～3倍。研究发现,如果某人罹患酒精依赖或焦虑和抑郁障碍的两者之一,则其患另一种疾病的风险就会加倍。研究还显示,如果一个人在青春期及青年期大量饮酒,那么他/她之后发生抑郁障碍的风险就会显著增加。幸运的是,患者在戒酒后很短的时间内,情绪的低落就会大大地缓解。

吸烟可能也是抑郁障碍发生的潜在危险因素之一。如果一个人在青春期及青年期吸烟,那么他/她之后发生抑郁障碍的风险也会增加。在未吸烟者中,二手烟的暴露与焦虑和抑郁障碍发病率呈正相关。研究表明,吸烟会加剧体内炎症反应并引起氧化应激。如上所述,炎症和氧化应激都能加剧焦虑和抑郁障碍。有趣的是,有一种理论认为吸烟可能是一种自我药物治疗,可减轻患者焦虑不安的症状。

现代社会中,含大量咖啡因的能量饮料越来越受人们的欢迎,咖啡因与情绪障碍的联系受到研究者的关注。咖啡因是一种常见的精神活性物质,会急剧增强人的注意力、机敏性、认知和情绪。由于咖啡因具有通过激活去甲肾上腺素和多巴胺途径来提升情绪的能力,所以人们,尤其是情绪低落的人倾向于大量摄入咖啡因。研究表明,与每周喝1杯咖啡或更少的人相比,每天喝2～3杯咖啡的美国妇女(平均年龄63岁)患焦虑和抑郁障碍的风险降低了。而每天喝4杯咖啡以上的人,这种效果甚至稍强一些。此外,哈佛大学的研究表明,每天至少喝2杯咖啡的人的自杀风险只有不喝咖啡者的一半,而每天至少喝6杯咖啡的人的自杀风险降低了80%之多。此外,有证据支持喝不含咖啡因的咖啡与抑郁风险无关。咖啡因可以调节腺苷系统,而有迹象表明,焦虑和抑郁障碍患者的腺苷系统失调。然而,每天至少喝8杯咖啡的人自杀的风险反而提高了。究其原因,大量使用咖啡因的人有可能会失眠,而这反过来又可能增加患焦虑和抑郁障碍或者自杀的风险。还有证据表明,焦虑障碍患者也要避免饮用含咖啡因的饮料。

四、优质的睡眠

众所周知,每晚睡个好觉对保持人的身心健康至关重要。失眠是焦虑和抑郁障碍的常见症状,并且失眠与焦虑和抑郁障碍之间存在很强的因果关系。但是,失眠与焦虑和抑郁障碍有可能是交互影响的,也就是说失眠会增加患焦虑和抑郁障碍的风险,反之焦虑和抑郁障碍会增加患失眠的风险。

针对睡眠障碍和焦虑和抑郁障碍,当前的治疗策略主要基于睡眠卫生技术和CBT,并给患者合理使用催眠药或抗抑郁药。另外,调整生活方式因素(如久坐不动、饮食不健康、咖啡因和酒精)也可以通过解决与睡眠障碍有关的因素来改善睡眠质量。研究表明,体育活动增加、身体质量指数减小和咖啡因消耗量降低可能与睡眠质量改善有关。然而,人们尚未发现戒烟或戒酒对改善睡眠有显著影响。

五、其他

(一)社交互动

一个人生活的社会环境也会对心理健康产生明显的影响。在家人、朋友和亲戚间建立积极的、支持性的、亲密的人际关系,对一个人的身心健康十分有益。社交互动能够满足(或破坏)一个人的基本心理需求,可用来解释其对焦虑和抑郁障碍的正面和负面影响。

(二)娱乐活动

寻求"工作-休息-娱乐"的动态平衡可能是应对焦虑和抑郁障碍的一个重要生活方式改变。虽然支持娱乐活动防治焦虑和抑郁障碍的相关证据还不是很多,但可以认为娱乐活动对防治焦虑和抑郁障碍有些好处。娱乐活动提供了一个体验快乐、使思想远离"思维反刍"和烦恼的机会,并且可以提供有利于社交互动的外部环境。澳大利亚和美国的研究发现,参加有组织的娱乐活动的人的心理健康状况更好,更能适应现代生活的压力,同时抑郁情绪也显著减少。

(三)音乐

纵观人类历史,人们一直用音乐来抒发各种各样的情感。研究发现,巴洛克的古典音乐可能是最有益于人们心理健康的音乐。而莫扎特的音乐也是维护人们心理健康的理想音乐,它对人类心理健康产生的积极影响经常被称为"莫扎特效应"。研究发现,合唱可以增加焦虑和抑郁障碍患者的幸福感。除了音乐带来的好处外,合唱还可能提供精神刺激、呼吸练习和社交互动。

(四)舞蹈

舞蹈结合了音乐、运动和社交互动。研究表明,在老年人中,跳舞可以增加体内血液中BDNF的水平,从而保护大脑。此外,参加探戈舞蹈课程培训可以帮助减少焦虑和抑郁症状。特别是结合中国国情,在不扰民的前提下,如果在中老年人群中推广广场舞可能对防治焦虑和抑郁障碍有较好的效果。

(五)漫步自然

理论上,充分接触大自然可能会给一个人的整体健康提供不少好处。森林、山谷和山区的自然环境,似乎比修剪整齐的城市公园更有利于人们的精神健康。人们普遍认为,在阳光明媚时自我感觉会更好。更多的阳光照射有可能减轻焦虑和抑郁症状。动物模型的研究发现,长期接触空气污染的小鼠表现出更多的抑郁行为,并且对空间学习和记忆的能力有损害。但是,空气污染与焦虑和抑郁障碍之间的关系有待于深入研究。

(六)宠物疗法

人类通常与宠物有密切的关系,这种关系在理论上可以减轻抑郁情绪。一项研究表明,宠物疗法对21名阿尔茨海默病、焦虑和抑郁障碍和精神病老年患者的情绪和生活质量具有良好的提升作用。人们养宠物可以带来身体上的爱抚和爱与被爱的感受,也有助于维持日常活动,还可以带来责任感和更多的户外活动。

(卢立明)

第三节 膳食调养

一、饮食营养

(一)有益身心健康的食物

1.鱼

科研人员对鱼类摄入量的大型流行病学调查研究发现,经常吃鱼的人比很少吃鱼的人患焦虑和抑郁障碍的风险降低了约 17%。值得一提的是,鱼类(特别是鱼油)防治焦虑和抑郁障碍的功效可能归功于其富含二十碳五烯酸和二十二碳六烯酸等 ω-3 脂肪酸。

2.特级初榨橄榄油

特级初榨橄榄油中富含的抗氧化剂通过抑制单胺氧化酶,有可能提升脑内血清素的含量。橄榄油中富含的羟基酪醇则能帮助大脑海马体恢复胰岛素敏感性,而焦虑和抑郁障碍发病与大脑海马体的胰岛素敏感性降低有关。

3.洋甘菊

洋甘菊是一种可以帮助我们休息和放松的花茶饮品,洋甘菊精油也是非常流行的保健制品。研究表明,洋甘菊不仅能够帮助睡眠,抗炎镇痛,还具有温和的抗抑郁活性。洋甘菊富含抗氧化剂类黄酮和木犀草素。这些化合物可以抑制我们的大脑海马体在焦虑和抑郁障碍发病时的炎症反应。此外,木犀草素还存在于芹菜、青椒、欧芹、紫苏叶等食物中。

4.枸杞

研究发现,枸杞具有调节免疫功能、抗癌、抗衰老和保护脑的功效。枸杞中富含的枸杞多糖被认为具有治疗多种疾病的功效。在动物模型的研究中,枸杞多糖可以促进大脑海马体的神经发生,有助于保护大脑海马体,从而发挥抗抑郁的疗效。

5.茶

研究表明,每天喝 3 杯茶可以将患焦虑和抑郁障碍的风险降低 37%。这个效果听起来好得令人难以置信。绿茶中含有茶多酚,其主要成分为表没食子儿茶素没食子酸酯。该成分能促进大脑海马体的神经发生,从而发挥抗抑郁的疗效。

6.藏红花

有研究将藏红花和抗抑郁药氟西汀在临床上的抗抑郁效果做了直接比较,结果表明,藏红花甚至能与氟西汀的抗抑郁效果相媲美。有趣的是,即使是闻一闻藏红花的香气,女性患者的压力激素水平也会明显下降,焦虑的症状也会有显著缓解。

7.石榴

据动物模型的研究结果,石榴可能具有抗抑郁作用,甚或与某些抗抑郁药物相媲美。石榴富含抗氧化剂糅花酸。在动物模型中,糅花酸被发现可以增加 BDNF,从而对大脑海马体产生神经保护作用,发挥抗抑郁的疗效。糅花酸的其他食物来源有树莓、草莓、核桃、黑莓、山核桃和小红莓等。

8.蓝莓

蓝莓富含抗氧化剂,能够抑制大脑中一氧化氮的过量产生,而一氧化氮是一种与抑郁有关的气体分子。此外,人们发现食用蓝莓也可以刺激大脑海马体的神经发生,从而发挥抗抑郁效果。

9.山竹

相关动物模型的研究发现,山竹提取物不仅可以使脑内血清素和去甲肾上腺素的含量恢复正常,还能缓解大脑海马体的氧化应激反应,从而发挥神经保护的作用。

10.灵芝和猴头菇

相关动物模型的研究发现,灵芝和猴头菇具有抗抑郁活性,其作用方式似乎与抗抑郁药物类似,它们能够刺激 BDNF 的合成,从而保护大脑。

11.芝麻、葵花籽、南瓜子等种子

由于血清素不能透过血-脑屏障,所以从食物中获得的血清素不能进入脑中。而脑内合成血清素的前体物质色氨酸却能够透过血-脑屏障进入脑中。研究显示,饮食中缺少色氨酸的人会变得烦躁不安或情绪抑郁。饮食中如果富含蛋白质,就会竞争性抑制食物中的色氨酸进入大脑,而高碳水化合物低蛋白质的饮食,贝能促进食物中的色氨酸进入大脑。理论上,食物中色氨酸与蛋白质的比值越高,就越有利于色氨酸进入大脑。像芝麻、葵花籽、南瓜子一类的种子就符合上述要求。研究表明,受试者在食用南瓜子后 1 小时内,其社交焦虑行为会明显改善。

12.薰衣草

研究发现,连续 2 周吸入薰衣草气味的疗法可以显著降低女性患产后焦虑和抑郁障碍的风险。薰衣草中的某些化合物能够抑制单胺氧化酶,从而提升体内血清素的水平。此外,薰衣草也能改善焦虑和抑郁障碍诱发的大脑海马体的炎症反应,从而保护大脑。在介绍完对防治焦虑和抑郁障碍可能有好处的美味食物后,在接下来的这一部分中,我们还将介绍一些看似好吃但可能对我们的身心健康有害的食物种类。要强调的是,如果人们偶尔食用这些食物,可能对健康并无大碍;但是,如果把这些食物作为一个人的主要饮食组成部分经常食用,就可能会对人们的身心健康产生负面影响。

(二)有害身心健康的食物

1.烘烤和油炸食品

通常,这类加工食品都含有反式脂肪酸。反式脂肪酸是通过加热液态油,在氢的存在下,使其变成固体。如果食物成分表明确标明该食物含有部分氢化油,那么就能作为其可能含有反式脂肪酸的证据。反式脂肪酸的大量摄入可能会提高人体内低密度脂蛋白的水平。含有反式脂肪酸的食物包括人造奶油、蛋糕、馅饼、糕点、饼干和油炸食品等。反式脂肪酸不仅对心血管具有负面影响,而且对大脑功能和精神健康也有明显的损害。从机制上讲,反式脂肪酸能够整合到细胞膜中,从而破坏细胞膜的功能,而大脑的运作依赖于细胞膜的正常功能。反式脂肪酸增加罹患焦虑和抑郁障碍的风险,可能源于其对神经系统的负面影响。

2.红肉

目前来看,红肉的消费还是一个有争议的话题。从心理健康的角度来说,红肉的低摄入和高摄入可能都会增加罹患抑郁或焦虑的风险。据报道,每天食用 70 g 以上的红肉就会增加抑郁和焦虑的风险。而摄入红肉能增加患焦虑和抑郁障碍风险的一个可能原因是,肉类含有的高水平的 ω-6 脂肪酸可能促进炎症。但令人惊讶的是,每天食用不足 28 g 的红肉也同样会使抑郁和焦虑的发病风险增加 1 倍。究其原因,食草动物的肉含有的 ω-3 脂肪酸水平可能更高些,而这种脂肪酸可以预防焦虑和抑郁障碍。综合来看,我们推荐每周吃 3～4 份手掌大小的瘦肉,以保持我们最佳的心理健康状态。

3.加工肉制品

香肠、热狗、火腿、培根等加工肉制品往往含有硝酸盐或亚硝酸盐,经常食用这些食品的人罹患结直肠癌的风险增加。这引起了人们对加工肉制品的担忧。最近发现,食用加工肉制品对精神健康也有影响。食用加工肉制品的人,其大脑海马体和肠道菌群也会发生变化。

4.纯素食饮食

纯素食饮食可能包含大量富含抗氧化剂的水果和蔬菜,正如我们上文提到的,水果和蔬菜对焦虑和抑郁障碍有非常好的防治功效。然而,纯素食饮食可能缺乏许多已知的有益于精神健康的营养素。研究发现,纯素食者更容易患焦虑和抑郁障碍,这可能与该饮食模式缺乏不少营养素有关,如缺乏维生素 B_{12} 和 ω-3 脂肪酸。需要注意的是,在纯素食饮食时应注重营养素的补充,否

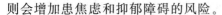

则会增加患焦虑和抑郁障碍的风险。

5.糖和精制碳水化合物

说到摄入高糖对人体的负面影响，我们想到的是其对牙齿的损害、体重增加、血压问题和糖尿病等。除了饮食中的糖分外，其他许多食品也能迅速提高血糖。血糖生成指数是一个有用的指标，可以帮助我们了解食物进入人体后转化为葡萄糖的快慢。有观点认为，一个人可能因为感到抑郁而摄入了过量的糖分。然而，事实正好相反，高糖摄入本身就能引发抑郁障碍。英国的研究发现，在 5 年中每天内罐含糖饮料的消费（或等量的糖）导致焦虑和抑郁障碍患者的数量显著增加。美国的研究发现，经常饮用含糖饮料可能会增加老年人患焦虑和抑郁障碍的风险。此外，患有糖尿病的人患焦虑和抑郁障碍的风险是正常人的 2 倍多。糖尿病和焦虑和抑郁障碍在病理基础上有很多相似之处，如焦虑和抑郁障碍患者在大脑海马体的新陈代谢方面也表现胰岛素抵抗等问题。大脑海马体高度依赖于胰岛素及其受体来帮助它适应、修复和神经发生。由于高糖摄入而导致身体产生胰岛素抵抗，大脑海马体就会变得功能失调，从而使人容易患上焦虑和抑郁障碍等情绪障碍疾病。

6.人工甜味剂

越来越多的人意识到摄入高糖对于身心健康有诸多坏处，许多人可能会去主动选择人工甜味剂来取代真正的糖。然而，事实是，摄入人工甜味剂对我们心理健康的危害可能比摄入糖还要大些。食用人工甜味剂与抑郁、焦虑、偏头痛和情绪低落都有关联。研究表明，人工甜味剂似乎会破坏脑内神经递质（如血清素和多巴胺）的新陈代谢，还会增加体内压力激素的水平。

7.饱和脂肪酸

在食品工业中，广泛用于饼干等烘焙产品加工的棕榈油含有大量饱和脂肪酸，主要为棕榈酸等。研究表明，摄入饱和脂肪酸含量高的食物可能与情绪障碍（包括焦虑和抑郁障碍）有关。人们发现，饱和脂肪酸（如棕榈酸）的过量摄入导致脑内 BDNF 的合成减少，可能是其导致抑郁的原因之一。如前所述，BDNF 是一种神经营养蛋白，对大脑海马体的健康至关重要。

8.低脂饮食

考虑到肥胖对心理健康和抑郁的负面影响，有一种观点认为，低脂饮食可能是未来的发展方向。然而，事实可能并不那么简单。研究表明，低胆固醇有可能是低脂肪饮食引发抑郁的危险因素之一。如前所述，大脑中富含脂肪，需要高质量的脂肪来维持神经网络的高效运作。大脑的良好营养需要多种脂肪，包括胆固醇、单不饱和脂肪酸及 ω-3 和 ω-6 脂肪酸。如果低脂饮食中缺少此类脂肪，就会对人们的心理健康产生负面影响。

（三）营养补充剂

1.ω-3 脂肪酸

饮食中的 ω-3 脂肪酸对身心健康的好处，正变得越来越为人们所熟知。ω-3 脂肪酸具有抗炎活性，可以帮助人们预防焦虑和抑郁障碍。研究表明，ω-3 脂肪酸可以保护大脑，如海马体、杏仁核和皮质，所有这些区域都与焦虑和抑郁障碍有关。二十二碳六烯酸可以刺激海马体中新的神经元的生成（即神经发生），对海马体的健康至关重要。这些结果表明，ω-3 脂肪酸作为营养补充剂对防治焦虑和抑郁障碍可能是有益的。

2.维生素 D

如果焦虑和抑郁障碍患者体内缺乏维生素 D，那么通过补充维生素 D 来改善这种维生素 D 缺乏是有益的。对体内并不缺乏维生素 D 的人来说，补充维生素 D 是否有额外的好处，目前人们还不完全了解。有一种理论认为,维生素 D 具有抗炎作用,同时也能调节钙的吸收。鉴于焦虑和抑郁障碍患者经常发生系统性炎症及体内钙稳态的失调,补充维生素 D 似乎对防治焦虑和抑郁障碍有多重好处,尤其是维生素 D 缺乏的焦虑和抑郁障碍患者。

3.镁

据报道,焦虑和抑郁障碍患者血液中的镁含量较正常人低。因此,食用富含镁的食物,如坚果、豆类、海产品、肉类、动物内脏、煮熟的绿色蔬菜等,可能对预防焦虑和抑郁障碍有益。鉴于酒精会使人体内的镁通过肾脏流失增加 2 倍之多,所以酗酒会导致体内镁缺乏加剧。研究表明,镁有助于减轻压力对大脑海马体的负面影响,还能缓解焦虑和抑郁障碍患者的系统性炎症及睡眠不足等症状。

4.叶酸

研究表明,叶酸缺乏一直与焦虑和抑郁障碍相关。临床观察发现,现有的抗抑郁药物对大约 50% 的焦虑和抑郁障碍患者没有效果,而补充叶酸可以改善抗抑郁药物对焦虑和抑郁障碍患者的疗效。这些结果提示,同时补充叶酸可能与抗抑郁药物产生协同作用。鉴于体内叶酸的重要作用是辅助脑内神经递质血清素和多巴胺的生物合成,叶酸与抗抑郁药物合并使用或许能对焦虑和抑郁障碍患者产生较好的疗效,尤其是针对难治性焦虑和抑郁障碍患者。

5.姜黄素

姜黄素是香料姜黄中的一种成分,具有抗炎抗氧化的功效。在传统医学中,姜黄素一直被用于焦虑和抑郁障碍和焦虑障碍的治疗。研究发现,姜黄素可以抑制单胺氧化酶,有助于提升脑内血清素和多巴胺的水平。此外,姜黄素可以促进脑内 BDNF 的表达,有助于大脑海马体的神经发生,尤其是对缓解压力对海马体神经发生的负面影响有好处。

6.牛磺酸

牛磺酸是大脑中最常见的氨基酸之一。在动物模型中,牛磺酸可通过保护大脑海马体表现出抗抑郁活性。此外,牛磺酸可以促进大脑海马体的神经发生,还有助于减轻压力对大脑的损害。

二、通过饮食缓解不良反应

(一)针对便秘的饮食建议

解决便秘困扰最好的方法是从饮食及生活习惯等方面来改善,而不是长期依赖药物。养成每天规律如厕的习惯,适度运动以促进血液循环,增加肠胃蠕动可有效缓解便秘。针对因服用抗抑郁药所导致的便秘,有以下几项饮食建议。

(1)多喝温开水。每天一定要摄取足够的水分,才能预防大便过于干燥形成便秘。

(2)早上起床一杯温开水加几滴柠檬汁,以刺激肠胃蠕动。

(3)多食新鲜蔬菜及水果,尤其是高纤维食物。

(4)白米中加入甘薯或芝麻同煮食用。

(二)针对口干的饮食建议

(1)多喝温开水、淡茶、果汁、豆浆、牛奶等流质食物,以养阴润燥。

(2)饮食宜清淡而富有营养,如可进食豆腐、黑豆、芝麻等食物,少食辛热油炸食物,如羊肉、狗肉、韭菜、荔枝等。

(3)适当食用能润燥的食物,可防燥邪伤害,如蜂蜜、雪梨、百合都能滋润咽喉。

（4）常食富含维生素 A 和维生素 C 的食物,如胡萝卜、猪肝、新鲜蔬果。

（5）不吃或少吃过油、过甜、过辣、过咸等对胃肠刺激过大的食物。

（三）针对胃肠道不良反应的饮食建议

（1）饮食要多样化,注意肉、鱼、蛋与豆制品的搭配。

（2）食品要细、软、少渣,少量多餐,以减少食物对胃黏膜的刺激。

（3）吃饭时应细嚼慢咽,避免食用生冷、油煎、酸辣、硬质等对胃肠刺激较大的食物。

（4）应忌香烟和酒。

（5）症状重,呕吐严重者可暂时禁食,同时应大量补充糖盐水,饮食以米汤、藕粉、稀粥等流质食物为主。病情好转后可适量食用面条、软饭、蒸鸡蛋等,饮食方式为少食多餐。

（四）针对失眠的饮食建议

（1）焦虑和抑郁障碍伴有失眠者,平日注意摄取具有补心安神、促进睡眠作用的食物,如核桃、百合、桂圆、莲子、红枣、小麦、鸡蛋黄、蜂蜜、猪心、猪肝、阿胶、归参炖母鸡、地黄鸡等。

（2）日常膳食应以清淡易消化、平补者为主,如鱼、肉、蛋、奶、谷类、冬瓜、苹果、橘子等。

（3）晚餐不可过饱,睡前不宜大量进食,不宜大量饮水,否则可能导致腹胀或夜尿增多而影响睡眠。

（4）少吃油腻、煎炸熏烤食品,避免吃辛辣、有刺激性的温燥食品,如浓茶、咖啡、胡椒、辣椒等。

（卢立明）

第四节　家庭教育

一、日常看护

（一）督促治疗

作为患者的家人和朋友,我们可以督促其积极配合治疗。接受专业的治疗是焦虑和抑郁障碍患者最需要的,我们可以鼓励患者坚持治疗。其中包括督促患者遵医嘱服用医师开的处方药,药物见效可能耗时数周,如果几周后无明显疗效,可以提醒患者告知医师并遵医嘱调整剂量或者寻找不同治疗方法,切不可放任患者中断治疗;提醒患者定期复诊,即使患者的情况有所好转,也要督促患者复诊并接受相应的治疗;可为患者提供药物治疗之外的辅助治疗方法,如针灸疗法、心理疗法、音乐疗法等,在患者接受治疗时,家人或朋友可陪伴患者共同参与,以提高总体疗效。

（二）饮食营养

在饮食上,家人或朋友可以用能够改善焦虑和抑郁症状的食材为患者做一些营养均衡的美食,如牡蛎肉、黄鱼、小米、大枣、黄花菜等。同时陪伴者可以帮助患者养成一日三餐与家人朋友共进的习惯,餐桌上的话题也尽量保持愉悦欢快。若是患者胃口不佳,不要强迫他们吃饭,可以鼓励他们:"没关系,咱们下次可以试着多吃一点。"

（三）家庭环境

温馨和谐的家庭环境对焦虑和抑郁障碍患者有极大的改善作用。从家中摆设到家人的陪伴、看护都可在一定程度上影响患者的病情，因此为患者营造一个充满阳光与爱的家庭环境可有效改善患者的忧郁症状。

(四)生活习惯

在患者愿意的前提下，家人和朋友可以帮助他们培养一日三餐与朋友家人共进、每天进行30分钟有氧运动、每天晒30分钟太阳等良好的生活习惯。这些生活习惯不仅能改善身体功能，而且能缓解抑郁情绪。

二、安全问题

自杀是焦虑和抑郁障碍患者最危险的表现，家人或朋友在生活中要密切关注焦虑和抑郁障碍患者，特别是有自杀观念与行为的患者。

(一)收起危险品

家属尽量将刀片、绳子等危险品收放在隐蔽的地方，对于有严重轻生想法及行为的患者，其外出或如厕时需要有人陪伴。

(二)服药时看护

在患者用药初期，家人或朋友应多加看护以及时给予帮助。

(三)观察其动态

自杀在实施前往往会有一些线索，如平时说的话、说话的语气、网上的动态等可能会有一些轻生内容；患者的神情表现可能是极其平淡、眼神呆滞、毫无生气，甚至绝望、时常痛哭等；患者上网浏览的内容可能会有"最轻松的死法"等搜索记录；在遭遇上，患者近期可能发生了一些不好的事情，但是不主动向家人倾诉，选择一个人承担，如此遭遇可能会让患者想不开，如果患者拒绝交流，可以与他们亲近的人保持联系，从对方的口中得到更多相关信息，以防意外发生；有些患者在实施计划前会给别人好起来的假象，以使对方放松警惕，故即使患者有好转的迹象，家人或朋友也应时刻注意。

(四)必要时就医

当患者向我们诉说自杀念头或实施自杀计划被发现时，我们可以告诉他："没关系，如果这样的方式能让你好受一些，那就轻一些，尽量不要弄出血。"让他们慢慢转换宣泄的方式，并及时将其送往医院治疗。

三、在相处中不要做

(一)不强加信念

在与焦虑和抑郁障碍患者相处时尽量不要将自己的信念强加于他，比如"你必须要……"即使在督促患者治疗时也应以温和劝说为主。

(二)不忽视患者

当焦虑和抑郁障碍患者尝试向身边的人倾诉的时候，请多些聆听，不要无视对方、自说自话或避开焦虑和抑郁障碍话题。焦虑和抑郁障碍患者尝试着表达自我，是释放负能量的过程，若被忽视或否认，他们可能会更自闭，将负面的东西都藏起来，焦虑和抑郁症状会越来越严重。

(三)不随意评价

焦虑和抑郁障碍患者的内心其实很脆弱，别人不经意间说的话都有可能会影响他们，因此不要随意评价焦虑和抑郁障碍患者，此类评价包括"你就是懒""你就是闲得慌""矫情""做作"等，这

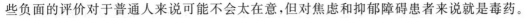

些负面的评价对于普通人来说可能不会太在意,但对焦虑和抑郁障碍患者来说就是毒药。

(四)不否定患者

比如"你怎么这点事都做不好""你没有焦虑和抑郁障碍"等。任何人都无法真正了解别人,因此也请不要决绝地否定别人。我们无法完全了解焦虑和抑郁障碍患者的感受,也不应以衡量普通人的标准去对待他们,更不要否定他们真真切切的痛苦。

(五)不强行正能量

"你要开心呀""生活多美好""你要努力呀"焦虑和抑郁障碍患者道理都懂,也很想让自己好起来,可是抑郁中的他们难以感受得到,此时正能量的话语若非发自内心,或许对患者来说帮助不大的语言,甚至可能会起到适得其反的作用。

(六)不给其压力

"我们都是为了你,你不要想不开""你怎能这么自私",患者身边的家人朋友希望通过这些话能让患者重视自己的价值,但是这样的表达方式会让他们感觉到压力,甚至陷入更深的焦虑、自责、自罪当中。

(七)不过分热情

作为患者的家人、朋友,不应试图开导、说教和医治患者,或者认为自己的不断询问甚至寸步不离能让患者的病情好转。这样的方式可能会让患者难以接受,会让患者觉得自己并非"常人"。

四、在相处中可以做

(一)共情与换位

在与焦虑和抑郁障碍患者相处时,陪伴者尽可能站在对方的角度去体会他们的感受,去思考他们行为背后的原因。患者本身也会为说了让人难过的话或做了不负责任的事而感到痛苦,但是他们难以控制自己的情感。作为家人朋友的我们可以尝试着不要将这些话或这些事放在心上。我们可以说:"我不一定能完全理解你的感受,但是这种情绪是没关系的。"

(二)诉说与倾听

患者若是愿意诉说,我们尽可能认真聆听,不打断,不评价,并及时给予语言和行动上的反馈,引导患者诉说更多心中的不适、压抑等负能量的东西。作为倾听者,在听到这么多负能量的内容后也可以通过大喊、向外宣泄等方式来排解,不要憋于胸中以生抑郁。

(三)态度真诚不敷衍

焦虑和抑郁障碍患者的情感细腻敏感,因此在与他们相处时请尽量不敷衍,不说谎,对他们的需要及时给予回应,用行动来表现真诚与关心,而不只是单纯地用语言表达。尽量不说像"我知道你很难过""我理解你的感受"这样的言语,因为没有经历过焦虑和抑郁障碍的人,无法理解患者的心理。

(四)肯定个人价值

焦虑和抑郁障碍患者往往认为自我价值低,当他们敢于尝试做些改变或者给予别人帮助的时候,陪伴者应真诚地向他们表达自己内心的激励、感激,对患者的行为与价值给予充分的肯定。我们可以对患者说"你已经很棒了""你没有错""辛苦你了"等言语。

(五)给予患者空间

生病不仅会给患者带来痛苦,也会影响家人和朋友。很多时候,焦虑和抑郁障碍患者没有意识到自己的行为会对别人造成影响,或许已经意识到并十分自责,但是无法控制自己的行为。当听到家人或者朋友得了焦虑和抑郁障碍,家人和朋友没有流露出不可思议的表情就是对他最好的安慰。这并非让家人对患者不管不顾,而是通过表现得像他只不过得了一场感冒一样,来让患者觉得自己并非异类。因为患者经常自责,认为自己生病会连累家人。要知道患者已经鼓足了勇气迈出寻求家人、社会帮助这一步。作为家人或朋友,应该让患者感觉到,无论是重病还是健康,家人都会一直陪伴,会帮助他走出抑郁。

每个人都是独立个体,需要一定的自我空间,即使是需要人陪伴的焦虑和抑郁障碍患者也不例外。陪伴是在同一空间下,允许别人做自己想做的事,也允许自己做自己想做的事,这样的相处方式会让患者更加舒适。像"我会陪着你""我在""需要时请叫我"等,这些话都能给患者带来安慰。

(六)减少患者压力

患者往往不会主动告诉别人自己的压力,但是与焦虑和抑郁障碍患者亲近的人可以感受得到他们压力的来源,此时陪伴者可以帮患者远离一切产生压力的事情,让他们好好休养,帮助患者掩饰他们的不堪、为难。这份理解与帮助可能会让患者感激许久。类似话语有"没关系的""有我在"等。

(七)适当向其输入

焦虑和抑郁障碍患者趋向于对负面事件看得过重而对正面的经历视而不见,他们习惯于过度自责,经常感到自己没有价值,他们比任何时候都需要支持型的朋友和家人,社会的关心与支持有助于患者康复。因此,作为家人或朋友,应该给他比以往更多的关心,帮助患者更多地参与到社会生活中,如给他们打慰问电话,邀请他们去看电影、听音乐会、看球赛等。当然,家人和朋友也不用对焦虑和抑郁障碍患者的拒绝而表现恼怒,在某种程度上,这会给患者造成心理负担,不利于本病的康复。

焦虑和抑郁障碍患者虽然都很能理解其他焦虑和抑郁障碍患者的感受,并相互鼓励,但是他们的大部分精力均已被疾病耗损,很难再向外输出,此时陪伴者可以适当地向他们推荐健康快乐的内容,如悦耳的音乐、幽默的文字、让人眼前一亮的图片、美味的食物等,而非与抑郁相关的内容。因为情绪会传染,若是被输入负面情绪,反而不利于病情的发展,尤其是自杀、自残,更会引起模仿行为。

(八)调适自身状态

焦虑和抑郁障碍患者的状态在不断地变化,与其相处的方式也需及时改变。因此我们可以培养对患者情绪、思维的感知力,仔细观察体会,并根据他们的实际动态,做出适当的自我调整,让彼此相处愉悦。

(九)给予希望

焦虑和抑郁障碍患者是极其悲观的,很难感受到生命中的阳光与希望。朋友家人可以邀请患者看日出、晒太阳、观察新生的人、事、物,并对患者多加鼓励。类似的话语有"你会慢慢好起来的""等你慢慢好起来,我们可以一起去……"等。

五、作为陪伴者,请重视自己

(一)持久备战

大多焦虑和抑郁障碍患者会长时间经受疾病的折磨,作为陪伴者,也要把自己的身体调适好,做好持久战的准备。

(二)顺其自然

病程漫长,患者的状态会反反复复,时好时坏,陪伴者不抱过多期待,也不被影响,顺其自然,以不变应万变。

(三)调适情绪

在患者病情发作的时候,陪伴者要学会调适自己的心情,告诉自己患者只是在释放负面的能量,不要被患者影响,更不要与其争辩。

(四)稳定自己

作为家属和朋友的自己不要因此而陷入抑郁。陪伴者可以从事自己日常的活动,万万不可认为"此时的自己应该和患者一样抑郁"。陪伴者的表现也会影响到患者。我们稳定的表现于患者而言会起到榜样作用,让他们感受到安全与稳定。如果我们被患者影响,患者会更难受、自责和自罪,感觉自己拖累了重要的人。

(五)释放垃圾情绪

任何人都可能会受别人的情绪影响,陪伴者受到患者不好情绪影响时,要学会释放垃圾情绪,方法和时间因人而异,如在空旷处大喊出心中的不快、收拾屋子、丢掉垃圾、适当运动等,如此才能保持更好的状态来陪伴患者,绝不能将负面情绪压埋心中,否则久易生郁。

(六)相信希望

陪伴者应始终相信,滴水能穿石,乌云背后是阳光。只要我们不放弃患者,竭尽所能地,真心诚意地帮助患者,相信患者会康复就是最大的希望,病魔在一切希望面前都会退却。

(李　猛)

第五节　患者自我调节

一、寻求理解

大多数焦虑和抑郁障碍患者是不被理解的。人们不理解焦虑和抑郁障碍患者,主要有 2 个原因。其一,焦虑和抑郁障碍的痛苦情绪与普通的心情不好不同,一般人的郁闷心情经过一段时间的沉淀或转移注意力的方式可得到缓解,而焦虑和抑郁障碍患者的抑郁情绪的出现没有明显的征兆,并且很难自行缓解,当抑郁发作的时候,患者会出现无力感,很想摆脱这种难受的情绪,但是不知该从何处入手,想要寻求帮助,但是不知该如何让别人帮助自己。其二,焦虑和抑郁障碍的痛苦是隐蔽的,如果焦虑和抑郁障碍患者本人没有说自己深陷痛苦之中,周围的人几乎无法看到他的痛苦,轻度和中度的焦虑和抑郁障碍患者平时可以正常上班、上学,必要时他们也会如常人般与别人沟通交流,甚至是谈笑风生,但是他们的内心到底有多痛苦,除本人外,无人知晓。

未曾经历过焦虑和抑郁障碍痛苦的人无法感同身受,家人和朋友们也可能由于不理解,无意中给患者带来更多痛苦的感受。他们可能会觉得,患者太脆弱,一点挫折都受不了,其实只有患者才知道,并不是不能承受挫折,而是一直在承受。焦虑和抑郁障碍患者内心很希望得到家人朋友的理解、帮助,当他们倾诉情绪时,得到的并不是自己想要的支持、理解与关爱的时候,他们连诉说的勇气都会消失。患者并不想成为别人的负担,可是当自己抑郁发作而又无力应对的时候,还是希望能得到别人的帮助。

因此,除了家人朋友主动了解焦虑和抑郁障碍患者之外,患者本人也可以通过以下方式,尝试着让别人理解自己、帮助自己。

(一)保持平静

批评、指责不利于患者病情的改善和恢复,也不利于别人来理解患者本人。当患者情绪激动时,别人首先关注的是患者的情绪,而忽略了患者想要传达的信息,因此,在与人沟通的过程中患者应保持平静的态度。必要时,患者可以提前把自己想要说的话提前练习一遍,去掉过多的情绪化的表达。

(二)了解他人

当他人表示不理解时,患者可以平静地问别人为何不相信自己抑郁了,只有明白了别人的顾虑和想法,患者才能针对性地提供信息。在沟通的过程中,患者尽可能采用开放性的问题进行询问,如"能否告诉我你的想法""你是如何看待我患了焦虑和抑郁障碍这件事的""你对焦虑和抑郁障碍的理解是什么"等。即使他人的想法很令人费解甚至荒谬,也不急于反驳。

(三)有的放矢

在弄清问题的关键后,患者便可有的放矢了。若对方不相信焦虑和抑郁障碍是一种疾病,患者可以通过科普文章、视频资料让他人了解焦虑和抑郁障碍是影响人类健康的不可小觑的疾病;若对方难以想象焦虑和抑郁障碍患者的感受,患者可以用类比等表达方式来帮助对方理解,可以让周围有过情绪障碍的人来现身说法,目的是将自己当时心中所经受的痛苦和对情感支持的渴求表达出来;若对方认为心理疾病是神经病,会让他觉得莫名恐惧,患者可以把焦虑和抑郁障碍正常化,让对方理解,焦虑和抑郁障碍和感冒一样是可被探知、被治疗的,并非玄幻;若家人朋友认为患者是在责怪他们,认为焦虑和抑郁障碍是因他们而起,患者要做的事帮他们消除顾虑,让他们明白责怪不能解决任何问题,反而会阻碍病情康复,以及让他们明白患者只是想要得到他们的支持、理解与帮助。

(四)清晰表达

患者可以将自己的痛苦与挣扎更加清晰地表达出来。也许有些患者因为自尊心和羞耻感,不愿意让别人知道自己的失败和无力。然而患者需要明白的是,患上焦虑和抑郁障碍并非无能的表现,相反敢于暴露自己的软弱是勇敢的表现。若是无法当面说出口,患者可以用写信、发信息等方式,清晰地、平静地、不夸张地将自己的心理表达出来。若面对的家人朋友偏情绪化,可以选择与他们讲科学、摆道理。

(五)明确需求

患者要明白自己的需求,如果患者不清楚地表达自己需要的帮助与支持,别人将无从得知。"如果你关心我,就应该知道我在想什么"这种想法于患者而言并无益处,所以患者要明确表达自己的需求,并且了解对方是否有能力满足自己的需求,如"你可以陪我去一趟医院吗""你能拥抱我一下吗""你可以告诉我,我对于你来说很重要吗"等。

患者要知道的是,人们大多都希望自己能为朋友或家人付出一定程度的理解、支持与帮助。患者需要做的是,帮助身边的人来了解自己的需要,减少他们认知上的阻碍,以助改善病情。

二、调整和改变

产生抑郁情绪的原因多种多样,但大致可以归结为心理、生理、社会三大方面。解决问题的前提是知道问题出在哪里，要走出抑郁，首先需要知道自己抑郁的原因，抑郁之后的我们会发生的变化。知道了问题所在，自己才能知道如何调整。

引发抑郁的心理因素主要是个人脾性。每个人都有自己的性格，不同的性格会让我们的想法、情感表达方式及行为表现完全不同。这些是引起抑郁的重要因素，也会造成抑郁的不同表现。同时抑郁情绪也会反过来影响我们的想法、情感表达方式、行为表现等，使不良情绪进一步加重恶化。例如，不善言谈的人什么都压在心里，容易产生抑郁情绪，而抑郁又会使人更加沉默寡言，与人交谈更加感觉困难。

引发抑郁的生理因素有很多，抑郁情绪所导致的躯体症状更是数不胜数，抑郁情绪越严重越持久，躯体症状也随之变得更加顽固。例如，长期失眠容易引发抑郁，而抑郁情绪又会使失眠加重。

引起抑郁情绪的社会问题更是复杂多样，如突如其来的打击、长期得不到解决的问题、恶劣的生活环境、家庭矛盾和冲突等。而抑郁情绪又会让我们与人交往更加困难、家庭矛盾激化、工作学习变得困难。

心理、生理、社会三方面，不仅是引发焦虑和抑郁情绪的因素，也是焦虑和抑郁情绪的外在表现，而抑郁情绪又会加剧这3个方面的变化，这是一种恶性循环。因此，患者可以从这3个方面来进行调整、改变，从而让自己的生活、工作回到良性循环的轨道上去。

各种因素是相互作用、相互影响的，只要其中的任何1个方面有所改善，剩下的其他方面也会慢慢随之改变。抑郁情绪常让我们感到力不从心，突然制定太多目标反而会因为无从下手而感到压力，抑郁情绪可能会更加严重。因此，我们可以挑一个自己觉得最容易、最有把握的，也可以从最严重、最紧迫的问题开始，视个人的具体情况而定。但总体上要知道，需要改变的是自己。

生活外部事件不受我们控制，改变内心的想法相对来说比较容易。因此我们可以尝试从思维模式或日常生活习惯开始着手，先处理好眼下的问题。只要我们开始改变，就会发生一系列连锁反应，这些反应我们无法估计，也无须估计，关键的是踏出改变的第一步。抑郁会让我们自我评价过低，对未来不抱希望，但是我们不应该被抑郁蒙蔽了眼睛，应该相信自己的努力是能够获得成效的，相信自己的潜力是无穷的。

改变的效果会随着时间愈发清晰明朗，在改变的过程中我们会遇到各种困难。以前不好的思维模式和日常生活习惯已经存在已久，难以改变，解决方法就是养成新的良好的思维模式和生活习惯，要不断地重复新习惯，让新习惯代替旧习惯。走出抑郁的过程，也就是自我调整和改变的过程，也就是自我完善和成长的过程，而改变和成长所带来的痛苦，可能会比抑郁本身带给我们的感受更为强烈。在改变的过程中，总会伴随着消除旧习惯，建立新习惯的痛楚，这种自身变化所带来的痛楚，这就是成长。

三、思维的禁锢

大部分人都习惯于旧习惯，不愿成长。因为我们没有以崭新的、有效的观念态度和行为习惯来替代陈旧的、有害的想法和做法，按部就班、因循守旧，重复着那些让我们抑郁的思维方式和行为方式，那么一切自然维持现状，难以摆脱抑郁困境。

我们不应被负性思维所禁锢。负性思维是指有针对性、有选择性地只看到问题的负面，对正面的思维情绪视而不见、听而不闻；负性思维是从悲观的、消极的角度看待问题；负性思维是不客观的、片面的、武断的、夸张的、偏激的，从这种思维角度看待问题只有最糟糕的，让我们误以为这些负面的东西才是真实的,所以需要摆脱这种思维的束缚。

当各种消极的想法出现时,是无法阻止,但不要过于纠结其中。负性思维若不加以识别,而是继续沉溺其中,会使这种观念变得更加根深蒂固。当习惯成为自然,惯性思维就会出现。惯性思维也就是习惯化思维、自动化思维,是一种思维定式,它常常是"隐身"的,进行"暗箱操作",让我们在不知不觉中被它捆绑住时还浑然不知。当我们遇到事情,脑海中立即出现的某种消积想法的时候,要学会喊"停"。要学会换种方式思考问题,并且尝试让自己冷静,学着换位思考、反向思维,慢慢走出固定的思维模式。

四、积极的暗示

给自己积极的心理暗示。每天允许自己有一个积极的想法,做一些快乐的事情,这些都是积极的心理暗示。当自己无法给自己正能量的时候,可以请求家人、朋友给予鼓励,让他们带自己去做一些积极的事情。虽然一开始我们积极的态度不是很强烈,但是持续和频繁的心理暗示也能慢慢实现积极心理。

情绪不以人的意志为转移。当抑郁情绪来临时我们应该主动营造积极乐观的氛围,即使不能亲临大自然感受欣欣向荣的生命力,也可在家中置办一些花花草草,或者聆听美妙的音乐,或者观看欢乐的影视作品,或者参加一些体育运动、集体活动等,即使心中可能会觉得与自己的抑郁情绪所表现出的想法不同,但这是在积极地面对情绪,一切都会迎刃而解。

每个人对快乐的定义不一样,我们的思维判断会影响到我们的情绪感受和行为反应。不同的想法会引起不同的情绪反应,烦恼还是开心,只在于自己是如何理解的。正如"半杯水"的生活,我们应该把精力放在"我还有半杯水""有水总比没水好"上面,珍惜并享受已经拥有的,积极快乐的生活;而不应该把眼光放在"只有半杯水""少了半杯水"上面,患得患失,闷闷不乐。

我们的思维方式和行为反应会受情绪的影响,同时,不同的思维判断会产生不同的情绪感受,不同的行为反应也会影响到情绪。一个长期抑郁的人,往往他的眉头紧皱、嘴角下垂、眼皮耷拉,走路总是低着头,缩着肩膀,步履沉重拖沓。相关研究发现,这样的行为表现很有可能会加强引起这种行为的情绪,越是低头,越容易抑郁,而当我们抬头挺胸,提醒自己展开眉心、嘴角上扬、眼带笑意时,会改善我们的抑郁情绪,就像当我们以这样的姿态拥抱阳光的时候,阳光也会走进我们阴郁的内心。

适当的抑郁情绪可以增强人的抗压能力,激发人的创造力,使人们更加坚韧、从容及成熟地面对和处理生活中的突发与不幸事件。但持续和过度的抑郁会让人悲观失望,兴趣丧失,痛苦不堪,甚至产生轻生厌世的情绪。因此,我们并非要彻底排除抑郁情绪,也不是完全控制自己的负面情绪,而是将各种情绪调整到一个相对平衡的状态。

思维模式的改变、不良情绪的调节、人际交往的改善等各种调整与改变,都要求我们要采取真真切切的行动。想要走出抑郁,既要有心,也要有技。只有行动起来,一切才会慢慢好起来。本书中没有详细的计划表,因为每个受抑郁情绪影响中的人都不一样,只有自己才会制定出适合自己的计划,并且一定要付诸执行,否则再漂亮的计划表都无法改变自己的处境。

五、建立自信

负性思维会让我们缺乏自信,这应该是焦虑和抑郁障碍患者都需要面对和解决的问题。自我评价过低、自责、内疚,以悲观消极的眼光看人生,这些似乎是焦虑和抑郁障碍患者的"共性问题"。过于在意他人对自己的看法、对现实生活感到失望、为不可预知的将来感到担忧,包括"我能好吗"的疑问,都与缺乏自信有关。建立自信对于焦虑和抑郁障碍患者的康复有重要作用。患者要相信自己,多跟自己说一些鼓励的话,凡事尽量往积极的一面考虑,具有积极的行为,多关注自己的优点,同时也接受自己的缺点,甚至可以将这些缺点转变成优点,渐渐找到自信,尝试着用这样的方式来找回快乐的感觉。当慢慢自信起来,学着爱自己的时候,会觉得自己有越来越多的能量,甚至可以去给予别人正面能量。

给予会让人幸福。当我们深受抑郁情绪所扰时候,可以尝试参加一些公益活动,通过帮助别人这种方式来将幸福放大。在公益组织中,除了能收获当一个给予者的快乐,也能感受到别人的正能量。

焦虑和抑郁障碍患者的心理、思维方式、行为表现都在受抑郁情绪影响,也就是说除了情绪低落,还会伴随着失眠、饮食不佳、精神恍惚等表现。这些症状无法避免,要学会接受,并努力进行调整、改变。若执着于生命中的痛苦,我们会一直痛苦;若专注于喜悦,我们会发现生活中的美好,似乎经历并不重要,重要的是如何看待生命。

(曲晓英)

参考文献

［1］赵娜,吴铮,王晓红.精神心理疾病临床诊治与康复护理［M］.北京:中国纺织出版社,2022.

［2］孟宪军,郝重耀.抑郁障碍的中医调护［M］.北京:中国中医药出版社,2021.

［3］施慎逊,陆林.临床路径释义 精神科分册 2022 版［M］.北京:中国协和医科大学出版社,2022.

［4］唐建良,王志强,金卫东.抑郁障碍研究新进展［M］.北京:中国发展出版社,2019.

［5］陈德柔.临床抗精神病药物治疗［M］.广州:暨南大学出版社,2020.

［6］方贻儒,洪武.精神病学［M］.上海:上海交通大学出版社,2023.

［7］黄悦勤.中国精神卫生调查 精神障碍疾病负担及卫生服务利用［M］.北京:北京大学医学出版社,2023.

［8］李广智.焦虑障碍［M］.北京:中国医药科技出版社,2021.

［9］张晓娟,温预关.神经系统疾病与精神障碍［M］.北京:人民卫生出版社,2021.

［10］杨树旺,汤世明,张玲,等.严重精神障碍患者健康管理指南［M］.武汉:武汉大学出版社,2023.

［11］俞志沛.潜意识与精神病学［M］.广州:世界图书出版社,2022.

［12］李广智.抑郁障碍［M］.北京:中国医药科技出版社,2021.

［13］郭闫葵,高琛.脑卒中及其相关精神障碍疾病中西医诊疗［M］.济南:山东科学技术出版社,2022.

［14］肖波.临床实用癫痫病学［M］.北京:人民卫生出版社,2022.

［15］江开达,崔东红.精神分裂症精准医学临床诊疗指南［M］.上海:上海交通大学出版社,2022.

［16］王瑞.中医情志疗法在常见精神障碍中的临床诊疗实践［M］.西安:陕西科学技术出版社,2022.

［17］胡斌,王锐当.生物反馈技术及应用［M］.北京:北京理工大学出版社,2020.

［18］刘玉兰,杨涛,杨玉涛,等.实用精神疾病诊断与治疗［M］.西安:世界图书出版社,2021.

［19］彭洪兴,刘陈,赵亮.精神科常用药物手册［M］.北京:中国医药科技出版社,2020.

［20］郭毅.神经系统疾病经颅磁刺激治疗［M］.北京:科学出版社,2021.

［21］赵增毅,胡庆山.糖尿病与高血压防治读本［M］.北京:科学出版社,2019.

［22］郭闫葵,高琛.脑卒中及其相关精神障碍疾病中西医诊疗［M］.济南:山东科学技术出版社,2022.

［23］况伟宏,王雪.阿尔茨海默病患者及家属手册［M］.北京:人民卫生出版社,2020.

[24] 张福杰,赵红心.艾滋病患者自我管理手册[M].北京:人民卫生出版社,2021.

[25] 郑睿敏,安静.孕产期抑郁管理手册[M].北京:人民卫生出版社,2021.

[26] 赵海鹰,王浩.高血压理论与临床实践[M].开封:河南大学出版社,2019.

[27] 邹韶红,任涛.肿瘤患者心身疾病诊治指南[M].西安:陕西科学技术出版社,2021.

[28] 伍力,李超,马莉.老年抑郁障碍[M].昆明:云南大学出版社,2019.

[29] 罗蔚锋,胡华.抑郁障碍的防与治[M].苏州:苏州大学出版社,2020.

[30] 罗诚,黄朝红,胡怡.女性精神医学[M].昆明:云南科技出版社,2019.

[31] 刘昕烨,朱鹏飞.老年病的中西医结合预防治疗及康复[M].济南:山东大学出版社,2021.

[32] 史金玉,王超,黄乐曦,等.冠心病合并焦虑抑郁的治疗研究进展[J].世界中医药,2022,17(14):2087-2091.

[33] 刘娟,郑小军,王英,等.艾司西酞普兰联合吡拉西坦治疗卒中后认知功能障碍的效果及对患者血清 5-HT 及 NE 水平的影响[J].临床医学研究与实践,2022,7(10):54-57.

[34] 汪海燕,马林山,白春明.心理应激水平在抑郁焦虑症状与自杀风险之间的中介作用[J].实用预防医学,2023,30(7):865-868.

[35] 成俊英.黛力新治疗围绝经期妇女焦虑伴抑郁症的临床疗效及对医院焦虑/抑郁情绪测定量表和汉密尔顿-抑郁量表评分的影响[J].中国妇幼保健,2023,38(13):2486-2490.

[36] 王丽娟,陈丽萍.心理治疗联合药物治疗对青少年学生焦虑抑郁的效果评价[J].智慧健康,2022,8(27):65-69.